인체생리학

김종규 · 도성탁 · 이옥경 공 저

Human Physiology

JMK

PREFACE 머리말

생리학은 생명현상의 기전을 연구하는 자연과학에 속하며, 최근에 생리학 연구방법이 세분화됨에 따라 주로 형태와 기능을 연구하는 해부학과 화학적인 기능을 연구하는 생화학이 독립 분과로 되었다. 생리학은 생체 내에서 일어나고 있는 여러 과정과 활동 및 기능현상의 관찰을 통하여 생물개체의 부분 또는 전체적 기능을 나타내게 하는 기전에 대해 연구하는 학문이다.

이 책의 내용은 서론, 세포생리, 신경생리, 근육생리, 감각생리, 혈액 및 체액생리, 심장과 순환생리, 소화생리, 영양과 대사, 호흡생리, 배설생리, 내분비생리, 생식생리, 운동생리로 구성되어 있다.

이 책의 특징은 의학, 간호학 및 보건계열은 물론 식품영양, 약학 및 예체능 학생들의 생리학 학습과정에 꼭 필요한 내용만을 선별하여 요약함으로써 핵심내용을 중점적으로 기술하려고 노력하였으며, 또한 최근 간호 및 보건계열의 국가고시에 점차 우리말 새 용어로 출제하는 추세에 따라 주요 의학용어는 가급적 혼란을 주지 않는 범주 내에서 최신 우리말 새 용어를 사용하였고, 우리말 새 용어에 익숙하지 않은 독자들을 위해 괄호 속에 옛 용어도 함께 병기하였다. 아울러 각 계통별 기능에 관한 이해를 돕기 위해 컬러 사진을 풍부하게 수록하였다.

이 책은 학계 여러분들의 도움과 JMK의 배려로 출간하게 되었으며, 많은 노력에도 불구하고 여전히 부족한 부분이 많으리라 생각된다. 저자들은 이 책의 수정과 보완작업을 위해 앞으로도 최선의 노력을 다할 것임을 약속드리며, 이 책을 활용하는 분들의 아낌 없는 지도와 편달을 당부 드린다.

끝으로, 이 책을 펴내는 데 수고하여 주신 JMK 김재민과 편집부 여러분들께 감사를 드린다.

2014년 2월

저자 일동

CONTENTS 차 례

제 1 장

서 론

I 생리학의 개념

생리학은 생체내에서 일어나고 있는 여러 과정과 활동 및 기능현상과 관찰을 통하여 생물개체의 부분 또는 전체적 기능을 나타내게 하는 기전에 대해 연구하는 학문이다.

생리학은 연구대상으로 하는 생물의 종류에 따라 분류하면, 식물을 대상으로 하는 식물생리학, 동물을 대상으로 하는 동물생리학, 박테리아를 대상으로 하는 세균생리학, 바이러스를 연구하는 바이러스 생리학, 세포를 대상으로 하는 세포생리학, 사람의 몸을 대상으로 하는 인체생리학 등이 있다.

인체는 세포, 조직, 기관, 계통으로 구성된 구조적 단위이다. 유사한 세포집단이 모여 조직을 이루며 상피조직, 결합조직, 근육조직, 신경조직으로 크게 나눈다.

II 생체 항상성(Homeostasis)

인체의 내부환경은 세포 밖의 세포외액(extracellular fluid)이다(그림 1-1). 사람의 몸은 내부환경을 외부환경의 변동으로부터 보호하고 내부환경에 변화가 생길 경우, 즉시 이것을 정상 상태로 되돌리려는 작용이 이루어진다. 이와 같이 내부환경의 물리 · 화학적 상태가 일정하게 유지되는 것을 생체 항상성(homeostasis)이라고 한다.

인체를 구성하고 있는 세포와 기관이 내부환경의 항상성을 유지하기 위해서는 개개의 세포와 기관의 작용을 협조하게 하고 통제하는 기구가 필요하며, 이것은 신경계와 내분비계에

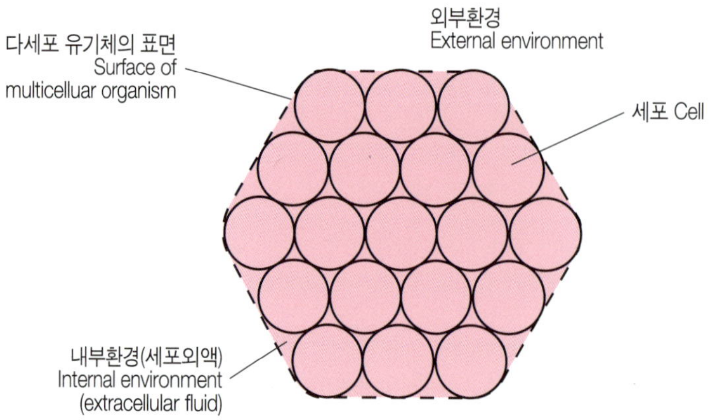

그림 1-1 세포외액은 내부환경이다.

의해 행하여진다.

생체 내부환경의 항상성은 각 기관의 기능이 지나치면 억제하고, 부족하면 촉진시키는 자동 조절기전에 기인한다.

정상에서 이탈된 경우, 이를 교정하여 정상으로 회복하려는 움직임은 음성 되먹임(negative feedback) 기전에 기인하고, 이것은 생체 항상성 조절기전이 된다.

체온, 혈당, 심박동수, 호흡수, 혈중 O_2, 혈중 CO_2, pH와 삼투질 농도 유지 등 인체의 대부분의 조절기전이 음성 되먹임 기전에 의한다.

제 2 장

세포생리

I 세포의 구성

세포(cell)는 인체의 구조와 기능, 유전상의 기본이 되는 단위로서, 100조 개의 세포로 구성되어 있다. 세포는 세포막(cell membrane), 세포질(cytoplasm), 핵(nucleus)으로 나누어진다(그림 2-1,2).

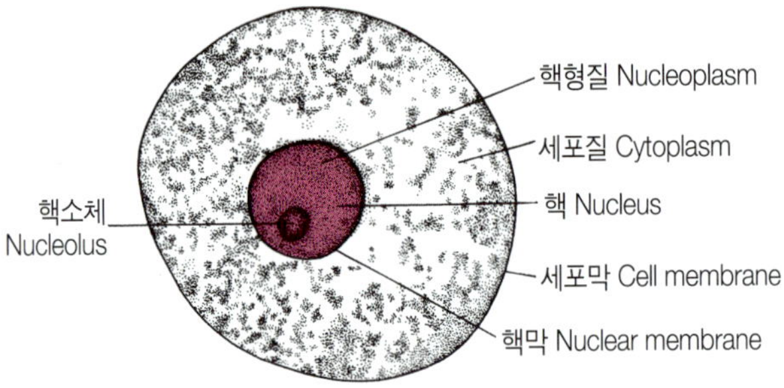

그림 2-1 광학현미경 하의 세포 구조

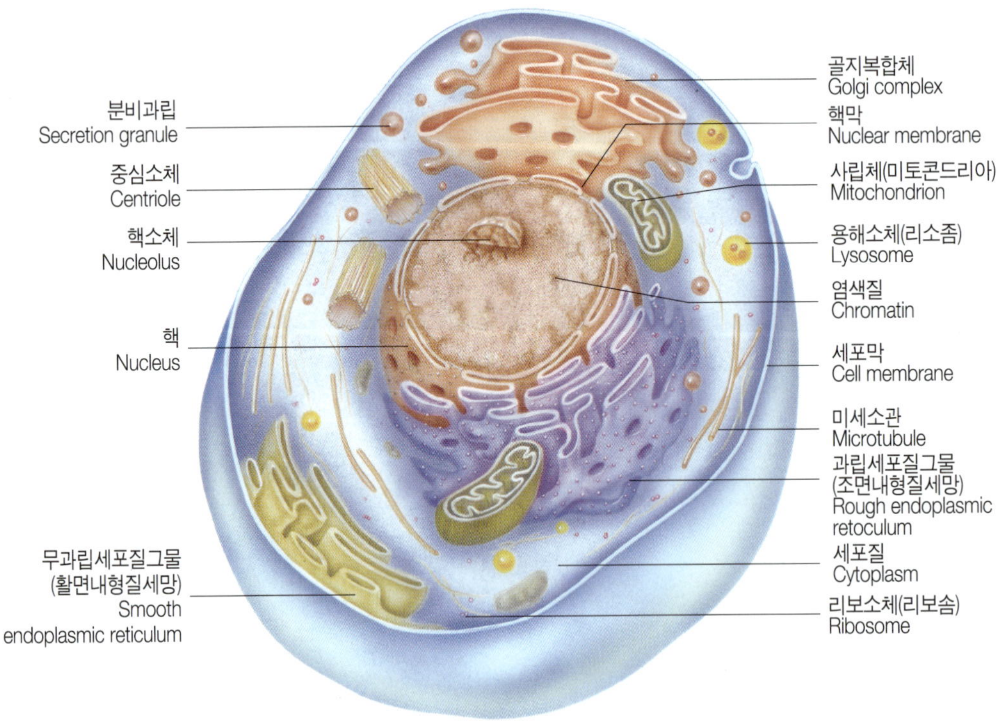

그림 2-2 세포의 구조와 소기관

1. 세포막(Cell membrane)

세포막은 세포 내외의 물질이동을 담당하며, 단위막(unit membrane) 또는 유동 모자이크 모델 막(fluid mosaic model membrane)이라 한다(그림 2-3). 막의 두께는 75~100Å으로 3층으로 구분되며, 바깥층은 단백질과 탄수화물이 결합된 물질로서 두께는 약 20Å이며, 중간층은 지질분자로서 두께는 약 35Å이다. 속층은 단백질로 두께는 약 20Å이다. 지질층은 주로 인지질로 세포막의 구조적 안정에 크게 기여하며, 검은 원들은 인지질의 친수성 부분을 나타내고, 세포막의 내부와 외부를 향하여 배열되고 있고, 지방산 분자는 긴 막대 모양으로 되어 있으며, 소수성으로 중앙을 향하여 서로 마주보는 위치에 배열되어 있다(그림 2-4).

세포막의 지질에는 인지질, 당지질, 콜레스테롤의 세 종류가 있으며, 적혈구 세포막에 있는 당지질은 적혈구 응집반응을 일으키는 주된 물질이고, 콜레스테롤은 물질이 세포막을 통과할 때의 속도를 조절한다.

세포막의 기능은

① 세포막과 세포 내에 있는 구조물의 막에 의해서 지배된다.

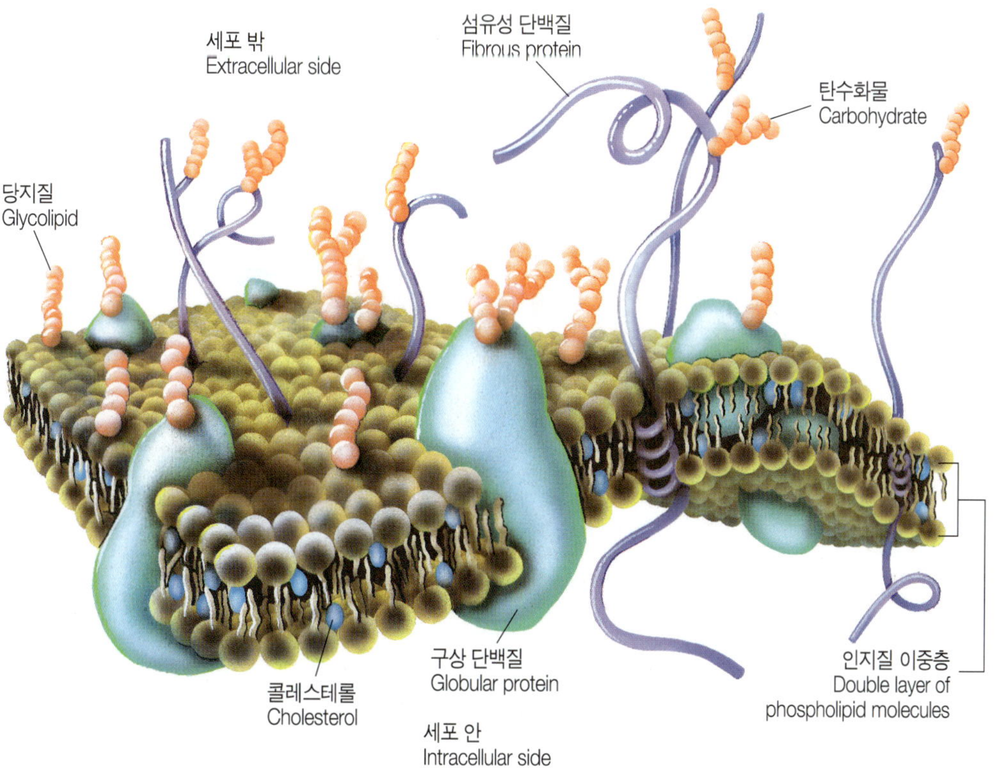

그림 2-3 광학현미경 하의 세포막의 구조(Ⅰ) 세포막은 2층의 인지질로 구성된다.

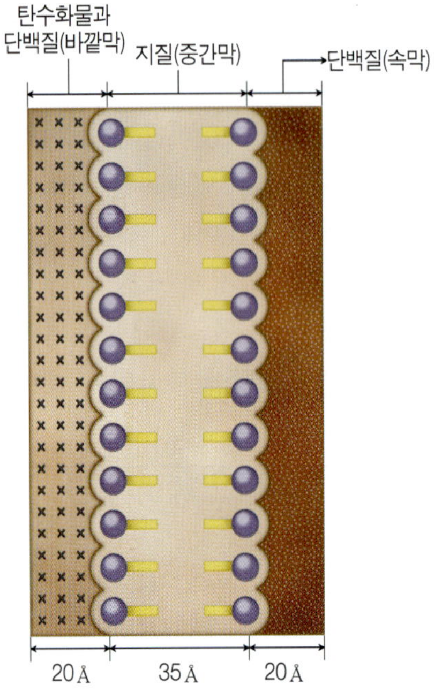

그림 2-4 세포막의 구조(II)

② 세포가 모여서 조직과 기관을 형성할 때 세포와 세포 사이에는 느슨한 결합상태가 이루어진다.
③ 세포막 내에는 여러 가지 효소가 있어서 특별한 화학반응을 촉진한다.
④ 세포막에는 특정한 물질과 결합하는 수용체가 있다.

2. 세포질(Cytoplasm)

세포질은 세포막과 핵 사이에 있는 세포의 바탕질(matrix)이다.

세포질 내에는 생체기능을 발휘하는 구조물이 있으며 이것을 세포소기관(cell organelles)이라 한다(그림 2-5).

1) 세포질그물(소포체, 형질내세망, endoplasmic reticulum)

세포질그물은 비교적 납작한 주머니 형태와 가는 관으로 이어진 그물 모양을 형성하고, 막의 표면에 ribosome이 부착하고 있는 과립(조면)세포질그물(rough endoplasmic reticulum)과 표면에 ribosome이 없는 무과립(활면)세포질그물(smooth endoplasmic reticulum)이 있다(그림 2-6). 과립세포질그물은 단백질 합성을 담당하며, 합성된 단백질은

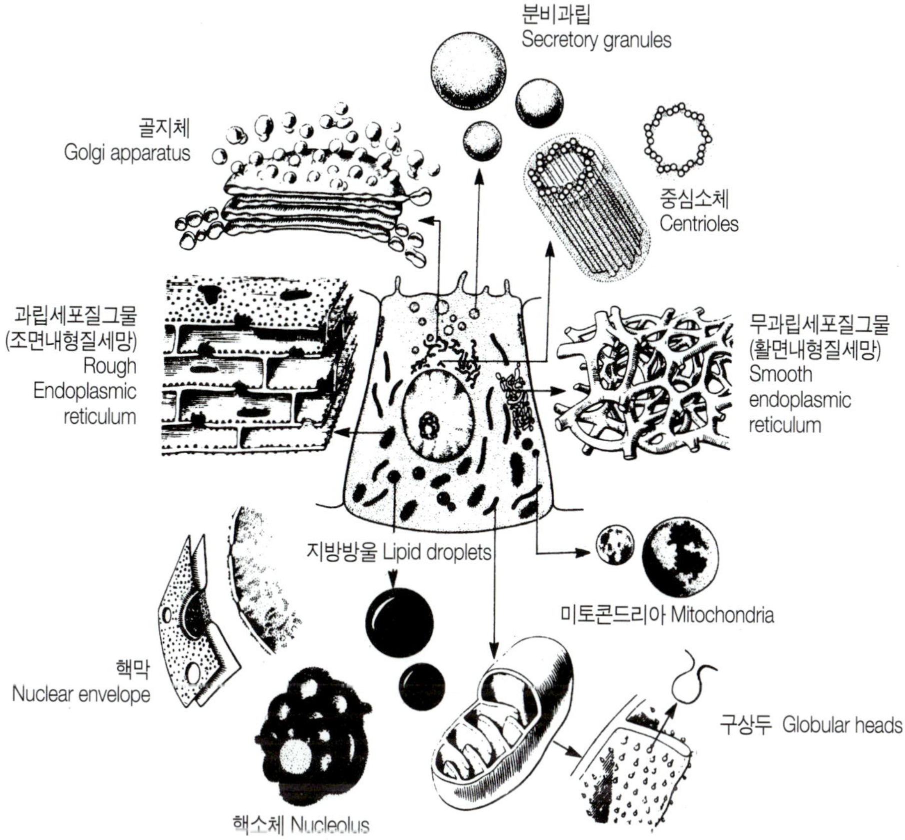

그림 2-5 **광학현미경 하의 세포 구조물**

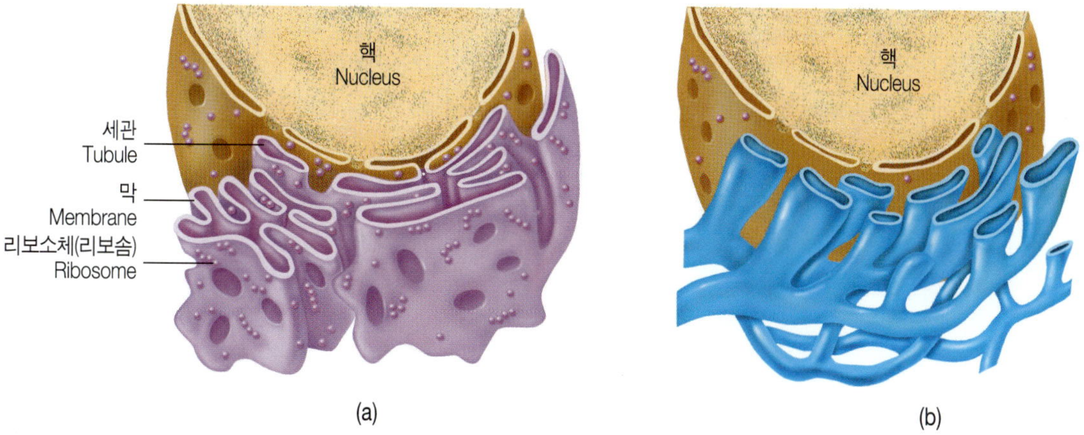

그림 2-6 **세포질그물의 구조** (a) 표면에 리보소체가 부착되어 있는 과립세포질그물. (b) 리보소체가 결여되어 있는 무과립세포질그물.

골지체로 들어간다.

무과립세포질그물은 당원질의 합성, steroid hormone 합성, 위의 벽세포에서 HCl 분비, 유독물질을 중화하거나 해독기능이 일어난다. 근육세포에는 근육세포질그물(근형질세망, sarcoplasmic reticulum)이라 하며 Ca^{2+}를 조절하는 기능이 있다.

2) 골지장치(Golgi apparatus)

골지장치는 작고 납작한 소포들이 층판을 이룬 형태로 핵 주위에 위치하는 분비세포이다(그림 2-7). 세포질그물에서 합성된 단백질이 골지장치로 이동되어 농축 저장되었다가 필요시에 분비된다.

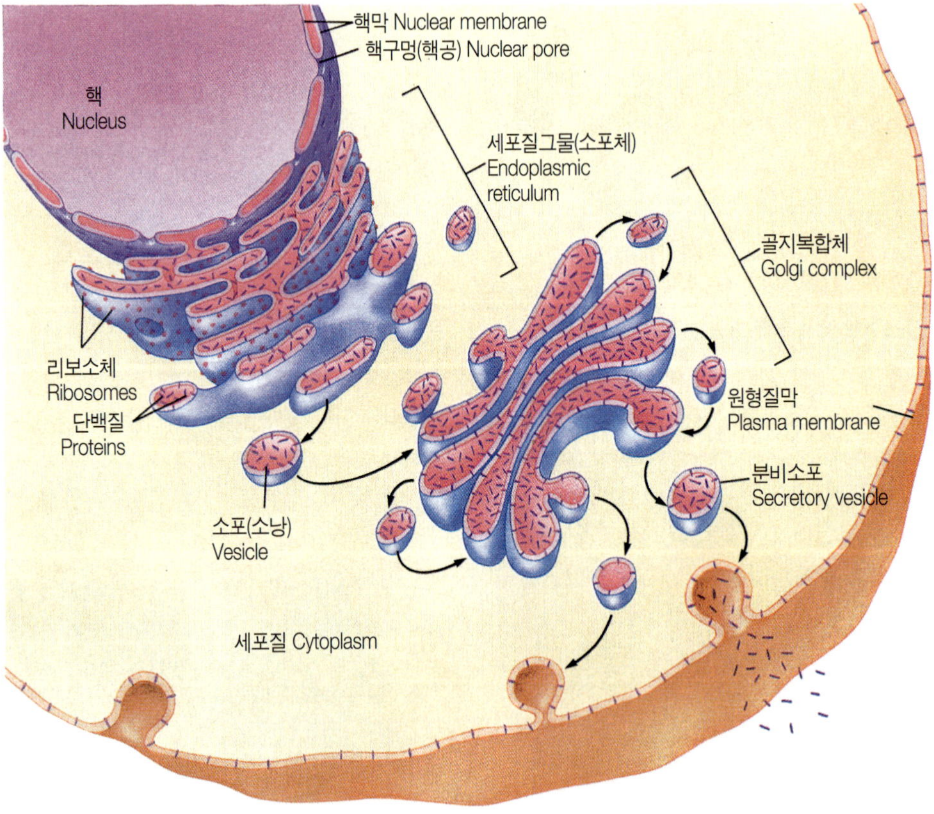

그림 2-7 핵막, 세포질그물, 골지장치 핵은 속막과 바깥막으로 둘러 싸여 있으며 속 · 바깥막이 융합된 곳에 몇 개의 핵구멍이 존재한다. 바깥막은 세포질그물로 이어진다. 과립세포질그물은 막에 리보소체가 결합되어 있으며, 무과립세포질그물은 막에 리보소체가 결합되어 있지 않다. 골지복합체는 과립세포질그물로부터 단백질을 받고 무과립세포질그물에서는 지질을 받는다. 단백질과 지질은 농축, 변형되며 원형질막 쪽으로 이동하여 분비소포에 저장되고 결국 세포 바깥쪽으로 내용물을 방출한다.

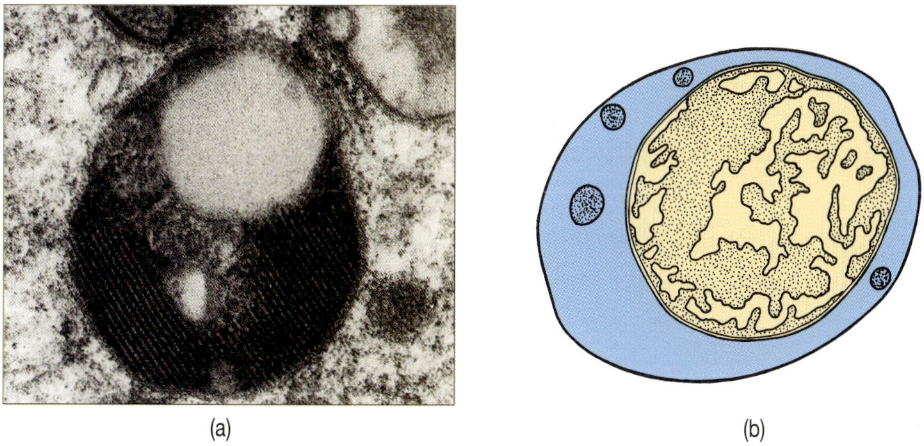

그림 2-8 **용해소체(lysosome)** (a) 용해소체의 전자현미경 사진. (b) 용해소체의 모식도.

3) 리보소체(리보솜, ribosome)

리보소체는 세포질그물에 붙어 있기도 하고, 세포질 내에 유리된 형태로도 존재한다. 리보소체는 단백질과 RNA 분자로 구성된 입자로서 단백질을 합성한다. 리보소체의 기능은 핵속에 있는 유전자로부터 유전정보에 의해 아미노산을 이용하여 단백질 분자를 합성하는 것이다.

4) 용해소체(리소좀, lysosome)

용해소체는 둥근 모양으로 여러 가지 강력한 가수분해효소를 가지고 있다. 특히 백혈구, 큰포식세포(대식세포)에 많이 있다(그림 2-8). 내용물에는 강력한 소화효소가 들어 있어서 박테리아, 세포 파괴물을 분해한다.

5) 과산화소체(peroxisome)

과산화소체는 둥근 모양으로 과산화효소(peroxidase)라 불리는 산화효소를 가지고 있으며 과산화수소를 분해하는 작용이 있다.

6) 사립체(미토콘드리아, mitochondria)

사립체는 이중막으로 구성되어 있고 바깥막은 부드럽고 사립체 자체를 싸고 있으며, 안쪽막은 사립체 중심부까지 주름이 져 있어 안쪽으로 능선(cristae)을 형성하고 있다(그림 2-9).

사립체 안에는 세포 호흡에 필요한 효소들이 과립상으로 많이 분포하고 있다. 사립체는 세포내의 호흡생리를 담당하며, 세포 활동에 필요한 에너지를 ATP 형태로 생산하는 곳이다. 이런 점에서 사립체는 세포 내 발전소로 불린다.

7) 미세사(microfilament)와 미세소관(microtubule)

미세사(직경 6nm)와 미세소관(직경 25nm)은 세포질 내의 얇고 실같은 형태의 구조물이다. 세포질 내 물질과 세포소기관의 이동에 관여하며 세포형태의 발달과 유지에 구조적 역할을 한다.

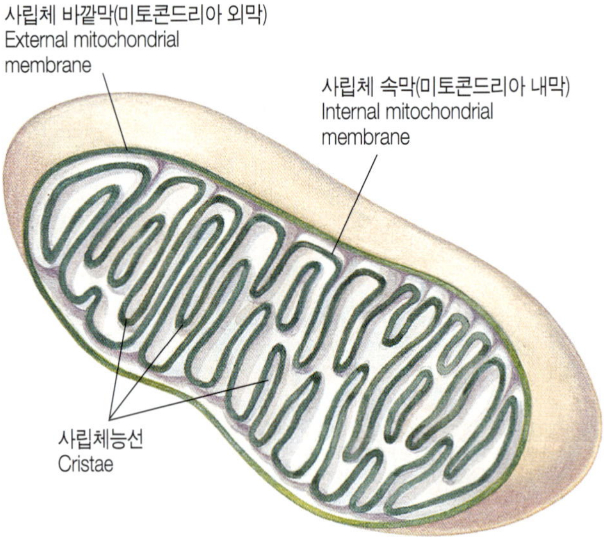

그림 2-9 사립체의 모식도

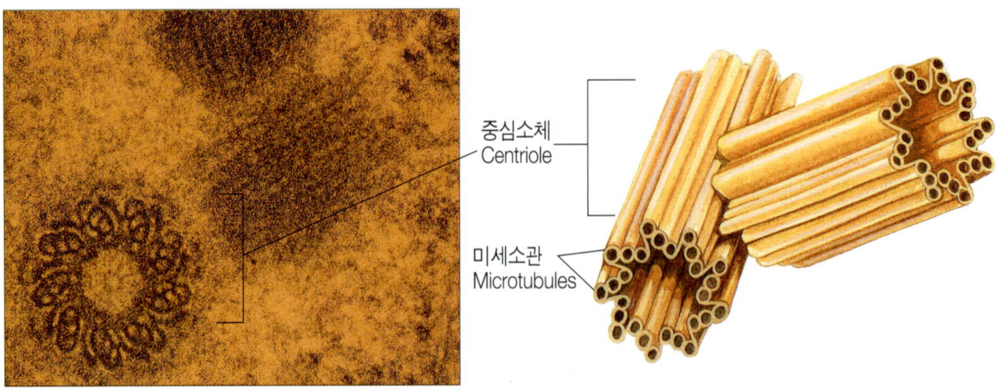

그림 2-10 중심소체의 전자현미경 사진

8) 중심소체(centriole)

중심소체는 원통 구상체로서 각각 세섬유가 3개씩 1조가 되어 총 9개의 삼중선이 원통을 이루고 있다(그림 2-10).

세포가 분열 시 먼저 중심소체가 각각 2개로 분열하고 핵을 중심으로 서로 반대 방향으로 이동한 후, 염색체가 분열하면 각각의 분열된 염색체를 세포의 양극으로 끌어당기는 역할, 즉 분극을 조절한다.

3. 핵(Nucleus)

핵은 250~400Å의 3층 구조이고, 핵구멍(핵공)을 가지고 있는 핵막, 핵소체(핵인), 염색질, 핵형질로 구성된다(그림 2-11).

핵의 주성분은 염색질이고, 주로 DNA의 핵산분자로 구성되어 있다. 핵의 기능은 유전인자의 정보센터, 세포의 분열 시 주도적 역할, 단백질 합성의 관장, 세포 내 대사조절센터, DNA를 복제하는 역할이 있다.

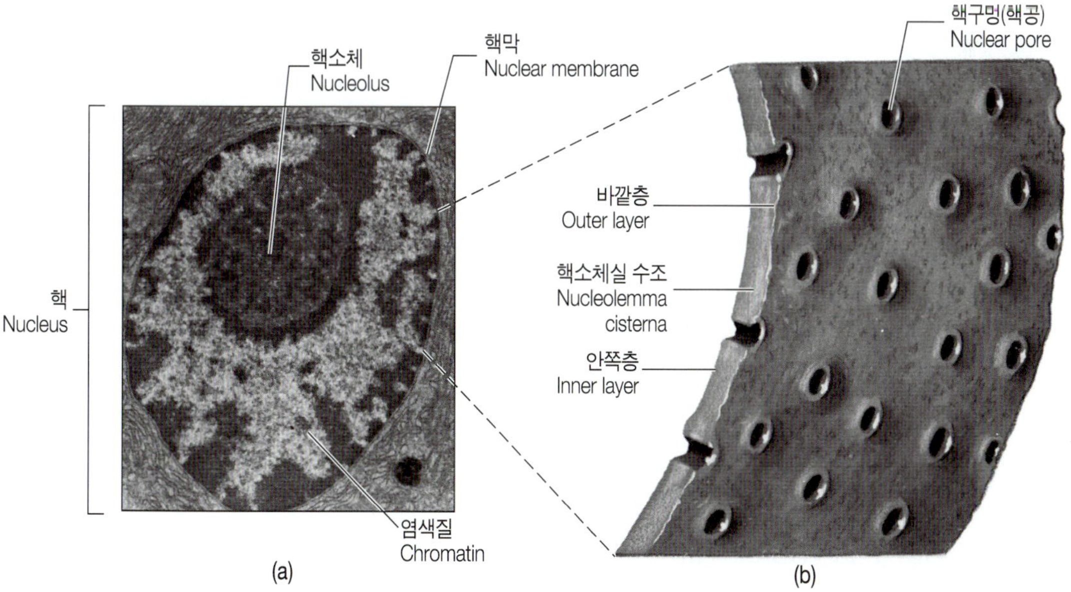

그림 2-11 세포핵의 구조 (a) 세포핵의 전자현미경 사진. 핵 안에는 핵소체와 염색질 덩어리가 있다. (b) 2층으로 구성된 핵막의 곳곳에 핵과 세포질 사이의 물질투과가 진행되는 핵구멍이 있다.

1) 핵막(nuclear membrane)

핵막은 세포질과 핵 사이의 물질을 교환하며, 핵막 표면에 핵구멍들이 많이 있다.

2) 핵소체(nucleolus)

핵소체는 리보솜(ribosome) 형성에 필수적이며, ribosomal RNA와 단백질로 구성되어 있다. 단백질 합성이 왕성하게 이루어지고 있는 상태에서는 핵소체가 상당히 커진다.

3) 염색질(chromatin)

염색질의 주성분은 DNA와 단백질로 구성되어 있고, 유전자가 들어 있어 유전적 특질을 결정한다. 염색질은 세포분열 시에 염색체(chromosome)가 된다.

4) 핵형질(nucleoplasm)

핵 속의 핵소체와 염색질을 제외한 부분이다.

II 핵산과 단백질 합성

1. 핵 산(Nucleic acid)

세포 내에 존재하는 핵산은 DNA(deoxyribonucleic acid)와 RNA(ribonucleic acid)이다. 핵 속에 있는 핵산은 주로 DNA(그림 2-12)이고, 세포질 속에 있는 것은 RNA이다.

핵산의 기본 단위가 되는 것은 뉴클레오티드(nucleotide)이고, 각 nucleotide는 염기, 5탄당, 인산이 결합된 복합물이다. DNA는 유전자라고 하며, 염기는 2종류의 염기로 구성되며, purine base에는 adenine(A)과 guanine(G), pyrimidine base에는 thymine(T)과 cytosine(C)으로 구성되어 있다.

RNA의 기본 구조는 DNA와 거의 같으나 5탄당 중 DNA의 deoxyribose 대신에 ribose로, 염기 중 thymine 대신에 uracil로 바뀐 것이 다르다(표 2-1).

RNA는 3가지 형태의 종류가 있다. 세포질 내에 유전자를 갖고 단백질 합성에 관여하고 정보를 전달하는 전령 RNA(messenger RNA; mRNA), 아미노산을 리보솜까지 운반하는 데 관여하는 전달 RNA(transfer RNA; tRNA), peptide 연결에 필요한 효소를 주어 아미노산 합

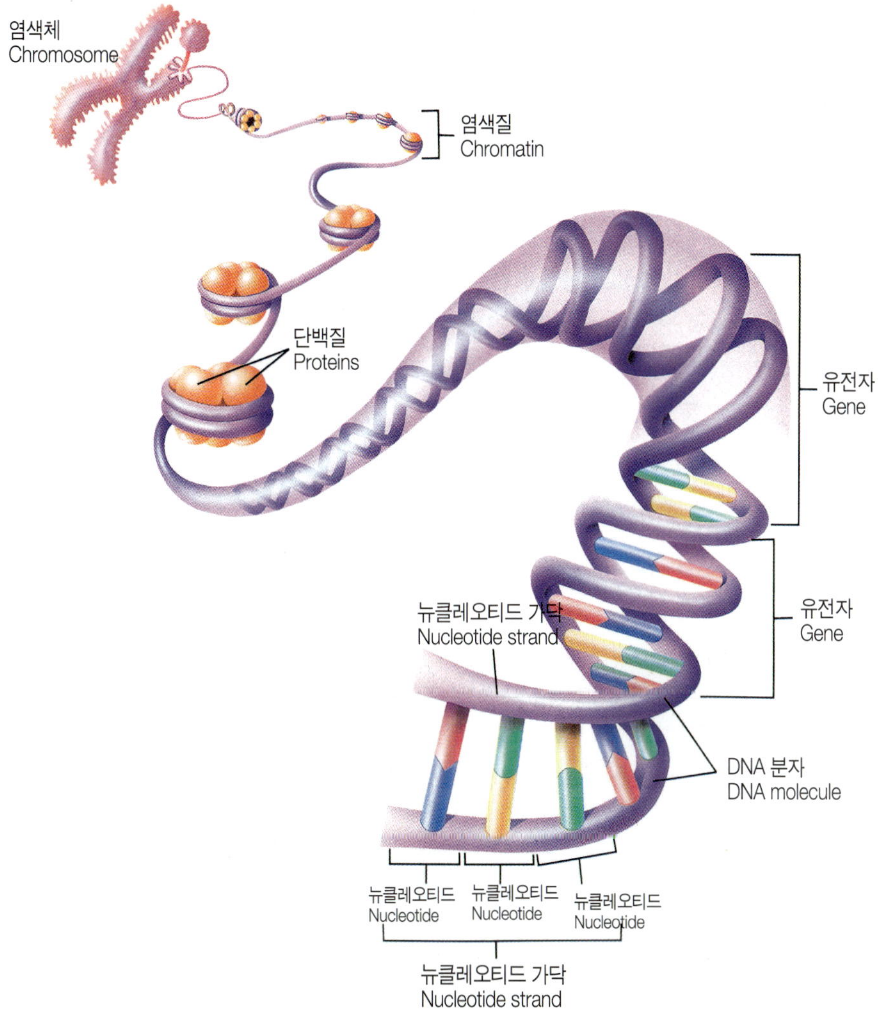

그림 2-12 DNA의 구조 뉴클레오티드는 서로 합쳐져서 두 가닥의 뉴클레오티드가 된다. 각 가닥은 서로 연결되어 비틀린 사다리 모양을 이루며, 이것을 DNA 분자라고 한다. 뉴클레오티드의 연속은 유전자라고 부르는 DNA 분자는 어떤 단백질과 결합하여 구슬끈 모양을 하는데 이것을 염색질(chromation)이라고 한다. 세포분열 동안 염색질은 염색체를 만들기 위해 응축한다.

표 2-1 DNA와 RNA의 비교

구 분	DNA	RNA
분 포	핵	세포질 · 핵인
Purine base	adenine, guanine	adenine, guanine
Pyrimidine base	cytosine, thymine	cytosine, uracil
pentoses	deoxyribose	ribose
화학적 반응	diphenylamine	orcinol
조직화학적 특이반응	양 성	음 성
작 용	염색체, 유전자와 밀접한 관계	단백질 합성에 관계

성에 관여하는 리보솜 RNA(ribosomal RNA; rRNA)가 있다.

핵산의 주요한 역할은 단백질 합성이나 유전에 관여한다.

2. 단백질의 합성(Protein synthesis)

단백질 합성에 관한 유전정보가 두 줄기의 긴 나선상의 DNA에 입력된다. 이 정보를 mRNA의 분자가 판독하고 전사하여 세포질 내로 전달한다. mRNA는 리보솜을 만나게 된다. 리보솜의 구성성분인 rRNA는 유전정보의 해독에 도움을 주고, tRNA는 아미노산의 배열 순서에 따라 각종 아미노산을 리보솜으로 운반한다. 리보솜은 세포질 내에서 mRNA에 접근하여 내용을 판독하고 tRNA가 운반한 아미노산을 조립하여 단백질을 합성한다(그림 2-13).

단백질 합성의 과정은 아래와 같다.

DNA (유전정보) —전사→ mRNA —해독 (tRNA, rRNA)→ 리보솜 ——→ 단백질

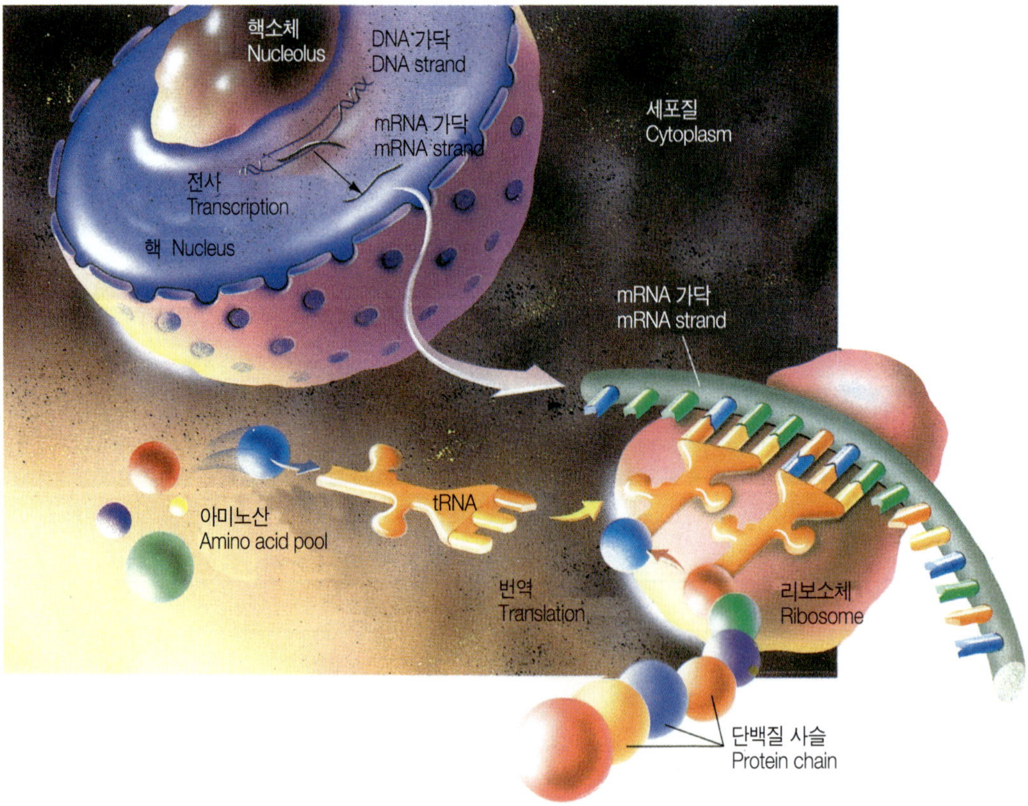

그림 2-13 단백질 합성 DNA는 많은 단백질들을 생산하는 데 필요한 정보를 가지고 있다. DNA의 전사는 단백질을 만드는 데 요구되는 DNA 정보의 복사인 mRNA가 만들어지는 과정이다. mRNA는 핵을 떠나 리보소체로 이동한다. 동시에 단백질의 조립 단위인 아미노산들은 tRNA에 의해 리보소체로 운반된다. 번역과정에서 mRNA에 들어 있는 정보는 단백질 내 아미노산의 수, 종류, 배열을 결정하는 데 이용된다.

III 세포분열

1. 유사분열(Mitosis)

유사분열은 간접 분열이고 모든 체세포의 분열에서 볼 수 있고, 어미세포는 각기 동일한 핵형을 갖는 두 개의 딸세포로 분열한다(그림 2-14).

① 사이기(간기, interphase)

사이기(간기)는 핵산과 단백질의 합성 시기이고 DNA 복제기이다.

② 전기(prophase)

전기 후반부에는 핵막과 핵소체가 소실되고, 염색질은 염색체로 변하고, 중심소체는 반대편 극으로 이동하는 데 이들 사이에 방추사가 형성된다.

③ 중기(metaphase)

중기에는 염색체가 적도상에 일직선으로 배열되고, 방추사가 염색체에 연결되어 있는 단성(monoster)을 형성하고, 염색체가 가장 잘 보여 조사가 용이한 시기이다.

④ 후기(anaphase)

후기에는 염색체가 양극으로 이동되어 양성(diaster)을 형성한다. 이 시기에 세포체의 중앙부위가 잘록해지기 시작한다.

⑤ 말기(telophase)

말기에는 핵막과 핵소체가 다시 나타나고, 염색체는 염색질로 변하고, 어미세포와 똑같은 2개의 딸세포(daughter cell)가 출현한다.

유사분열에서는 전기가 가장 길고, 후기가 가장 짧다.

2. 감수분열(Meiosis)

감수분열은 생식샘에서 볼 수 있는 분열이고, 생식세포가 2회의 분열을 하는데 1회는 유사분열, 그 다음은 감수분열을 하며 염색체 수가 반으로 줄어든다.

3. 무사분열(Amitosis)

무사분열은 직접 분열이고 하등동물 및 암세포의 분열에서 볼 수 있다.

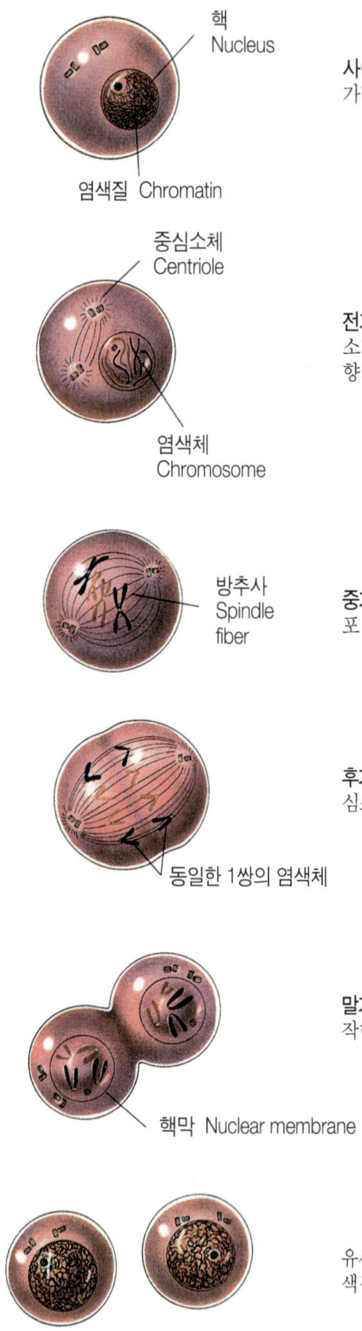

사이기 : 세포분열 사이의 시기. DNA는 핵에서 염색질의 얇은 가닥으로 관찰된다.

전기 : 염색질은 염색체로 응축된다. 중심체라고 불리는 세포 소기관이 세포의 반대쪽 말단으로 이동하며, 염색체의 이동 방향이 결정된다.

중기 : 염색체는 방추사라고 하는 단백질 섬유와 연결되어 세포 중앙에 배열한다.

후기 : 방추사에 연결된 염색체는 세포의 양쪽 말단에 있는 중심소체 쪽으로 이동한다.

말기 : 핵막이 형성되며, 세포질이 2개의 세포로 나뉘어지기 시작한다.

유사분열이 완성되고 새로운 사이기가 시작한다. 염색체는 염색질로 풀어지며 세포분열은 2개의 딸세포를 형성한다.

그림 2-14 **세포분열**

IV 세포막을 통한 물질이동

세포의 생명현상은 세포 내외의 액체 내에서 일어나고 있다. 세포들은 자신의 생명유지와 활동에 필요한 영양물질을 세포 외의 액체환경으로부터 세포막을 통해서 세포 내로 들여오고, 세포의 신진대사에 의하여 생산된 노폐물은 세포막을 통해서 세포 외로 배설시킨다.

세포외액과 세포내액의 화학적 조성은 다음과 같다(그림 2-15).

세포막을 통한 물질이동은 수동적 이동과 능동적 이동이 있다. 수동적 이동은 세포막 내에서 에너지의 공급없이 농도경사에 의한 분자들의 운동에 기인하고 확산, 삼투, 여과, 촉진적 확산이 있다. 능동적 이동은 세포막 내외에서 에너지와 효소의 공급이 필요하고, 운반체가 필요하기 때문에 에너지 운반체 이동이라 하며, 여기에는 능동적 이동, 세포내섭취 작용(음세포 작용), 세포외배출 작용(토세포 작용)이 있다.

1. 확 산(Diffusion)

확산은 고농도에서 저농도로 농도차에 따라 용질이 이동되는 것을 나타낸다(그림 2-16). 확산현상으로 물질이동이 일어날 경우 단위시간당 확산되는 물질 분자량은 다음 식에서 구

	세포외액(Extracellular fluid)	세포내액(Intracellular fluid)
Na^{+}	142mEq/L	10mEq/L
K^{+}	4mEq/L	140mEq/L
Ca^{++}	2.4mEq/L	0.0001mEq/L
Mg^{++}	1.2mEq/L	58mEq/L
Cl^{-}	103mEq/L	4mEq/L
HCO_3^{-}	28mEq/L	10mEq/L
Phosphates	4mEq/L	75mEq/L
SO_4^{--}	1mEq/L	2mEq/L
Glucose	90mg/dL	0~20mg/dL
Amino acids	30mg/dL	200mg/dL
Cholesterol, Phospholipids, Neutral fat	0.5mg/dL	2~95mg/dL
P_{O2}	35mm Hg	20mm Hg?
P_{CO2}	46mm Hg	50mm Hg?
pH	7.4	7.0
Proteins	2mg/dL (5mEq/L)	16mg/dL (40mEq/L)

그림 2-15 세포외액과 세포내액의 화학적 조성

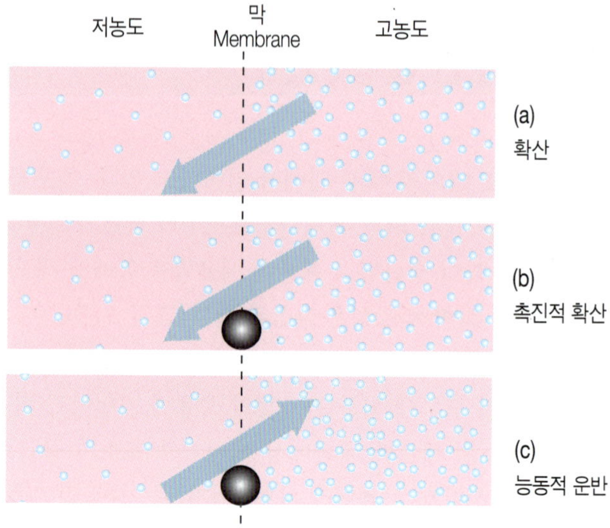

그림 2-16 물질이동 방향 (a) 확산에 의한 고농도에서 저농도로의 이동. (b) 촉진적 확산에 의한 고농도에서 저농도로의 이동. (c) 능동적 운반에 의한 저농도에서 고농도로의 이동.

할 수 있다.

$$\frac{dQ}{dt} = -DA\frac{dc}{dx}$$

$\frac{dQ}{dt}$: 단위시간당 확산되는 물질분자량, dc : 농도차, dx : 확산거리, $\frac{dc}{dx}$: 농도경사, A : 확산이 일어날 수 있는 면적, D : 확산계수, —; 확산이 일어남으로써 농도가 감소된다는 의미.

단위시간당 확산되는 물질분자량은 확산거리에 반비례하고 농도경사에 비례하며, 즉 이동하려는 물질의 농도차가 크거나 확산이 일어날 수 있는 면적이 클수록 증가하게 된다.

확산에서 가장 중요한 요소는 물질에 대한 세포막의 투과성이다. 세포막에 대한 어떤 물질의 투과도는 지방에 대한 용해도, 분자의 크기, 전해질의 경우에는 해리된 정도에 따라 달라진다. 확산속도를 촉진하는 인자는 농도차가 클수록, 지질용해성이 높을수록, 분자의 직경이 작을수록, 통과하려는 물질분자가 음이온 상태일 때 확산이 잘 된다.

지질용해성이 높은 물질일수록 확산속도가 촉진되는 것은 세포막의 지질층이 물질이동의 투과장벽으로 작용하기 때문이다. 전해질의 경우에는 하전수가 적은 이온일수록 투과성이 크고, 하전수가 같은 경우에는 수화된 정도가 작을수록 투과성이 커진다. 생체내에서 확산에 의한 대표적인 예는 허파꽈리(폐포)에서의 O_2와 CO_2의 가스교환이다(그림 2-17).

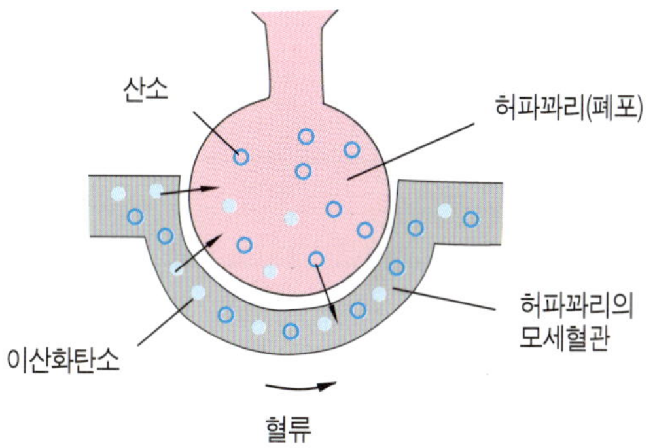

그림 2-17 허파꽈리(폐포)에서의 가스교환

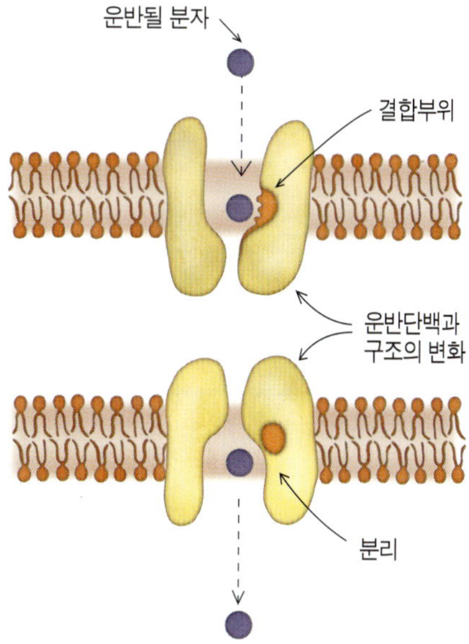

그림 2-18 촉진적 확산

2. 촉진적 확산(Facilitated diffusion)

촉진적 확산은 세포막에 위치하는 운반체(carrier)를 이용한 확산으로 전기 · 화학적 경사도에 따라 이동하는 수동적 이동이지만 단순한 확산보다는 속도가 빠르다.

포도당은 세포막의 지질에 용해되지 않고 세포막의 구멍을 통과하기에는 너무 커서 세포막 내의 특수한 운반체와 결합한 후 포도당은 확산에 의해 세포 내로 이동되고, 운반체는 다시 세포 밖으로 되돌아온다(그림 2-18). 이 과정에서 ATP는 소모되지 않지만 이자 호르몬인 인슐린의 도움을 받아 포도당 이동속도가 7~10배 증가된다.

3. 삼투(Osmosis)

반투막을 중심으로 두 용액의 농도가 다르면 농도가 낮은 쪽에서 높은 쪽으로 용매가 이동하는 현상이 삼투현상이다(그림 2-19, 20).

생체 내에 있는 모든 세포는 세포외액과의 사이에서 삼투적 평형상태에 있다. 삼투에 의한 물의 이동은 부피의 변화를 초래하여 부피 증가에 따라 정수압이 증가하고, 이때 물의 이동을 없애려면 인위적인 압력을 가해야 하는데, 이러한 압력을 용액의 삼투압(osmotic pressure)이라 한다(그림 2-21).

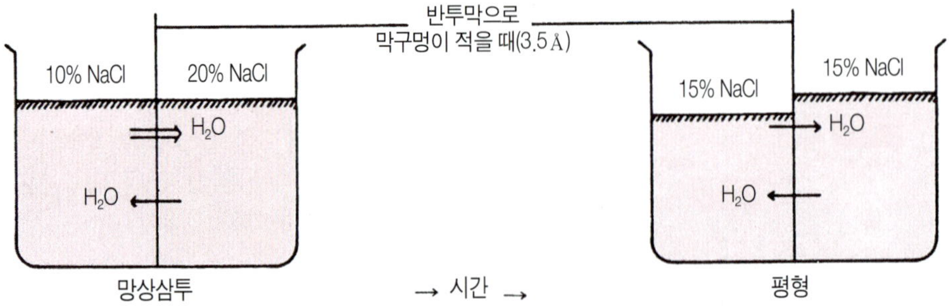

그림 2-19 **삼투현상(I)**

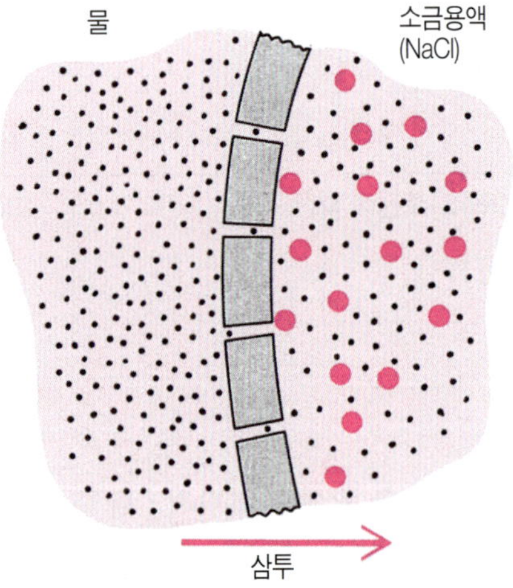

그림 2-20 **삼투현상(II)**

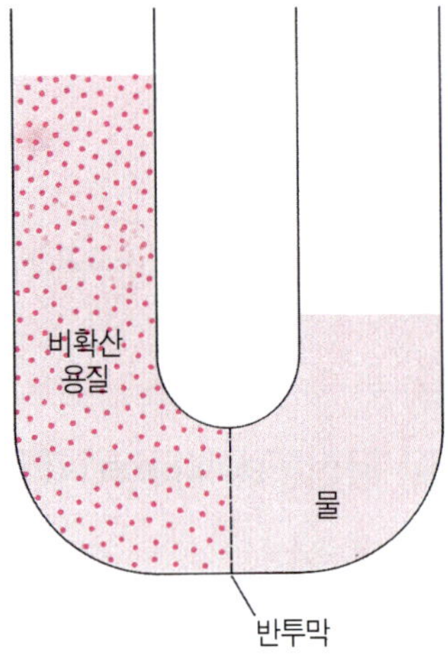

그림 2-21 **삼투압의 측정**

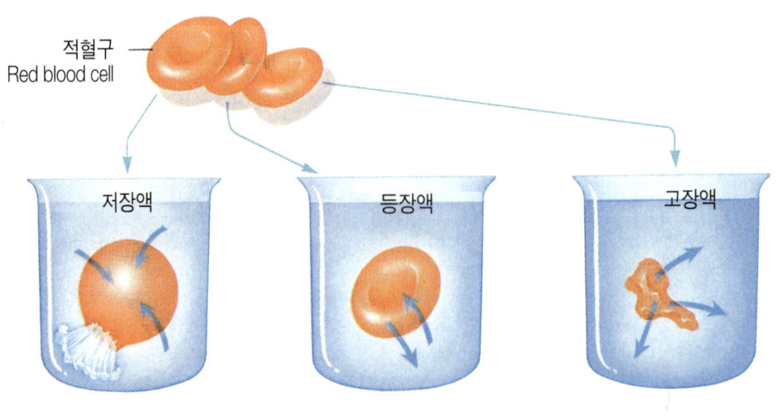

그림 2-22 **적혈구 삼투현상** (a) 저장액은 세포를 부풀어 오르게 하며 결과적으로 세포를 분해시킨다. (b) 등장액에서 정상적인 모양의 세포가 된다. (c) 고장액은 세포를 톱날 모양으로 만들거나 축소시킨다.

0℃, 1기압에서 1mole의 용질을 1L의 용매에 녹였을 때의 삼투질 농도를 1Osm/kg H_2O라 하고, 인체 체액의 삼투질 농도는 약 300mOsm/kg H_2O이다.

인체 세포의 삼투질 농도와 같은 용액을 등장성 용액(isotonic solution)이라 하고, 0.9% NaCl과 같은 농도의 용액이며, 생리적 식염수(normal saline)가 예가 된다.

인체 세포의 삼투질 농도보다 낮은 용액(0.65% NaCl 용액)을 저장성 용액(hypotonic solution)이라 하고, 적혈구를 저장성 용액에 넣으면 물이 적혈구 내로 이동하여 팽창하게 되고 심하면 적혈구 막이 파열되어 내용물이 터져 나오는 삼투적 용혈(osmotic hemolysis)을 일으킨다.

인체 세포의 삼투질 농도보다 높은 용액(2% NaCl)을 고장성 용액(hypertonic solution)이라 하고, 적혈구를 고장성 용액에 넣으면 물이 적혈구에서 빠져 나가서 적혈구 용적이 감소하면서 쭈그러든다. 이와 같이 삼투현상은 물의 이동을 결정해 주는 원동력이 된다(그림 2-22).

4. 여 과(Filtration)

여과는 정수압이 높은 곳에서 낮은 곳으로 수분과 용질이 함께 이동하는 현상을 말한다.

체내에서도 여과에 의해서 물질이동 현상이 일어나는데 심장박동으로 발생되는 혈압에 의한 모세혈관 내 물질의 밖으로의 이동과 콩팥에서의 토리(사구체)여과가 예가 된다(그림 2-23).

5. 능동적 이동(Active transport)

세포막을 통한 물질 운반은 압력이나 농도가 높은 곳에서 낮은 곳으로 물질이 이동하는 것이 원칙이다. 그러나 세포에 있어서는 경우에 따라 압력, 농도, 전압이 낮은 곳에서 높은 곳

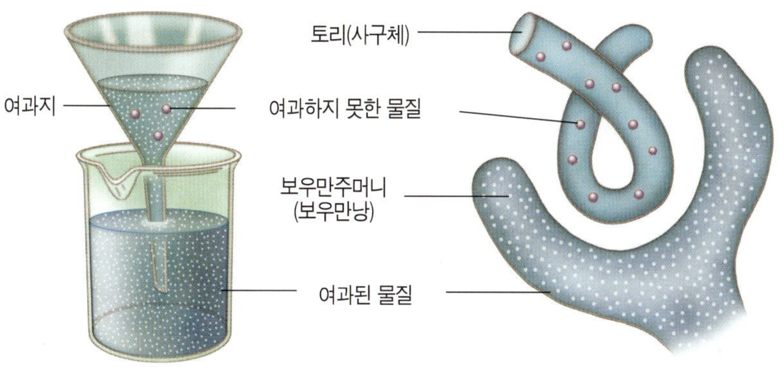

그림 2-23 여 과

으로 물질이 세포막을 통해 이동하는 것을 볼 수 있다. 이때 세포막이 에너지를 소모하면서 물리·화학적인 에너지 경사와는 반대 방향으로 물질을 이동시키는데 이것을 능동적 이동 또는 에너지-효소계라 한다. 그 예로서 Na^+을 볼 때 Na^+ 이온이 세포 내보다 세포 밖이 매우 농도가 높지만 Na^+이온이 세포 내에서 밖으로 이동되고, 반면에 K^+ 이온은 세포 밖보다 세포 내가 매우 농도가 높지만 K^+ 이온이 밖에서 세포 내로 이동하는, 세포 내외의 이온 분포를 유지하기 위해 이와 같이 농도경사에 역행한다. 능동적 이동방식에 의해 이동되는 물질은 물질마다 특정한 운반체가 있어서 이동된다.

Na^+-K^+ 펌프에 의해 세포 내부로부터 3분자의 Na^+을 유출시키고, 세포 외부로부터 2분자의 K^+이 유입되며, 이 과정에 Na^+-K^+ ATP ase가 관여한다(그림 2-24).

Na^+-K^+ 펌프는 인체의 모든 세포에 작용하며 세포 내에 Na^+이 축적되는 것을 방지하고 세포 내로 물이 유입되는 것과 세포의 종창을 방지한다.

능동적 이동의 특성은 다음과 같다.

① 포화현상

단순확산에서는 농도경사가 2배가 되면 이동속도가 2배가 되나, 능동적 이동에서 포화 시에는 농도경사에 반드시 정비례하지 않는다. 즉 운반체의 양은 일정하기 때문에 운반되어야 할 용질의 농도가 커져서 모든 운반체와 결합이 끝나면, 그 이상의 용질농도를 높이더라도 이동속도는 커지지 않는다.

② 온 도

온도가 높을수록 운반속도가 커지고, 온도를 내리거나 대사억제물질(DNP)을 사용하면 능동적 운반이 억제된다.

③ 유사한 물질 사이에 경쟁적으로 결합

구조상 또는 작용상 유사한 물질 사이에 운반체와의 결합이 경쟁적으로 나타나서 어느 하나의 단독 운반속도보다 작아진다. 이 현상을 경쟁적 억제라 한다.

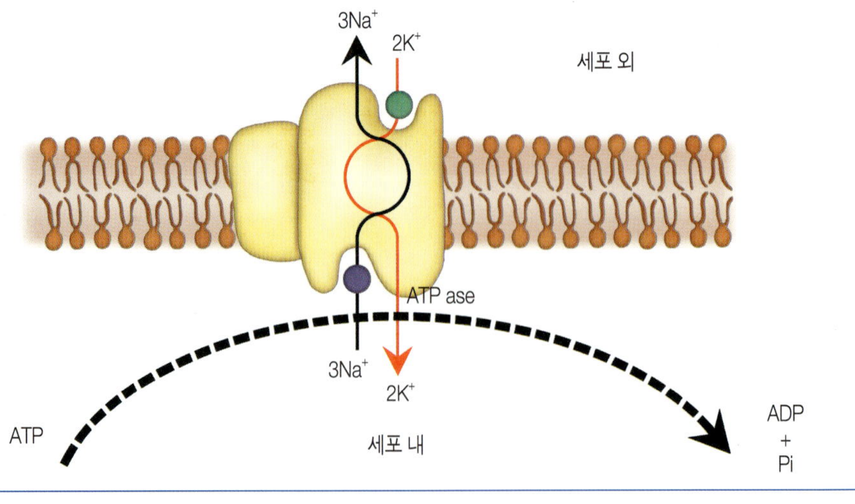

그림 2-24 Na^+-K^+ pump

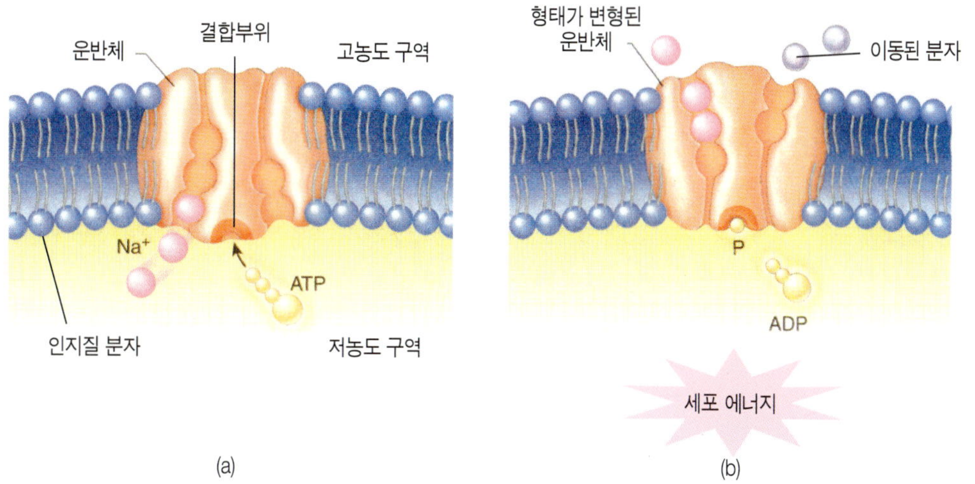

그림 2-25 능동적 운반

④ **운반체의 특이성**

Na^+ 운반체는 Na^+ 만을 운반하고, K^+에 대한 운반제는 K^+ 만을 운반하는 특이성이 있다.

⑤ **운반체의 형태변화**

운반체와 운반분자 사이의 결합(그림 2-25a)은 세포 에너지 방출을 유발하고, 이 에너지가 운반체 단백질의 형태를 바꾼다(그림 2-25b).

반대편으로 운반분자가 유리되면, 운반체는 처음의 형태로 되돌아 가고 새로운 분자를 받아들일 수 있다.

6. 세포내섭취 작용과 세포외배출 작용

① **세포내섭취 작용**

세포내섭취 작용은 이동하는 물질의 크기나 상태에 따라 포음작용(음세포작용, pinocytosis)과 포식작용(식균작용, phagocytosis)으로 나눈다.

포음작용은 작은 물질이나 전해질 용액을 pinosome이라고 불리우는 작은 공포를 형성하여 이동시켜 리소좀이 pinosome 표면에 부착한 후 pinosome 안으로 가수분해효소를 분비하여 공포를 분해시키고 이동된 물질을 세포 내에서 이용한다(그림 2-26). 포식작용은 포음작용과 같은 방법이고, 섭취된 물질이 세균이나 이물질인 경우를 말한다.

② **세포외배출 작용**

세포외배출 작용은 분자량이 큰 물질을 세포 내에서 세포 외로 이동시키는 것으로 토세포작용이라고도 한다(그림 2-27). 분비과립이 골지체에 의해 형성되면 세포내막에 부착된 후 세포 외로 분비된다. 호르몬, 효소, 신경전달물질 등은 세포외배출 작용에 의해 분비된다.

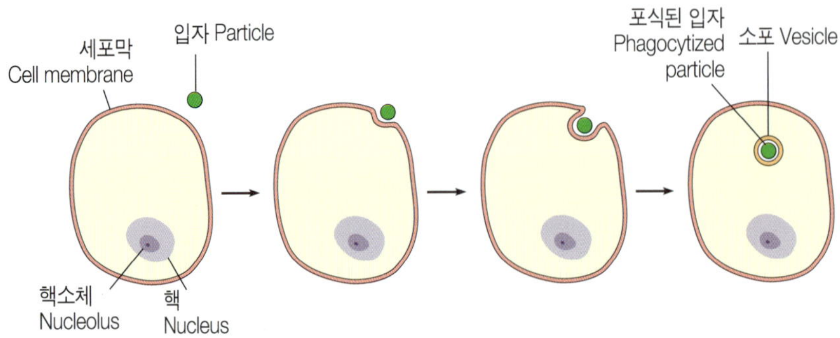

그림 2-26 세포내섭취

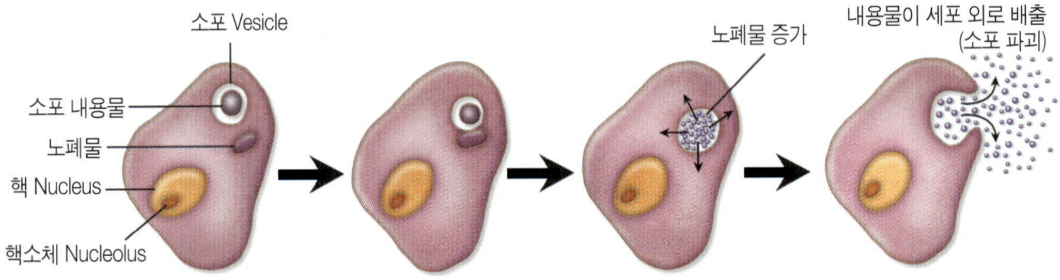

그림 2-27 세포외배출

V 조 직

조직(tissue)은 특별한 어떤 목적으로 개체 내에서 분화의 방향이 같고 구조와 기능이 비슷한 세포들이 모여서 특별한 일을 하는 집단을 말한다. 조직은 상피조직, 결합조직, 근육조직, 신경조직의 네 가지 형태가 있다.

1. 상피조직

상피조직은 세포성분이 많고 세포 사이를 채우는 세포사이물질(세포간질)은 매우 적은 조직으로 신체 표면, 몸공간(체강), 관, 혈관 내면을 덮고 있고, 외부환경으로부터의 보호, 물질흡수, 분비, 배설에 관여한다.

상피조직을 기능상 분류해 보면 보호상피, 분비상피, 호흡상피, 흡수상피, 감각상피, 배상피로 나누어진다.

상피세포의 형태와 배열에 따라 분류해 보면 편평상피, 입방상피, 원주상피, 이행상피로 나눌 수 있고, 편평상피는 단층편평상피와 중층편평상피로, 원주상피는 단층원주상피와 거짓중층원주섬모상피로 나누어진다.

2. 결합조직

결합조직은 세포성분이 비교적 적고 세포사이물질이 풍부하며 체내의 여러 구조를 결합하고 지지해주는 조직이다.

결합조직의 구성섬유는 아교(교원)섬유, 탄력섬유, 그물(세망)섬유이다. 결합조직의 종류로는 뼈와 연골조직의 지지조직과 혈액과 림프의 액상조직이 있다. 연골은 그 성상에 따라서 유리(초자)연골, 탄력연골, 섬유연골로 구성되어 있다.

3. 근육조직

근육조직은 수축기능을 하는 근육세포로 되어 있어 뼈대를 움직이고 혈액이 순환할 수 있게 하며, 소화관에서 음식물을 이동시키고 소화되게 해주는 조직이다.

근육조직은 형태와 기능에 따라 뼈대근육, 민무늬근육, 심장근육으로 분류한다.

4. 신경조직

신경조직은 신경세포에 의해 이루어지며 인체의 한 부위에서 다른 부위로 정보를 전기신호 형태로 전달한다.

VI 기관 및 계통

1. 기 관

기관(organ)은 둘 이상의 조직으로 구성되어 특수한 기능을 수행한다. 예로서 위는 소화기관으로 내면은 상피조직이고, 그 밖을 근육조직이 싸고 있으며, 결합조직에 의해 두 조직이 결합되고, 신경조직이 분포되어 있다.

표 2-2 인체의 계통

계 통	주요 구성요소	대표적 기능
피 부	피부, 털, 손톱, 발톱	손상과 이물질로부터 체내 구조를 보호한다. 탈수를 막고 체온조절에 기여한다.
뼈 대	뼈	연조직과 기관을 지지하고 보호한다.
근 육	뼈대근육	인체와 인체 부분을 움직인다.
신 경	뇌, 척수, 신경, 특수감각기관	인체 활동을 조절하고 통합한다. 사고와 추론과 같은 고등 정신기능을 담당한다.
내분비	뇌하수체, 갑상샘, 부갑상샘, 부신, 이자, 생식샘	인체 활동을 조절하고 통합한다. 신경계통과 밀접하게 연관을 가지고 작용한다.
순 환	심장, 혈관, 혈액	인체의 내부환경과 외부환경을 연결하여 세포와 조직으로 물질을 운반한다.
호 흡	코, 기관, 허파	대기의 산소를 혈액으로 운반하고, 혈액에서 대기로 탄산가스를 운반한다.
소 화	입, 식도, 위, 작은창자, 큰창자, 침샘, 이자, 간, 쓸개	음식물의 소화, 흡수
비 뇨	콩팥, 요관, 방광, 요도	대사 노폐물을 제거하고 수분과 인체가 필요로 하는 물질을 재흡수하거나 수분과 물질이 필요치 않을 때는 이들을 배설한다.
생 식	남성 : 정낭, 고환, 전립샘, 망울요도샘, 음경, 정관 여성 : 난소, 자궁관, 자궁, 질, 젖샘	정자 생산, 정자가 여성 생식기로 진입하게 한다. 난자 생산, 수정란 발달을 위한 적당한 환경을 제공한다.

2. 계 통

계통(system)은 몇 개의 기관이 연결되어 하나의 기능적 단위를 이룬 것을 말한다. 예로서 소화계통은 입을 시초로 하여 식도, 위, 소화 장기 및 각 분비샘을 통합하여 소화계통이라 한다.

인체에는 피부계통, 뼈대계통, 근육계통, 신경계통, 내분비계통, 순환계통, 호흡계통, 소화계통, 비뇨계통, 생식계통의 10가지 주요 계통이 있다(표 2-2).

제 3 장

신경생리

신경계통은 내분비계통과 더불어 인체 각 부분의 조직이나 기관들의 질서를 유지시키고, 내외의 변화에 대하여 통제하고 연락하면서 조절하는 기능이 있다. 신경계통은 전신에 그물망과 같이 분포되어 체내·외의 여러 자극을 수용기에서 받아들여 중추로 보내고, 중추에서는 수용기의 자극에 대한 흥분을 근육이나 샘과 같은 효과기에 적절한 반응을 나타내게 한다(그림 3-1).

내분비계통은 특수한 물질을 샘으로부터 방출하여 도관이 없이 순환계통을 통해 각 기관의 기능을 조절하게 한다.

I 신경계통의 발생

발생학적 측면에서 신경계통은 외배엽 → 신경판 → 신경주름(신경융기) → 신경고랑(신경구)을 거쳐 신경관을 형성하며, 그 머리부분은 뇌의 발생부위가 되고, 꼬리부분은 척수의 발생부위가 된다.

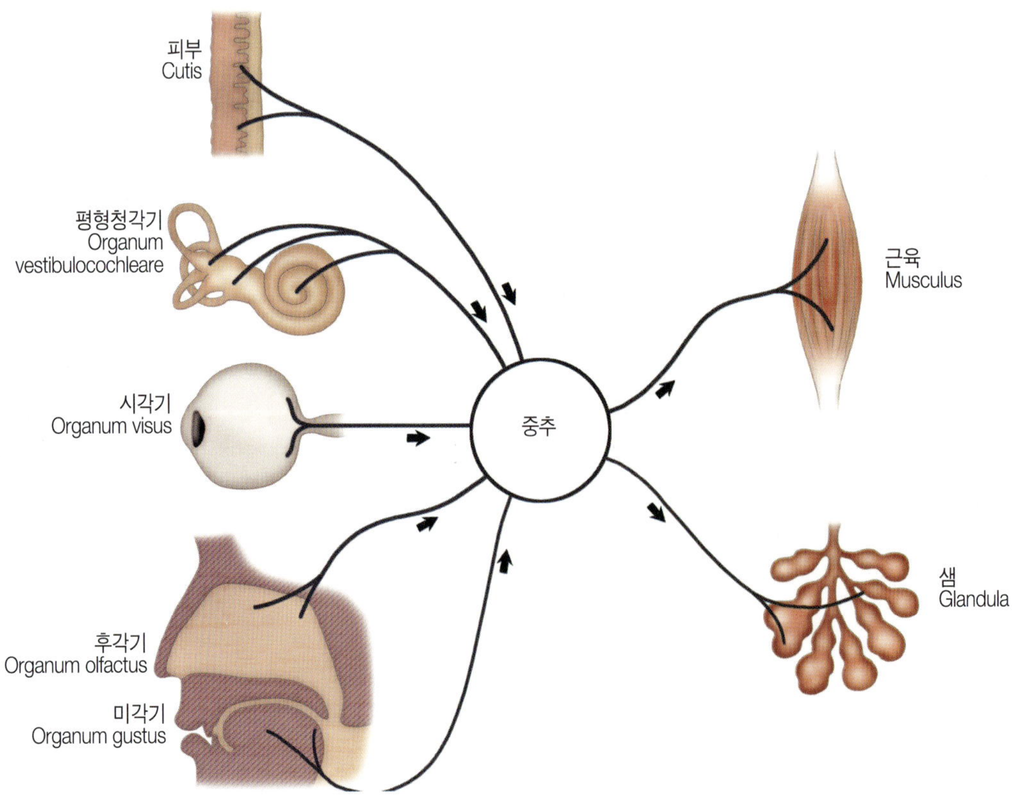

그림 3-1 신경계통의 기능을 표시하는 모형도

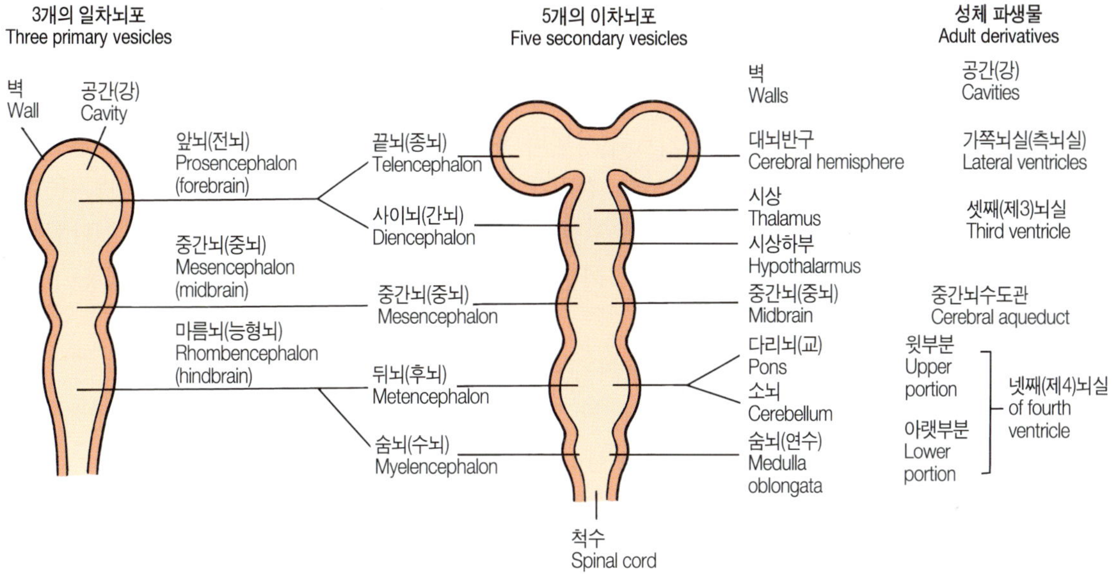

그림 3-2 뇌의 발생과정 4주 동안에 뇌의 3가지 주요 부위가 형성된다. 5주 동안에 5부위의 뇌가 발생하여 특수 구조들이 형성되기 시작하여 발육과 분화가 일어난다.

임신 4주째에는 앞뇌(전뇌), 중간뇌(중뇌), 마름뇌(능형뇌)라는 3곳의 불룩한 일차뇌소포(뇌포)를 이룬다. 임신 5주째에는 일차뇌소포 중에 앞뇌는 끝뇌(종뇌, 대뇌반구)와 사이뇌(간뇌)로 분화하고, 마름뇌는 뒤뇌(후뇌, 다리뇌와 소뇌)와 숨뇌(수뇌, 연수)로 분화하는 이차뇌소포가 된다.

신경관의 빈 곳은 각 부위에 따라서 확장하여 뇌실이 된다. 대뇌반구에는 좌 · 우 가쪽뇌실(측뇌실), 사이뇌(간뇌)에는 셋째뇌실(제 3 뇌실), 중간뇌에는 중간뇌수도관(중뇌수도)이 있다. 다리뇌(뇌교)와 소뇌 사이에는 넷째뇌실(제 4 뇌실), 척수에는 중심관이 있다(그림 3-2). 척수의 중심관에는 맥락얼기(맥락총)가 없어 뇌척수액이 만들어지지 않고, 나머지 뇌실에서는 뇌척수액이 만들어져 뇌와 척수를 싸고 있는 거미막밑공간(지주막하강)과 교통하고 있다.

II 신경세포

신경조직은 신경세포(뉴런, neuron)와 신경아교세포(신경교, neuroglia)로 구분된다. 신경세포는 신경계통의 흥분 및 전도의 활동을 담당하고, 신경아교세포는 지지작용, 포식작용, 영양세포의 역할을 담당하는 보호기능이 있다.

1. 신경세포(뉴런, Neuron)

신경계통을 구성하는 조직의 기본 단위를 신경세포(nerve cell) 또는 뉴런(neuron)이라 하고 신경자극을 전달하는 역할을 한다.

신경세포는 신경세포체와 돌기로 구성되며, 한 개의 돌기는 굵고 길이가 매우 긴 것이 있는데 이것을 축삭돌기(axon)라 하고, 길이가 짧고 그 수효가 많은 다른 돌기들을 가지돌기(수상돌기, dendrite)라고 한다(그림 3-3). 축삭돌기는 신경세포체로부터 자극이 전달되는 날신경섬유(원심성 섬유)이고, 가지돌기는 신경세포체로 자극을 전달하는 들신경섬유(구심성 섬유)이다.

뉴런은 자극을 전달하는 방향과 돌기 수에 따라서 다음과 같이 분류된다.

자극전달 방향에 의한 분류는

① 감각뉴런(sensory neuron)은 구심성으로 자극을 뇌와 척수로 전달하고,

② 운동뉴런(motor neuron)은 원심성으로 뇌와 척수로부터의 자극을 근육이나 샘 조직에 전달하며,

③ 중간뉴런(interneuron)은 자극을 감각뉴런에서 운동뉴런으로 전달하며, 특히 중간뉴런은 뇌와 척수의 중추신경계에만 국한되어 있다.

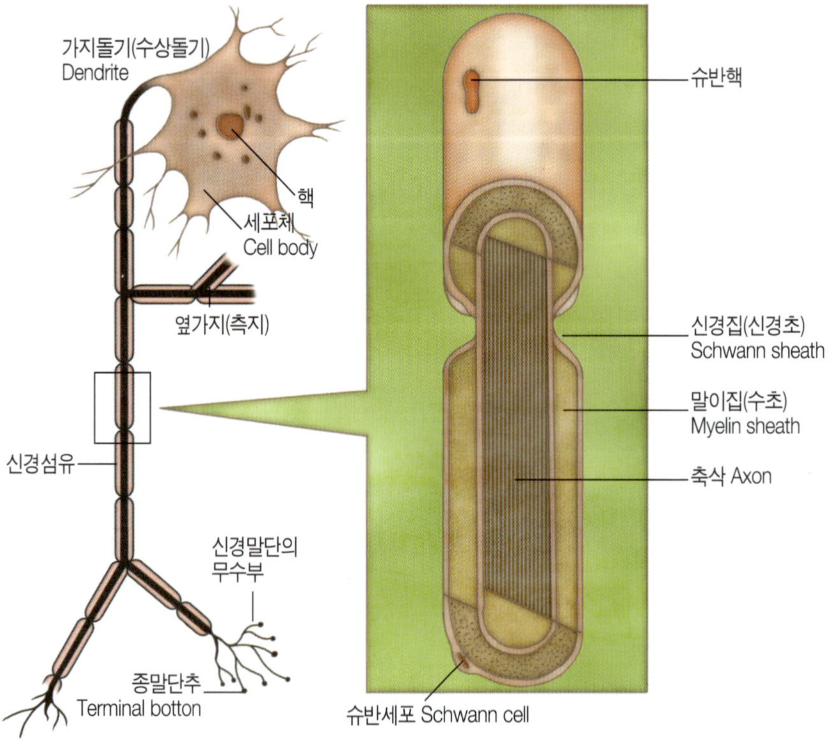

그림 3-3 뉴런의 구조

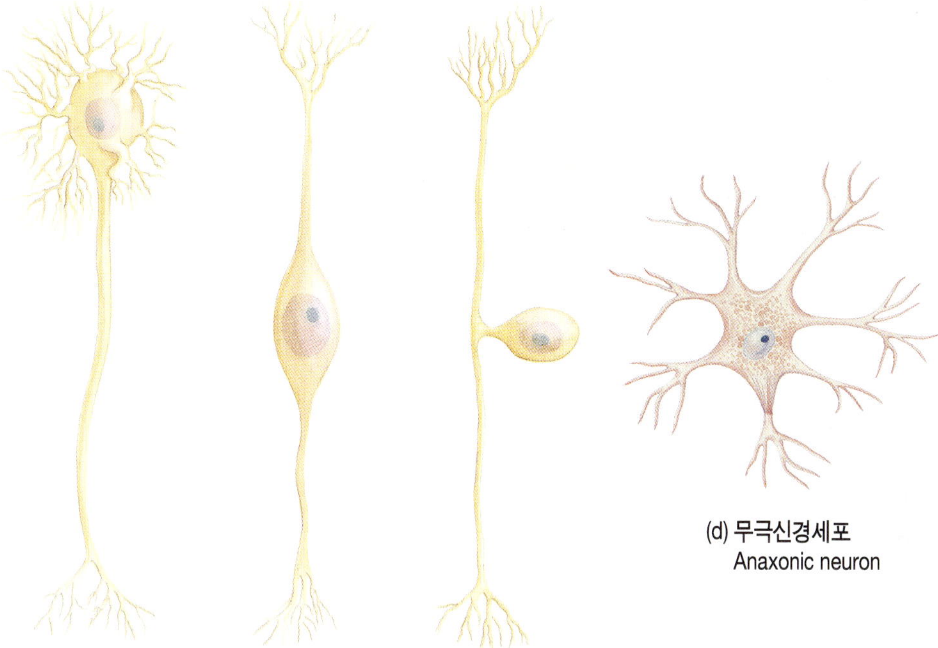

(a) 뭇극(다극성)신경세포 Multipolar neuron
(b) 두극(이극성)신경세포 Bipolar neuron
(c) 홀극(단극성)신경세포 Unipolar neuron
(d) 무극신경세포 Anaxonic neuron

그림 3-4 신경세포의 종류

돌기 수에 따른 분류는

① 뭇극신경세포(다극성 뉴런, multipolar neuron)는 하나의 축삭과 여러 개의 가지돌기를 갖는 뉴런으로 뇌와 척수의 대부분의 신경세포가 여기에 속하며, 말초신경계의 운동신경세포와 자율신경절세포가 여기에 속한다.

② 두극신경세포(이극성 뉴런, bipolar neuron)는 하나의 축삭과 하나의 가지돌기를 갖는 뉴런으로 그 수효가 가장 적으며 안구의 망막, 코점막 뒤부위, 속귀의 나선신경절이 여기에 속한다.

③ 홀극신경세포(단극성 뉴런, unipolar neuron)는 축삭과 가지돌기가 세포체 밖으로 나올 때 합쳐져서 나오다가 축삭과 가지돌기가 갈라져 형성되며 뇌척수 신경절세포가 여기에 속한다(그림 3-4).

1) 신경세포체

신경세포(nerve cell, neuron)에서 돌기를 제외한 세포막과 원형질 및 핵으로 구성된 부분을 말한다. 신경세포체는 과립성 세포질로 니슬소체(Nissl body), 사립체, 신경원섬유(neurofibril), 골지체로 구성되어 있고, 니슬소체는 RNA의 집합체로서 호반세포로 불리우

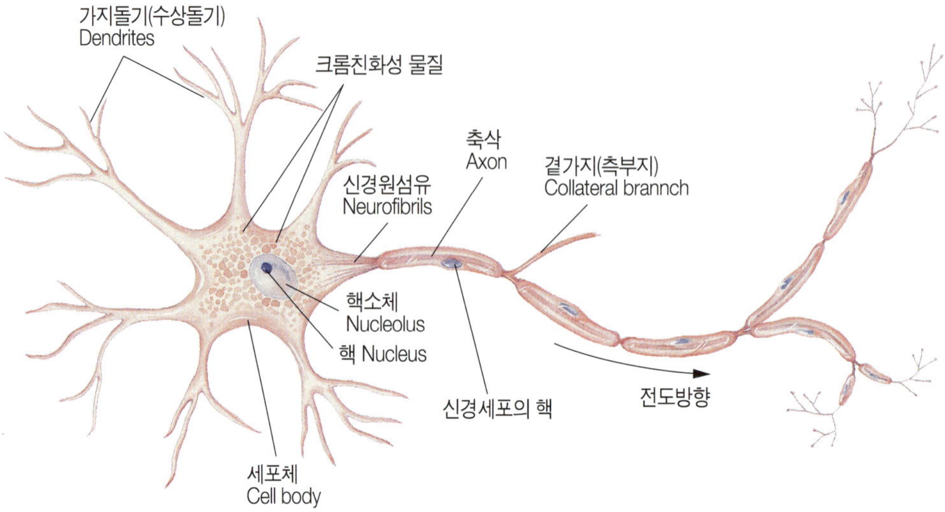

그림 3-5 신경세포체의 기능적 분류

며, 단백질 합성, 세포체의 영양공급 및 재생에 관여하고, 염기성 색소에 쉽게 염색된다. 신경원섬유는 세포질과 세포돌기의 지지역할과 신경 흥분전도에 관계한다(그림 3-5).

2) 신경세포의 돌기

뉴런돌기 가운데 세포체로부터 흥분을 종말단추로 전달하는 긴 축삭돌기와 세포막으로부터 돌출된 여러 개의 짧은 가지돌기로 구성되어 있다. 축삭의 종말부위는 여러 개의 가지로 갈라지고 그 끝은 약간 팽창되어 종말단추(terminal button)를 이루면서 다른 신경세포의 가지돌기 또는 세포체, 축삭과 접촉하는데 이를 연접(시냅스, synapse)이라 한다.

3) 말이집(수초, myelin sheath)과 신경집(신경초, Schwann's sheath)

신경섬유는 축삭 또는 축삭 주위를 싸고 있는 말이집(수초)과 신경집(신경초)을 포함해서 말한다. 말이집은 축삭을 싸고 있는 특유한 지방체로 된 피막으로, 동심원상인 수 개~50여 개의 말이집층판(수초층판, myelin lamellae)으로 둘러싸여 있다. 말이집의 생리적 의의는 축삭에 대한 전기적 절연체이다.

말이집의 길이는 1~5mm 가량으로 다음 말이집과의 사이에 1㎛ 폭의 랑비에결절로 끊겨 있어 랑비에결절부위에는 축삭이 노출되어 있다.

말이집의 유무에 따라 말이집이 있는 신경섬유를 말이집신경섬유(유수신경섬유, myelinated nerve fiber)라 하고, 말이집이 없는 신경섬유를 민말이집신경섬유(무수신경섬

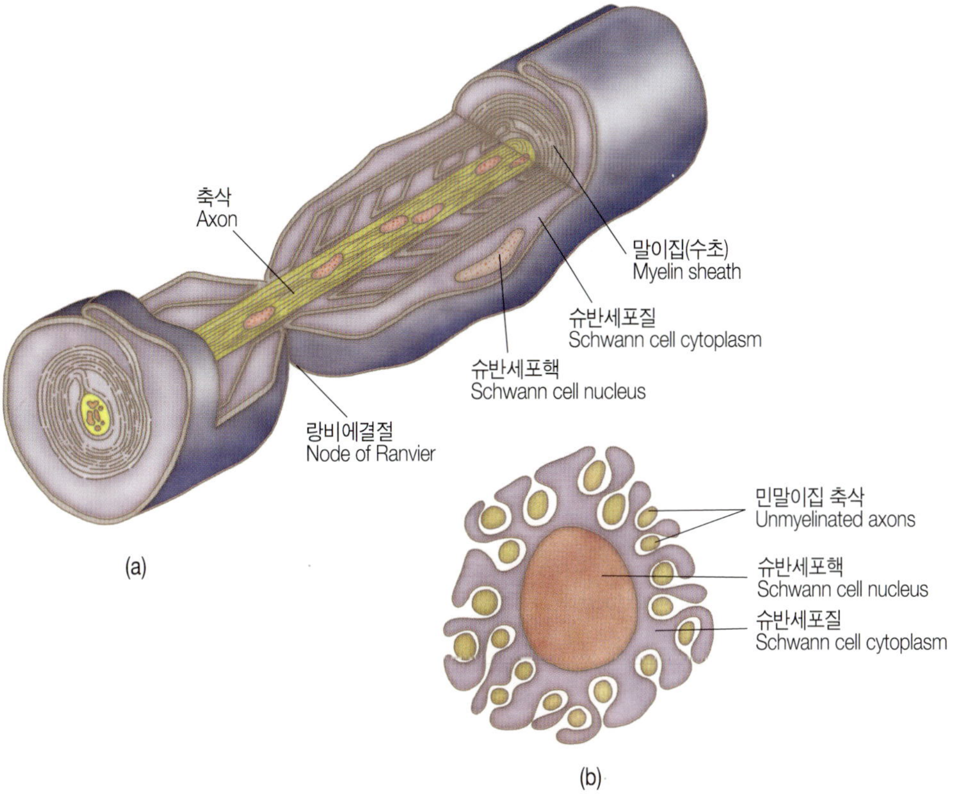

그림 3-6 **슈반세포의 기능** (a) 말이집신경섬유. (b) 민말이집신경섬유.

유, unmyelinated nerve fiber)라 한다(그림 3-6).

말이집의 바깥쪽에 신경집(신경초, Schwann' s sheath)이라는 얇은 층을 형성하는 투명한 피막이 있으며, 이 신경집에는 슈반세포의 핵이 있어 신경섬유의 재생에 관여한다. 신경집은 말초신경 축삭의 영양과 말이집형성에 관여하여 말초신경섬유의 재생에 중요하며, 중추신경에는 없으므로 뇌와 척수가 손상되어 파괴되면 재생이 되지 않는다.

2. 신경아교세포(신경교세포, Neuroglia)

신경아교세포는 신경조직의 지지작용을 하며, 중추신경 내에서는 신경세포와 신경섬유 사이에 산재성으로 존재하고, 말초신경계에서는 슈반세포와 위성세포(satellite cell)가 해당한다.

신경아교세포는 신경세포를 지지해 주고 혈관에 연결시켜 주며 방어작용과 보호작용을 한다(그림 3-7).

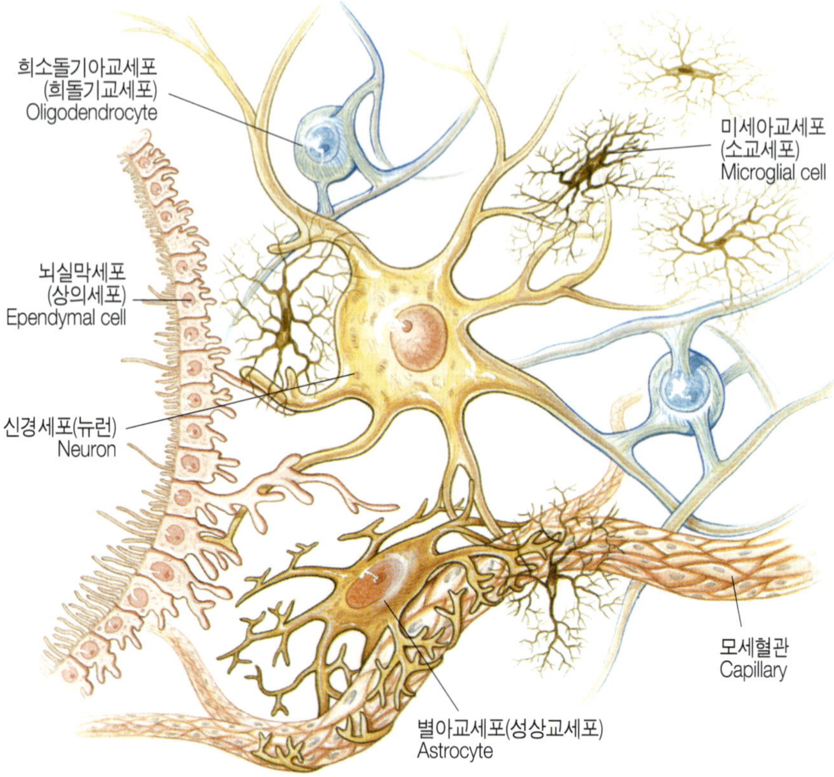

그림 3-7 중추신경계에서 관찰되는 4종류의 신경아교세포

대부분의 신경계 종양은 이 신경아교세포에서 일어나므로 임상적으로 중요하다.

1) 별아교세포(성상교세포, astrocyte)

주로 중추신경계에 존재하는 별 모양의 신경아교세포이며, 뇌와 척수에서 신경섬유들의 사이에 있으면서 서로 연결해 주고 또 신경세포와 혈관 사이에 가로 놓여 있으면서 대사물질을 운반하고 신경세포의 신진대사에 관여한다.

2) 희소돌기아교세포(희돌기교세포, oligodendrocyte)

주로 신경세포체나 축삭에 접해 있고, 핵은 작고 돌기 수는 많지 않으며 말이집형성에 관여한다. 별아교세포와 같이 신경섬유를 서로 부착시켜 준다. 별아교세포와 희소돌기아교세포를 합하여 큰아교세포(대교세포, macroglia)라 한다.

3) 미세아교세포(소교세포, microglia)

세포체가 작고 핵은 장원형이고 돌기가 짧으며, 많은 가지를 분지하고 조직 내를 돌아다니면서 이물질을 탐식하는 식세포이다. 주로 뇌나 척수가 손상을 입거나 염증이 있을 때 미세아교세포의 수가 증가한다.

4) 뇌실막세포(상의세포, ependymal cell)

중추신경계의 뇌실계나 맥락얼기(맥락총)와 척수의 중심관의 내면에 분포하는 신경아교세포로 세포의 바닥부위가 점차 실처럼 가늘어져 뇌실막섬유(상의섬유)라는 긴 돌기를 형성한다.

III 뉴런의 연락방식

신경계는 수많은 뉴런이 복잡한 그물을 만들면서도 질서정연하게 자극의 전도가 이루어지고 있다. 이들이 연락되고 있는 과정을 살펴보면, 한 뉴런의 축삭이 다음 뉴런과 접속하게 되는데 하나의 뉴런 종말단추와 다음 뉴런과의 접속부위를 연접(시냅스, synapse)이라 한다.

뉴런의 연락방식은 축삭의 종말단추가 다음 뉴런의 어느 부위에 연접을 이루는가에 따라 다음의 3가지로 분류된다(그림 3-8).

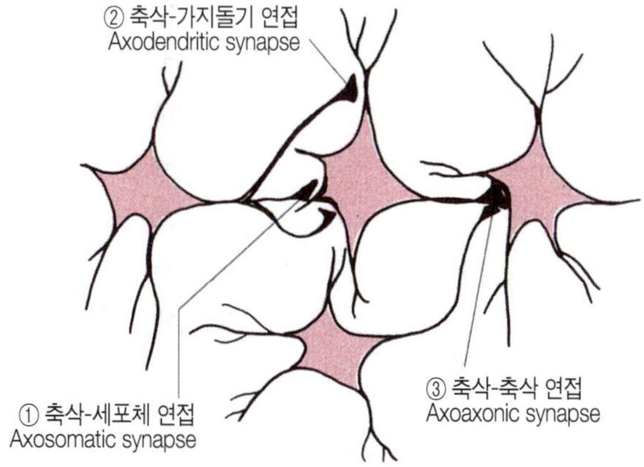

그림 3-8 연접(Synapse)의 모식도

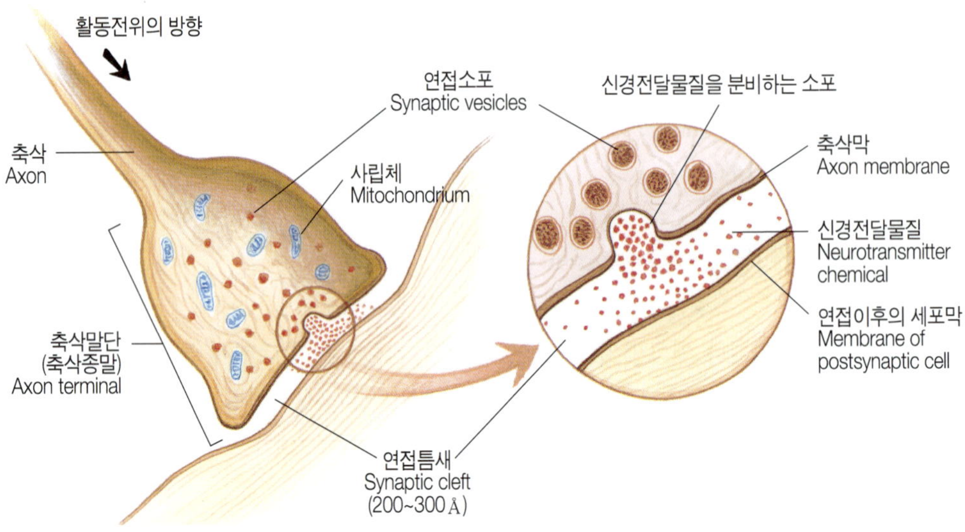

그림 3-9 시냅스의 생리적 해부

① 축삭-가지돌기 연접(axo-dendritic synapse) : 축삭의 연접 종말단추가 다음 뉴런의 가지돌기에 접속하여 연접를 이루며 대뇌와 소뇌에서 볼 수 있다.
② 축삭-세포체 연접(axo-somatic synapse) : 축삭의 연접 종말단추가 다음 뉴런의 세포체에 접속하여 연접을 이룬다.
③ 축삭-축삭 연접(axo-axonic synapse) : 축삭의 연접 종말단추가 다음 뉴런의 축삭에 접속하여 연접을 이룬다.

단일 뉴런 내에서는 흥분전도의 방향은 어느쪽으로든지 흥분전도가 일어나지만, 연접 연락을 이루는 신경계에서의 흥분은 세포체에서 축삭으로 전도되어 다음 뉴런의 가지돌기 또는 세포체로 가는 한 방향으로만 전도되는데 이것을 전방전도의 법칙(law of forward conduction)이라 한다. 하나의 축삭 끝은 여러 가지로 갈라진 후에 그 끝이 약간 팽창되는 부위를 종말단추(synaptic knob, terminal button)라 하고, 다른 신경세포체에 접근하는 신경섬유를 연접이전섬유(시냅스전섬유)라 하며, 연접 뒤쪽으로 뻗어 나가는 신경섬유를 연접이후섬유(시냅스후섬유)라 한다.

종말단추에는 수많은 소포(액포, vesicle)와 미토콘드리아가 들어 있으며, 이 소포 속에는 신경전달물질(neurotransmitter)이 함유되어 있다. 연접이전섬유와 연접이후섬유는 직접 접해 있지 않고 약 200Å의 간격을 두고 분리되어 있으며, 이를 연접틈새(시냅스 간격, synaptic cleft)라 한다(그림 3-9).

1. 연접에서의 흥분전달

연접이전 뉴런의 흥분이 종말단추에 도달하면 활동전압이 발생하고 그 결과 소포가 터져서 소포 내에 저장되어 있는 신경전달물질이 연접틈새 내로 방출된다. 이 신경전달물질이 연접이후 섬유막의 안정막 전압을 흥분시켜 탈분극이 일어나며 이것을 흥분성 연접이후전압(흥분성 시냅스후전압, excitatory postsynaptic potential; EPSP)이라고 한다. 대표적인 흥분성 전달물질로 acetylcholine을 들 수 있고 종말단추의 소포 내에 저장되어 있던 acetylcholine이 연접틈새로 방출되고, 방출된 acetylcholine은 연접이후 섬유막의 안정막 전압을 자극하여 Na^{+}의 세포막 투과성이 커져 뉴런 내로 유입되어 EPSP가 발생한다. Acetylcholine은 연접이후섬유막의 수용기와 결합한 후 0.001초의 매우 짧은 시간 동안 연접이후뉴런의 막에 작용하고, 연접틈새 내에 있는 acetylcholine-esterase에 의해서 분해되어 choline과 acetic acid로 된다(그림 3-10). 그 결과 연접이후 뉴런은 다시 안정막 전압으로 회복하게 된다. 이와 같은 흥분성 전달물질로는 acetylcholine, norepinephrin, serotonin, dopamine, histamine 등이 있다.

위와 반대로 억제성 전달물질은 연접이후뉴런의 세포막에 작용하여 K^{+}에 대한 투과성을

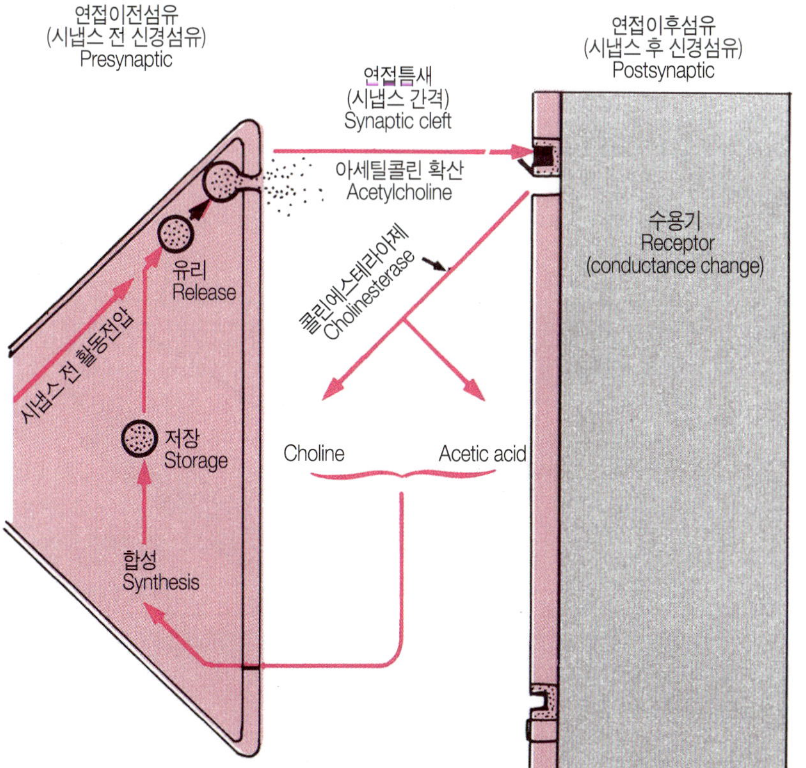

그림 3-10 신경-근육이음부에서 아세틸콜린의 대사 주기

높여서 K^+이 안정 시보다 더 많이 세포 밖으로 이동되어 세포 내는 더욱 음성을 띠게 되어 과분극(hyperpolarization)을 일으키므로 흥분하기가 더욱 더 어렵게 된다. 이 전압을 억제성 연접이후전압(억제성 시냅스후전압, inhibitory postsynaptic potential; IPSP)이라고 하며, 억제성 전달물질에는 GABA(gamma aminobutyric acid)가 있다.

2. 연접의 지연과 피로

전도된 흥분이 연접을 통과하는 데 소요되는 시간을 연접 지연(시냅스 지연, synaptic delay)이라고 하며, 이 지연시간은 신경전달물질이 방출되어 연접틈새 내로 확산된 다음, 연접이후뉴런이 탈분극하여 활동전압을 시작할 때까지 걸리는 시간이다. 뉴런의 흥분전달은 충분한 산소의 공급과 미토콘드리아가 충분한 양의 ATP를 생산하고 있을 때는 신속하게 활동전압이 일어나 흥분이 전달된다. 종말단추에서의 전달물질의 생산속도보다 더 빠른 빈도로 반복하여 흥분성 활동전압이 생기면 연접이 피로하여 흥분을 전달할 수 없게 된다.

IV 신경흥분의 전도와 활동전압

1. 안정막 전압(Resting potential)

활동하지 않고 휴식상태에 있는 뉴런의 세포막에 미소전극을 접촉시키고 전압계에 연결

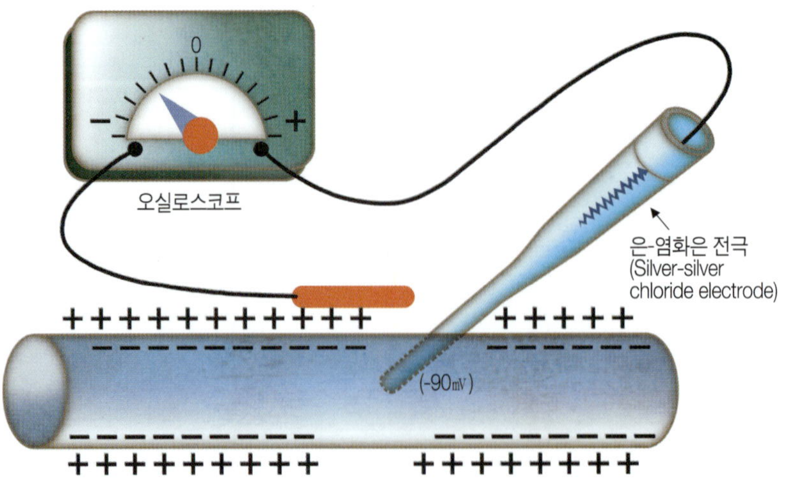

그림 3-11 안정막 전압의 측정

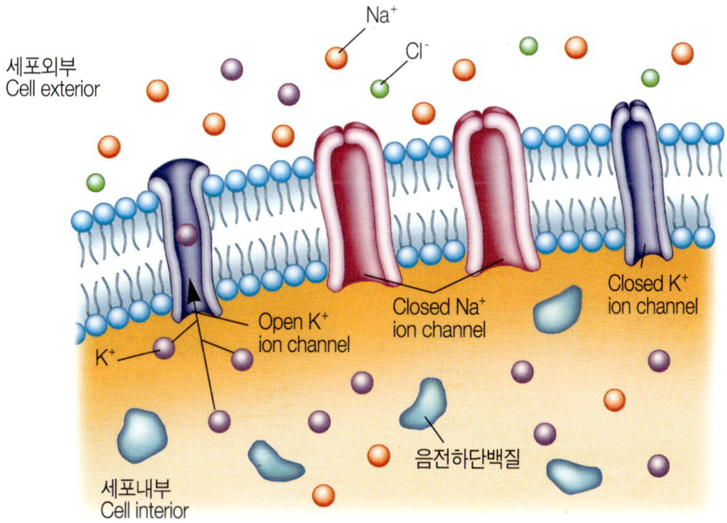

그림 3-12 안정 시 이온의 막투과성 안정 시에 Na^+ 통로는 대부분 닫혀 있고, K^+ 통로는 열린 곳이 많다.

해 보면 전류는 어느 방향으로도 흐르지 않지만, 세포막의 한 곳에 구멍을 뚫고 어느 한쪽 전극을 세포막 내로 넣으면 순간적으로 전류가 흘러 세포 내외에 일정한 전압차를 관찰할 수 있는데 이를 안정막 전압이라고 하며, 이때 세포막 외부에 대하여 내부는 음성을 나타내며 신경섬유의 안정막 전압은 -70~-90mV이다(그림 3-11).

안정막 전압은 세포 내외에 있는 이온의 배치사항이 다르고 Na^+과 K^+을 능동적으로 이동시키는 기전(Na^+-K^+ 펌프)이 세포막에 있기 때문에 나타난다.

신경세포가 안정상태에 있을 때 K^+은 비교적 쉽게 세포막을 투과하지만 Na^+의 투과성은 K^+의 약 1/100에 불과하며 거의 투과하지 못한다(그림 3-12). 그러므로 K^+은 세포 내외에 이미 설정된 30 : 1이라는 높은 농도경사에 의해 세포 밖으로 확산되어 나오려고 한다. K^+이 확산되어 나오려는 힘은 곧 세포 내를 전기적으로 음성이 되게 하여 이 세포 내 음전기는 K^+을 세포 내에 붙잡아 두는 힘이 된다. 세포 내 음성하전으로 K^+을 세포 내에 붙잡아 두는 힘과 농도경사에 의해 밖으로 확산하려는 힘이 어느 시점에서 균형을 이루게 된다. 이 시점에서 세포막 내외는 약 -70~-90mV의 전압차를 나타내며 이 전압을 안정막 전압 또는 막전압이라고 한다.

2. 흥분과 활동전압(Impulse and action potential)

흥분성 조직에 자극을 주게 되면 갑자기 세포막의 Na^+에 대한 투과도가 현저히 증가함으로써 막전압의 급격한 변화를 일으키는 탈분극 상태와 안정막 전압으로 회복되는 재분극의

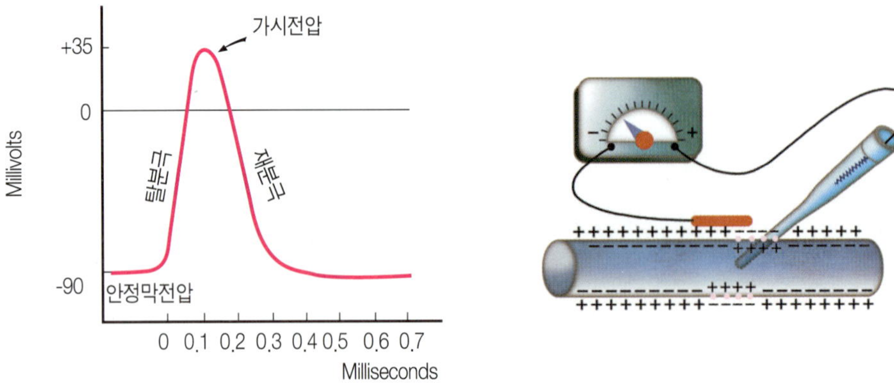

그림 3-13 활동전압

두 단계를 거치게 되는데, 이와 같은 일련의 막전압의 변화과정을 활동전압이라고 한다(그림 3-13).

자극을 주기 전에는 -70mV로서 안정막 전압을 이루고 있을 때 자극을 받으면 막전압이 -55mV까지 떨어지고, 그 다음에는 막전압이 갑자기 감소하여 탈분극(depolarization)이 0mV를 지나 세포 내부가 +35mV에 이른다. 이때 급속히 탈분극하여 정점을 이루는 것을 가시전압(spike potential)이라 한다. 그 후 막전압은 안정막 전압으로 급속히 회복되는데 이를 재분극(repolarization)이라 한다. 흥분성 조직이 자극을 받으면 Na^{+}에 대한 투과성이 갑자기 증가하여 Na^{+}의 농도 경사가 밖에서 안으로 향해 있으므로 Na+은 세포 내로 몰려들어온다. 이렇게 하여 마치 세포막이 갑자기 Na^{+}에 대한 문을 활짝 여는 것처럼 Na^{+}이 세포 안으로 몰려 들어가게 되며 -70mV이던 안정막 전압이 +35mV로 뛰어오르게 된다. 일단 가시전압이 생성된 후에는 다시 안정막 전압으로 회복되는 재분극과정이 일어나게 되는데 재분극으로 Na^{+}의 투과도는 정상으로 돌아가고 대신 K^{+}의 투과도가 현저히 증가하므로 많은 양의 양하전을 띤 K^{+}이 세포 내부에서 외부로 확산되어 세포막은 안정막 전압으로 돌아온다(그림 3-14).

1) 자극의 문턱값(역치)과 흥분성

신경이 흥분하여 활동전압을 발생하려면 우선 자극이 가해져야 하고, 자극이 자극으로써 효력을 발생하기 위해서는 몇 가지 조건을 갖추어야 한다.

첫째는 자극의 강도인데, 자극의 강도가 일정 수준을 유지해야만 한다. 즉 신경섬유를 흥분시킬 수 있는 최소의 자극강도를 문턱값(역치, threshold)이라 하며 막전압을 -55mV까지 떨어뜨릴 수 있는 자극강도를 말한다. 자극강도가 문턱값 자극강도에 도달하지 못하면 신경섬유는

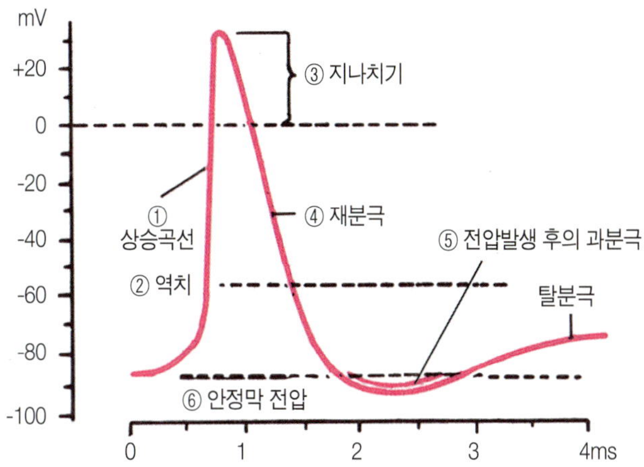

그림 3-14 활동전압의 단계 : 신경활동 전압의 시간경과 ① rising phase, ② threshold, ③ overshoot, ④ repolarization, ⑤ afterpotentials hyperpolarizing, ⑥ resting potential.

흥분하지 않고 자극된 부분에서만 전기적 변동이 일어나며 이것을 국소반응(local response)이라 하고, 이러한 자극을 문턱값하 자극(역치하 자극, subthreshold stimuli)이라 한다.

둘째는 자극이 충분히 빠른 속도로 도달되어야만 자극의 역할을 하게 되고, 자극강도의 변화가 시간적으로 매우 느리면 자극이 될 수 없다. 신경흥분의 진도속도는 1~120m/sec이다.

셋째는 문턱값 자극 이상의 자극이라도 일정한 시간 이상 지속되어야만 자극으로서의 효과가 있다. 만일 자극의 강도가 일정한 시간 동안 계속되지 않으면 신경흥분을 유발시킬 수가 없다.

2) 실무율(all or none principle)

자극강도가 문턱값에 미치지 못하면 신경은 전혀 흥분하지 않으나 자극강도를 서서히 높여서 어느 한계의 자극강도에 도달하면 신경섬유는 비로소 흥분하게 된다. 그러나 자극강도를 문턱값보다 더 높여 보아도 발생된 활동전압에는 전혀 변화가 없다. 이와 같이 신경섬유에 자극을 가할 때 문턱값 이상일 때는 반응을 일으키고 문턱값 이하일 때는 활동전압은 발생되지 않으나 흥분성의 변화만이 있는 것을 실무율(all or none principle)이라 한다. 실무율은 단일 세포의 성질이며 많은 세포로 된 조직에는 적용되지 않는다.

3) 불응기(refractory period)

신경섬유에 활동전압이 한 번 지나가면 얼마 동안은 다음의 자극에 의하여 활동전압이 발생될 수가 없지만 그 후 곧 회복하여 다음의 자극에 의하여 흥분을 전달할 수 있게 된다. 그 사이 기간을 신경섬유의 불응기라 하며, 이 기간은 약 0.001~0.005초의 매우 짧은 기간이다. 이 기간이 지나면 신경섬유는 안정상태로 회복되고 흥분성과 전도성을 되찾게 된다.

3. 신경흥분의 전도(Propagation of the action potential)

활동전압이 발생된 신경섬유 부분은 Na^+ 유입으로 세포내 하전이 음성에서 양성으로 바뀌었지만 인접 안정부분은 전기적으로 음성이어서 전류는 섬유 속 +부분에서 −부분으로 흐르게 된다. 이 전류는 세포막을 나와서 세포외액을 돌아 다시 흥분된 제자리에 되돌아온다. 이러한 국소 전류는 활동전압이 발생된 바로 옆 안정부분의 막전압에 영향을 미쳐서 이곳도 탈분극시키고 같은 방식으로 다음 부분도 Na^+에 대한 문을 열어주어 활동전압을 유발한다. 즉 한 곳에서 활동전압이 발생되면 그 마디가 다음 마디를 자극하여 흥분시키고, 다시 다음 마디로 활동전압이 릴레이 되어 전달되므로 축삭돌기 끝에서 끝으로 흥분이 전달하게 되는 것을 신경흥분의 전도라 하며, 이것은 마치 도화선의 연소와 같다고 할 수 있다.

말이집신경섬유는 말이집이 절연체의 역할을 하기 때문에 활동전압이 한 랑비에결절(node of Ranvier)에서 다른 랑비에결절로 건너 뛰어 흐르게 되어 전도속도가 빨라지고, 이와 같은 전도방식을 도약전도(saltatory conduction)라 한다(그림 3-15). 신경의 전도속도는 신경섬유의 굵기와 비례한다. 따라서 신경섬유가 굵을수록 전도속도가 빠르고, 가늘수록 느리다. 그리고 미엘린(myelin)이 있는 섬유는 없는 섬유보다 전도속도가 훨씬 빠르다. 전도속도와 신경섬유의 직경 간의 관계는 다음과 같다(표 3-1).

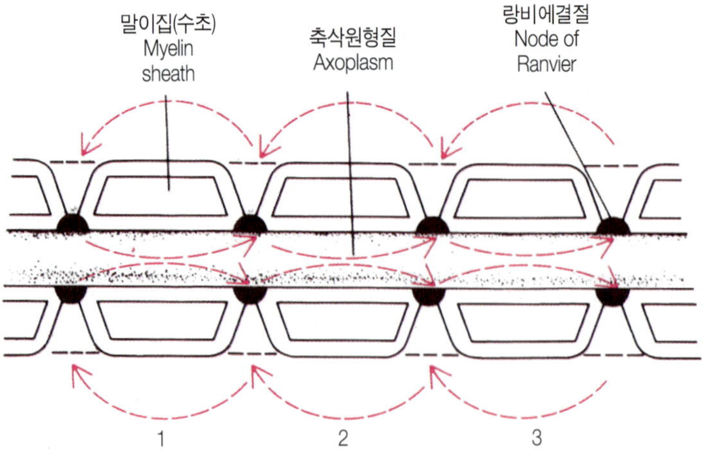

그림 3-15 말이집신경섬유의 도약 전도

표 3-1 Erlanger and Gasser의 신경섬유의 분류

섬유형태	기 능	평균 섬유직경(㎛)	평균 전도속도(m/초)
Aα	근방추 들신경섬유, 뼈대근육을 지배하는 운동신경섬유	15	100
Aβ	피부 촉각과 압각 들신경섬유	8	50
Aγ	근방추를 지배하는 운동신경섬유	5	20
Aδ	피부 온도감각과 통각 들신경섬유	3	15
B	교감신경절이전섬유	3	7
C	피부 통각 들신경섬유, 교감신경절이후섬유	0.5 (민말이집신경섬유)	1

Erlanger와 Gasser의 분류는 전도속도가 빠른 순서로 A, B, C 섬유의 3가지로 구분된다. A 섬유는 말이집신경섬유인 몸신경(체성신경)으로서 직경이 1~22㎛의 범위에 있고, 가장 빠른 전도속도를 가진 것은 120m/sec 정도이다. B 섬유는 자율신경의 절전섬유로서 미엘린(myelin)으로 둘러싸인 말이집신경섬유이며, 전도속도는 3~15m/sec이다. C 섬유는 교감신경의 신경절이후섬유와 척수뒤뿌리의 감각신경으로서 미엘린이 없는 민말이집신경섬유이고 전도속도는 아주 느려서 0.2~1m/sec이다. A 섬유는 굵기에 따라 α, β, γ, δ 섬유로 구분된다.

V 중추신경계(Central nervous system)

중추신경계는 뇌와 척수로 구성되며 전신활동을 직접 조절하는 중요한 중추이다. 중추신경계의 기능은 외부로부터 받아들이는 자극이 수용기(receptor)를 흥분시키면 들신경(구심신경, afferent nerve)을 따라 중추신경에 도달하며 그 곳에서 정보를 분석하고 그에 알맞는 반응을 날신경(원심신경, efferent nerve)을 통해 신체 각 부분으로 보내져 효과기(effector)로 하여금 적절하게 신체반응을 나타낸다(그림 3-16).

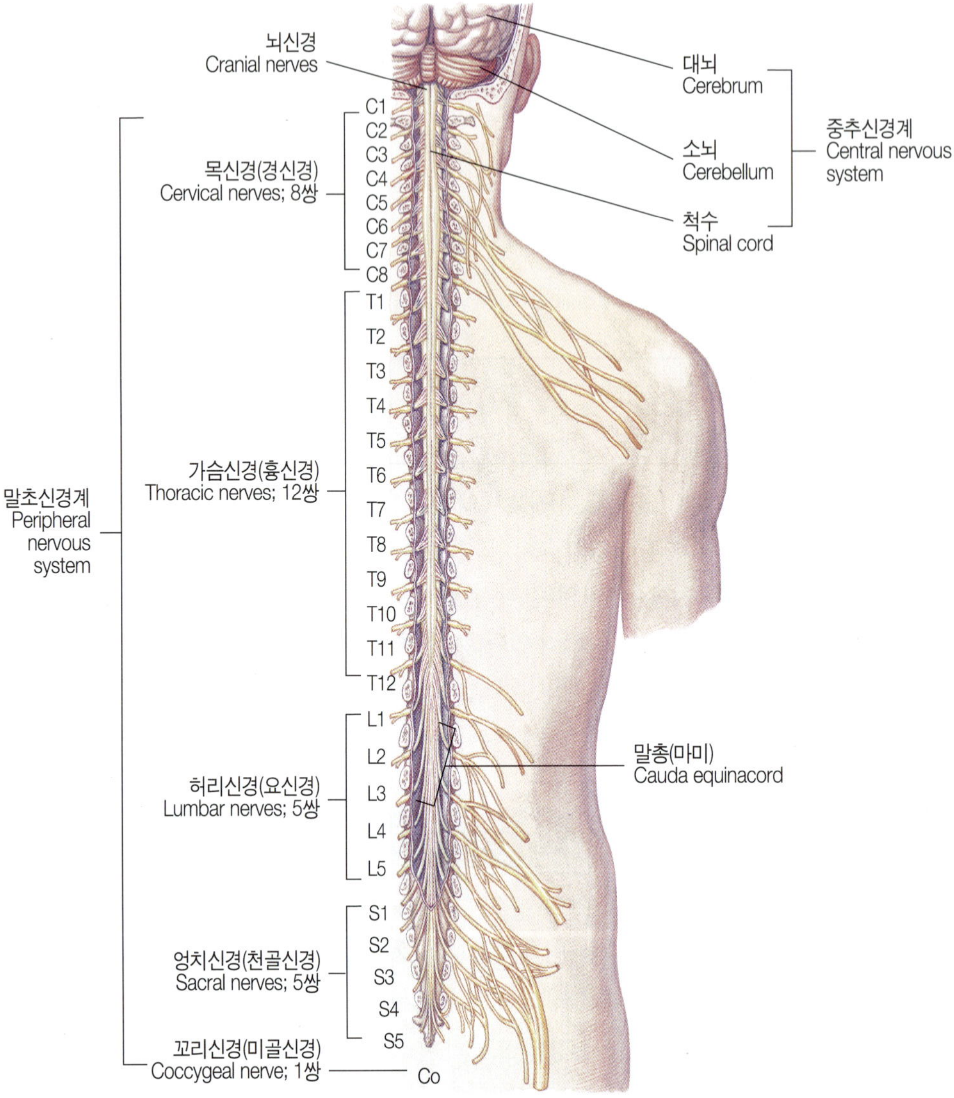

그림 3-16 신경계통의 구성(뒷면)

1. 뇌(Brain)

뇌는 머리뼈 내에 있는 1,100~1,700g의 무게를 갖는 장기로서 산소의 소모량은 전신에 대해서 20%이고, 3중으로 된 뇌막(meninges)에 싸여 보호되고 있다. 머리뼈 속면에 부착된 가장 바깥층은 두껍고 단단한 경질막(경막, dura mater)이고, 중간에 있는 층은 거미막(지주막, arachnoid mater)이고, 대뇌겉질(대뇌피질)과 직접 접하고 있는 가장 안쪽층은 부드러운 연질막(연막, pia mater)이다. 거미막과 연질막 사이에는 넓은 거미막밑공간(지주막하강, subarachnoid space)이 있으며 뇌척수액(cerebrospinal fluid; CSF)이 들어 있다. 연질

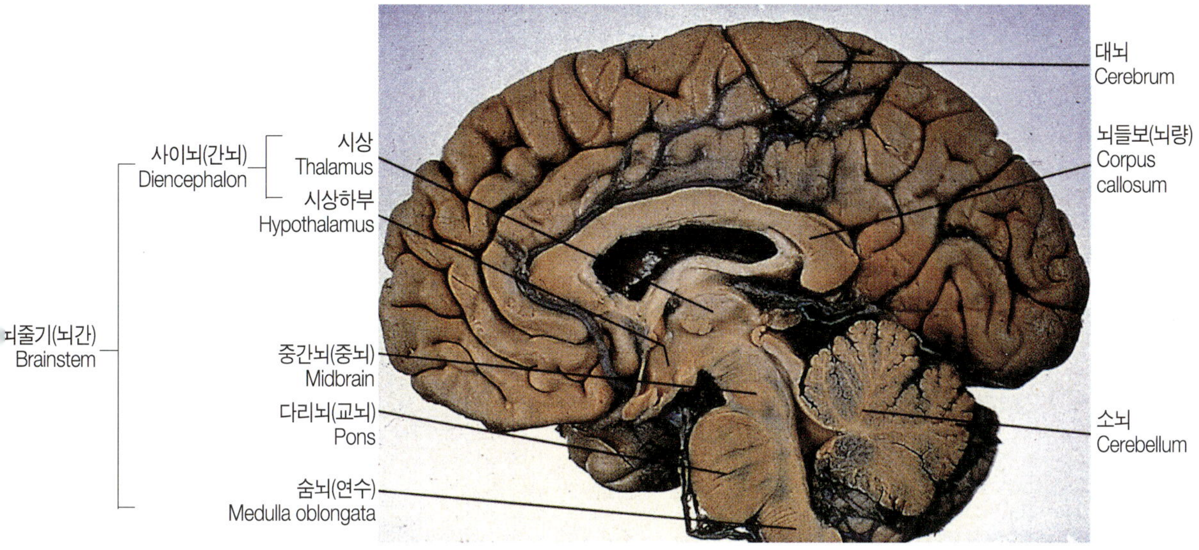

그림 3-17 뇌의 여러 부위 정중앙시상면.

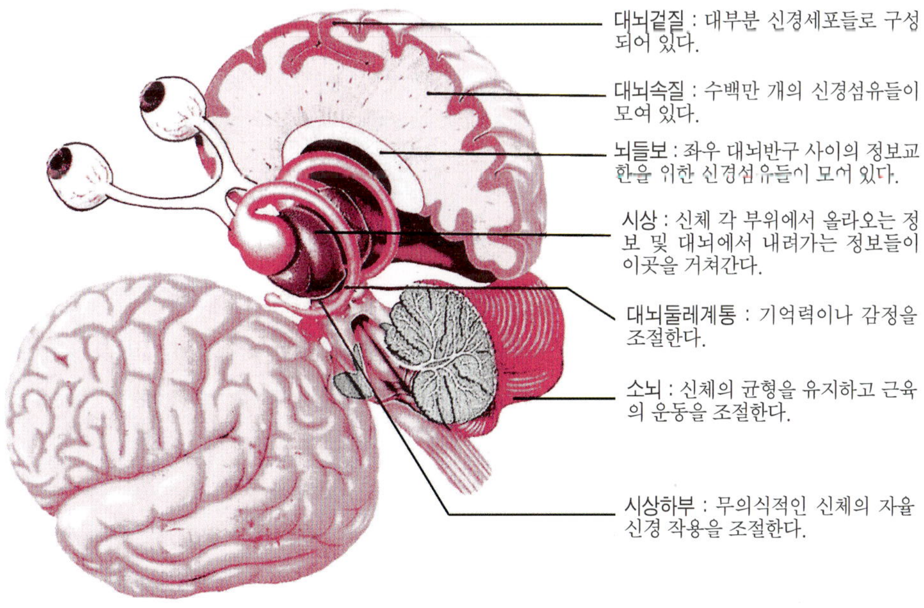

그림 3-18 뇌의 부위별 기능

막에는 혈관이 풍부한 맥락얼기(맥락총, choroid plexus)를 만들어 뇌척수액을 분비한다. 뇌는 대뇌, 소뇌, 뇌줄기(뇌간)로 구분되며 뇌줄기에는 사이뇌(간뇌), 중간뇌(중뇌), 다리뇌(교뇌), 숨뇌(연수)가 있으며 대뇌와 소뇌 및 척수의 연결부로써 작용하고, 또한 생명 유지에 필요한 기능을 갖는 부분이다(그림 3-17).

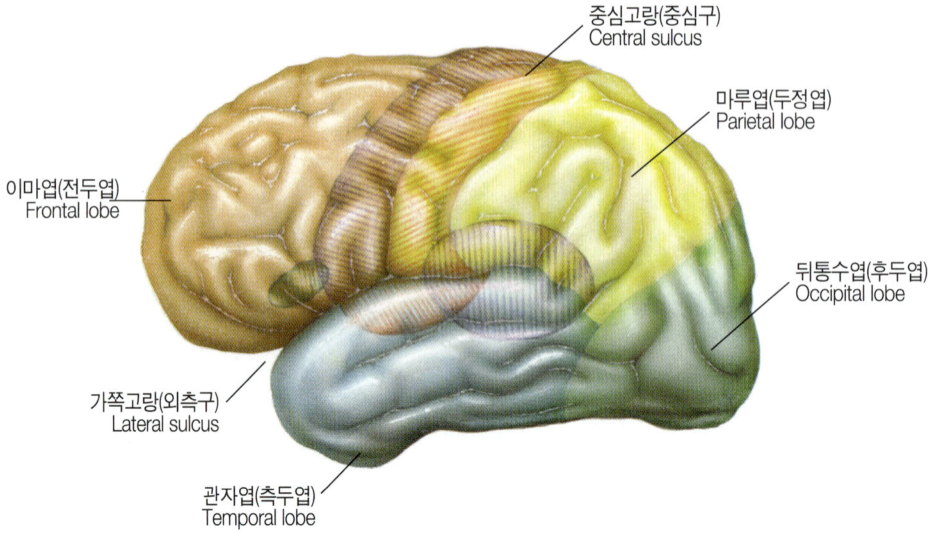

그림 3-19 대뇌반구의 구분

뇌는 각종 중추, 조건반사, 기억, 사고, 판단과 감정 등의 고등한 정신기능을 수행한다(그림 3-18). 중추신경계는 그 부위에 따라 기능의 수준이 다르다. 척수는 가장 저위의 수준에 있으며 숨뇌, 중간뇌, 시상하부, 시상, 대뇌겉질 순으로 기능이 고위화되며 정교하고 중요한 기능일수록 대뇌겉질 쪽으로 이관된다. 이것을 대뇌화(encephalization)라고 한다.

1) 대뇌(cerebrum)

대뇌는 뇌 중 가장 고위의 중추이고 전체 뇌의 약 80%를 차지하며, 대뇌반구의 바깥쪽은 회색질(회백질)로 겉질(피질, cortex)이며, 안쪽은 백색질(백질)인 속질(수질, medulla)로 되어 있고, 좌우 대뇌반구의 안쪽은 뇌들보(뇌량, corpus callosum)에 의해 연결된다. 대뇌의 표면은 고랑(구, sulcus) 혹은 틈새(열, fissure)와 이랑(회, gyrus)에 의해 많은 주름이 형성되고, 이 깊은 고랑 혹은 틈새를 경계로 4개의 엽으로 구분된다. 이마엽(전두엽, frontal lobe)은 대뇌겉질의 앞부분으로 중심고랑(중심구)와 가쪽고랑(외측구)의 경계가 되며 전체의 40%를 차지하고, 마루엽(두정엽, parietal lobe)은 대뇌겉질의 윗면 중앙부분으로 이마엽 뒤쪽으로 중심고랑에 의해 구분되며 전체의 21%를 차지한다. 한편, 관자엽(측두엽, temporal lobe)은 대뇌겉질의 측면으로 가쪽고랑 아래쪽으로 전체의 21%를 차지하고, 뒤통수엽(후두엽, occipital lobe)은 대뇌겉질의 뒷면으로 전체의 17%를 차지한다(그림 3-19).

(1) 대뇌겉질(대뇌피질, cerebral cortex)의 구조

대뇌겉질에 있는 신경세포의 수는 약 100억 개이고, 겉질의 두께는 2~5mm이며, 그 단면

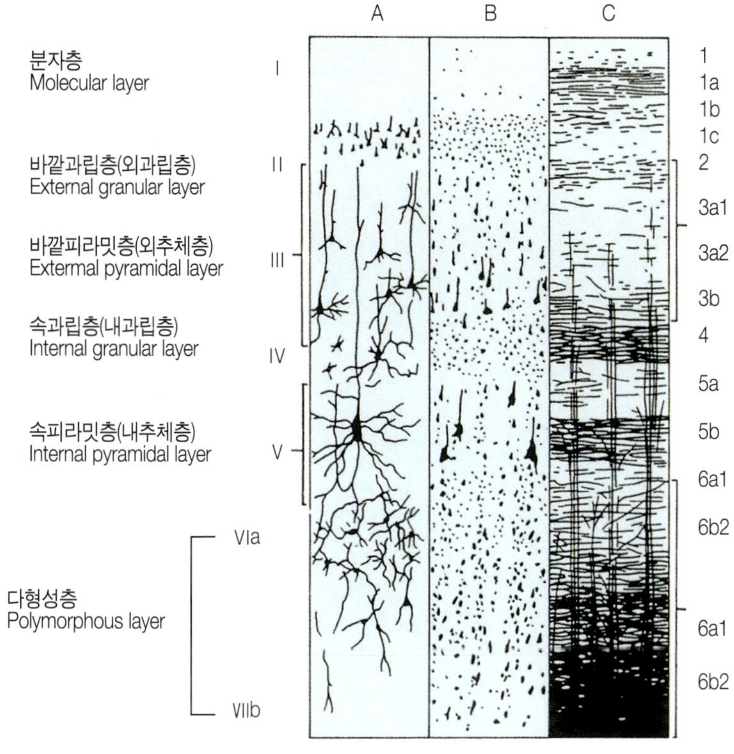

그림 3-20 대뇌겉질의 신경세포

을 현미경으로 관찰하면 6층으로 제1층 = 분자층, 제2층 = 바깥과립층, 제3층 = 바깥피라밋층, 제4층 = 속과립층, 제5층 = 속피라밋층, 제6층 = 다형성층으로 되어 있다(그림 3-20).

속질부위(수질부)에는 겉질의 신경세포들과 연결을 갖는 신경섬유가 여러 방향으로 진행하고 있으며 다음 3종으로 크게 나눌 수 있다. 투사섬유는 대뇌겉질의 운동영역에서 시작하여 하위의 뇌, 척수, 전신 말초신경으로 흥분을 내려 보내는 섬유이고, 연합섬유는 뇌의 같은 쪽 대뇌반구의 겉질을 연락하는 섬유이고, 맞교차섬유(교련섬유)는 좌우 양쪽의 대뇌반구의 겉질세포를 연락하는 섬유이다.

(2) 대뇌겉질의 기능

대뇌겉질의 기능은 운동, 감각, 연합기능을 담당한다. 운동기능은 모든 수의운동, 감각기능은 청각 · 시각 · 후각 · 미각 · 통각 등의 모든 감각기능, 연합기능은 고도의 정신기능으로 기억 · 사고 · 판단 · 정서 등의 활동이다. 대뇌겉질의 신경세포들의 분포 상황이 겉질부위에 따라 다르기 때문에 브로드만(Brodmann)은 대뇌겉질을 52 영역으로 나누고, 각 영역은 기능에 차이가 있고, 중요한 영역으로는 운동영역, 감각영역, 청각영역, 시각영역, 연합영역 등이 있다(그림 3-21, 22).

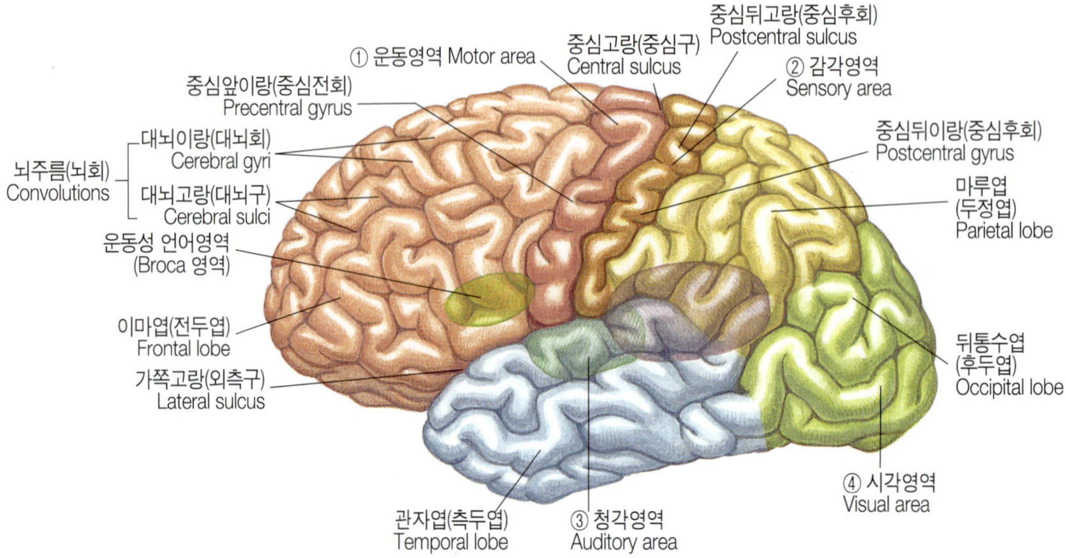

그림 3-21 대뇌겉질의 영역별 표시

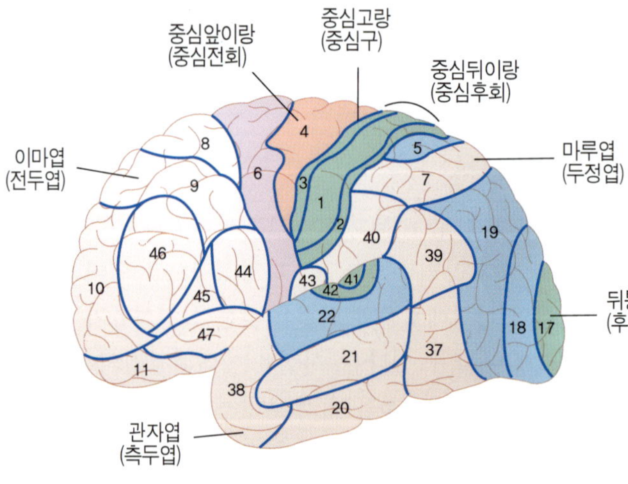

그림 3-22 대뇌겉질 기능의 국재 1,2,3: 몸감각영역(Primary sensory ; somesthetic), 4: 운동영역(Primary motor), 6: 앞운동영역(Premotor), 5,7: 몸감각연합영역(Somesthetic association), 8:수의적 눈운동(Voluntary eye movements), 17: 시각영역(Primary visual), 18,19: 시각연합영역(Visual association), 22: 청각연합영역(Auditory association(Wernicke' s area)), 41,42: 청각영역(Primary auditory), 43: 미각영역(Primary gustatory), 44,45: 운동성 언어중추(Motor(Broca' s) speech center)

① 운동영역(motor area)

운동영역은 대뇌겉질 중심고랑 바로 앞에 있는 중심앞이랑(중심전회)인 Brodmann 제4 영역에 있다. 이들은 뼈대근육(골격근)의 수의운동을 지배하는 피라밋로(추체로) 중추

(pyramidal center)이며, 지배영역은 다리를 지배하는 부분은 운동영역 상부에, 신체 상부는 운동영역 하부에, 얼굴은 운동영역 제일 하부에 존재하고, 좌우의 지배도 반대로 왼쪽의 근육운동은 오른쪽 중추의 지배를 받는다. 또한 손운동, 얼굴 표정, 입술을 지배하는 영역은 겉질의 넓은 부분을 차지하며 이것은 운동부위가 넓을수록 정확하고 세밀한 운동을 할 수 있다(그림 3-23).

운동영역의 바로 앞부분에 있는 Brodmann 제6, 8영역도 운동에 관여하는데 이곳을 운동전 영역(premotor area)이라고 하며, 이 영역에는 무의식적 운동이나 긴장을 지배하는 피라밋바깥로 중추(추체외계로 중추, extrapyramidal center)가 있다. 이곳에서도 신체 각 부분의 표시가 운동영역에서와 비슷하며 이 영역을 자극하면 자세의 조정 또는 다리의 관절을 굴곡시키는 것 같은 신체의 여러 부분에서 근육의 협력작용이 일어난다.

② **감각영역**(sensory area)

감각영역은 대뇌겉질 중심고랑 바로 뒤에 있는 중심뒤이랑(중심후회)에 있는데 제3, 1, 2, 5 및 제7영역 일부가 해당된다. 제3, 1, 2영역을 일차몸감각영역(일차체성 감각영역)이라 하고, 일차몸감각영역 이하를 이차몸감각영역(이차체성 감각영역)이라 한다(그림 3-24). 이 감각영역은 피부의 일반감각인 온각, 냉각, 촉각, 압각 등의 감각흥분이 감지되며, 근육감각,

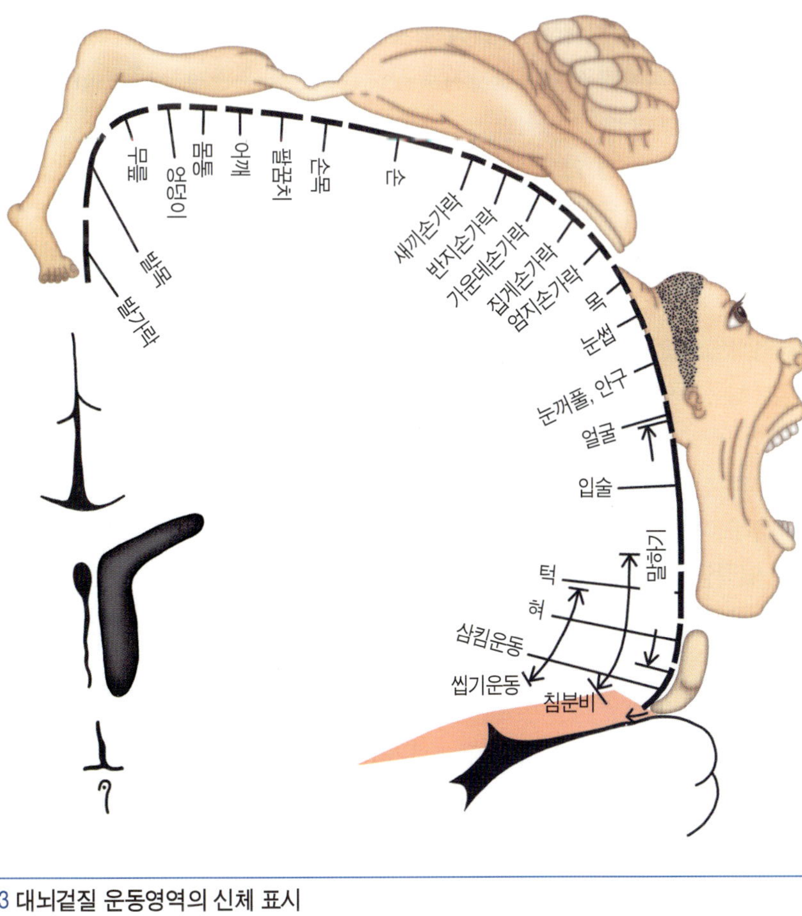

그림 3-23 대뇌겉질 운동영역의 신체 표시

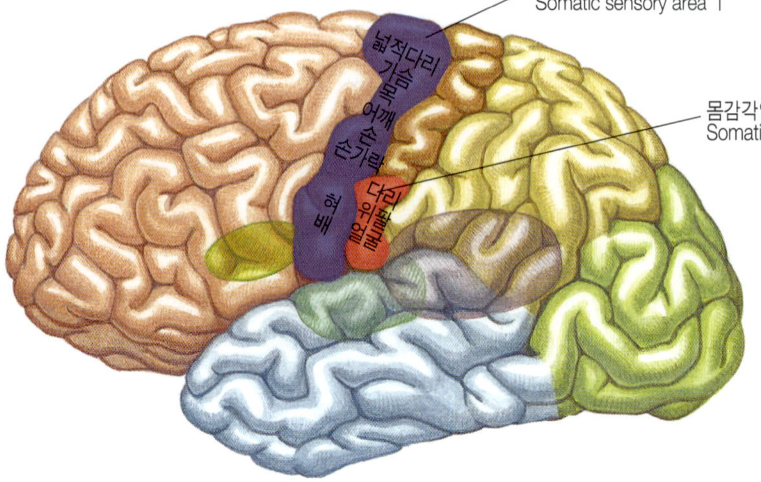

그림 3-24 대뇌겉질의 몸감각영역

근육의 장력상태, 공간에서의 팔과 다리의 위치 감각을 주재하기도 한다. 이 감각영역의 지배영역은 운동영역의 지배영역과 마찬가지로 상하관계와 좌우관계가 반대이다(그림 3-25).

③ **청각영역**(auditory area)

청각영역은 관자엽(측두엽)의 상부에 있으며 Brodmann의 제41, 42영역을 일차청각영역이라 하고, 제22영역을 이차청각영역이라고 한다. 음파가 속귀의 달팽이관(와우각)을 자극하면 발생된 흥분이 청신경(auditory nerve)과 그 전도로를 거쳐 관자엽의 대뇌겉질에 투사된다.

④ **시각영역**(visual area)

시각영역은 뒤통수엽(후두엽)에 있으며 Brodmann의 제17영역을 일차시각영역, 제18영역을 이차시각영역, 제19영역을 삼차시각영역이라고 한다. 눈에 빛이라는 자극원에 의해 물체가 비치면 시각신경을 자극하게 되고, 이어 흥분이 전도로를 거쳐 뒤통수엽의 대뇌겉질에 유발 전압을 일으켜 물체의 색, 크기, 모양, 운동 등을 인지하게 된다.

⑤ **후각 및 미각영역**(olfactory and taste area)

후각영역은 관자엽(측두엽) 내면(해마)의 일부(50 영역)에 해당되며, 미각영역은 마루엽(두정엽)의 후 중심고랑 하부의 영역(51 영역)에 해당된다.

⑥ **연합영역**

운동영역과 감각영역을 제외한 나머지 대뇌겉질의 영역을 연합영역이라 하며, 고등한 정신기능인 언어, 기억, 학습, 상상, 지각, 이성, 인격 등의 기능을 담당하고 여러 가지 감각을 통합하여 무엇인가를 인식하게 하는 연합적인 기능이다.

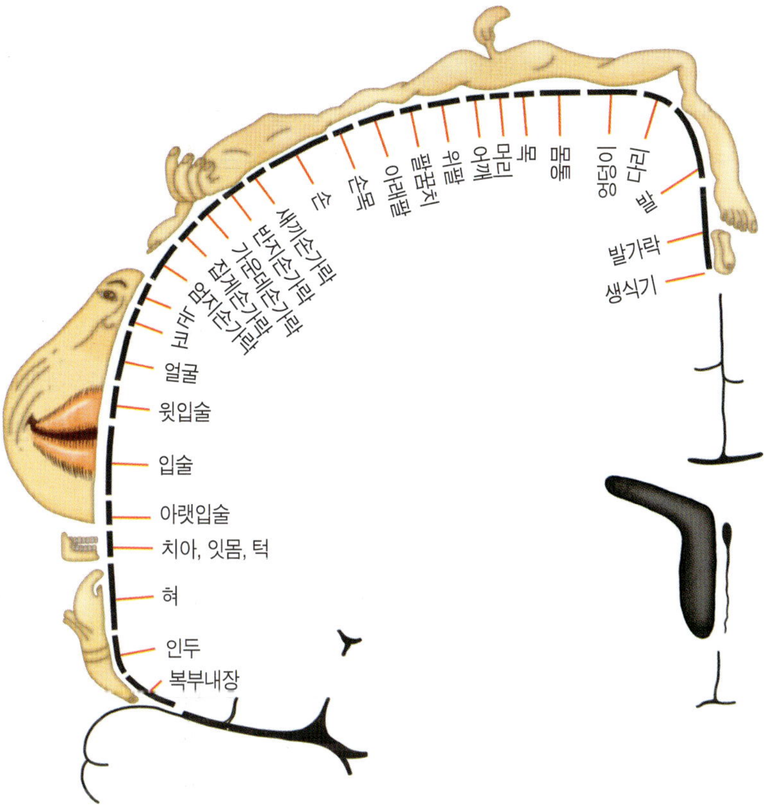

그림 3-25 대뇌겉질 감각영역의 신체 표시

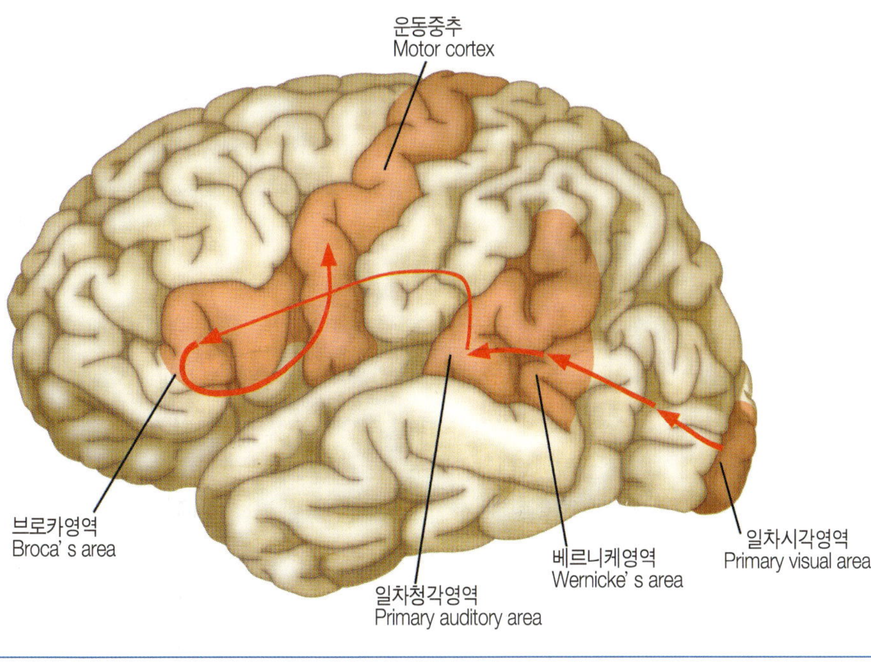

그림 3-26 언어활동과 관련된 중추신경 구조

a. 운동성 언어영역

운동성 언어영역은 브로카영역(Broca' s area)이라고 하며 가쪽고랑 앞의 이마엽에 위치하며 Brodmann의 제44영역이다. Broca 중추의 병변으로 언어장애가 발생하면 운동성 실어증이 되며, 이것은 상대의 대화를 들을 수 있고, 책의 내용을 읽고 의미를 이해할 수 있고, 발음에 관한 근육에는 이상이 없는데 말소리를 내는 능력이 없는 것을 말한다(그림 3-26).

b. 청각성 언어영역

청각성 언어영역은 베르니케영역(Wernicke' s area)이라고 하며 관자엽 뒤부위에서 마루엽의 일부에 위치하며 Brodmann의 제22영역이다. Wernicke 중추의 병변으로 언어장애가 발생하면 감각성 실어증이 오며, 자신은 말을 할 수 있으나 대화의 의미를 잘 이해하지 못하므로 말을 조리있게 하지 못하는 것을 말한다(그림 3-26).

(3) 바닥핵(기저핵, basal ganglia)

① 바닥핵의 구조

바닥핵(기저핵)은 대뇌속질 속에 있는 회색질의 신경핵 덩어리로 대뇌핵이라고도 하며, 대뇌겉질과 척수 사이의 운동 또는 감각로의 중계로이다(그림 3-27).

바닥핵은 꼬리핵(미상핵, caudate nucleus), 렌즈핵(lenticular nucleus), 대상핵(claustrum, 전장), 편도체(amygdaloid body) 등 4쌍이 있다(그림 3-28).

렌즈핵은 마치 볼록렌즈처럼 입체적인 구조를 하고 있으며, 안쪽의 창백핵(담창구)과 가쪽의 조가비핵(피각)으로 구성되어 있다. 꼬리핵(미상핵), 조가비핵(피각), 창백핵(담창구)의 3개를 합해서 줄무늬체(선조체)라 한다.

② 바닥핵의 기능

바닥핵은 시상과 대뇌겉질 사이에 많은 신경섬유의 왕래가 있다. 바닥핵의 기능은 겉질밑 피라밋바깥로계와 함께 운동겉질(운동피질)과 협동하여 근육활동을 촉진 또는 억제함으로써 수의운동이 원만히 이루어지도록 하고, 또한 소뇌와 함께 신체운동과 자세 조정에 관여하는 많은 반사활동을 통합한다.

바닥핵에 병변이 있을 때에는 몇 가지의 특이한 운동기능의 장애가 발생되며 대표적인 질환은 파킨슨병(Parkinson' s disease)이며, 파킨슨병은 어떠한 원인으로 흑색질(흑질)과 창백핵이 변성되어서 나타나는 질병으로 운동부전(akinesia), 경직(rigidity), 진전(tremor)과 같은 운동기능의 장애를 볼 수 있다.

파킨슨병 이외에 바닥핵 질환 시 특징적으로 몇 가지 형태의 불수의운동을 볼 수 있으며 무도병(chorea), 곰지락운동(무정위운동증, athetosis) 등이 이에 속하며 이들은 일종의 운동과다 현상이다. 무도병은 주로 꼬리핵 손상에서 오는 과잉 운동성 증세로 심해지면 춤추는 듯한 상태에 빠지고 곰지락운동은 렌즈핵에 주된 손상부위가 있는 질환으로 손, 손가락,

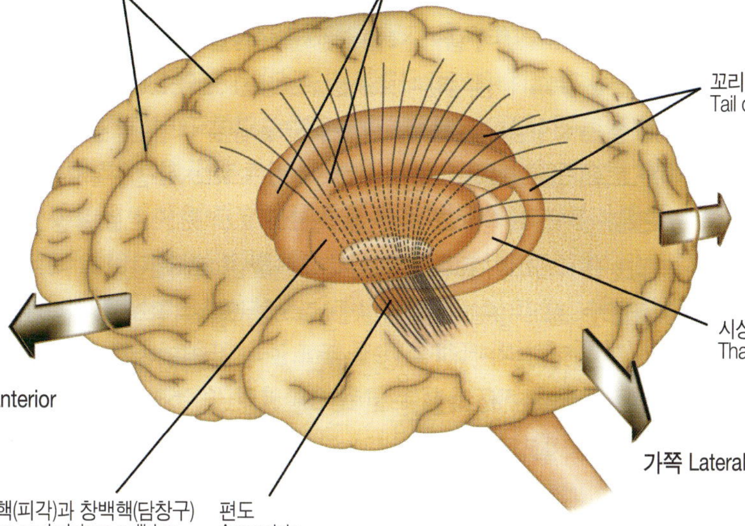

그림 3-27 바닥핵의 대뇌겉질과 시상과의 해부학적 상호관계

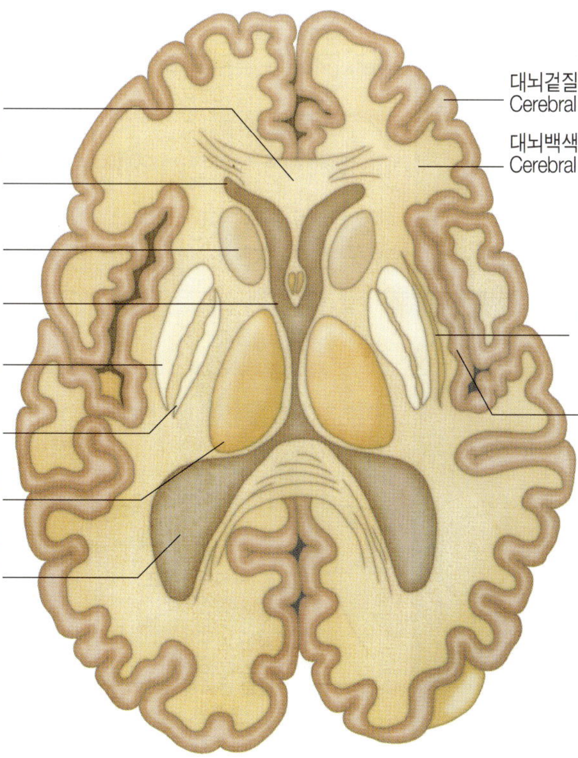

그림 3-28 대뇌의 바닥핵

몸통, 발, 발가락이 서서히 꼬이며 비트는 운동을 반복하는 질환을 말한다.

(4) 둘레계통(변연계, limbic system)

대뇌는 대뇌겉질(신피질)과 둘레계통으로 구성되어 있다. 대뇌겉질은 목적 지향성 이성행동을 관장하고, 둘레계통은 행동의 동기, 기억, 학습과정에 깊이 관여하고, 섭식행동과 성적 행동 등 본능행동에 깊이 관여하고, 희로애락의 감정 등 정서활동을 관장하므로 정서뇌라고도 한다.

둘레계통(변연계)은 사이뇌(간뇌)를 둘러싸고 있는 가장자리 겉질영역을 말하며, 구성은 뇌들보(뇌량) 주위에 존재하는 해마(hippocampus), 편도핵(amygdaloid nucleus), 띠이랑(대상회, cingulate gyrus), 시상앞핵(시상전핵, anterior thalamic nucleus), 유두체(mamillary body), 후각망울(후구, olfactory bulb), 사이막핵(중격핵, septal nucleus) 등이 있다(그림 3-29). 해마는 짧은 시간 동안의 기억에 관여하며, 또 뇌줄기(뇌간)의 그물체(망상체)와 함께 각성 및 주의집중에 관여한다. 편도핵은 시상하부의 내분비기능을 조절하는데 시상하부의 내분비조절은 생식행위, 섭식행위, 음수행위, 위장관과 심장과 혈관기능을 조절한다. 이상을 종합해 보면, 둘레계통은 정신 신체반응과 정서반응 등을 담당하는 곳이다.

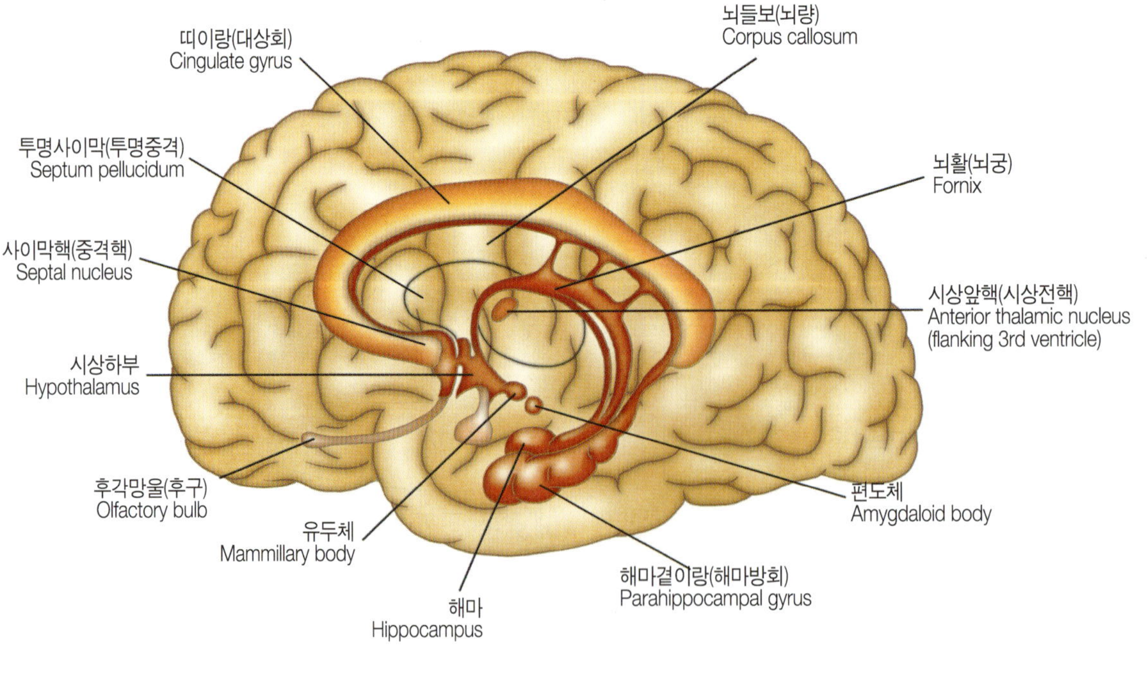

그림 3-29 둘레계통

(5) 수의운동 흥분 전도로

일반적으로 대뇌겉질을 포함하는 고위 운동중추로부터 척수까지 하행하는 운동신경로는 크게 피라밋로계(추체로계)와 피라밋바깥로계(추체외로계)의 두 운동계로 구분한다. 피라밋로(추체로)는 뼈대근육의 수의운동을 지배하고 피라밋바깥로(추체외로)는 뼈대근육의 반사적 또는 무의식적 운동과 긴장에 관여한다(그림 3-30).

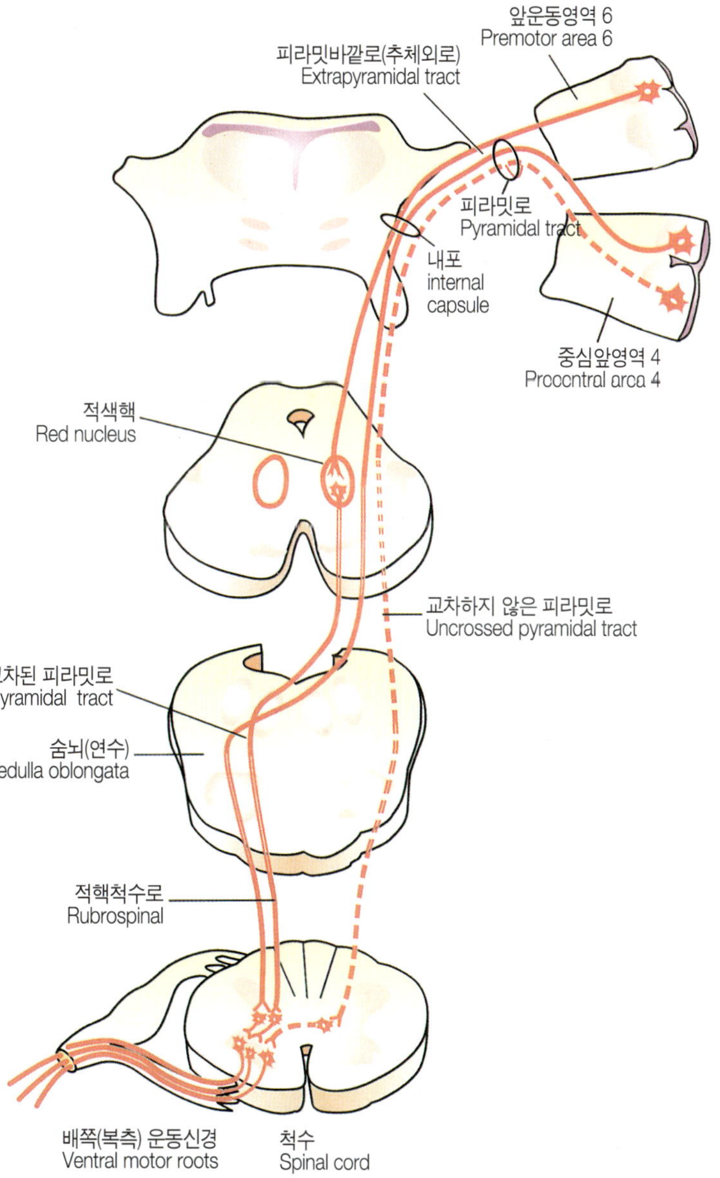

그림 3-30 피라밋로와 피라밋바깥로 대뇌겉질로부터 척수까지 사이의 주운동신경 흥분전도로. 즉 피라밋로와 피라밋바깥로를 설명한 모식도는 숨뇌에서 교차하지 않고 척수에서 교차되는 피라밋로이다. 실선은 숨뇌에서 교차되는 피라밋바깥로, 점선은 교차하지 않는 피라밋로이다.

① **피라밋로계(추체로계, pyramidal system)**

피라밋로는 대뇌겉질의 주로 Brodmann 4영역의 Betz 세포와 이마엽과 마루엽의 거의 모든 영역에서 출발하여 바닥핵의 내포를 거쳐 숨뇌에 도달된다. 숨뇌에 도달된 신경섬유 중 약 80%가 정중선을 넘어 반대편 척수의 가쪽기둥(측주, lateral column)에 이르러 하행하여 척수의 앞뿔세포(전각세포) 근처에서 1개 이상의 중간 뉴런을 거쳐 앞뿔세포에 연결된다. 숨뇌에서 교차되지 않은 나머지 20%는 척수에서 교차하여 반대쪽으로 넘어가 운동신경에 연결된다. 숨뇌의 피라밋교차에서 반대쪽으로 교차하여 내려가는 피라밋로를 가쪽겉질척수로(외측피질척수로)라 하고, 나머지 섬유는 교차하지 않은 채 척수로 내려가는데 이 피라밋로를 안쪽겉질척수로(내측피질척수로)라고 하며 이 섬유는 척수에서 대부분 반대쪽으로 교차된다. 이상과 같이 피라밋로는 대부분이 숨뇌에서, 일부는 척수에서 반대쪽으로 교차하기 때문에 한쪽 대뇌반구는 신체의 반대쪽 근육들의 운동을 지배하게 된다.

② **피라밋바깥로계(추체외로계, extrapyramidal tract)**

피라밋바깥로는 뼈대근육의 운동이나 긴장, 행동작용 등을 반사적, 무의식적으로 지배하는 신경로의 총칭으로 대뇌겉질의 운동영역인 Brodmann 6 영역에서 시작하여 바닥핵의 내포를 지나서 뇌줄기에 있는 다른 핵들에서 뉴런을 교체하여 여기서 시작하는 이차 뉴런은 숨뇌에서 교차하여 반대편 척수를 하행하여 척수의 앞뿔세포에 이르는 것을 말한다. 피라밋바깥로는 피라밋로 이외의 운동로를 뜻한다. 피라밋로는 한 개의 근육 또는 소수의 근육을 수축시켜 글씨를 쓰거나 말하는 것과 같이 정밀운동에 관여하고, 피라밋바깥로는 많은 근육을 수축시켜 신체의 자세바꿈 같은 큰 운동에 관여한다. 피라밋바깥로계 기능과 관련된 수많은 다연접(다시냅스) 신경로가 대뇌겉질, 바닥핵, 시상, 중간뇌, 다리뇌, 숨뇌, 소뇌와 상호 연결되어 관여한다.

(6) 뇌파(electroencephalogram, 뇌전도)

대뇌겉질에서 발생하는 특이한 리듬을 가진 자발성 전기활동을 머리의 피부에 전극을 부착하고 이들 전극 사이에서 발생된 전압 변동을 기록한 것을 뇌파(EEG)라고 한다. 뇌파는 주파수에 따라서 α, β, θ, δ 파의 4가지 파로 분류되며, 간질(epilepsy) 또는 대뇌손상의 진단법에 이용된다(그림 3-31).

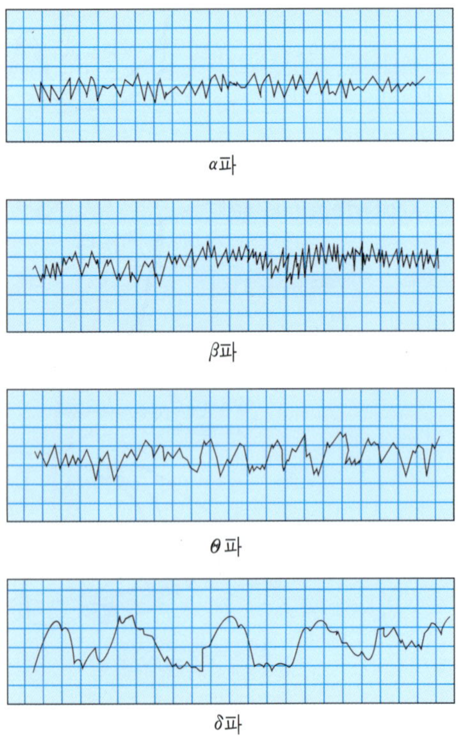

그림 3-31 뇌파의 파형

① α파(α-wave)

주파수가 8~13Hz, 파고는 50㎶ 정도이며, 일반적으로 눈을 감고 조용히 쉬고 있을 때 나타나며 마루엽(두정엽)과 특히 뒤통수엽(후두엽)에서 잘 기록된다.

안정 시에 나타나는 α파는 눈을 뜨게 하거나 감각 자극을 가하면 진폭이 작은 β파에 상당하는 빠른파(속파, fast wave)로 대체되는데 이것을 α파 차단(α-blocking)이라고 한다.

② β파(β-wave)

주파수가 14~30Hz, 파고는 5~10㎶의 진폭이 가장 작은 빠른파로 정상적으로 이마엽(전두엽)에서 잘 기록되고 주의를 집중하여 정신활동을 할 때는 뇌 전체에 광범위하게 나타난다.

③ θ파(θ-wave)

주파수가 4~7Hz, 파고는 50㎶ 이상의 진폭이 크고 규칙적인 느린파(서파, slow wave)로 강한 흥분상태의 어른이나 어린이에서 나타난다.

④ δ파(δ-wave)

주파수 1~3Hz, 파고는 200㎶ 정도의 진폭이 크고 불규칙한 느린파이다. 정상 시 어린아이에게서, 어른에서는 수면 시, 뇌종양, 중독, 정신박약, 간질 등 이상이 있을 때 나타난다.

(7) 수면(sleep)

의식활동은 대뇌겉질과 뇌줄기의 그물활성계에 의해 유지되고, 수면상태는 의식활동이 없어지고 주위의 환경변화에 대하여 활발하게 반응하지 못하나 큰 자극이 가해지면 각성상태로 의식이 회복된다. 수면 중에 뇌파를 기록하여 보면 느린파 수면(시파 수면)과 빠른파 수면(속파 수면)의 두 가지 상태가 있다.

① 느린파 수면(서파 수면, slow wave sleep; 느린눈운동수면)

주파수는 3Hz로 느린파이고, 파고는 200㎶로 높고, 총 수면의 80%를 차지하며, 대뇌겉질과 겉질밑 기구의 활동이 저하된 상태이다. 뇌파는 δ파이며 뼈대근육의 긴장도는 각성 시보다 떨어지고 가벼운 자극에 의해 쉽게 깨어나서 경수면(light sleep)이라고 한다.

② 빠른파 수면(속파 수면, fast wave sleep; 빠른눈운동수면)

주파수는 20Hz로 빠른파이고, 파고는 10㎶로 낮고, 총 수면시간의 20%를 차지하며, 대뇌겉질의 활동은 활발해져 있어서 각성상태에서 정신을 집중했을 때와 비슷하고 큰 자극을 주어야만 비로소 각성상태로 되돌아가기 때문에 깊은수면(심수면, deep sleep) 또는 모순수면(paradoxical sleep)이라고도 한다. 수면에서는 안구를 빨리 움직인다 하여 REM 수면(빠른눈운동수면, rapid eye movement sleep)이라고도 하며, 빠른파 수면 중에 꿈을 꾸었다는 사람이 많아서 꿈수면(dreaming sleep)이라고도 한다. 성인에서는 수면시간 중 이 빠른파 수면은 90분 간격으로 20분간 계속되고, 어린이의 빠른파 수면은 비율이 매우 크며, 젖먹이의 경우는 총 수면시간의 약 50%나 차지한다.

2) 소 뇌(cerebellum)

(1) 소뇌의 구조

소뇌는 다리뇌와 숨뇌의 뒤쪽에 위치하며, 대뇌 다음으로 큰 신체 운동계의 중요한 기관이다(그림 3-32). 소뇌는 정중부의 소뇌벌레(충부, vermis)와 이를 중심으로 좌우 소뇌반구(cerebellar hemisphere)로 구성되고, 뇌줄기와의 사이에 위 · 중간 · 아래소뇌다리(상 · 중 · 하소뇌각, superior, middle, inferior cerebellar peduncles)에 의해 중간뇌, 다리뇌, 숨뇌가 각각 연결된다(그림 3-33). 소뇌의 깊은부위(심부)는 백색질로 구성되며 좌우 4쌍의 소뇌핵인 치아핵(치상핵, dental nucleus), 마개핵(전상핵, emboliform nucleus), 둥근핵(구상핵, globus nucleus), 꼭지핵(실정핵, fastigial nucleus)이 있으며, 이들 핵은 각각 소뇌겉질에 연결된다(그림 3-34). 소뇌는 고랑(구, sulcus)과 이랑(회, gyrus)에 의해 형성된 열에 의해서 소뇌체, 타래결절엽(편엽소절엽)으로 나누어진다(그림 3-35). 소뇌는 회색질로 이루어진 외부의 겉질과 백색질로 이루어진 내부의 속질로 구성되며, 소뇌겉질은 표면적이 넓고 주름이 많이 있으며 분자층(molecular layer), 조롱박층(푸르킨예세포층, Purkinje cell layer), 과립층(granular layer), 소뇌핵(cerebellar nuclei)으로 구성되어 있고, 소뇌의 특징적인 세포는 조롱박세포(푸르킨예세포)이다(그림 3-36).

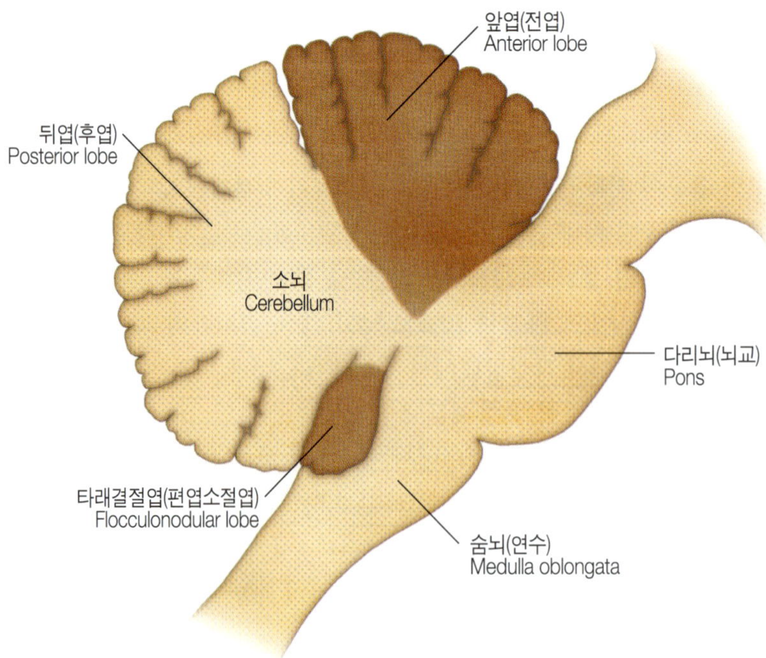

그림 3-32 소뇌의 해부학적 위치

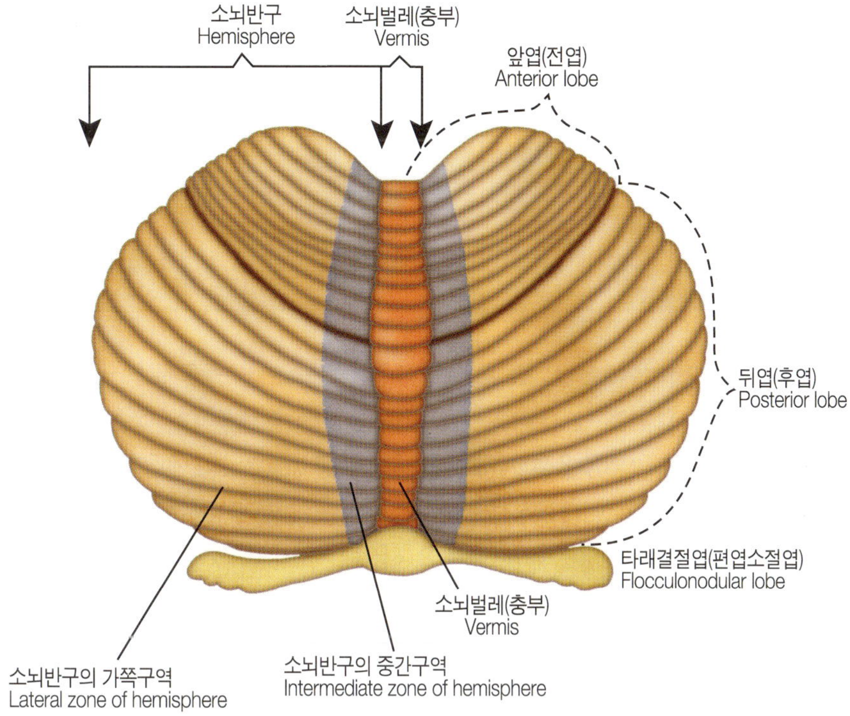

그림 3-33 후하방에서 본 소뇌의 구조

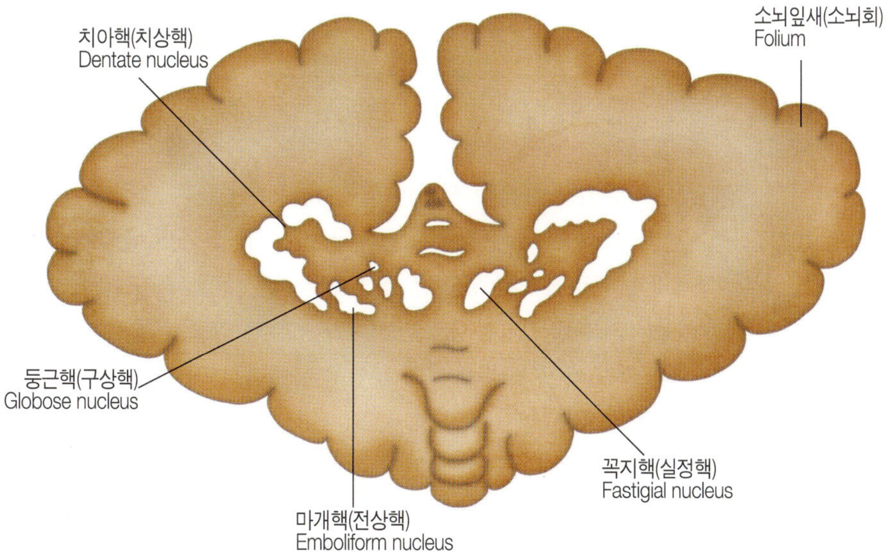

그림 3-34 소뇌의 가로단면

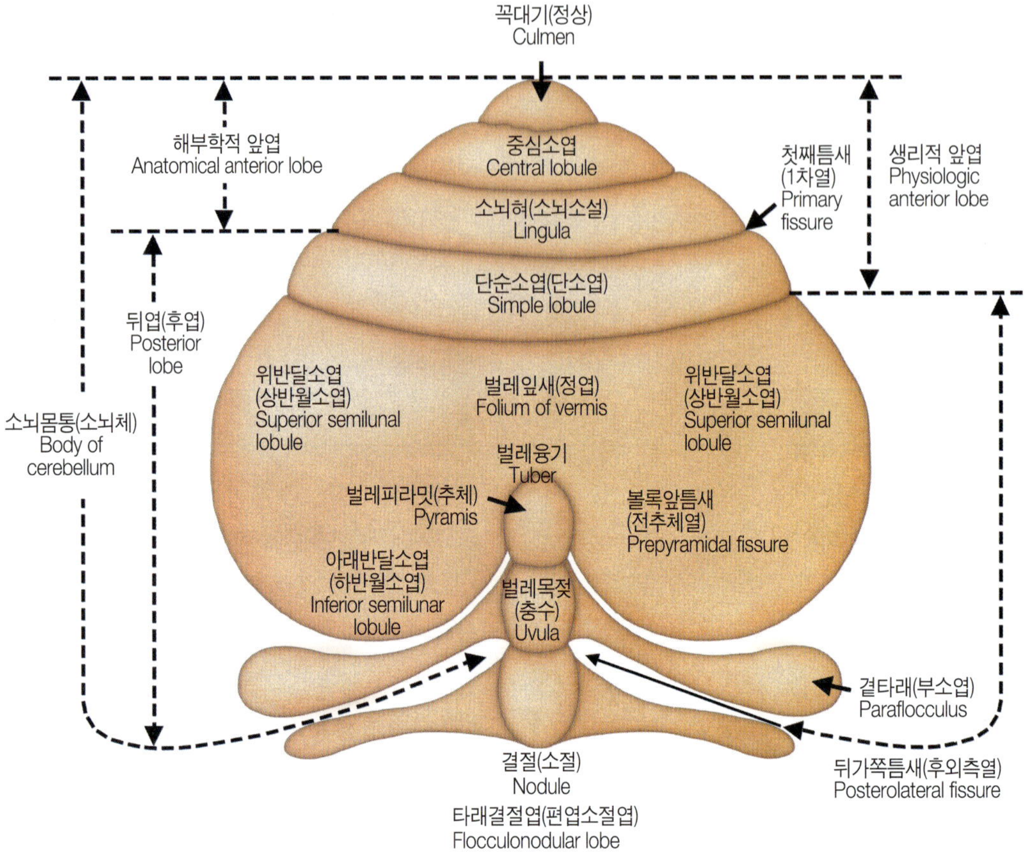

그림 3-35 소뇌겉질의 모형도

(2) 소뇌의 기능

소뇌는 신체평형과 자세, 운동의 조절에 관여하는 뇌부분으로서 근육운동을 명령하는 운동중추는 아니고 신체와 대뇌겉질 운동중추 사이에 그 중개자로서 대뇌 운동영역에 대해 신체운동을 권고하고 조정한다. 소뇌는 몸의 자세와 균형을 바로 잡게 하며, 몸의 자세와 균형이 흐트러지면 귀의 속귀의 반고리관에서 발생한 흥분파가 소뇌로 보내져 소뇌는 속귀에서 받은 정보와 신체의 자세유지근으로부터 올라오는 고유수용기의 정보를 종합하여 분석하고 그 종합된 정보를 다시 소뇌로 보내어 몸의 자세와 균형을 바로 잡는다.

소뇌는 시각, 청각, 촉각 조정에도 영향을 미치며, 소뇌에서 시각, 청각, 촉각을 감지하는 부위는 대뇌겉질의 해당 영역과 되먹임 기전에 의해 서로 연결되어 있고, 이 되먹임 기전의 회로에 전기적 자극을 가하면 이것은 대뇌의 상대 영역에 투사되며, 또한 대뇌에서 자극하여도 소뇌에 투사된다. 그 밖에도 바닥핵(기저핵), 시상, 뇌줄기의 그물체(망상체)에도 투사되는 것이 있다. 이와 같이 소뇌의 각 부위에서 전기적 활동을 포착하여 소뇌겉질 위에 표시

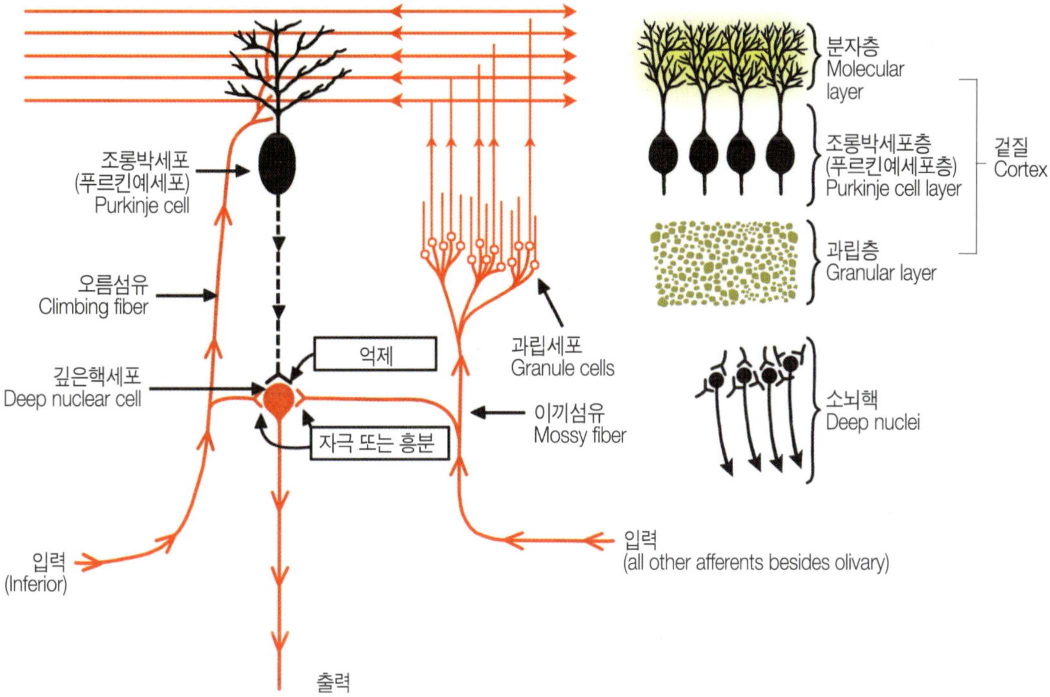

그림 3-36 소뇌겉질의 구성 모식도

하면 대뇌겉질에서와 같이 운동 및 감각기능이 각각 한정된 부위에 명확하게 나타나는데 이것을 소뇌의 기능적 국재(localization of cerebellum)라고 한다. 소뇌는 운동기능을 조절하는 중요한 중추로서 신체의 평형과 자세, 뼈대근육의 긴장, 시각, 청각, 촉각을 되먹임 기전으로 통합, 조절하는 무의식반사의 피라밋바깥로계 중추이고, 대뇌운동 겉질과 말초 사이의 중간중추로서 뼈대근육의 대항근(길항근)과 협동근의 수축을 적절히 조절하여 신체운동의 섬세한 기능과 긴장성과 정밀성을 유연하게 조절하는 기능이 있다.

소뇌를 절제했을 때 나타나는 증상으로는 평형장애, 근육 긴장의 저하, 협조운동 불능, 겨냥 이상, 떨림, 운동의 해리를 볼 수 있다.

3) 사이뇌(간뇌, diencephalon)

사이뇌는 대뇌와 중간뇌 사이에 위치하며 셋째뇌실의 양쪽 벽을 이루고 있고 대뇌반구로 덮여 있어 밖에서는 관찰이 불가능하며 시상, 시상하부, 시상상부, 시상후부로 구성되어 있다(그림 3-37).

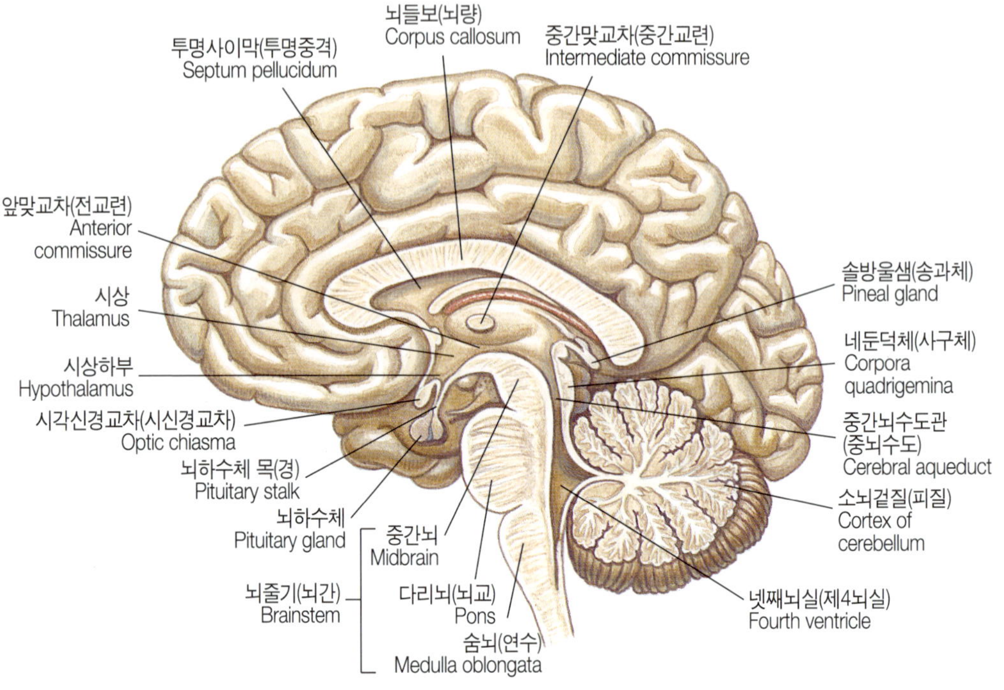

그림 3-37 뇌줄기의 정중시상면

(1) 시 상(thalamus)

시상은 사이뇌의 상방부로 대뇌겉질 바로 하단에 있으며 대뇌, 소뇌, 시상하부로부터 신경섬유를 받으며, 시상에서 받은 정보를 대뇌겉질의 감각영역으로 전달하는 감각의 중계 역할을 하며 감각을 통합하기도 한다. 시상의 기능은 대뇌겉질과 밀접한 관계가 있으며, 대뇌겉질이 발달하지 못한 하등 동물의 경우 감각의 최고 중추역할을 담당한다.

시상의 기능은 수용체로부터 흥분이 들어오면 통각, 온각, 촉각을 느끼게 되고, 즐거움이나 불쾌감을 느끼게 하는 정서적인 기전에 관여하고, 잠에서 깨어나게 하든지 정신을 차리게 하는 기전에 관여하고, 복잡한 반사운동을 일으키는 데 관여한다.

(2) 시상하부(hypothalamus)

시상하부는 시상의 아래쪽 부위(하방부)를 가르키며 신경핵의 집단으로 시각앞핵(시삭전핵), 뇌실곁핵(뇌방실핵), 등쪽안쪽핵(배내측핵), 앞배쪽핵(복내측핵), 시각위핵(시삭상핵), 유두체로 이루어져 있고, 전방에는 깔때기(누두, infundibulum)라는 돌기부가 있고 그 끝에 뇌하수체(hypophysis)가 연결되어 있다(그림 3-38).

시상하부는 생체의 내부환경을 조절하는데 가장 중요한 역할을 한다. 시상하부의 주요 기능은 다음과 같다.

① 자율신경 중추가 있어 체내의 내장 효과기에 대하여 교감신경과 부교감신경의 흥분을

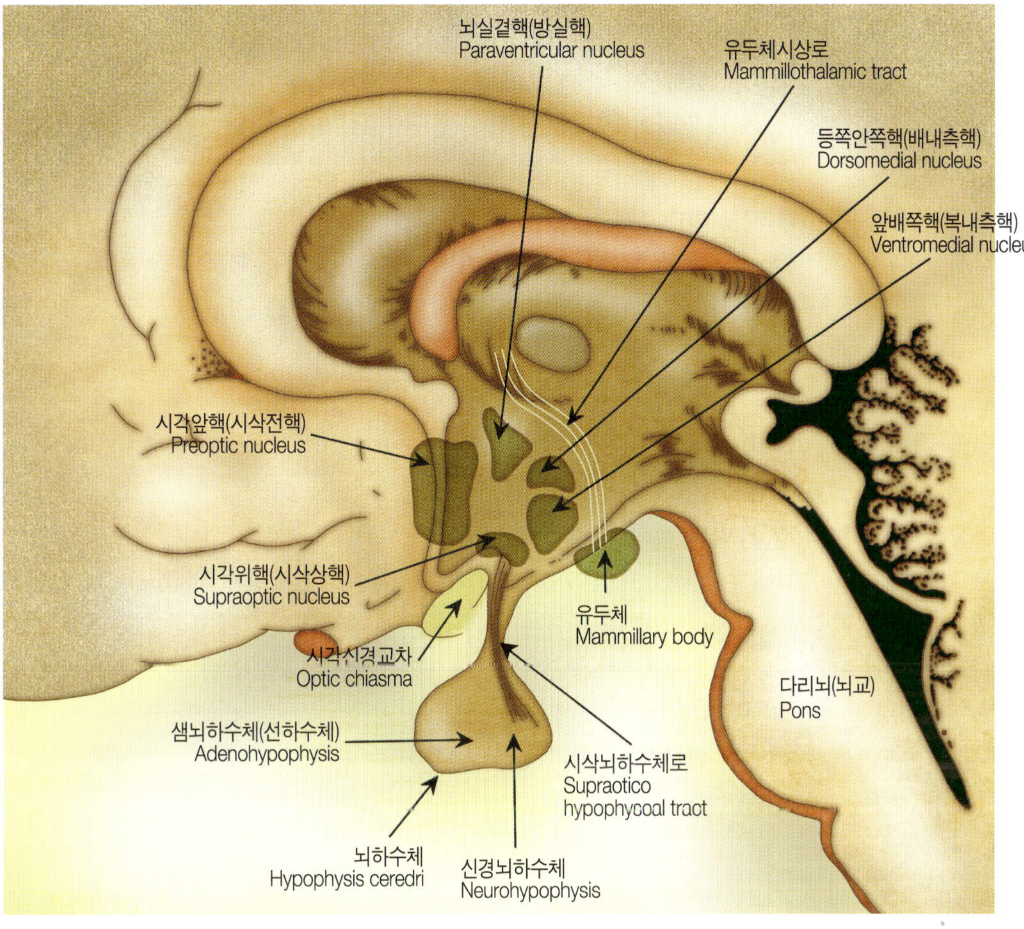

그림 3-38 시상하부

촉진 또는 억제하는 기능이 있다.

② 뇌하수체 앞엽에서 분비되는 각종 호르몬의 방출인자를 생산하여 호르몬 분비에 관여하고 뇌하수체 뒤엽 호르몬인 vasopressin(ADH)과 oxytocin의 분비를 조절한다.

③ 음수 중추가 있어 수분평형 유지를 담당하고, 식욕과 음식물 섭취조절 중추가 있으며, 섭식중추와 포만중추가 있어 상호 대항적(길항적)으로 섭식과 포만을 조절한다.

④ 체온조절 중추가 있어 체온의 정상화를 유지하고 있다.

⑤ 먹고, 마시고, 성교 등의 본능적 욕구에 관여한다.

⑥ 시상하부는 둘레계통(변연계)과 함께 희, 노, 애, 락 등의 기본 욕구와 공포, 분노와 같은 감정변화를 조절한다.

⑦ 수면중추와 각성중추가 있어 활성그물체계(활성망상체계, reticular activating system)와 함께 각성과 수면을 조절한다.

(3) 시상상부(epithalamus)

시상의 상부에 속하고 성기능에 관여하는 솔방울샘(송과체, pineal body)가 있어 생식샘의 조기 발육을 억제하는 호르몬을 분비하고, 솔방울샘의 발육부진은 성 조숙을 일으키고, 신경 내분비기능이 있어 일주기의 리듬(circadian rhythm)의 확립에 관여한다.

(4) 시상후부(metathalamus)

시상의 후부에 속하고 2쌍의 무릎체(슬상체)가 있으며, 안쪽무릎체(내측슬상체, medial geniculate body)는 청각의 중계핵이고 가쪽무릎체(외측슬상체, lateral geniculate body)는 시각의 중계핵이다.

4) 중간뇌(중뇌, midbrain)

중간뇌는 사이뇌와 다리뇌 사이에 위치하며 뇌줄기(뇌간, brain stem) 중의 잘룩한 곳으로 앞쪽의 대뇌다리(대뇌각, cerebral peduncle)와 중간부의 뒤판(피개, tegmentum), 뒤쪽의 중간뇌덮개(중뇌개, tectum)로 구성되며, 내부에는 셋째뇌실과 넷째뇌실을 연결하는 중간뇌수도관(중뇌수도, cerebral aqueduct)이 있어 뇌척수액이 채워져 있고, 또한 타원형의 적갈색의 회색질로 된 1쌍의 적색핵(적핵, red nucleus)이 있다(그림 3-39, 40).

중간뇌의 기능은 다음과 같다.

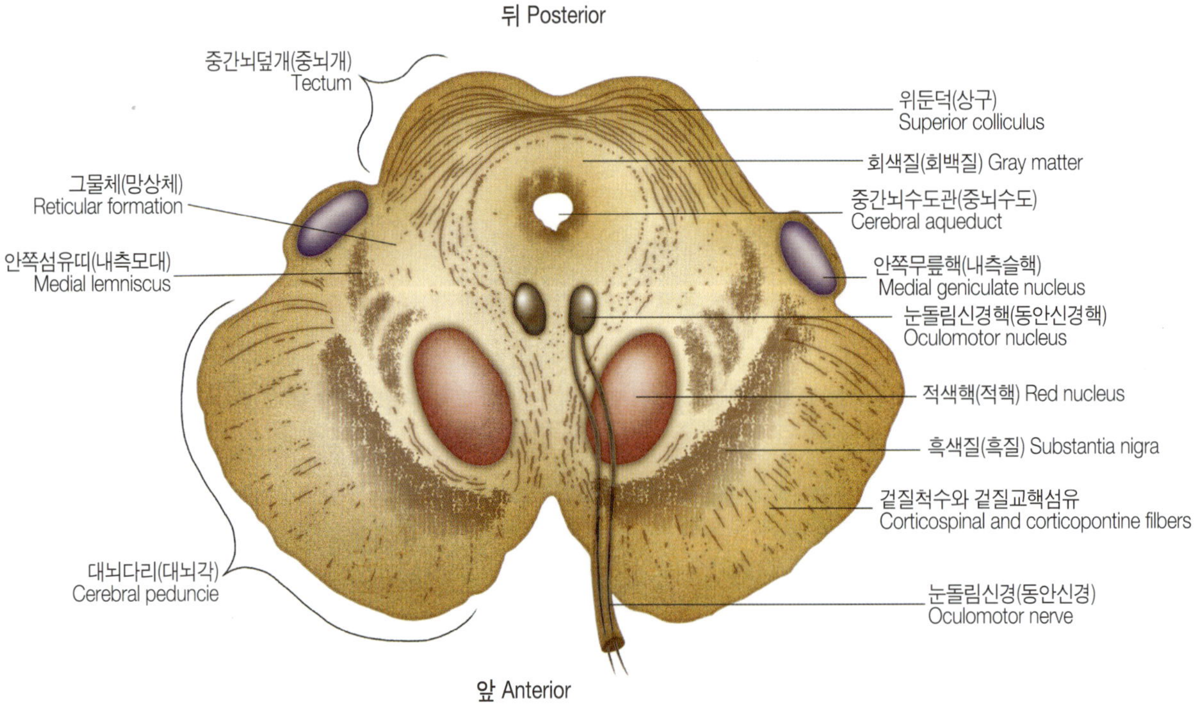

그림 3-39 중간뇌의 구조

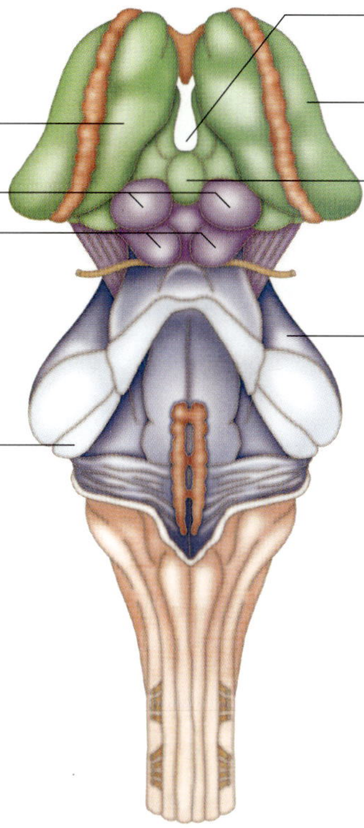

그림 3-40 중간뇌의 뒷면

① 중간뇌덮개(중뇌개)에는 2쌍의 위・아래둔덕인 네둔덕체(사구체)가 있어 위둔덕(상구)은 시각전도로의 중개소로 시각반사와 동공반사를 나타내고, 아래둔덕(하구)은 청각반사를 담당한다.

② 대뇌다리(대뇌각)은 대뇌에서 하행하는 날운동신경(원심성 운동신경)이 지나가는 신경로이고, 뒤판(피개)은 대뇌로 흥분을 전달하는 들감각신경(구심성 감각신경)이 지나가는 신경로이다.

③ 눈돌림신경(동안신경, 제Ⅲ뇌신경)과 도르래신경(활차신경, 제Ⅳ뇌신경)이 중간뇌에서 이는곳을 형성한다.

④ 적색핵에서 시작하는 적색핵 척수로는 피라밋바깥로이다.

5) 다리뇌(뇌교, pons)

다리뇌는 중간뇌와 숨뇌(연수)를 연결하며, 대뇌와 숨뇌로 달리는 신경섬유가 숨뇌보다 많고 소뇌에서 받은 신경섬유다발이 포함되어 있기 때문에 숨뇌보다 더 큰 부피를 이루며,

앞으로 팽윤된 상태로 있기 때문에 뇌줄기(뇌간)를 둘러싸고 있는 모양을 하고 있다.

다리뇌의 기능은 다음과 같다.

① 호흡조절 중추가 있어 호흡에 관여한다. 다리뇌의 상단에는 날숨(호식)조절중추가 있고, 다리뇌의 2/3 뒤쪽에는 지속성 들숨(흡식)중추가 있어 호흡의 정상적인 율동성을 유지한다.

② 그물체의 일부가 있어 의식과도 관계하고 있다.

③ 4쌍의 뇌신경, 즉 삼차신경(제Ⅴ뇌신경), 갓돌림신경(외전신경, 제Ⅵ뇌신경), 얼굴신경(안면신경, 제Ⅶ뇌신경), 속귀신경(내이신경, 제Ⅷ뇌신경)이 다리뇌에서 이는곳을 형성한다.

6) 숨뇌(연수, medulla oblongata)

숨뇌는 다리뇌(뇌교)와 척수를 연결하고 뇌줄기의 가장 아래쪽의 신경조직으로서 겉질(피질)은 백색질(백질)이고, 속질(수질)은 회색질(회백질)로 되어 있으며, 회색질 부분에는 생명현상에 직접 관여하는 많은 반사중추들이 있다.

숨뇌의 양쪽에는 1쌍의 팽대된 피라밋(추체)이 있고 그 내부에는 뼈대근육(골격근)의 운동을 지배하는 운동전도로인 피라밋로(추체로)가 뻗어 있고 피라밋 하단에서 피라밋(추체)을 구성하는 섬유는 대부분 피라밋교차(추체교차)에 의해 좌우로 교차하고 있다. 신경핵이 피라밋 가쪽(추체 외측)으로 돌출된 팽대부인 올리브(olive)가 있다. 숨뇌의 기능은 다음과 같다.

① 숨뇌에는 호흡운동을 조절하는 호흡중추가 있어 혈액 내 CO_2의 농도가 높아지면 호흡중추가 자극되어 호흡운동이 활발해진다.

② 심장의 활동과 혈관의 수축과 확장을 담당하는 심장중추와 혈관운동중추가 있다.

③ 침분비중추(타액분비중추), 삼킴중추(연하중추), 구토중추, 씹기반사중추(저작반사중추), 위액분비중추가 있어 소화에 지배적으로 관여한다.

④ 발한중추가 있어 땀의 분비조절에 관여한다.

⑤ 각막반사중추와 눈물분비중추(누액분비중추)가 있다.

⑥ 숨뇌에는 신경세포들이 그물 모양으로 연결된 그물체(망상체, reticular formation)가 있어서 의식을 유지하고 내장기능과 체성기능 조절에 크게 영향을 미치며, 이 그물체에는 의식유지와 주의집중을 주관하는 세포들이 포함되어 있어 이것을 활성그물체계(활성망상체계, reticular activating system)라고 부르고, 그물체를 파괴하게 되면 의식이 없어지고 혼수상태가 된다.

⑦ 뇌와 척수 사이의 오름로(상행로)와 내림로(하행로)가 모두 숨뇌를 지나며 대부분의 전도로가 숨뇌에서 신체의 좌우로 교차하기 때문에 오른쪽 대뇌반구에 이상이 있을 때 왼쪽 신체기관이, 왼쪽 대뇌반구에 이상이 있을 때 오른쪽 신체기관에 이상이 생긴다.

⑧ 12쌍의 뇌신경 중 혀인두신경(설인신경, 제 IX 뇌신경), 미주신경(제 X 뇌신경), 더부신

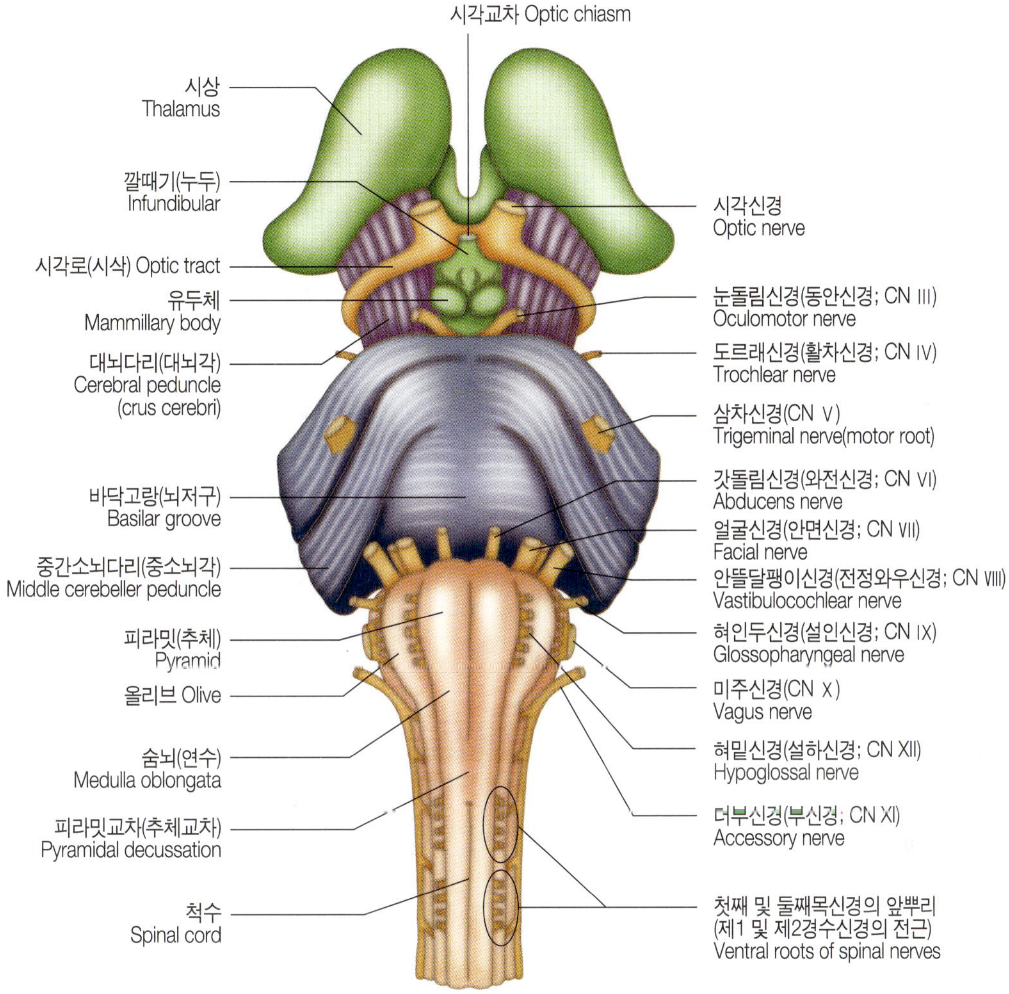

그림 3-41 뇌줄기: 뇌신경의 출발부위를 표시

경(부신경, 제 XI 뇌신경), 혀밑신경(설하신경, 제 XII 뇌신경)이 숨뇌에서 이는곳을 형성한다(그림 3-41).

2. 척 수(Spinal cord)

척수는 말초신경을 통해서 들어오는 신체 내외의 모든 변화에 관한 정보를 받아 들여 뇌로 보내고 또 뇌에서 이 정보를 분석 통합한 후 다시 말초신경을 통해 신체 각 부분으로 전달하여 적절한 신체반응과 정신활동을 하게 하는 흥분의 전도로이며 각종 반사활동의 중추이다.

1) 척수의 구조와 기능

척수는 척추관 내에 들어 있으며 상방은 큰뒤통수구멍(대후두공, foramen magnum)에서 숨뇌와 연결되고, 하방은 첫째 및 둘째허리뼈부위에 있는 척수원뿔(척수원추, medullary conus)에서 끝난다.

척수의 외부에는 뇌와 마찬가지로 3겹의 막이 있는데 이를 척수막(spinal meninges)이라 하고, 가장 바깥층의 막을 경질막(경막), 중간층의 막을 거미막(지주막), 맨 안쪽층의 막을

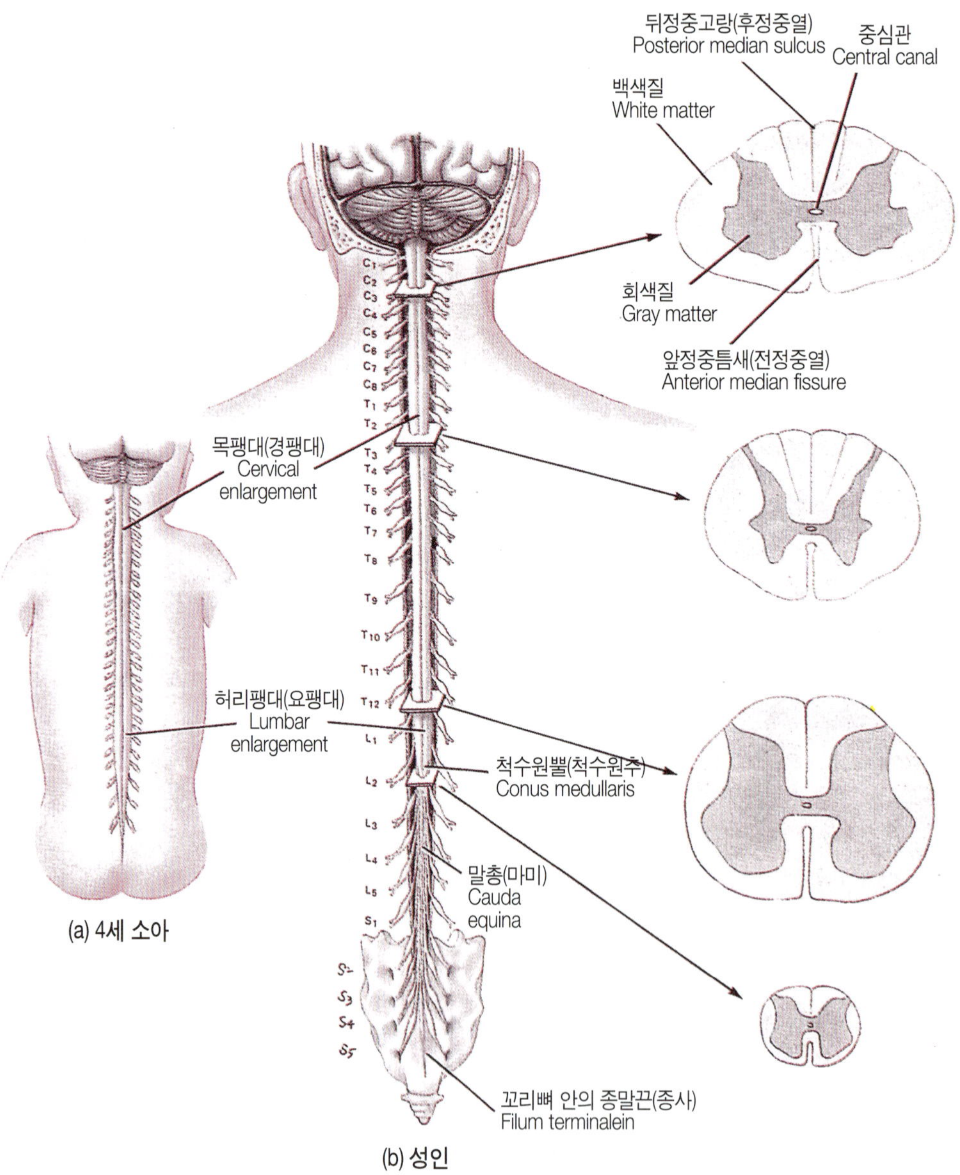

그림 3-42 소아와 성인의 척수 비교

연질막(연막)이라고 하며, 거미막(지주막)과 연질막(연막) 사이에는 거미막밑공간(지주막하강)이라 부르는 공간이 있으며 여기에 뇌척수액이 들어 있다.

척수의 길이는 40~45cm, 직경은 1~1.5cm, 무게는 25~30g으로 겉질부위의 백색질(백질, white matter)은 말이집신경섬유(유수신경섬유)로 되어 있고, 속질부위의 회색질(회백질, gray matter)은 신경세포체로 구성되어 있다. 척수에서는 31쌍의 척수신경이 분지하며 목척수(경수), 가슴척수(흉수), 허리척수(요수), 엉치척수(천수)으로 구분되고, 목척수과 허리척수의 비후된 부분을 각각 목팽대(경팽대)와 허리팽대(요팽대)라고 한다(그림 3-42). 척수의 가로면에서는 중앙에 뇌척수액이 흐르는 중심관이 있고, 중심관 주위에는 H자 모양의 회색질이 있고, 회색질 주위를 백색질이 싸고 있다.

(1) 회색질의 구조와 기능

회색질은 H자 모양으로 앞쪽 돌출부분을 앞뿔(전각, ventral horn), 뒤쪽은 뒤뿔(후각, dorsal horn), 앞뿔과 뒤뿔 사이를 가쪽뿔(측각, lateral horn)이라고 한다. 뒤뿔에서는 감각신경인 들신경이 뒤뿌리(후근, dorsal root)를 이루면서 들어온 후, 앞뿔에서 운동신경인 날신경이 앞뿌리(전근, ventral root)를 이루면서 나간다(그림 3-43). 앞뿔로부터 나가는 운동섬유인 닐신경심유(원심싱 신경심유)는 잎뿌리를 이루고, 뒤뿔으로 들어가는 감각섬유인 들신경섬유(구심성 신경섬유)는 뒤뿌리를 이루기 때문에 앞뿌리(전근)는 운동신경이며, 뒤뿌리(후근)는 감각신경으로 되어 있는 것을 벨-마쟌디의 법칙(law of Bell-Magendie)이라 한다.

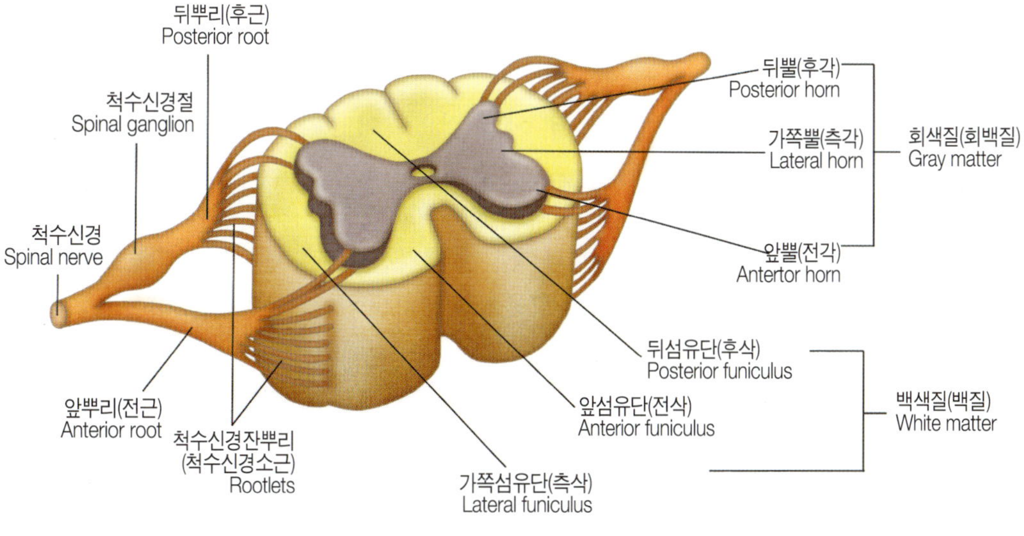

그림 3-43 척수의 단면

(2) 백색질의 구조와 기능

말이집신경섬유로 되어 있는 백색질(백질)은 회백질(회색질)을 만드는 앞뿔과 뒤뿔에 의해 앞섬유단(전삭), 가쪽섬유단(측삭), 뒤섬유단(후삭)으로 구분된다. 백색질의 투사섬유는 신체 각 부분으로부터 감각흥분을 척수에서 대뇌로 전달하는 오름전도로(상행성 전도로)와 운동흥분을 다시 척수로 내려 보내는 내림전도로(하행성 전도로)가 있으며, 맞교차섬유(교련섬유)는 척수의 좌우를 교차하여 연결하고, 연합섬유는 같은쪽의 상하를 연결한다(그림 3-44).

① 오름전도로(상행성 전도로)

앞섬유단(전삭)에는 촉각흥분을 대뇌에 전달하는 앞척수시상로(전척수시상로, anterior spinothalamic tract)가 있다. 가쪽섬유단(측삭)에는 온도감각, 통각 등의 감각을 뇌에 전달하는 가쪽척수시상로(외측척수시상로, lateral spinothalamic tract)와 근육, 관절과 피부에서 시작되는 흥분을 소뇌에 전달하는 척수소뇌로(spinocerebellar tract)가 있다. 뒤섬유단(후삭)에는 촉각과 근육 및 관절에서 시작되는 흥분파를 뇌로 전달하는 쐐기다발(설상속, fasciculus cuneatus)과 널판다발(박속, fasciulus gracilis)이 있다(그림 3-45).

② 내림전도로(하행성 전도로)

앞섬유단의 앞겉질척수로(전피질척수로, anterior corticospinal tract)와 가쪽섬유단의 가쪽겉질질척수로(외측피질척수로, lateral corticospinal tract)는 대뇌의 운동영역에서 시작되어 척수에 수의운동 신경흥분을 전달한다. 가쪽그물척수로(외측망상척수로, lateral reticulospinal tract)는 뇌줄기의 그물체에서 시작하여 뼈대근육의 운동뉴런을 척수로 하행시킨다(그림 3-46).

2) 반사활동(reflex behavior)과 반사활(반사궁, reflex arc)

반사활동은 대뇌겉질의 작용과 관계없이 무의식적으로 어떤 자극에 대해 반응을 나타내는 것을 말한다.

신맛을 나타내는 물질을 입 안에 넣으면 침이 분비되고, 뜨거운 것에 손이 닿으면 순간적으로 손을 떼는 반응은 이러한 자극에 의한 흥분이 감각신경을 통해 대뇌겉질에 도달하기 전에 척수의 반사중추에서 정보가 처리되어 바로 침분비신경(타액분비신경)이나 운동신경으로 전해지기 때문이다.

중추신경계의 활동 중에서 가장 기본이 되는 것이 반사활동이며 수용기, 감각신경, 반사중추, 운동신경, 효과기의 5가지의 구조가 참여하여야 이루어지고, 반사에 관련된 위의 5가지 구조를 반사활(반사궁)이라고 한다(그림 3-47).

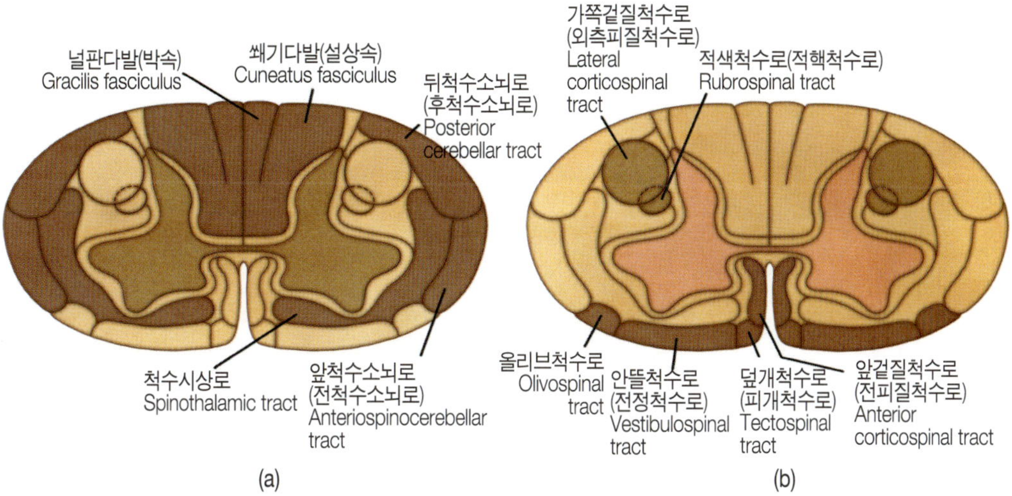

그림 3-44 주요 척수 전도로 (a) 오름로(상행로). (b) 내림로(하행로).

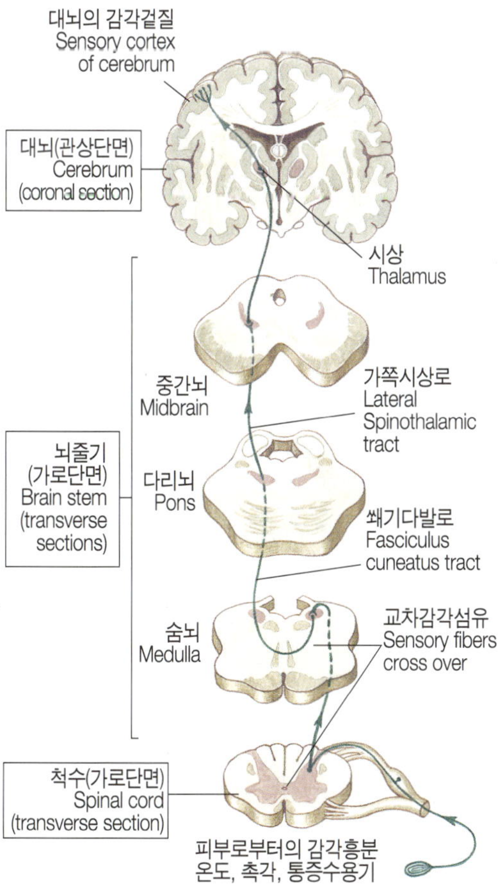

그림 3-45 오름전도도

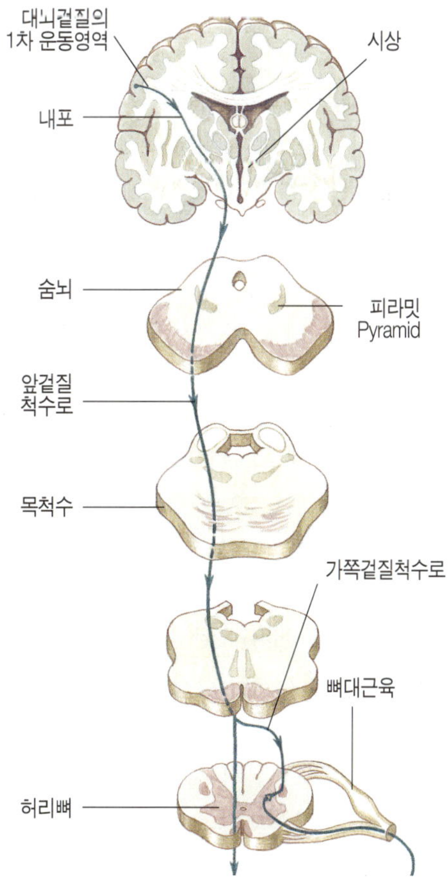

그림 3-46 내림전도도

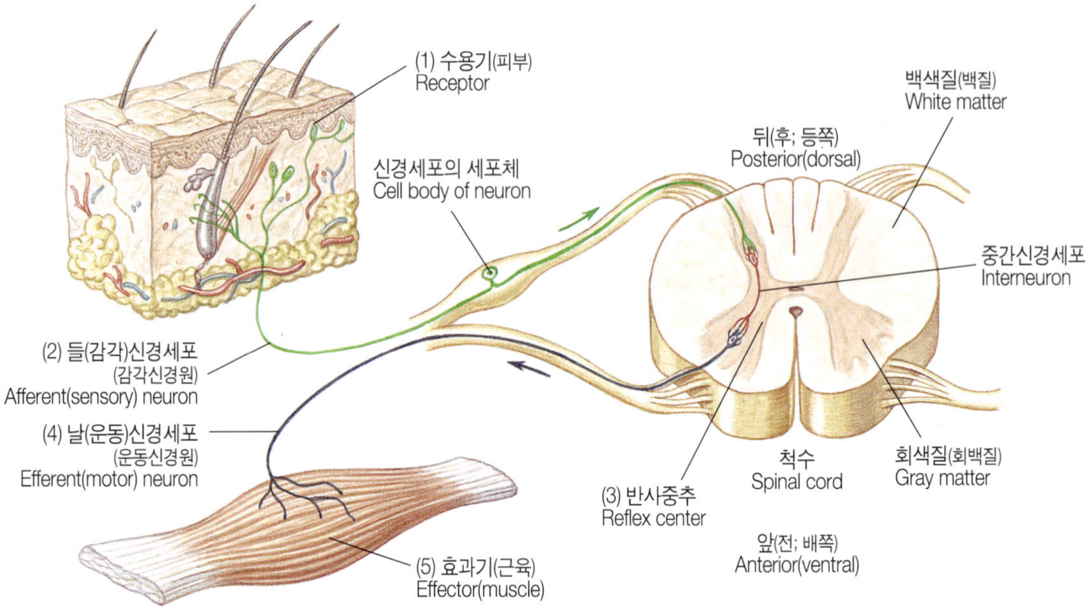

그림 3-47 반사활

(1) 수용기(receptor)

인체 내외의 환경변화에 반응하여 감각흥분을 받아들이는 곳을 수용기라 한다.

피부와 뼈대근육에 있는 것을 체성수용기(somatic receptor)라 하며, 체성수용기는 다시 인체 외부에서 오는 자극을 받아 반응을 일으키는 외수용기(exteroceptor)와 근육, 힘줄, 관절, 속귀 등의 자극으로부터 신체의 평형과 자세를 유지시키는 고유수용기(proprioceptor)가 있다. 또한 내장에 있는 수용기로 자율신경계의 반응을 일으키는 것을 장기수용기(visceral receptor)라 한다.

(2) 감각신경(sensory nerve)

들신경인 감각신경으로 수용기에서 일어난 흥분을 척수의 뒤뿌리를 통해 뒤뿔로 들어가 반사중추에 전달하며 이 신경의 세포체에는 척수신경절이 있다.

(3) 반사중추(reflex center)

반사중추는 들신경인 감각신경과 날신경인 운동신경이 연결되는 곳으로 척수와 뇌줄기의 회색질 속에 있다.

감각신경과 운동신경 사이에 중간뉴런이 하나만 삽입되어 있을 때를 단일연접 반사활(monosynaptic reflex arc)이라 부르고, 이러한 반사를 단일연접 반사라 하고 폄반사가 속하며, 단일연접 폄반사 중 대표적인 예가 무릎반사이다. 두 뉴런 사이에 2개 이상의 중간뉴런이 끼어서 중계 역할을 하는 반사활을 다연접 반사활(polysynaptic reflex)이라 부르고,

이러한 반사를 다연접 반사라 하고 근육, 피부, 장기 수용기에 의하여 시작될 수 있으며 효과기가 뼈대근육인 경우를 다연접 운동반사라 하며, 신체의 전체적인 운동 수행에 큰 역할을 하고 대표적인 예가 굽힘반사이다.

(4) 운동신경(motor nerve)

날신경(원심성 신경)인 운동신경으로 중간신경세포(중간뉴런)가 운동신경에 흥분을 일으킨다. 운동신경은 척수 앞뿔에서 시작되며, 반사중추에서 통합 처리된 흥분을 효과기인 근육과 샘세포에 전달한다.

(5) 효과기(effector)

신경의 흥분이 운동신경과 근육 사이의 접합부에 도달하면 근육이 수축하거나 샘세포가 흥분하여 분비액을 분비한다.

3) 척수반사(spinal reflex)

척수뒤뿌리로 들어가는 감각신경과 앞뿌리에서 나오는 운동신경이 척수 내에서 연락하여 외계의 자극에 응답하는 반응을 척수반사라 하고, 이것은 대뇌겉질을 거치지 않고 근육운동, 분비샘의 분비를 조절한다.

(1) 무릎반사(슬개건반사, patellar tendon reflex, knee jerk reflex)

단일연접 폄반사 중 대표적인 예가 무릎반사이다. 무릎뼈(슬개골) 밑의 무릎인대(슬개인대)를 가볍게 타격하면 넙다리네갈래근(대퇴사두근)이 늘어나게 되고 이 근육에 분포된 근방추가 자극되어 여기서 발생된 흥분이 감각신경을 거쳐 척수에 들어가 단일 연접의 반사중추를 지나 앞뿔에 전달되어 운동신경을 흥분시켜 폄근(신근, extensor muscle)이 반사적으로 수축하여 갑자기 다리를 위로 들어올린다(그림 3-48).

(2) 굽힘반사(굴곡반사 또는 굴근반사, flexion reflex)

다연접 운동반사 중 대표적인 예가 굽힘반사이다. 손가락을 아프게 자극하면 자극을 받은 팔을 피하는데 이때 손목, 팔꿈치를 구부려 자극으로부터 팔을 멀리 피한다(그림 3-49). 이 반사에 관여하는 수용기는 피부에 있고 통각 자극으로부터 피하려는 전형적인 방어반사이다. 굽힘반사 중에 근육을 만져 보면, 폄근은 이완되어 있음을 느낄 수 있고, 구부리는 다리의 폄근 운동뉴런은 억제되고 있음을 알 수 있다. 이와 같이 굽힘근이 수축할 때 폄근이 이완하는 것을 대항근(길항근)의 상반지배라 한다.

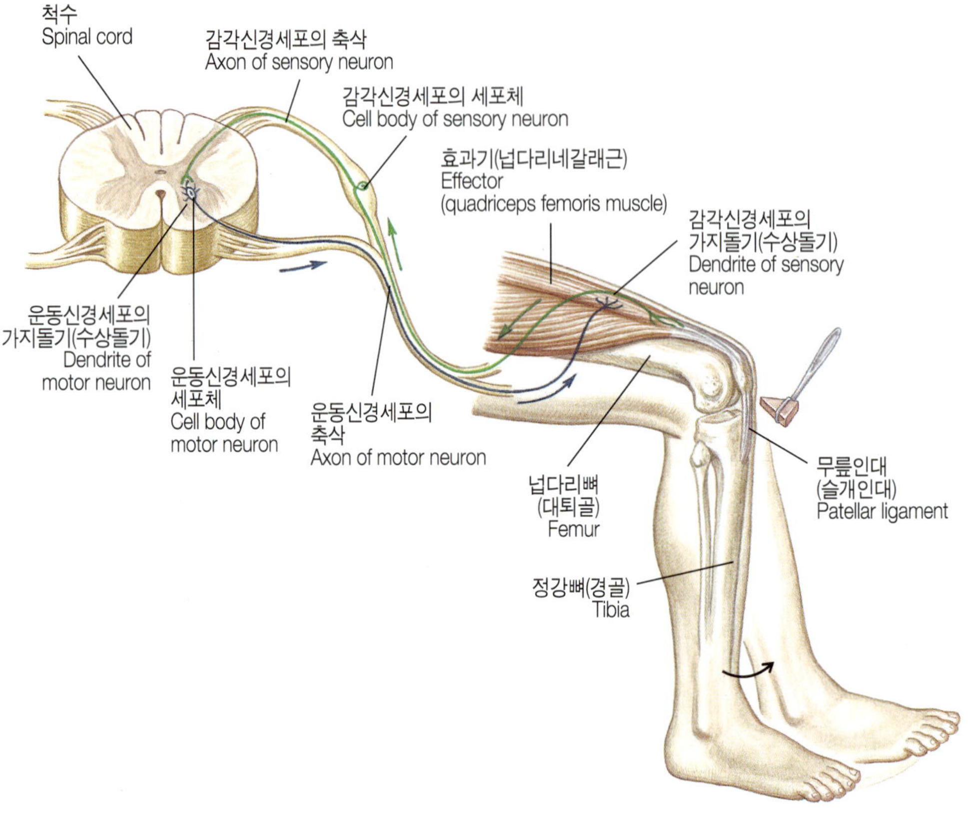

그림 3-48 무릎반사 화살표는 신경흥분의 전도방향을 나타낸다.

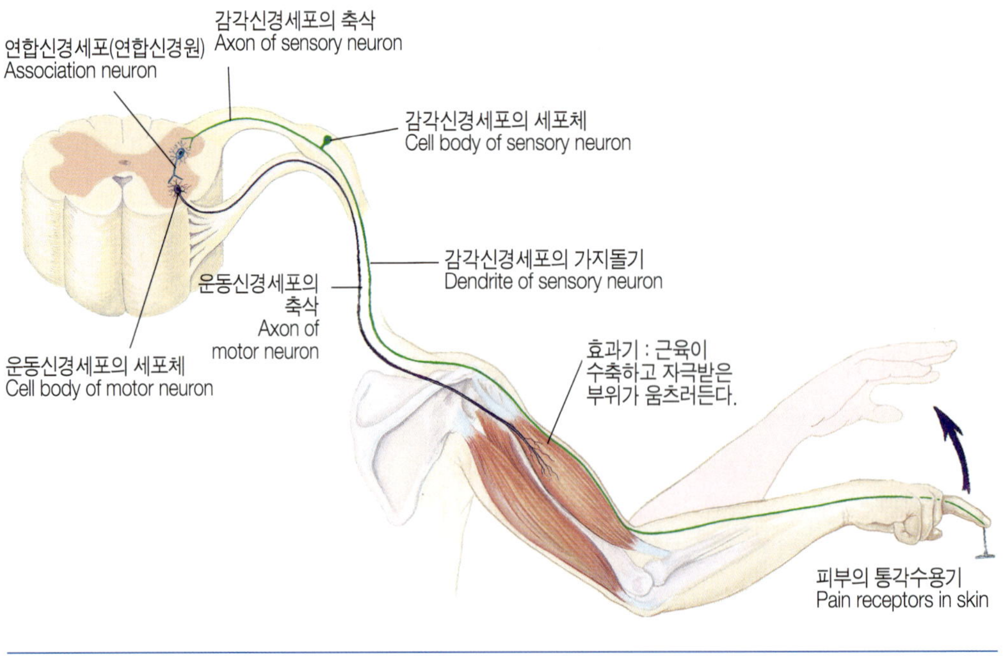

그림 3-49 굽힘반사 또는 회피반사는 다중연접반사활이고 감각 · 운동신경세포에 더하여 연합신경을 포함한다.

(3) 교차 폄반사(교차 신전반사, crossed extension reflex)

발바닥이 못에 찔렸다고 할 때, 찔린 쪽의 다리는 굽히게 되고 자극원으로부터 찔린 다리를 들어 올리는 동시에 반대쪽의 다리는 곧게 폄으로써 넘어지지 않게 한다. 상반지배는 반대쪽의 신체부위에서는 자극을 받은 부위에서 나타내는 운동과는 반대되는 운동을 한다. 요약해 보면, 찔린 부위에서는 폄근이 이완하고 굽힘근이 수축하며, 반대쪽에서는 폄근이 수축하고 굽힘근이 이완되는 상태를 나타내며 이것을 교차 상반지배라고 한다(그림 3-50).

(4) 척수 쇼크(spinal shock)

척수 절단 후 일정시간 동안 반사가 전혀 일어나지 않는 경우를 척수 쇼크라 한다. 척수 쇼크의 정도와 지속시간은 동물에 따라 다른데, 일반적으로 하등 동물보다 고등 동물일수록 척수 쇼크가 심하고, 지속시간이 길며, 개구리의 척수 쇼크 지속시간은 몇 초 동안이고, 고양이의 경우는 2~3일 동안이며, 사람의 경우에는 약 2주 동안 지속된다.

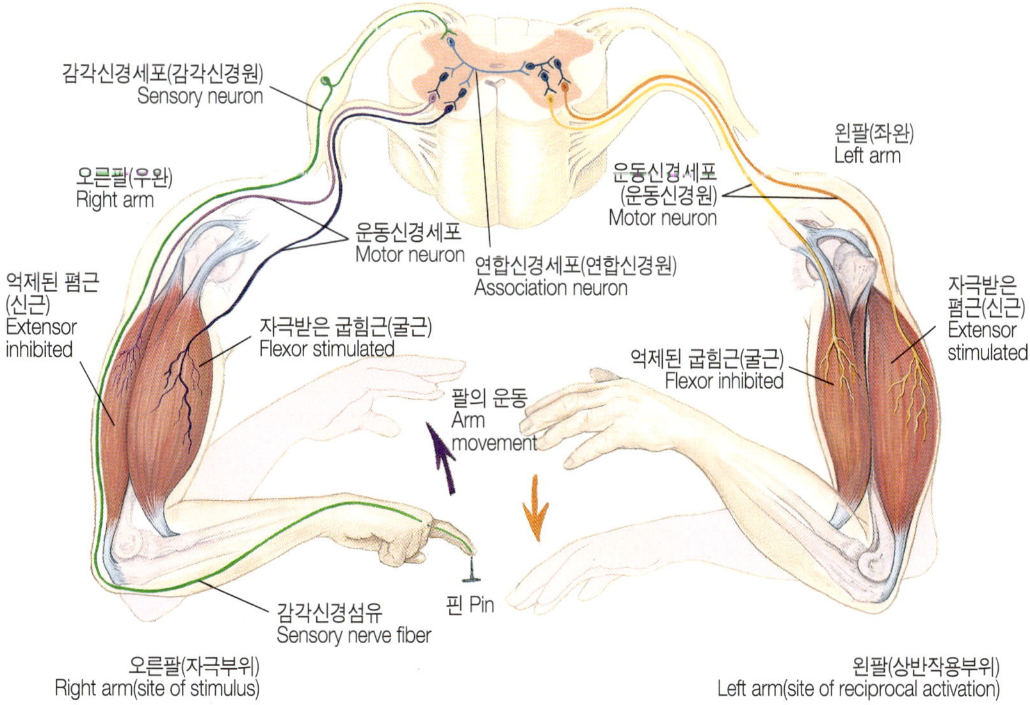

그림 3-50 교차 폄반사 교차 폄반사는 자극을 받은 쪽의 신체를 움츠려 자극을 피하는 반사운동을 일으키고 신체의 반대편 근육은 편다.

VI 말초신경계(Peripheral nervous system)

말초신경계는 중추신경계와 각 기관을 연결하는 신경이며, 신체 각 부위의 감각기관에서 받아들인 자극을 중추신경계인 뇌나 척수로 보내어 정보를 통합 처리한 후 그 결과에 따른 반응을 신체 각 부분의 뼈대근육(골격근), 내장근, 분비샘에 전달하는 신경계로 몸신경계(체성신경계)와 자율신경계로 나눌 수 있다.

몸신경계는 중추신경계를 피부, 뼈대근육에 연결시켜 주는 12쌍의 뇌신경과 31쌍의 척수신경이 있다. 자율신경계는 체내의 내장, 즉 소화관, 허파, 심장, 방광 및 혈관, 분비샘에 분포하면서 그 활동을 지배하는 신경계를 말하며 교감신경과 부교감신경의 2종류가 있다.

1. 몸신경계(체성신경계, Somatic nervous system)

1) 뇌신경(cranial nerve)

뇌신경은 뇌에서 직접 출발하는 말초신경을 말하며 머리뼈를 빠져 나와서 주로 머리부위에 분포된다. 12쌍의 뇌신경을 위에서부터 차례로 번호를 붙여 부르기도 하고 각기 고유의 이름이 있다(그림 3-51). 기능적으로 제 I · II · VIII 뇌신경은 감각신경이고, 제 III, IV, VI, XI, XII 뇌신경은 운동신경이고, 제 V, VII, IX, X 뇌신경은 감각신경과 운동신경이 혼합된 혼합신경이고, 제 III, VII, IX, X 뇌신경은 부교감신경의 날신경섬유(원심성 신경섬유)이다.

(1) 후각신경(후신경, olfactory nerve; 제 I 뇌신경)

냄새(후각)를 전달하는 감각신경으로 코안(비강) 윗부분(상부)의 코점막에 있는 후각세포에서 자극을 받아 후각망울(후구)을 지나 후각로(후삭)를 통해 대뇌겉질의 관자엽(측두엽) 후각중추에 전달되며, 뇌신경 가운데 가장 짧은 신경이다.

(2) 시각신경(시신경, optic nerve; 제 II 뇌신경)

시각을 전달하는 감각신경으로 망막에서 시작하는 신경섬유다발로 중간뇌의 위둔덕(상구)에 들어가 시각반사에 관여하고 시각로를 통해 대뇌겉질 뒤통수엽(후두엽)의 시각중추에 전달된다.

(3) 눈돌림신경(동안신경, oculomotor nerve; 제 III 뇌신경)

안구운동을 담당하는 운동신경으로 안구를 움직이는 눈의 위곧은근(상직근), 아래곧은근(하직근), 안쪽곧은근(내측직근), 아래빗근(하사근) 등에 분포하며 도르래신경, 갓돌림신경

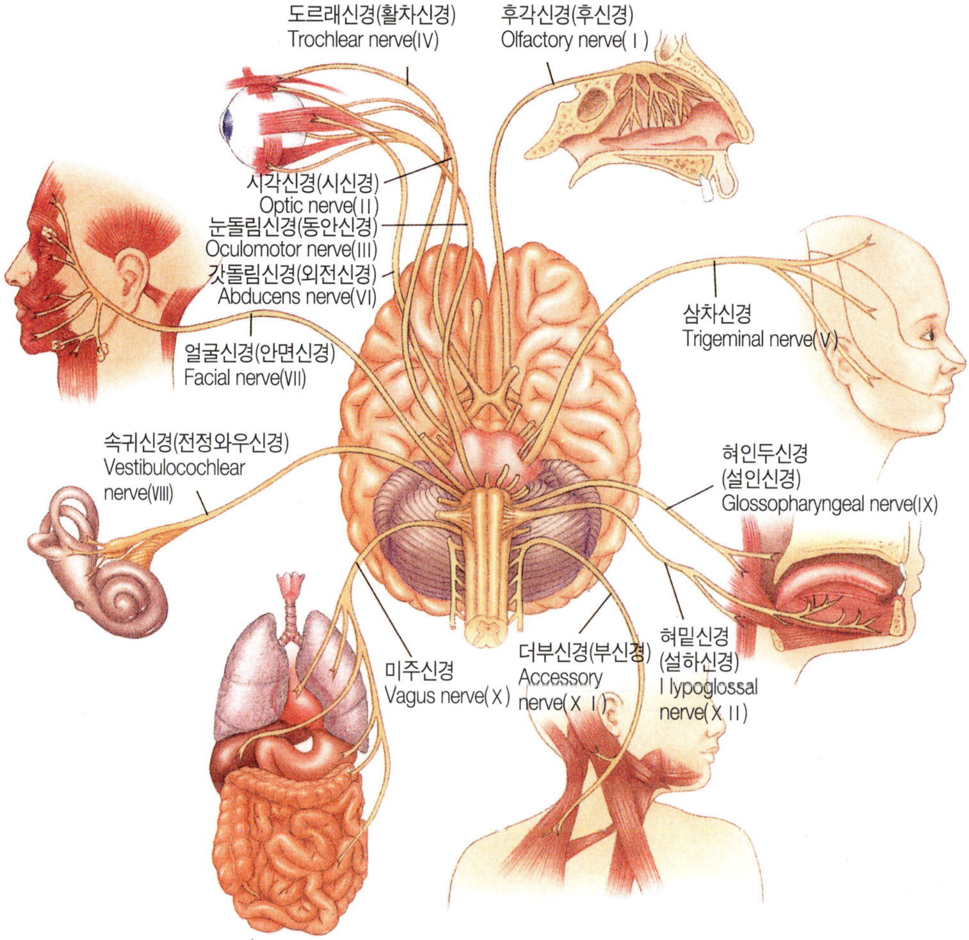

그림 3-51 뇌신경 뇌에서 기원하는 뇌신경과 뇌신경에 의해 신경공급을 받는 구조물을 보여준다.

과 함께 안구의 운동과 동공수축, 섬모체근(모양체근)의 수축, 수정체의 초점거리를 조절하는 부교감신경도 있다.

(4) 도르래신경(활차신경, trochlear nerve; 제 IV 뇌신경)

안구운동을 담당하는 운동신경으로 눈의 위빗근(상사근)을 지배하여 눈을 돌리고 내리는 운동을 조절하므로 도르래신경에 장애가 있으면 복시(diplopia)가 일어난다.

(5) 삼차신경(trigeminal nerve; 제 V 뇌신경)

얼굴, 머리부위 앞면의 감각신경과 씹기를 지배하는 운동신경이 혼합된 혼합신경으로서 뇌신경 중에서 가장 크다. 삼차신경 제1분지인 눈신경(안신경, opthalmic nerve)은 눈과 눈물샘의 감각을 지배하는 감각신경이고, 제2분지인 위턱신경(상악신경, maxillary nerve)은 위턱부위의 얼굴, 코, 윗니, 잇몸을 지배하는 감각신경이고, 제3분지인 아래턱신경(하악신경, mandibular nerve)은 운동 및 감각신경의 혼합신경으로 운동신경은 씹기근육(저작근)을 지배하며 감각신경은 혀의 미각, 바깥귀(외이), 아랫니, 턱, 아래턱부위(하악부)의 얼굴 등을 지배한다.

(6) 갓돌림신경(외전신경, abducens nerve; 제 VI 뇌신경)

안구의 갓돌림운동(외전운동)을 담당하는, 즉 눈을 가쪽으로 돌리는 운동을 조절하는 가쪽곧은근(외측직근)을 지배하는 운동신경으로, 갓돌림신경 장애 시 안쪽사시의 원인이 되며 눈의 가쪽운동 상실을 볼 수 있다.

(7) 얼굴신경(안면신경, facial nerve; 제 VII 뇌신경)

얼굴의 표정근을 지배하는 운동신경과 혀의 앞쪽 2/3의 미각을 담당하는 감각신경으로 이루어진 혼합신경으로 혀밑샘(설하선), 턱밑샘(악하선), 눈물샘(누선) 등에 분비신경을 보낸다.

(8) 속귀신경(내이신경 또는 청신경, auditory nerve; 제 VIII 뇌신경)

속귀의 반고리관(반규관), 평형반에 분포하면서 몸의 평형감각을 담당하는 안뜰신경(전정신경, vestibular nerve)과 속귀의 달팽이(와우)에 분포하면서 청각을 담당하는 달팽이신경(와우신경, cochlear nerve)으로 된 감각신경으로 안뜰달팽이신경(vestibulocochlear nerve)이라고도 한다.

(9) 혀인두신경(설인신경, glossopharyngeal nerve; 제 VX 뇌신경)

혀의 뒤쪽 1/3의 미각을 담당하는 감각신경과 인두근의 운동을 지배하는 혼합신경으로 귀밑샘(이하선)으로 가는 침분비신경도 포함하고 있다.

(10) 미주신경(vagus nerve; 제 X 뇌신경)

운동신경, 감각신경, 부교감신경이 혼합된 혼합신경으로 후두근, 물렁입천장(연구개), 인두근을 지배하는 운동신경과 기관지, 허파, 심장, 식도, 위, 작은창자, 큰창자, 간, 이자, 콩팥, 지라 등의 호흡기와 소화기에 분포하여 운동과 분비를 조절하는 혼합신경이다(그림 3-52).

(11) 더부신경(부신경, accessory nerve; 제 XI 뇌신경)

물렁입천장(연구개), 인두, 후두근, 등세모근(승모근), 목빗근(흉쇄유돌근)에 분포하는 운동신경으로 이 신경은 머리 회전과 어깨운동을 지배한다.

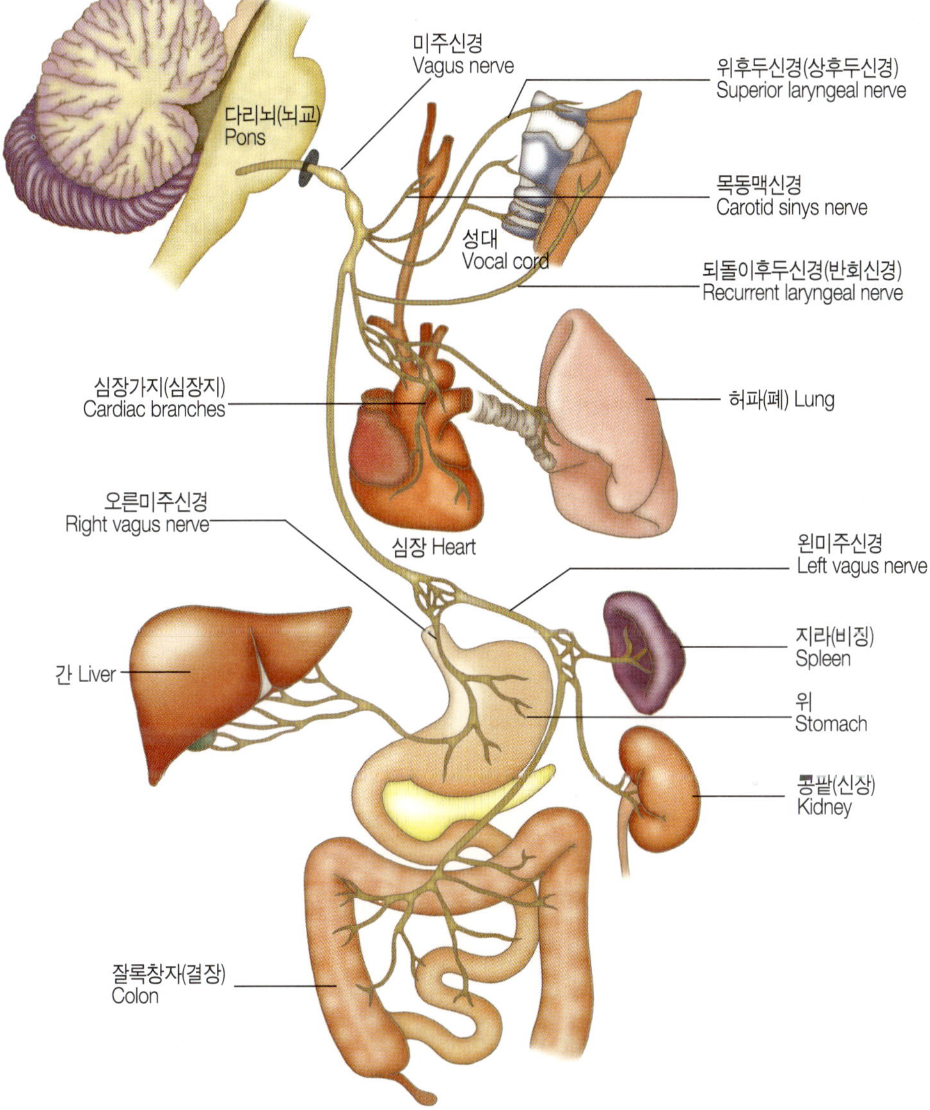

그림 3-52 **미주신경(제 X 뇌신경)의 분포** 목, 가슴안 및 배안에 분포한다.

(12) 혀밑신경(설하신경, hypoglossal nerve; 제 XII 뇌신경)

혀근(설근)에 분포하여 혀의 운동을 지배하는 운동신경이다.

2) 척수신경(spinal nerve)

척수신경은 척수의 양쪽에 출입하는 31쌍의 말초신경으로, 목신경(경신경, cervical nerve)

8쌍, 가슴신경(흉신경, thoracic nerve) 12쌍, 허리신경(요신경, lumbar nerve) 5쌍, 엉치신경(천골신경, sacral nerve) 5쌍, 꼬리신경(미골신경, coccygeal nerve) 1쌍으로 구분된다.

척수신경은 모두 운동성과 감각성 섬유가 혼합된 혼합신경이며, 앞뿌리(전근)는 운동신경, 뒤뿌리(후근)는 감각신경으로 구성되어 있다. 척수신경은 척추뼈사이구멍(추간공)에서 나와 앞가지(전지)와 뒤가지(후지)로 갈라지며, 앞가지는 몸통과 팔다리의 근육과 피부에 분포하고, 뒤가지는 등쪽의 피부와 근육에 분포하여 감각과 운동을 지배한다.

척수신경얼기(척수신경총)는 척수신경의 앞가지가 신체의 말초부분에 직접 연결되지 않고 신경얼기(신경총)를 형성하며 그 위치에 따라 목신경얼기(경신경총), 팔신경얼기(완신경총), 허리신경얼기(요신경총), 엉치신경얼기(천골신경총), 꼬리신경얼기(미골신경총)로 구성된다. 그러나 가슴신경(흉신경)은 신경얼기(신경총)를 형성하지 않고 갈비사이신경(늑간신경)을 이루어 갈비사이근(늑간근)에 분포한다(그림 3-53).

(1) 목신경얼기(경신경총, cervical plexus; C_1~C_4)

목신경얼기는 목 부근의 피부와 근육에 분포하고 가로막신경(횡격신경, C_3~C_4, phrenic nerve)을 분지하여 가로막(횡경막)을 지배한다.

(2) 팔신경얼기(완신경총, brachial plexus; C_5~T_1)

팔 전체를 지배하는 신경얼기로서 5개의 종말가지를 분지하여 팔을 지배한다(그림 3-54). 근육피부신경(근피신경, musculocutaneous nerve)은 위팔의 굽힘과 아래팔의 가쪽부위 피부를 지배하고, 겨드랑신경(액와신경, axillary nerve)은 삼각근과 어깨 가쪽 피부밑을 지배하고, 노신경(요골신경, radial nerve)은 팔의 폄근(신근)을 지배하는 큰 신경이고, 자신경(척골신경, ulnar nerve)은 아래팔 굽힘근의 일부와 손바닥, 손등의 가쪽을 지배하고, 정중신경(median nerve)은 대부분의 아래팔 굽힘근을 지배한다.

(3) 가슴신경(흉신경, thoracic nerve; T_2~T_{11})

가슴신경은 신경얼기를 형성하지 않는 것이 특징으로 갈비사이신경(늑간신경, intercostal nerve)이라 하며, 앞가지는 갈비사이근(늑간근)과 가슴부위의 피부에 분포하고, 뒤가지는 가슴부위의 뒤벽을 구성하는 근육과 피부에 분포하고, 대부분의 가슴신경은 호흡 조절근의 지배신경이 된다.

(4) 허리신경얼기(요신경총, lumbar plexus; T_{12}~L_4)

허리신경얼기의 뒤가지는 허리의 고유배근과 그 피부에 분포하고 앞가지는 신경얼기를 형성한 후 여러 신경으로 분지한다. 넙다리신경(대퇴신경, femoral nerve)은 허리신경얼기(요신경총) 분지 중 가장 큰 신경으로서 넓적다리부위(대퇴부)와 종아리부위(하퇴부)의 안쪽 피부에 분포하고 넙다리네갈래근(대퇴사두근)과 넙다리빗근(봉공근)을 지배하고, 폐쇄

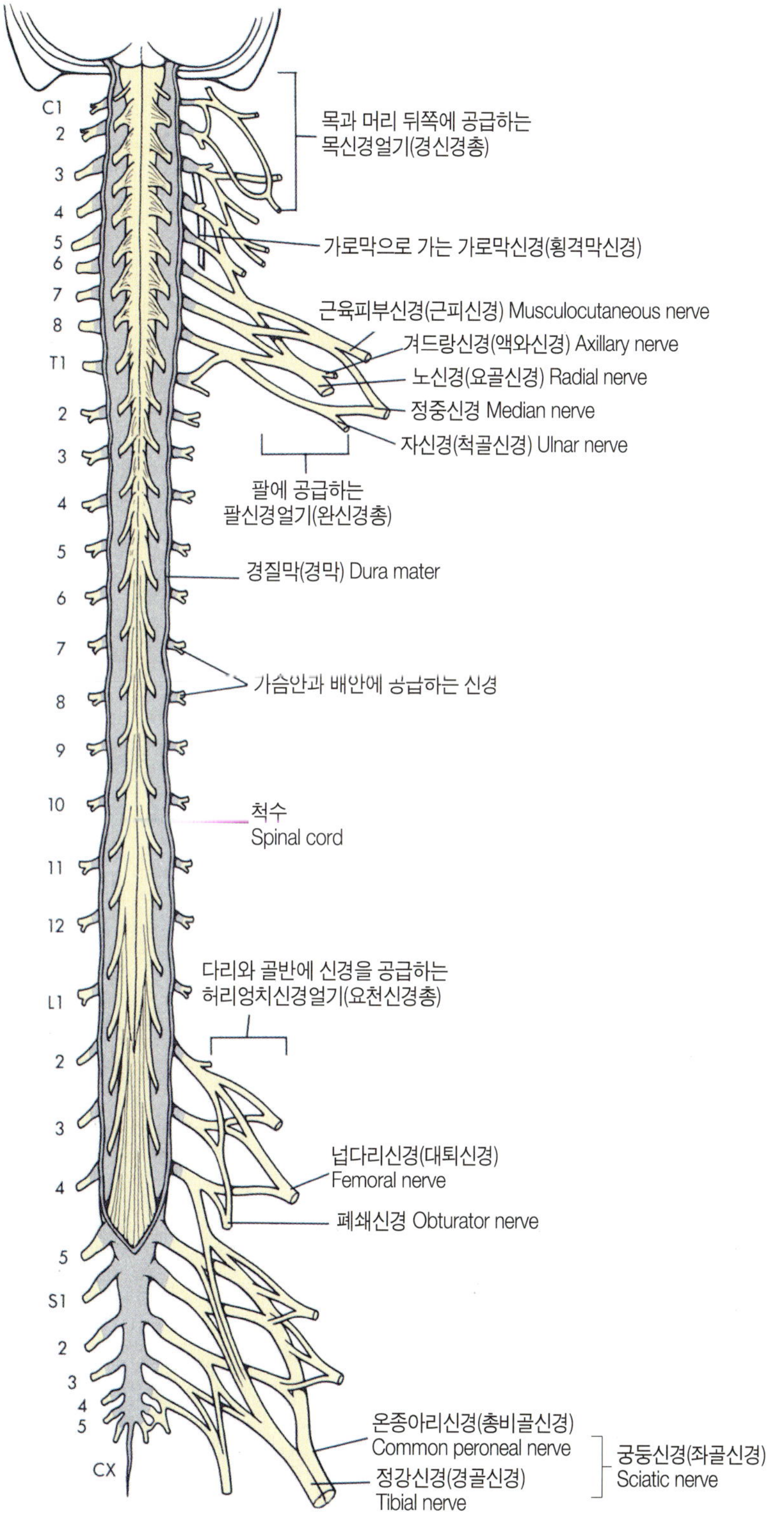

그림 3-53 척수와 척수신경

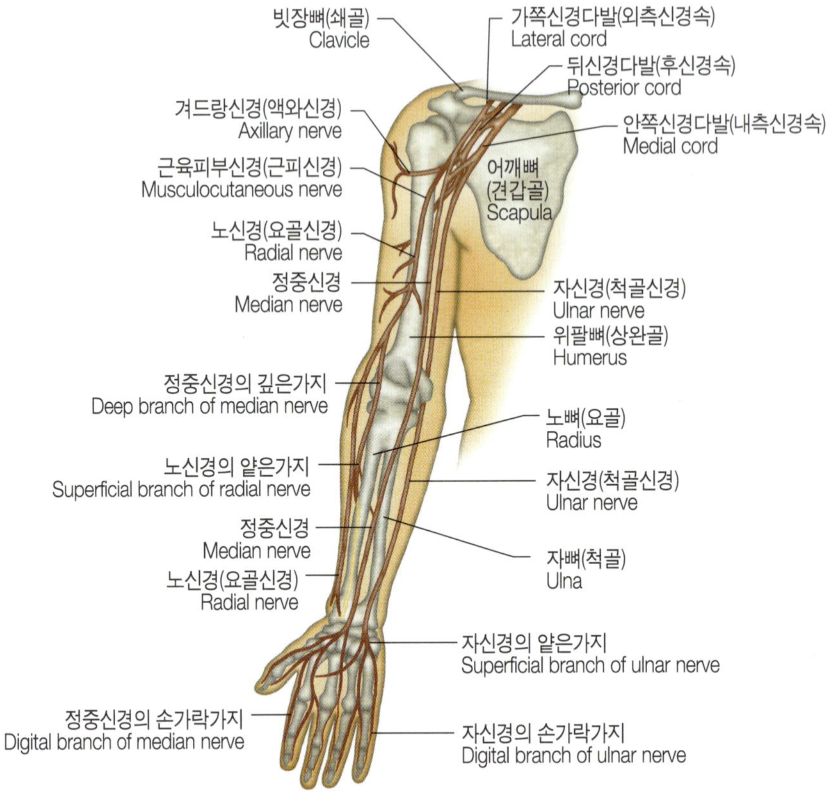

그림 3-54 팔의 신경

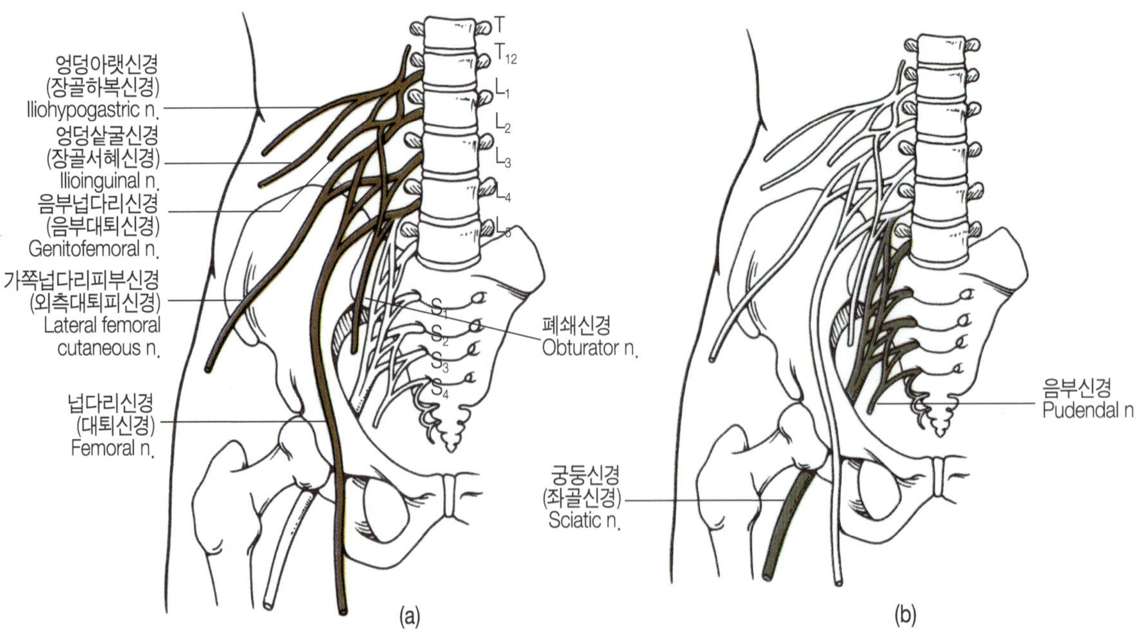

그림 3-55 허리신경(요신경)(a)과 엉치신경(천골신경)(b)

신경(obturator nerve)은 넓적다리 안쪽과 관절부위의 피부에 분포하고 넓적다리의 모음근(내전근)을 지배하고, 기타 엉덩아랫배신경(장골하복신경), 엉덩샅굴신경(장골서혜신경), 음부넙다리신경(음부대퇴신경), 가쪽넙다리피부신경(외측대퇴피신경)이 있다(그림 3-55).

(5) 엉치신경얼기(천골신경총, sacral plexus; L_4~S_5)

엉치신경얼기의 뒤가지는 엉치뼈부위의 고유배근과 엉치뼈(천골), 꼬리뼈(미골)부위의 피부에 분포하고, 앞가지는 강대한 신경얼기를 만들어 다리근육 전체를 지배하며 여러 신경으로 분지한다(그림 3-56). 그 중 궁둥신경(좌골신경, sciatic nerve)은 전신에서 가장 큰 말

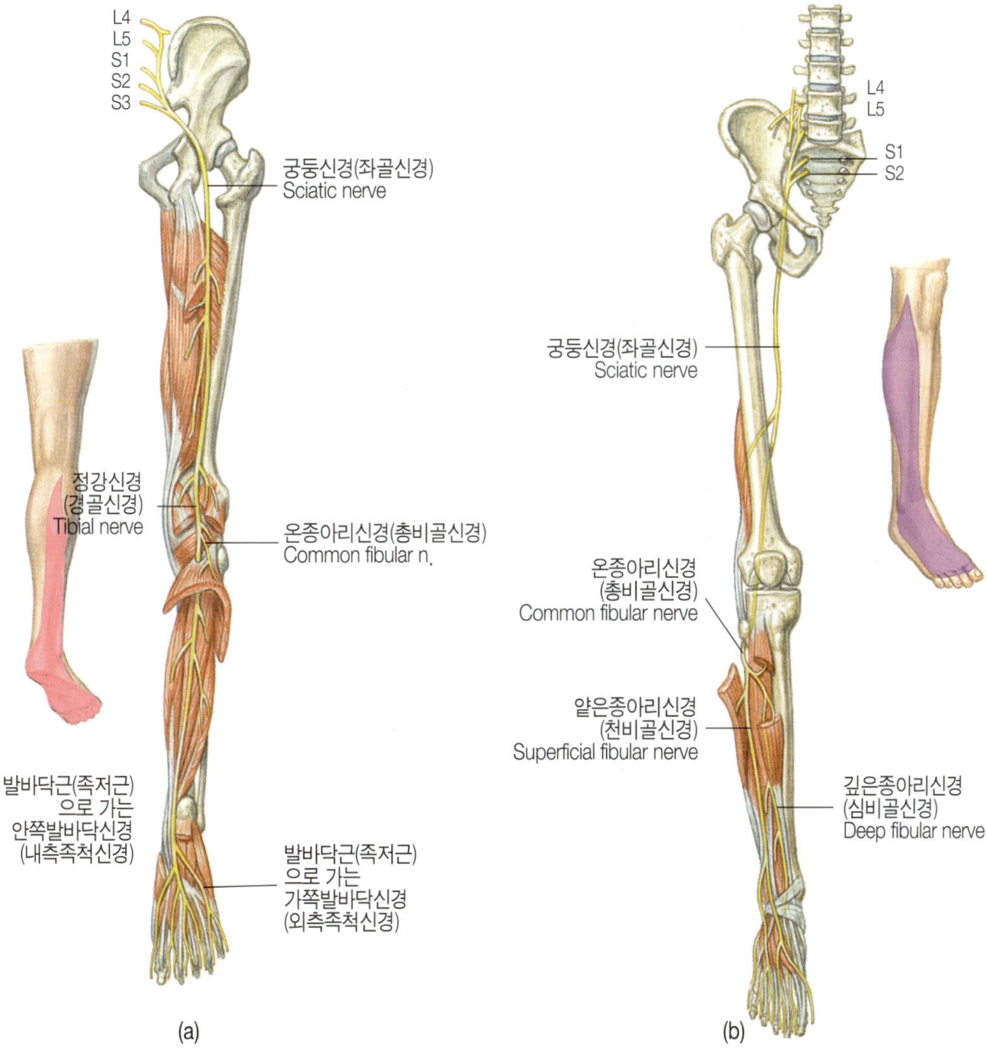

그림 3-56 다리신경의 주행방향 (a) 정강신경. (b) 종아리신경.

초신경으로 길이가 1m가 되며 정강신경(경골신경, tibial nerve)과 온종아리신경(총비골신경, common peroneal nerve)으로 갈라지며, 정강신경은 종아리부위의 굽힘근과 발바닥의 근육과 피부를 지배하고, 온종아리신경은 종아리부위의 폄근과 종아리근(비골근), 발등 근육과 피부를 지배한다. 위 · 아래볼기신경(상 · 하둔신경, superior and inferior gluteal nerve)은 볼기(둔부)의 근육과 피부에 분포하고 음부신경(pudendal nerve)은 항문부위, 샅부위(회음부), 외음부위를 지배한다(그림 3-55 참조).

(6) 꼬리신경얼기(미골신경총, coccygeal plexus; Co)

사람에서는 그 흔적만 남아 있으며 항문꼬리신경(항문미골신경, anococcygeal nerve)은 항문 주위와 그 피부에 분포한다.

2. 자율신경계(Autonomic nervous system)

자율신경계는 감각과 근육을 효과기로 하여 신체의 운동을 수행하는 몸신경계(체성신경계)와는 달리 내장을 효과기로 하여 그것의 활동을 조절하며 생명유지에 필요한 호흡, 순환, 흡수, 대사, 배설, 생식의 기능을 조절함에 있어 무의식적인 반사활동에 관여한다. 다시 말하면, 자율신경계는 심장, 허파, 혈관, 자궁, 콩팥, 방광 등 내장과 각종 분비샘의 활동을 지배하는 의지와 전혀 관계없이 자율적으로 기능을 영위하는 자율신경이다.

1) 구 조

자율신경계는 교감신경과 부교감신경으로 나누어지고, 대부분의 장기에는 이들 두 신경이 분포하면서 서로 대항적(길항적)으로 작용하며, 즉 교감신경이 흥분을 촉진하도록 작용할 때 부교감신경은 반대로 억제적으로 작용하는 2중 지배를 받고 있다.

자율신경계의 구조는 몸신경계와 달리 모두 날신경섬유(원심성섬유)이며, 들신경섬유(구심성섬유)는 없고 중추신경을 나온 다음, 내장의 각 장기에 이르는 사이 도중에서 한 번은 반드시 새 뉴런을 교체하는데 이 교체부위를 신경절(ganglion)이라 하며, 중추신경에서 신경절까지의 섬유를 신경절이전섬유(절전섬유, preganglionic fiber), 신경절에서 장기까지의 섬유를 신경절이후섬유(절후섬유, postganglionic fiber)라 한다.

(1) 교감신경(sympathetic nerve)

교감신경의 신경절이전섬유(절전섬유)가 가슴척수(흉수)과 허리척수(요수)에서 시작되는 자율신경을 교감신경계라 한다(그림 3-57a). 신경절이전섬유는 척수 가쪽뿔(측각)의 세포체에서 시작하여 앞뿌리(전근)를 통해 백색교통가지(백교통지)를 지나 척수의 옆에 있는 척추

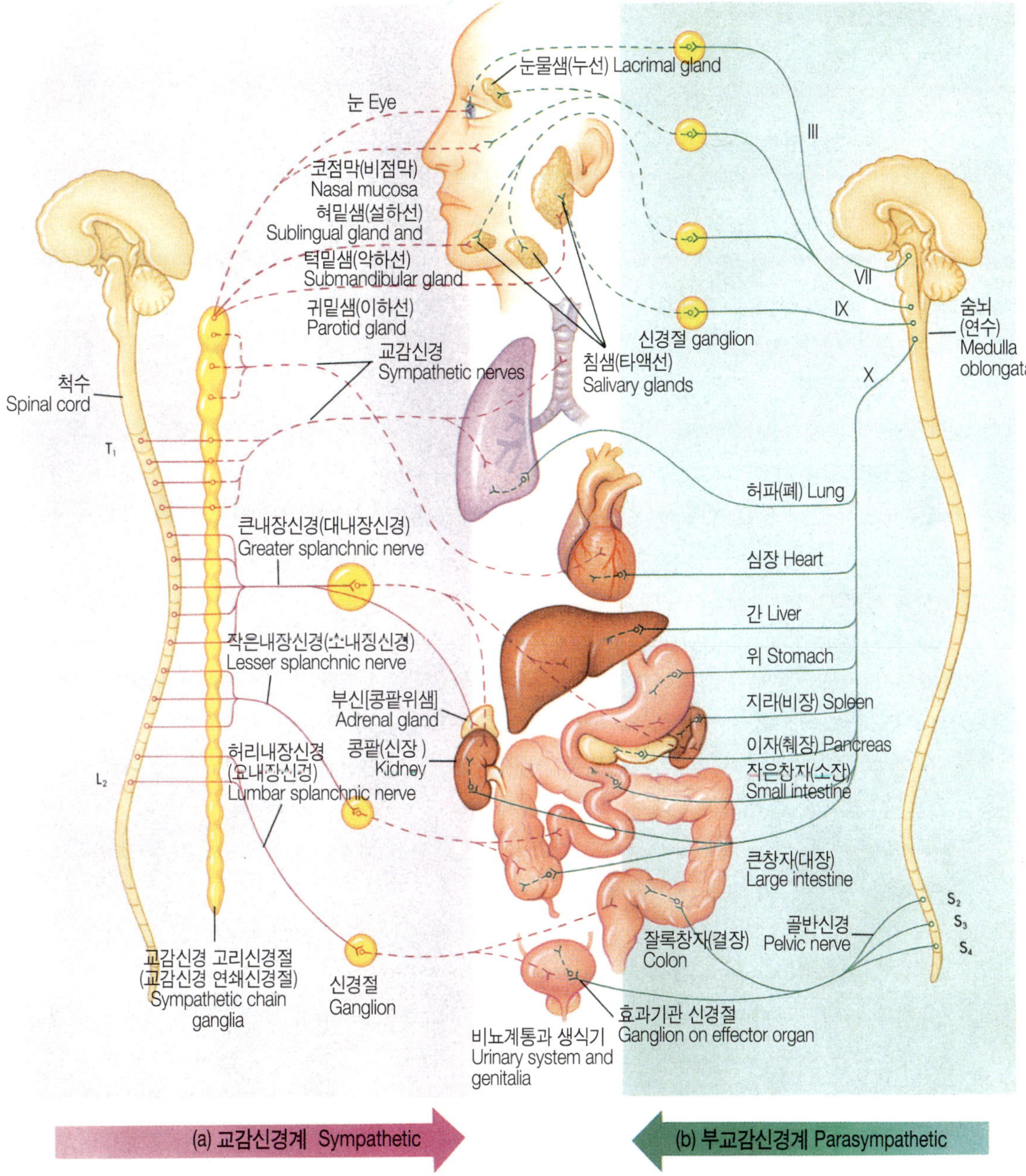

그림 3-57 자율신경계 교감신경계는 붉은색이고, 부교감신경계는 초록색이다. 신경절이전섬유는 실선에 의해, 그리고 신경절이후섬유는 점선에 의해 표시된다.

뼈 옆 교감신경줄기의 신경절을 형성한 후, 위로는 셋째목뼈에서 아래로는 꼬리뼈까지 긴 교감신경계의 줄기를 이룬다. 이곳에서 일부의 교감신경 신경절이전섬유는 뉴런을 교체하여 신경절이후섬유(절후섬유)가 되어 지배 장기에 이르고, 다른 일부의 교감신경 신경절이전섬유는 뉴런을 교체하지 않고 내장신경을 이룬다.

(2) 부교감신경(parasympathetic nerve)

신경절이전섬유가 뇌줄기(뇌간)와 엉치척수(천수)에서 시작되는 신경을 부교감신경이라고 한다(그림 3-57b). 부교감신경의 신경절이전섬유는 눈돌림신경(동안신경), 얼굴신경(안면신경), 혀인두신경(설인신경), 미주신경 내에 포함되거나 골반신경으로 달리다가 대부분 지배장기 조직 가까운 곳에 있는 종말신경절에서 뉴런을 교체한 후 짧은 신경절이후섬유가 되어 민무늬근육이나 분비샘에 도달한다.

2) 화학전달물질

자율신경계의 화학적 신경전달물질에는 아세틸콜린(acetylcholine)과 노르에피네프린(norepinephrine)이 있으며, 아세틸콜린이 유리되어 흥분하는 신경섬유를 콜린성 뉴런이라 하고, 노르에피네프린이 유리되어 흥분하는 신경섬유를 아드레날린성 뉴런이라 한다.

(1) 콜린성 뉴런(cholinergic neuron)

자율신경계의 모든 신경절이전섬유와 부교감신경의 신경절이후섬유 말단에서는 아세틸콜린이 유리되어 신경의 흥분이 전달되는데 이들 섬유를 콜린성 뉴런이라고 한다.

심장과 소화관에 분포되어 있는 부교감신경은 같은 아세틸콜린이 유리되지만 효과기에 나타나는 효과는 효과기의 종류에 따라 반대로 나타나는데, 즉 심장에서는 억제적으로 작용하여 심박동수를 감소시키고 수축력도 약화시키나 소화관에서는 흥분작용을 나타내어 민무늬근육의 수축빈도와 수축력을 증대시킨다.

(2) 아드레날린성 뉴런(adrenergic neuron)

땀샘과 뼈대근육에 분포되어 있는 혈관벽의 민무늬근육을 지배하고 있는 교감신경 신경절이후섬유를 제외한 대부분의 교감신경 신경절이후섬유 말단에서는 노르에피네프린을 유리하므로 아드레날린성 뉴런이라고 한다. 효과기에는 노르에피네프린과 결합하는 수용점, 즉 α, β 수용점 중에서 α 수용점과 결합하면 혈관수축, 동공확장근의 수축을 일으키고, β 수용점과 결합하면 혈관확장, 심장박동수와 심근수축력을 증가시키고 기관지 확장, 민무늬근육 이완 등의 기능을 나타낸다.

표 3-2 신체의 장기에 대한 자율신경의 작용

장 기	교감신경 자극 효과	부교감신경 자극 효과
눈 : 동공 섬모체근	확장 약한 이완	수축 수축
샘조직 : 코샘 눈물샘 귀밑샘 턱밑샘 위샘 이자 땀샘 아포크린샘	혈관수축과 약한 분비 많은 분비(콜린성) 진하고 냄새가 심한 분비	효소 분비의 자극 (단, 이자는 예외) 효과 없음 효과 없음
심장 : 근육 심장 혈관	심박수 증가 수축력 증가 확장(β_2) : 수축(α)	심박수 감소 수축력 감소(특히, 심방에서 심함) 확장
허파 : 기관지 혈관	확장 약한 수축	수축 이완
소화관 : 벽 조임근	꿈틀운동과 긴장성의 감소 대개의 경우 긴장성 증가	꿈틀운동과 긴장성의 증가 대개의 경우 긴장성 감소
간	포도당 유리	약간의 당원 합성
쓸개와 쓸개관	이완	수축
콩팥	요 생산과 레닌 분비 감소	효과 없음
방광 : 배뇨근 삼각근	약한 이완 수축	수축 이완
음경	사정	발기
전신의 소동맥 : 배 근육 피부	수축 수축(아드레날린 α) 이완(아드레날린 β_2) 이완(콜린성) 수축	효과 없음 효과 없음 효과 없음
혈액 : 응고 포도당 농도	증가 증가	효과 없음 효과 없음
기초대사	100% 이상까지 증가	효과 없음
부신속질의 분비	증가	효과 없음
정신활동	흥분	효과 없음
털세움근	수축	효과 없음
뼈대근육	당원분해의 증가 수축력 증가	효과 없음

3) 자율신경의 작용

(1) 교감신경의 작용

교감신경의 작용은 심장에 대해서는 심장박동수의 증가, 심박출량의 증가 등 심장기능을 촉진하고, 혈관에서는 수축을 촉진하여 혈압을 높이며, 소화관의 근육을 이완시켜 소화액의 분비를 억제하고, 동공을 확장시키고 땀샘의 분비를 촉진한다. 교감신경의 항진은 분노나 강한 스트레스, 심한 신체 활동 시에 일어난다.

(2) 부교감신경의 작용

부교감신경의 작용은 동공을 축소시키고, 심장에 대해서는 심박동수의 감소, 심장 수축력을 감소시켜 심장기능을 억제하고 소화기계 운동과 비뇨기계 운동을 촉진한다(표 3-2). 부교감신경은 국소적인 안정상태를 유지하여 흥분이나 스트레스로부터 우리 몸의 항상성을 유지시킨다.

이상을 종합해 보면, 교감신경은 주로 긴급사태에 대응하는 신경계이고, 부교감신경계는 평상시에 항상 활동하는 자율신경계 부분이다. 교감신경 작용이 전신적인데 비하여 부교감신경 작용은 국소적이다.

제 4 장

근육생리

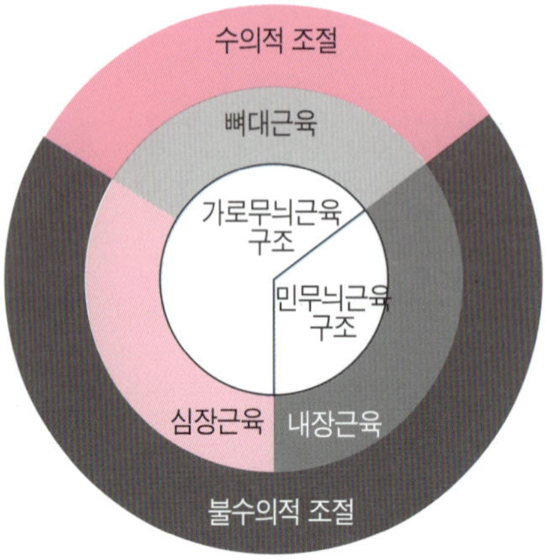

그림 4-1 근육의 분류

신체의 원만한 운동은 뼈, 관절, 근육의 협동으로 일어나고 근육이 주된 역할을 한다. 근육은 화학 에너지를 직접 기계적 에너지와 열로 전환시킬 수 있는 에너지의 형태를 바꿀 수 있는 에너지 변환기라고 할 수 있다. 인체는 3종류의 근육, 즉 뼈대근육, 민무늬근육, 심장근육으로 되어 있다(그림 4-1).

뼈대근육(골격근)은 주로 뼈대(골격)에 부착되어 있으며 신체를 움직여서 위치를 이동하며 체중을 지탱하는 역할을 한다. 뼈대근육은 맘대로근(수의근)으로 뼈대근육 수축은 몸신경계(체성신경계)인 운동신경에 의해 조절된다. 조직학적으로 뼈대근육 세포는 밝은띠(명대)와 어두운띠(암대)가 교대로 배열되어 가로무늬가 보이므로 가로무늬근육(횡문근)이라고 한다. 민무늬근육(평활근)은 가로무늬가 없고 자율신경 지배하에 의지와 관계없이 독립적으로 수축하는 제대로근(불수의근)으로 위장관, 혈관, 자궁, 방광 등의 근육이 속한다. 심장근육(심근)은 가로무늬근육이면서도 흥분전도계에 의하여 자율적, 주기적으로 수축과 이완이 이루어지는 제대로근이다.

I 뼈대근육(골격근, Skeletal muscle)

1. 뼈대근육의 구조

뼈대근육은 인체에서 체중의 약 40%를 차지하고 있다. 근육을 구성하는 것은 근육세포(muscle cell)인 근육섬유(muscle fiber)이다(그림 4-2).

근육섬유가 모여서 근육다발(근속, muscle fascicle)을 이루고, 그 주위는 근막(muscle-fascia)으로 싸여 있으며, 이 근육섬유의 양끝은 힘줄(건, tendon)로 이행하여 뼈대에 부착된다.

뼈대근육의 기본구조는 근육섬유로서 하나의 뼈대근육은 수천 개의 근육섬유로 구성되어 있고 다핵이다. 각각의 근육섬유는 수백 또는 수천 개의 근육원섬유(근원섬유, myofibril)로 구성되며, 광학현미경으로 관찰할 때 근육원섬유는 밝게 보이는 부분과 어둡게 보이는 부분이 서로 교대로 나타나서 가로무늬를 형성하는데, 이 중 밝게 보이는 부분은 가는근육잔섬

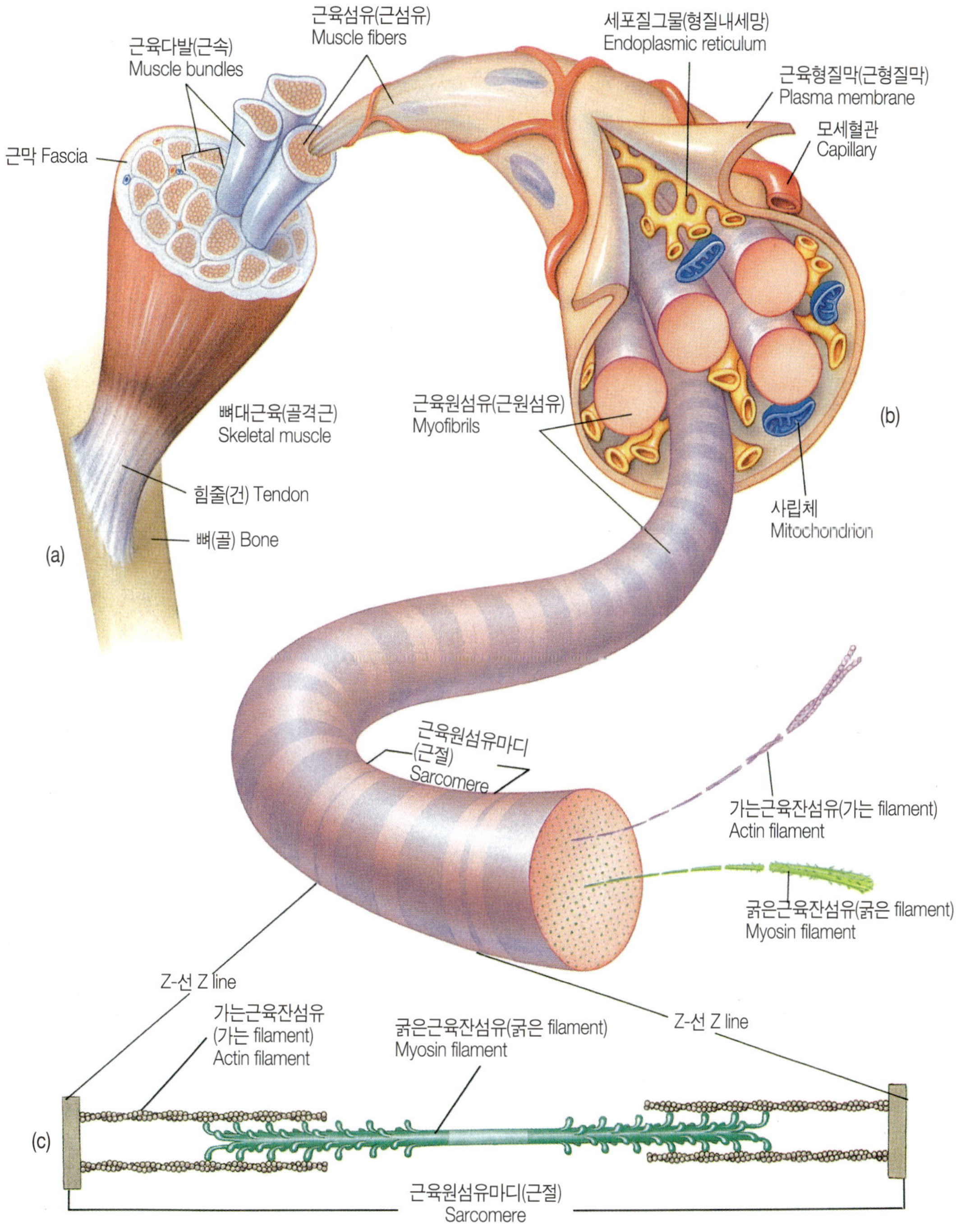

그림 4-2 뼈대근육의 구조 (a) 근육은 근육다발로 나뉘어지고, 근육다발은 근육섬유로 구성된다. (b) 각 근육원섬유는 근절의 띠 모양을 보이는 근육잔섬유를 포함한다. (c) 근육원섬유마디는 가는근육잔섬유와 굵은근육잔섬유로 구성된다.

유(actin filament)만 위치하므로 밝게 보여 I띠(밝은띠)라 하고, 어둡게 보이는 부분은 가는 근육잔섬유(actin filamet)와 굵은근육잔섬유(myosin filament)로 구성되어 어둡게 보이므로 A띠(어두운띠)라고 한다. I띠의 중앙을 가로지르는 선이 Z선(Z-line)이고, Z선과 Z선 사이를 근육원섬유마디(근절, sarcomere)라 하며 뼈대근육의 기본단위가 된다.

A띠의 중앙에 굵은근육잔섬유만 들어 있는 부분이 H띠(옅은띠, H band)이고, H띠의 중앙부위를 가로 지르는 선이 M선(M-line)이다. 근육잔섬유(근 filament, myofilament)는 굵은근육잔섬유(굵은 filament, myosin filaments)와 가는근육잔섬유(가는 filament, actin filaments)의 2종류가 있고(그림 4-3), 굵은근육잔섬유(filament)는 미오신 단백질로서 미오

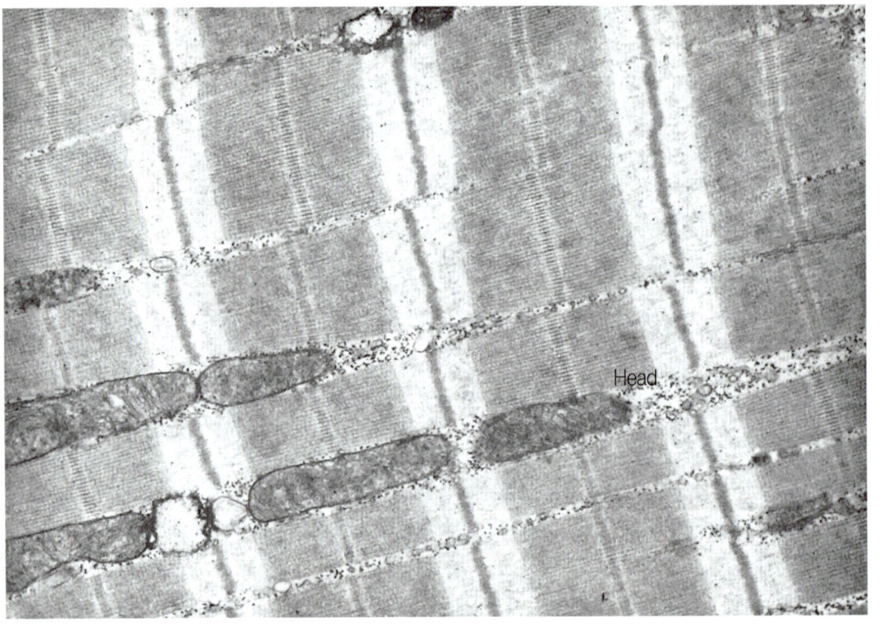

그림 4-3 근육원섬유의 전자현미경 사진 actin filament 와 myosin filament를 상세하게 보여준다.

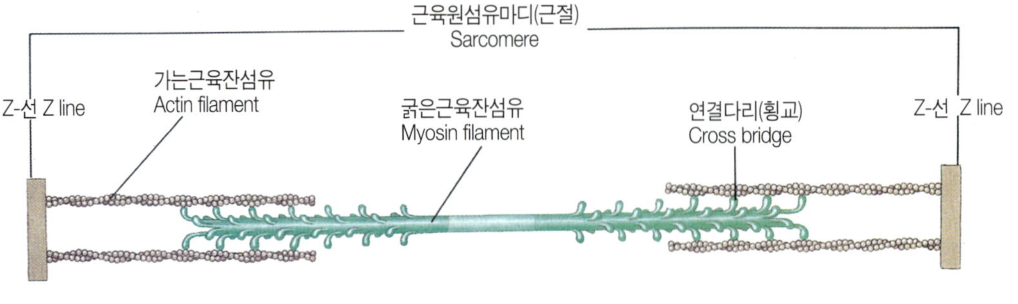

그림 4-4 굵은근육잔섬유(myosin filament)의 head가 주위의 가는근육잔섬유(actin filament)와 연결다리(횡교, cross bridge)를 형성한다.

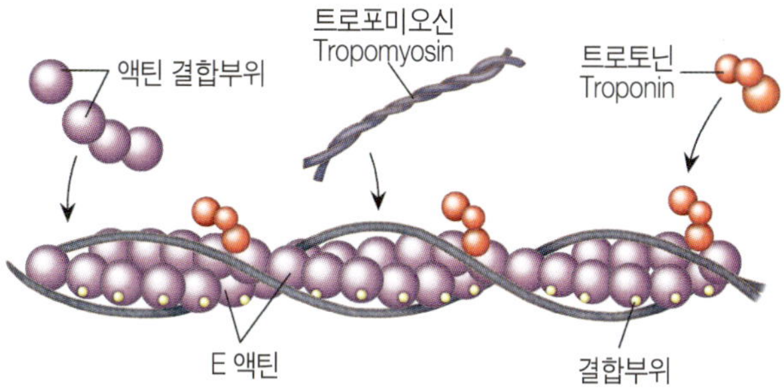

그림 4-5 가는근육잔섬유(Actin filament)

신 입자는 미오신의 머리부위가 골프채 같은 모양으로 양쪽 끝에 배열되어 있고(그림 4-4), 가는근육잔섬유는 액틴(actin), 트로포미오신(tropomyosin), 트로포닌(troponin) 단백질로 이루어져 있다(그림 4-5).

2. 뼈대근육의 수축

1) 운동단위와 신경지배

하나의 운동뉴런이 다수의 근육섬유를 지배하는 것을 운동단위(motor unit)라고 부른다(그림 4-6). 운동뉴런이 지배하는 근육에 들어가기 전 또는 들어간 후에 평균 100개 이상의 근육섬유와 연락을 갖는데 이것을 지배비율(innervation ratio)이라 부르며, 이 지배비율은

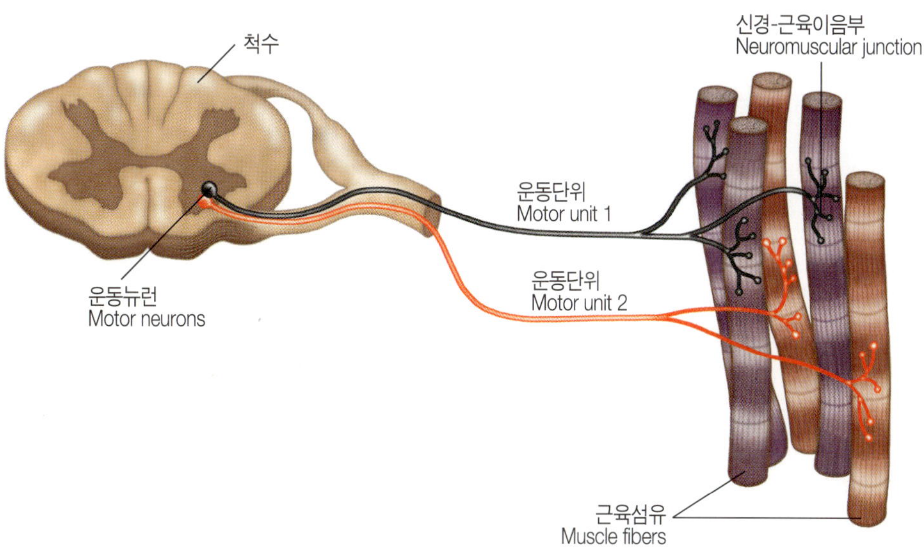

그림 4-6 근육의 운동단위

근육의 종류와 기능에 따라서 차이가 있다. 신경지배 비율은 정교한 운동에 사용되는 근육은 적고, 운동량이 크고 빠른 것일수록 많다.

운동신경섬유가 근육섬유에 가까워지면 신경섬유의 끝이 약간 부풀어 올라 커지는데 이것을 신경종말(nerve ending)이라 하고, 신경종말이 접촉하는 근육섬유의 근막은 약간 함몰되어 막이 두꺼워진 것을 종판(end plate)이라 한다.

운동뉴런과 뼈대근육세포의 연결부위를 신경근육이음부(신경-근연접, neuromuscular junction)라 하고(그림 4-7a), 운동뉴런 말단부위와 근육의 운동종판 사이에는 150~200 Å의 간격이 있어 운동뉴런으로부터 흥분이 근육섬유를 직접 자극하지 못한다. 흥분이 신경종말까지 도달하면 소포 속에 저장되어 있던 신경전달물질인 아세틸콜린이 뉴런의 말단부위로부터 유리된다(그림 4-7b). 아세틸콜린은 근육의 수용기에 도달되어 수용기-아세틸콜린 복합체를 만들어 Na^+과 K^+에 대한 종판의 막의 투과성을 증가시키므로 막에 탈분극이 일어나서 흥분을 발생시키므로 이것이 근육섬유에 전달된다. 아세틸콜린이 분비되어 좁은 간격으로 나오면 먼저 acetylcholine 복합체를 만들고, 매우 짧은 시간 후 아세틸콜린-에스테라아제(acetylcholine-esterase)에 의해서 분해되어 콜린(choline)과 아세트산(acetic acid)으로 된다.

2) 근육수축의 기전

뼈대근육섬유의 수축과정은 다음과 같다.

운동신경의 흥분 시 신경말단에서 아세틸콜린이 분비되어 신경-근육이음부에 확산된 후

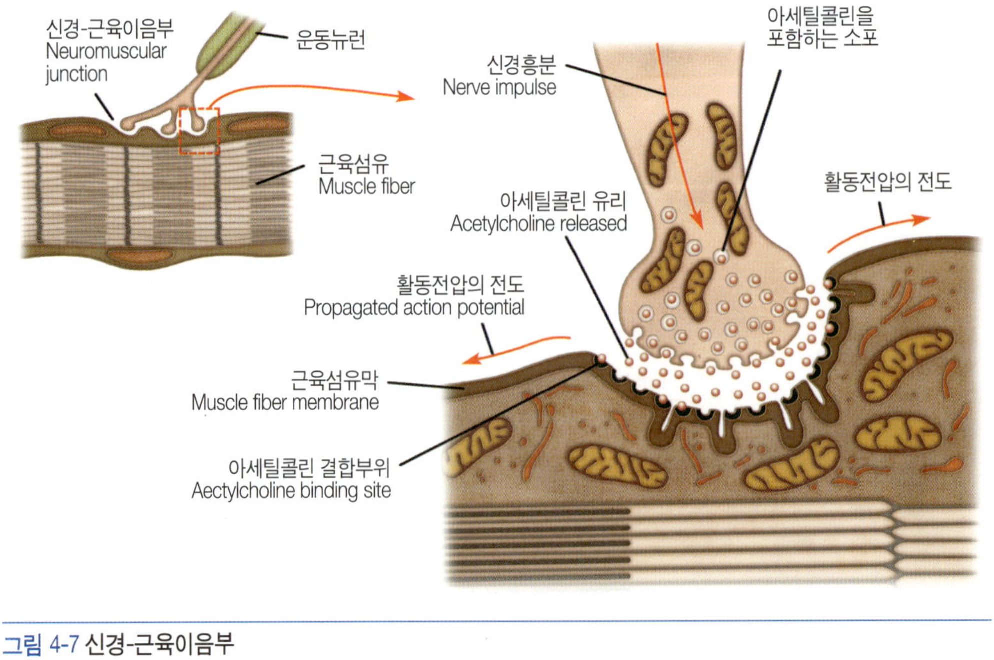

그림 4-7 신경-근육이음부

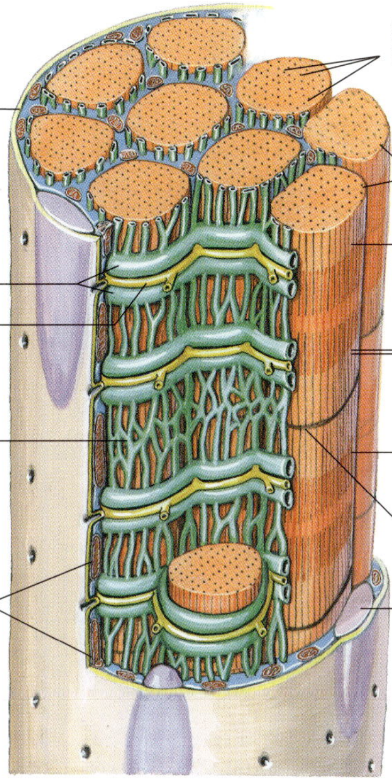

그림 4-8 뼈대근육의 미세구조

근육섬유 세포막에 있는 수용기와 결합한다.

근육섬유막이 자극된 후 활동전압이 근육세포막과 가로세관(T 세관)에 전도되면(그림 4-8) 근육세포질그물(근형질세망, 근장그물, sarcoplasmic reticulum) 속에 있던 Ca^{2+}이 유리되어 근육섬유 속으로 나와서 트로포닌과 결합한다.

한편, 트로포미오신은 액틴에 있는 미오신의 결합부위를 봉쇄하고 있고, 트로포미오신의 봉쇄부위에는 트로포닌이 위치하고 있기 때문에 칼슘이 트로포닌과 결합하면 트로포미오신을 잡아당기게 되어 액틴에 있는 결합부위가 노출되어 미오신과 액틴이 결합한다(그림 4-9).

액틴과 결합된 미오신이 가는근육잔섬유(actin filament)를 당겨 근육원섬유마디(근절)의 길이가 짧아지며 이것은 활주설(sliding filament theory)에 의한 근육수축을 설명한다(그림 4-10).

근육수축이 끝난 후에는 칼슘이온이 다시 근육세포질그물(근형질세망)로 되돌아가고 미오신과 액틴의 결합이 깨어지고 근육섬유는 이완된다. Ca^{2+}은 근육의 흥분과 수축결합의 연결물질이다(그림 4-11).

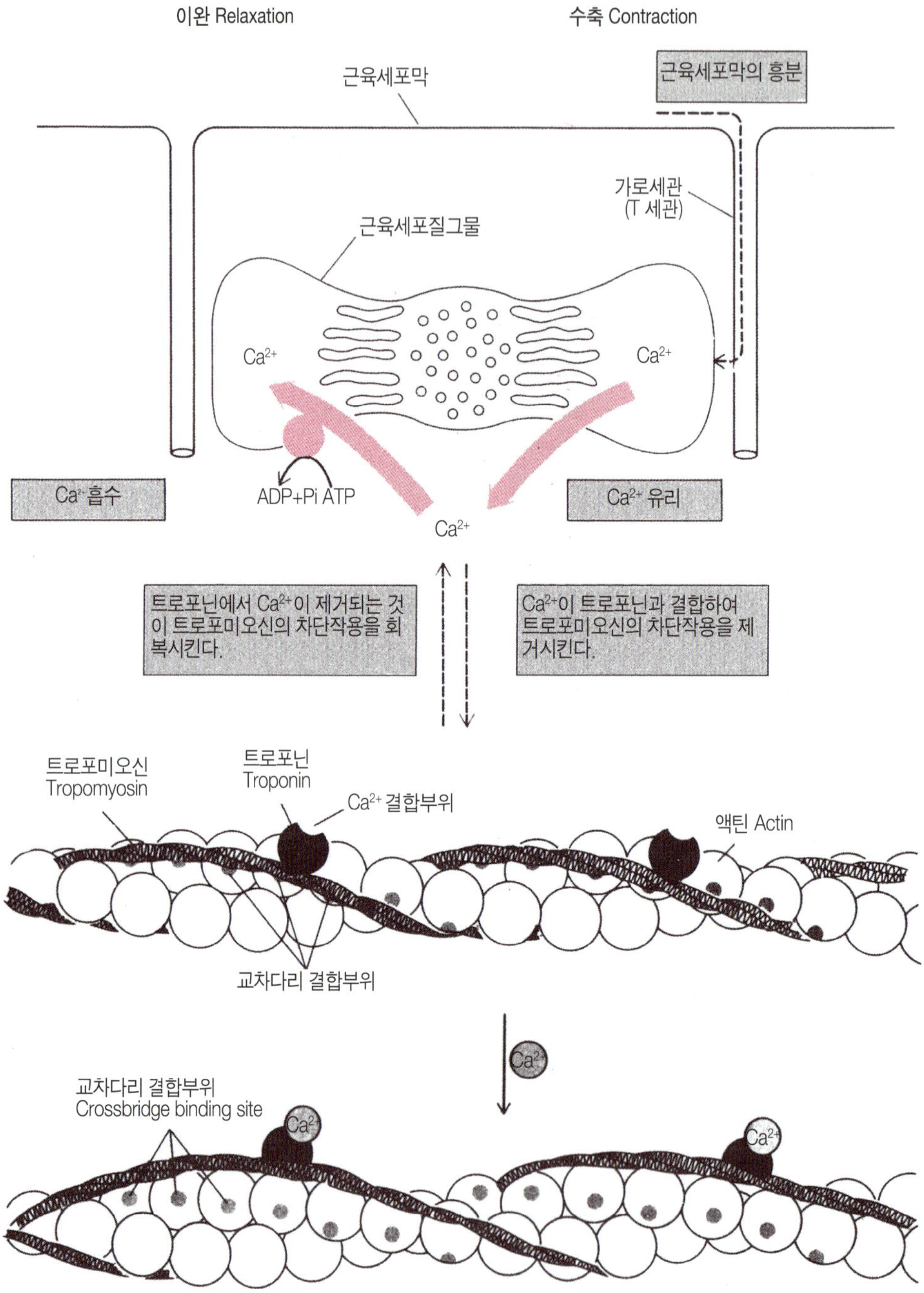

그림 4-9 근육의 흥분-수축 연결에 있어 칼슘의 역할

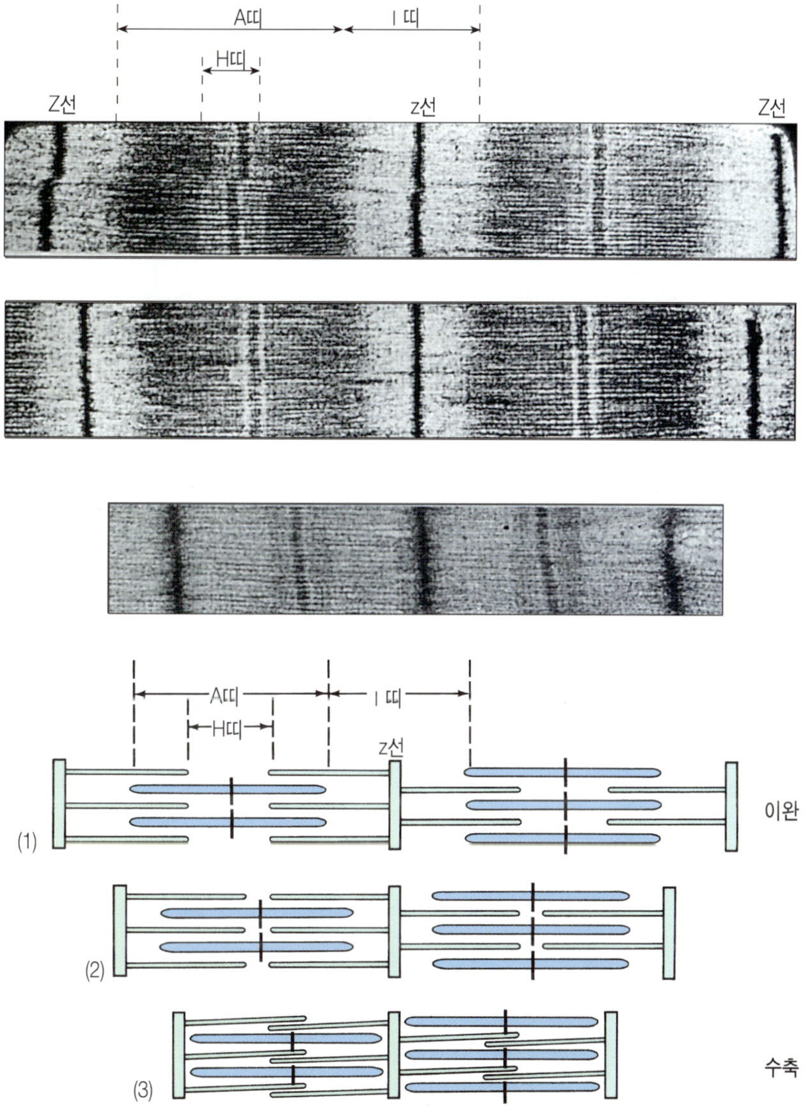

그림 4-10 근육잔섬유의 수축과정 근육원섬유의 이완과 수축상태를 나타내는 그림으로 가는근육잔섬유(가는 filament)가 근육원섬유마디(근절) 중심부를 향하여 굵은근육잔섬유(굵은 filament)를 지나쳐 미끄러짐으로써 근육섬유가 단축되고 근육원섬유마디가 짧아진다. (1) 이완된 근육, (2) 부분적으로 수축된 근육, (3) 완전히 수축된 근육.

3) 근육수축의 특성

(1) 근육수축의 분류

뼈대근육 수축에는 등장성 수축(isotonic contraction)과 등척성 수축(isometric contraction)이 있다(그림 4-12). 등장성 수축은 근육의 길이가 짧아지나 장력에는 변화가 없는 것이고, 등척성 수축은 어떤 사물을 고정된 위치에서 지지할 때, 짐이 무거워서 들어올

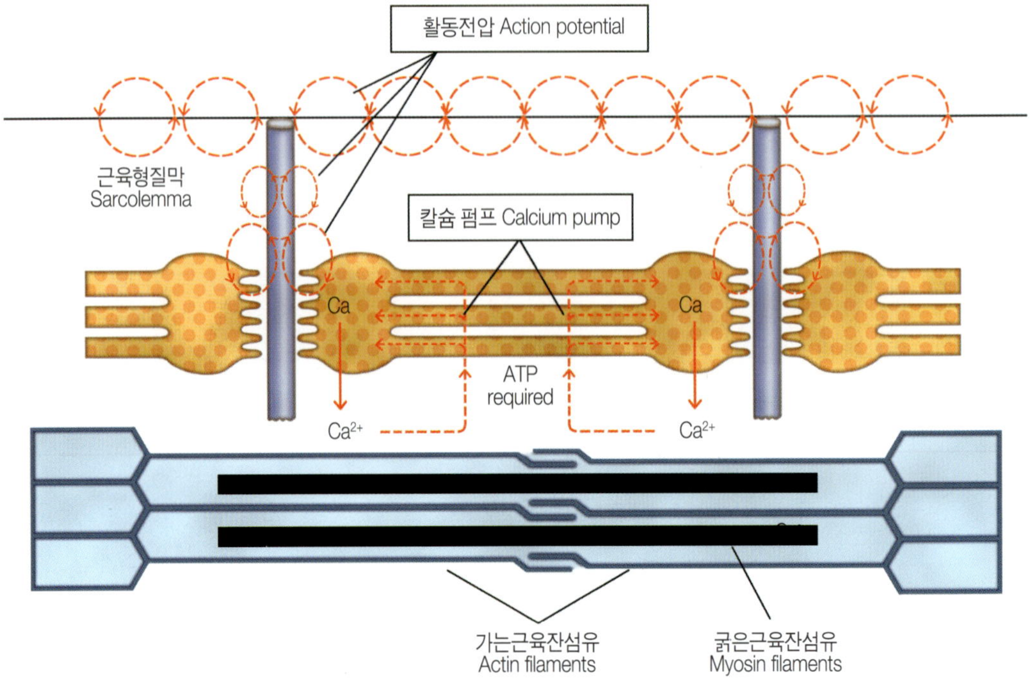

그림 4-11 근육의 흥분-수축 연결 활동전압은 근육세포질그물로부터 칼슘이온을 유리시키고 그 이후 칼슘 펌프에 의해 칼슘이온이 재흡수된다.

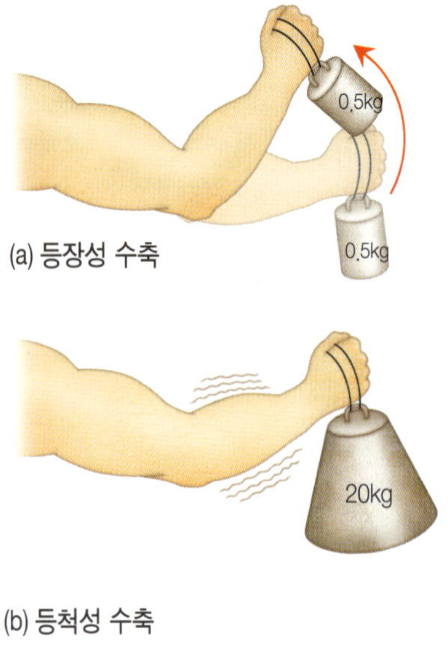

그림 4-12 근육수축 (a) 등장성 수축. 위팔두갈래근(이두박근)이 단축되어 추를 들어올린다. (b) 등척성 수축. 위팔두갈래근이 힘은 발생시키나 단축될 수 없어 추를 들어올릴 수 없다.

리지 못하고 팔힘만을 가하고 있는 경우와 같이 근육의 길이는 변화하지 않고 장력(힘)만 발생한다.

(2) 연축(단일수축, twitch)

하나의 자극을 주었을 때 일어나는 수축과 이완을 연축이라고 한다. 연축의 시간적 변동을 기록한 것을 연축곡선이라 하고 잠복기, 수축기, 이완기로 구분할 수 있다(그림 4-13).

잠복기는 자극을 가한 순간부터 근육이 수축하기까지의 시기로 약 0.01초이다. 수축기는 부하된 짐을 지탱하기 위해 근육이 짧아지며 장력을 발생시키는 시기로 약 0.04초 동안 지속된다. 이완기는 장력이 감소하고 자극전 근육섬유의 길이로 되돌아가는 시기로 약 0.05초 동안 지속된다.

(3) 강축(tetanus)

근육에 짧은 시간 간격으로 반복하여 자극을 가하면 연축 때보다 큰 힘을 나타내고 지속적인 수축을 일으키는 것을 강축이라고 한다(그림 4-14).

자극을 짧은 간격, 연속적으로 가하면 근육에 큰 장력이 발생하고 지속적으로 유지되는 원활한 곡신을 보이는 것을 완전강축이라 한나. 사극빈노의 시간 산격이 길어지면 톱니처럼 생긴 강축곡선을 보이는 것을 불완전강축이라 한다.

(4) 긴장(tonus)

근육이 부분적으로 수축을 지속하고 있는 상태를 긴장이라 한다. 뼈대근육의 긴장은 자세유지와 각종 기관의 기능유지에 관여한다.

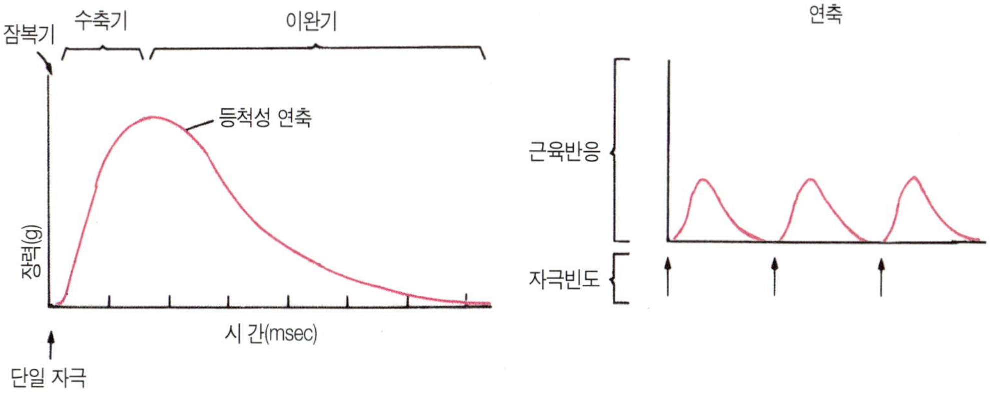

그림 4-13 근육연축

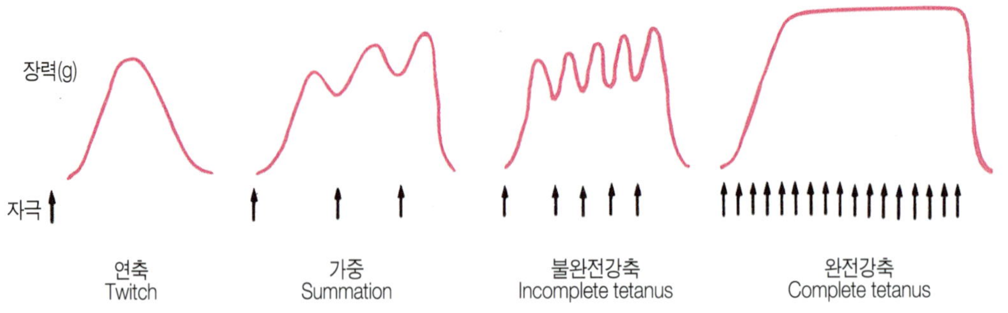

그림 4-14 가중과 강축

(5) 마비와 강직

중추신경계나 운동신경이 손상을 입으면 흥분전달이 장애를 받아 수의적인 수축이 일어날 수 없는 상태를 마비라 한다.

마비된 근육은 시간의 경과에 따라 점점 부피가 줄어들게 되는데 이것을 근육위축이라 하고, 대표적인 예는 소아마비이다. 뇌종양, 뇌출혈과 같은 중추신경계의 장애로 생긴 근육마비는 위축을 초래하지 않는다.

뼈대근육의 병적 상태로 활동전압이 없는 상태에서 일어나는 비가역적인 강축을 강직이라 한다.

강축은 가역적인 수축현상인 데 반하여 강직은 비가역적인 강축현상을 말한다. 사후강직은 사람이 죽은 후에 일어나는 강한 수축으로 근육 내에는 ATP도 활동전압도 발생없이 액틴(actin)과 미오신(myosin)이 결합됨으로써 뼈대근육이 강축을 일으키는 것을 말한다.

4) 근육의 성질

(1) 불응기

뼈대근육에서도 신경섬유, 심장근육과 마찬가지로 불응기를 나타내며, 불응기의 기간은 하나의 유효자극이 가해진 후 약 0.005초 동안이며, 이 기간 동안에 근육은 화학적 · 물리적 회복이 이루어져서 다음 자극에 대하여 반응을 나타낼 수 있다.

불응기는 절대불응기와 상대불응기로 나누어진다. 활동전압이 발생되고 있는 동안 여하한 큰 자극을 반복하더라도 흥분된 조직은 다른 자극에 전혀 반응하지 않는 시기를 절대불응기라 하고, 절대불응기 후에 보통 강도의 자극에서는 반응하지 않으나 정상보다 큰 자극에는 활동전압을 일으킬 수 있는 시기를 상대불응기라 한다.

(2) 실무율의 법칙

근육에 적당한 자극을 가하면 수축을 하는데 이때의 근육수축은 일정 강도 이상의 자극에 의해서만 일어나는데, 이와 같이 근육이 수축을 시작하는 최소의 자극강도를 문턱값(역치, threshold)이라 한다. 모든 근육섬유는 문턱값 이상의 자극을 가해야만 최고의 크기로 수축을 하게 되고, 문턱값보다 낮은 자극에 대해서는 전혀 수축을 하지 않는다. 이와 같은 현상을 실무율의 법칙(all or none law)이라 한다. 심장근육과 신경섬유에서는 실무율을 뚜렷하게 볼 수 있으나 뼈대근육에서는 단일 근육섬유에서만 볼 수 있다.

(3) 가 중

처음 자극으로 생긴 수축이 완전히 이완하기 전에 두 번째 자극을 가하면 제 2 연축은 제 1 연축 후반부에 중첩되어 처음 것보다 훨씬 크게 나타나며, 개개 연축이 합하여지는 것을 가중이라고 한다.

(4) 근육섬유의 길이와 근장력과의 관계

근육수축 시 발생한 장력은 근육이 자극되기 전인 안정 시의 길이에 있을 때가 최고이고, 그 길이보다 짧거나 더 길어도 장력발생은 감소한다(그림 4-15).

(5) 부하와 근육수축 속도

근육에 부하되는 짐이 클수록 근육수축의 속도는 느려진다(그림 4-16).

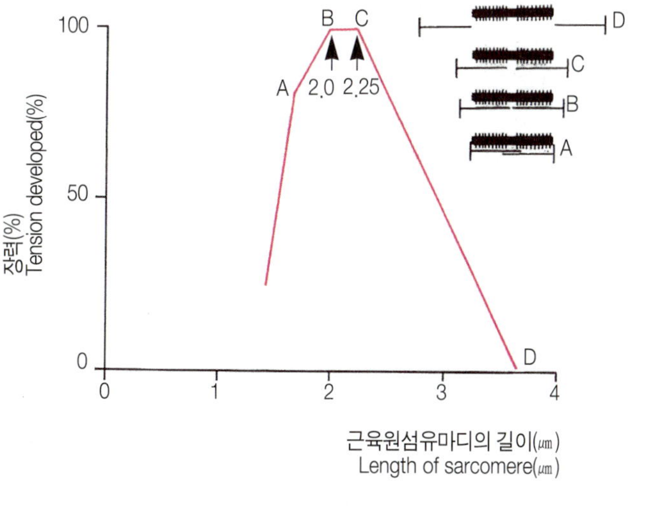

그림 4-15 뼈대근육의 길이-장력관계 근육원섬유마디의 길이가 2.0~2.25㎛일 때 최대 장력발생을 보여준다. 적당한 범위 이상으로 증가하거나 저하하면 근력이 감소되고 장력 발생이 되지 않는다. A; 강하게 수축할 때의 근육원섬유마디의 길이. B, C; 정상 안정 시 근육원섬유마디의 길이. D; 과도한 폄(신전) 시 근육원섬유마디의 길이.

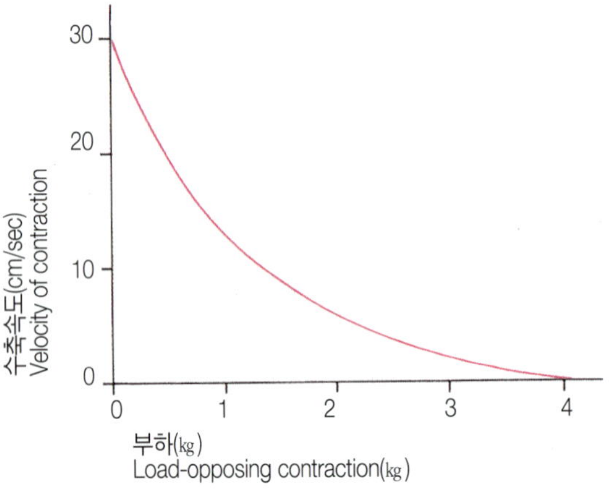

그림 4-16 부하와 근육수축 속도와의 관계

(6) 근전도

근전도는 근육이 수축할 때 발생되는 근육의 활동전압을 그래프로 그린 것으로 근육질환의 진단에 사용된다.

5) 근육수축의 에너지원

근육수축에 사용되는 물질은 ATP, 산소, 글리코겐, 유기 인산염이고, 근육수축에서 생성되는 물질은 젖산, 탄산가스, 무기 인산염이다. 이러한 근육수축 시에는 O_2가 소모되고 CO_2가 생성되어 근육운동 시에는 호흡이 촉진된다.

뼈대근육섬유 수축 시 포도당이나 지방산이 분해되어 근육수축에 필요한 ATP가 생산된다. 근육섬유가 ATP를 생성하는 3가지 경로는 다음과 같다(그림 4-17).

① 가벼운 운동이나 중등도 운동 시의 ATP는 호기성으로 산화인산화 반응으로 생산된다.

② 격심한 운동기간에는 많은 근육섬유에 산소가 충분히 공급될 수 없기 때문에 이때 공급되는 ATP는 산소를 필요로 하지 않는 혐기성 대사과정에 의해 생산되고, 혐기성 당분해의 결과로 젖산(lactic acid)이 형성된다.

③ 근육섬유는 크레아틴인산(creatine phosphate)이라는 물질을 가지고 있어서 신속하게 ATP를 합성할 수 있다. 크레아틴인산은 에너지를 가지고 있으며, ADP와 인산(phosphate)을 내주어 ATP를 생성한다.

$$\text{Creatine phosphate} + \text{ADP} \rightleftarrows \text{Creatine} + \text{ATP}$$

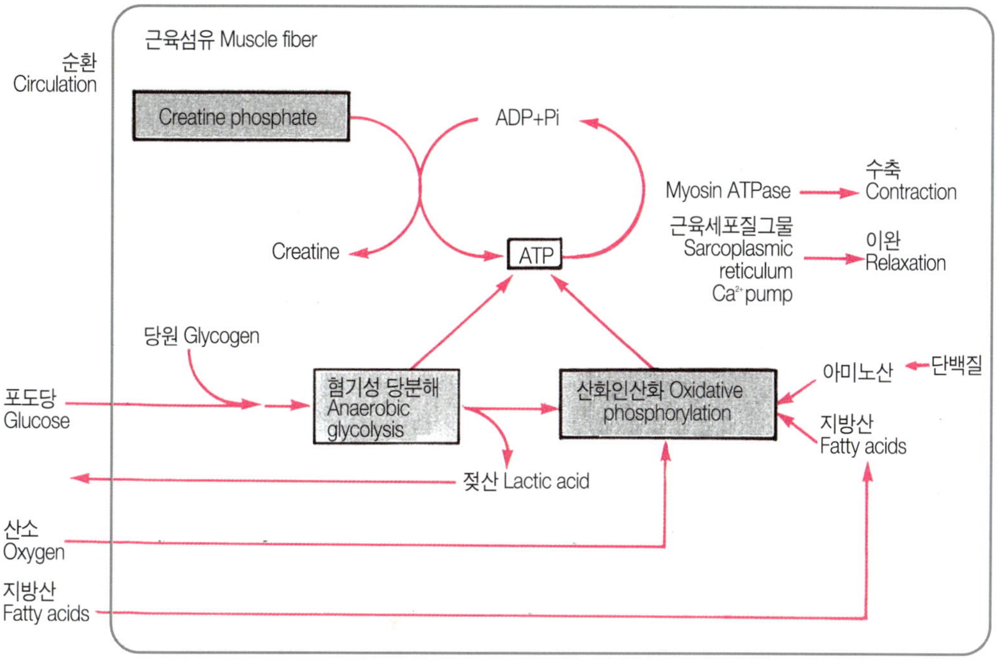

그림 4-17 근육수축 시 이용되는 ATP를 생성하는 대사로

한편, 격심한 운동을 하는 동안에는 호기성 대사로는 근육이 요구하는 모든 ATP를 공급할 수 없기 때문에 혐기성 과정과 creatine phosphate가 추가로 필요로 하는 ATP를 공급하여 근육활동을 계속하게 한다. 운동 시 부족했던 산소를 운동이 끝나고 휴식시간 동안 보충하게 되며, 이때에 부족했던 산소를 산소부채라 하며, 운동이 끝난 후 호흡을 심하게 하는 것도 산소부채를 갚는 것이 된다.

근육의 피로는 ATP 생성의 불충분, 당원의 고갈로 ATP가 고갈될 때, 젖산 생성에 의해 일어나는 근육 pH의 산성화로 효소활동을 저하시킴으로써 나타난다.

II 심장근육(Cardiac muscle)

심장근육은 구조상으로는 가로무늬근육(횡문근)이고, 기능상으로는 제대로근(불수의근)이다. 심장은 스스로 박동하는 능력, 즉 자동능을 가지고 있다. 심장근육섬유는 사이원반(개재원판, intercalated disc) 부위에서 다른 심장근육섬유와 연결되며, 사이원반(개재원판) 부근에는 전기적 저항이 매우 낮아 흥분 생성 시 국소전류가 인접 심장근육세포로 쉽게 전달된다(그림 4-18). 한 심장근육섬유가 흥분하면 이웃의 모든 심장근육섬유로 흥분이 빠르게

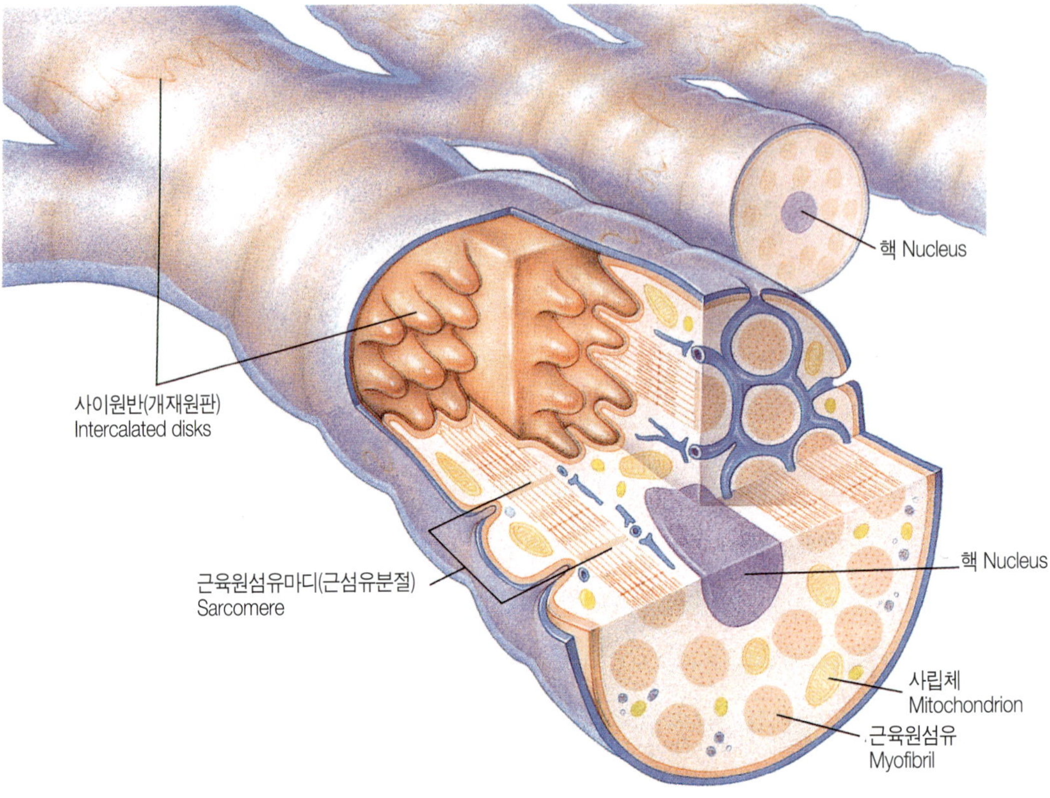

그림 4-18 **심장근육세포** 심장근육세포는 뼈대근육세포처럼 가로무늬를 가지고 있다. 사이원반은 심장근육세포 사이를 연결시키며 하나의 심장근육세포에서 인접한 세포로 활동전압을 전달시킨다.

전도되어 기능적으로 세포 하나가 흥분하는 것과 같은 행동 통일을 하는데 이것을 심장근육의 기능적 세포결체(functional syncytium)라고 한다.

III 민무늬근육(Smooth muscle)

1. 민무늬근육의 구조

민무늬근육은 가로무늬가 없으므로 민무늬근육이라 하며, 제대로근(불수의근)으로서 자율신경의 지배를 받는다.

민무늬근육은 주로 내장기관의 활동을 담당하는 근육이므로 내장근육이라고 하며, 소화관, 요관, 혈관, 자궁, 방광의 벽을 형성한다. 민무늬근육 수축은 수축경과가 느리고 수축력이 약하나 지속적이고 피로하지 않는 특성이 있다(그림 4-19).

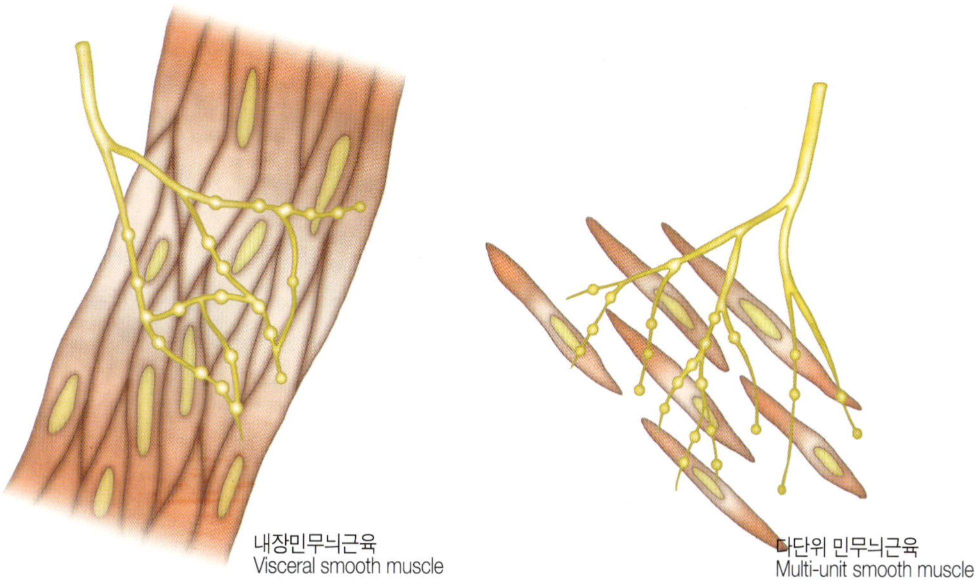

그림 4-19 민무늬근육의 신경지배

2. 민무늬근육의 분류

1) 내장 민무늬근육(단단위 민무늬근육)

내장 민무늬근육은 소화관, 자궁, 방광의 벽을 이루고 있는 민무늬근육으로서 근육섬유들이 서로 융합되어 전기적 흥분이 하나의 근육세포에서 다음 근육세포로 쉽게 전도될 수 있다.

2) 다단위 민무늬근육

다단위 민무늬근육은 눈의 홍채와 섬모체근(모양체근), 혈관의 벽을 구성하는 민무늬근육으로서 근육세포 사이에서의 세포막 융합이 없는 것이 단단위 민무늬근육과 다르다(그림 4-20).

3. 막전압과 활동전압

민무늬근육의 안정막 전압은 -45~-70mV 사이에 있고 흥분과 흥분 사이의 휴식기에도 안정막 전압이 일정하게 유지되지 않고 변동한다. 민무늬근육에는 자동능이 있어 지배신경의 흥분이 도달하지 않아도 자발적으로 흥분발사를 되풀이 하여 수축을 반복한다.

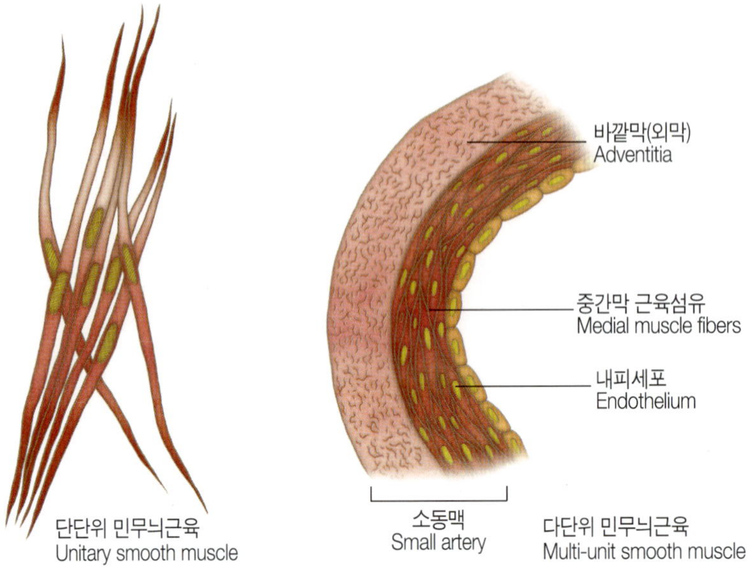

그림 4-20 단단위 민무늬근육과 다단위 민무늬근육

4. 가소성

민무늬근육은 잡아당기면 쉽게 그 길이가 늘어나 본래 길이의 몇 배까지도 늘어나게 되며, 장력에는 변화가 없는 것을 볼 수 있는데 이러한 성질을 민무늬근육의 가소성이라 한다. 예로서, 방광이나 위의 민무늬근육은 오줌이나 음식물의 양이 증가함에 따라 길이가 늘어나는 것을 볼 수 있다.

제 5 장

감각생리

생체의 감각기는 환경의 변화에 대하여 어느 정도 잘 적응하여 신체 활동을 조절한다. 생체가 외부로부터의 자극을 수용기에서 받아 그 흥분을 들신경섬유(구심성 신경섬유)인 감각신경을 통해 중추신경의 대뇌겉질에 전달되어 감각(sensation)을 유발시킨 후, 날신경섬유(원심성 신경섬유)인 운동신경을 통해 효과기에 보내어 적절한 신체 활동을 할 수 있도록 하고 있다.

I 감 각

1. 감각의 종류와 분류

감각의 분류방법은 표 5-1에서처럼 정리할 수 있다. 감각은 특수감각과 일반감각으로 나누어 볼 수 있고, 일반감각은 몸감각(체성감각)과 내장감각으로 나누어진다. 특수감각은 시각, 청각, 평형감각, 미각, 후각을 말한다. 몸감각은 피부에서 느끼는 촉각, 압각, 온각, 냉각, 통각 등의 피부감각과 근육, 힘줄, 관절 등에서의 감각인 깊은감각(심부감각)이 있다. 내장감각은 내장의 장기에서 느끼는 혈압, 허파확장을 말한다.

수용기는 외수용기와 내수용기로 구분된다. 외수용기는 체외로부터의 자극을 받아들이는 수용기로 피부감각, 시각, 청각, 미각, 후각이 속한다. 내수용기는 체내의 장기로부터 오는 자극을 받아들이는 수용기로 고유수용기와 내장수용기로 나누어지고, 고유수용기는 근육, 관절, 힘줄 등에서 오는 자극이고, 내장수용기는 소화기관, 호흡기관, 방광 등에서 오는 자극이다. 수용기는 또한 유해자극을 받아들이는 유해자극 수용기, 기계적 압력을 느끼는 압력수용기, 화학물질의 자극을 받아들이는 화학수용기 등으로 세분된다.

2. 감각의 일반적인 성질

1) 순 응

일정한 자극이 반복해서 가해지면 감각의 크기는 자극이 가해지는 시간이 경과함에 따라 차츰 작아지는데 이를 감각의 순응(adaptation)이라 한다. 순응의 정도는 수용기에 따라서 다르며 촉각, 시각, 후각은 순응이 빠르고 속귀(내이) 안뜰(전정)에 있는 고유수용기를 거치는 위치감각은 순응이 아주 느리다. 예를 들면, 의복을 갈아 입을 때에만 피부의 촉각 수용기가 자극을 받아 촉각을 느끼지만 시간이 지나면 의복이 몸에 닿아 있다는 느낌은 없어지는 경험을 하며 이것은 순응의 결과이다.

표 5-1 감각의 분류

			감각의 종류	감각기
특수감각	특수감각		시각	눈
			청각	귀
			후각	콧속점막
			미각	혀
			회전 가속	반고리관
			직선 가속	속귀안뜰기관
일반감각	몸감각	피부감각	통각	자유신경종말
			촉각	마이스너소체
			온각	루피니소체
			냉각	크라우제소체
			압각	파치니소체
		고유감각	근육 폄	근방추
			힘줄 폄	골지힘줄기관(골지종말)
	장기감각		동맥혈압	목동맥굴, 대동맥활
			중심정맥혈압	대정맥벽, 심방벽
			허파 확상	허파, 미주신경 밀단
			두부 혈액온도	시상하부
			O_2 분압	목동맥토리, 대동맥토리
			CO_2 분압	숨뇌, 화학 감수체
			뇌척수액 pH	숨뇌, 화학 감수체
			혈장 삼투압	시상하부
			혈당	시상하부

2) 맞는자극(적자극)

모든 수용기는 여러 종류의 자극에 의해 흥분이 일어날 수 있으나 가장 낮은 문턱값(역치)으로 가장 예민하게 흥분을 유발시키는 자극을 그 수용기의 맞는자극이라 한다. 예를 들면, 귀에 맞는 자극은 음파이고, 눈에 맞는 자극은 광선이다.

3) 투사법칙

모든 감각은 뇌 속의 대뇌겉질(대뇌피질)의 감각중추에서 반응이 일어나는 것이지만 우리가 경험적으로 느끼는 것은 그 자극이 가해진 신체의 부위에서 느끼거나 또는 신체 외부의 자극원에 투사되어 느껴진다. 시각은 대뇌겉질의 시각영역에서 일어나지만 실제로 보이는 물체는 먼 곳에 있다는 공간적인 위치를 결정할 수 있고, 촉각도 감각은 자극이 일어난 손끝이나 발끝에 투사된다. 예로서, 뜨거운 물체에 손이 닿았을 때 뜨겁게 느끼는 것은 수용기의 자극에 의해 대뇌겉질 감각영역의 일정한 부위가 흥분하여 감각을 일으키지만 우리는 이 감각을 중추내의 현상으로 느끼지 않고 외계 또는 신체 내의 자극이 발생한 장소에 투사하여 느끼며 이러한 현상을 투사법칙(law of projection)이라 한다.

II 특수감각

1. 시 각

빛에 의해 일어나는 감각을 시각이라 하고, 시각은 모든 감각 중에서 가장 정밀하고 정확한 것으로서 인간 생활에서는 외부로부터의 정보를 얻는 데 가장 중요한 정밀기관이다. 눈에 맞는 자극인 광선이 각막, 안구방수(안방수), 수정체, 유리체(초자체)를 거치면서 굴절되어 망막에 상을 맺으며, 망막 위에 비쳐진 광선은 시각의 수용기인 망막에 있는 원추체와 간상체의 시각물질에 화학적 변화를 일으켜 시각신경의 흥분을 유발시키며, 시각신경 흥분은 전도로를 거쳐 대뇌겉질의 시각영역에 전달되어 대뇌가 양쪽 눈에 맺혀진 영상을 분석함으로써 물체를 인식하는 일련의 과정이다.

1) 눈의 구조

안구(eyeball)는 직경이 약 2.5cm 되는 둥근 모양이며, 앞면이 약간 더 볼록하고, 무게는 약 6~8g이며, 7개의 바깥눈근육(외안근)에 의해 움직이고, 7개의 머리뼈가 합쳐서 머리뼈안(두개강) 내로 깊숙이 함몰되어 생긴 눈확(안와, orbital cavity) 내에 들어 있다. 안구의 벽은 3층으로 구성되며, 가장 바깥층인 바깥막의 섬유막(각막과 공막), 중간층인 중간막의 혈관막(맥락막, 섬모체, 홍채), 속층인 속막의 신경층막(망막)으로 되어 있다. 안구 내부에는 안구방수(안방수), 수정체, 유리체(초자체)로 이루어져 있어 이들은 안구의 속공간을 채우고 광선의 투과와 굴절기관으로 작용한다(그림 5-1).

(1) 안구섬유막

안구의 가장 바깥층인 안구섬유막은 각막과 공막으로 되어 있고 섬유성의 단단한 막으로 안구의 형태를 둥근 모양으로 유지시킨다. 각막은 안구의 앞쪽 1/6을 차지하고 공막은 뒤쪽 5/6을 차지한다.

① 각막(cornea)

각막은 안구 앞면의 둥글게 융기되어 있는 부위이며 광선을 받아들이는 창의 역할을 하며, 혈관이 없는 투명한 부분으로 여기에는 촉각과 통각수용기가 많이 모여 있어 외부에서 가해지는 자극에 대하여 감수성이 매우 높다. 각막 바로 안쪽에 안구방수(aqueous humor)가 들

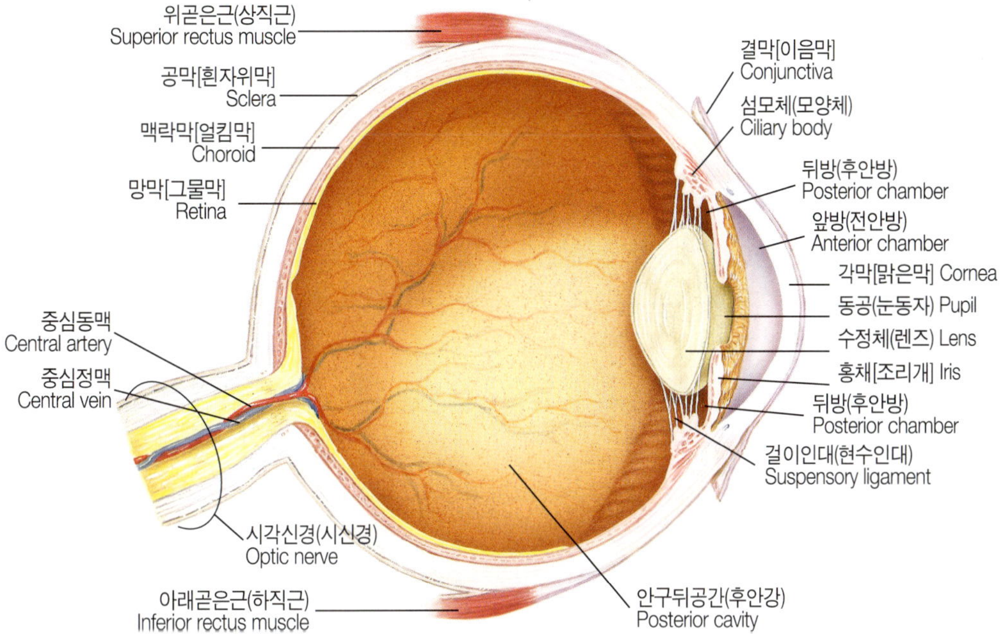

(a)

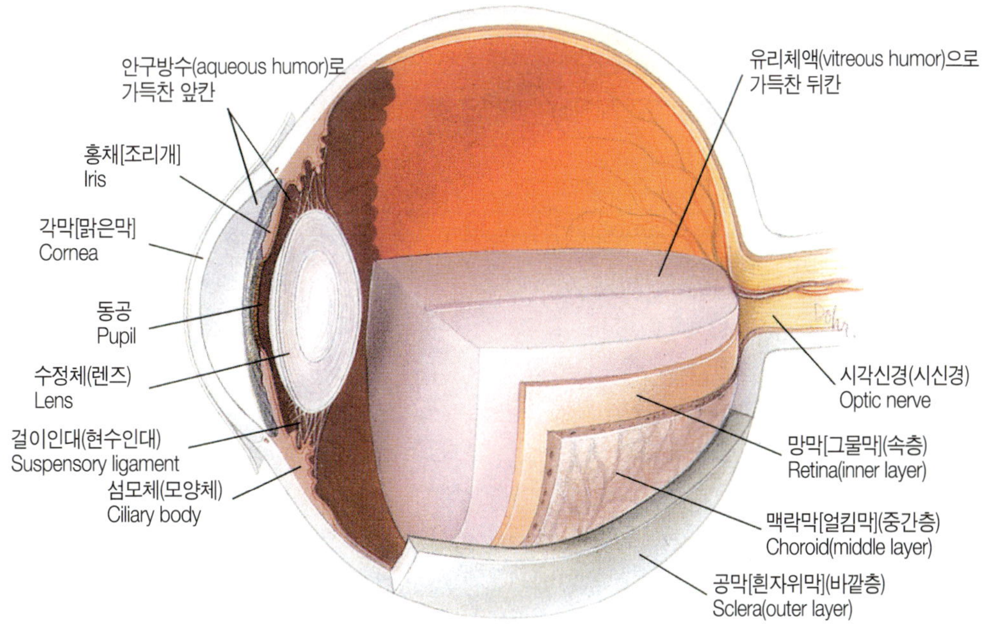

(b)

그림 5-1 안구의 구조(a)와 층(b)

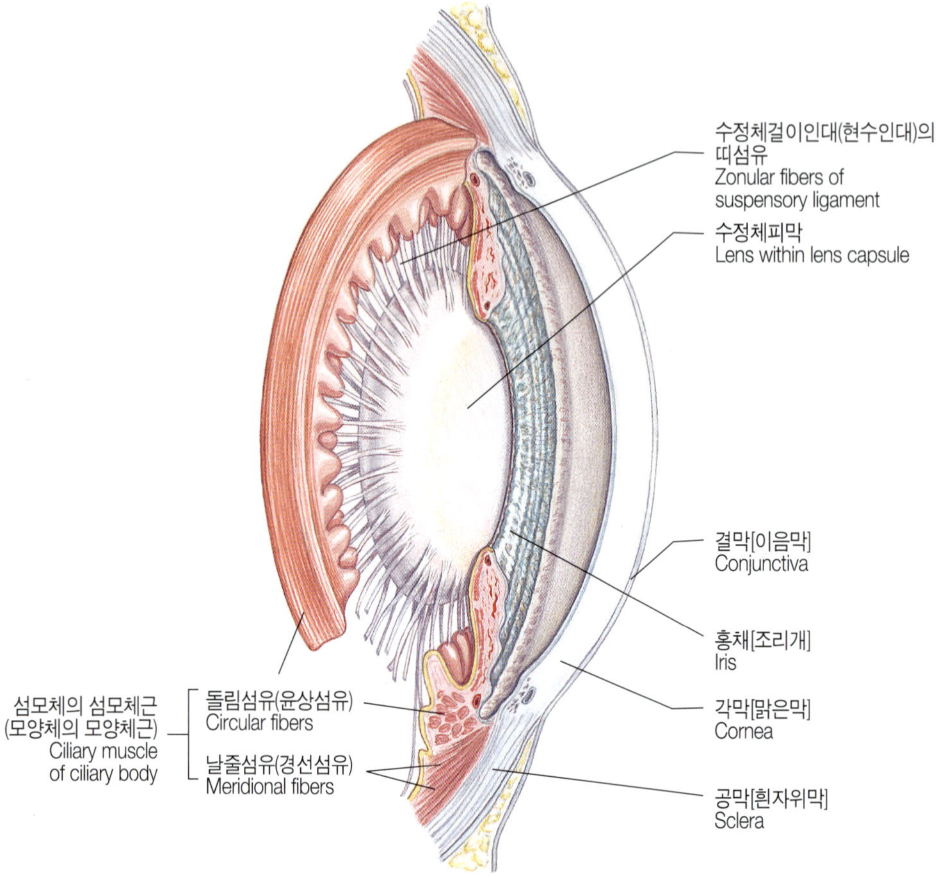

그림 5-2 안구 앞면의 구조

어 있는 앞방(전안방, anterior chamber)이 있고 안구방수는 투명한 액체로 각막의 형태를 유지시킨다(그림 5-2).

② **공막(sclera)**

공막은 눈의 흰자위 부분이며 백색의 강인한 섬유성 막으로, 앞면은 각막과 연결되어 있고 안구의 모양을 유지해 주고 내부구조를 보호하는 역할을 한다.

(2) 안구혈관막

안구혈관막은 안구벽의 중간층으로 포도막(uveal)이라고도 불리며, 부위에 따라 맥락막, 섬모체, 홍채로 나눈다. 맥락막은 안구 앞면에서 홍채와 섬모체로 된다.

① **맥락막(choroid)**

맥락막은 망막과 공막 사이의 층을 말하며, 많은 색소세포를 가지고 있고 혈관이 발달되어 있어 그 주변 조직에 영양물질을 공급하며, 안쪽으로 색소세포층에 이어지므로 안구

내로 들어온 광선을 흡수하고 안구벽에서의 반사를 막아 선명한 상이 망막에 맺어지도록 한다.

② **홍채(iris)**

홍채는 앞방과 수정체 사이에 위치하며 눈의 색깔을 나타내며, 기능은 카메라에서의 조리개와 같은 역할을 한다. 홍채는 수정체 앞면에서 수정체의 가장자리만을 덮고 있으며, 그 중앙의 둥글게 남아 있는 부분을 동공(pupil)이라 한다. 홍채는 색소과립을 가진 세포가 모여 있고, 청색에서 검은색의 여러 가지 색을 나타내며 이는 유전인자에 의하여 결정된다. 홍채에는 부교감신경의 지배를 받는 동공조임근(동공괄약근)과 교감신경의 지배를 받는 동공확대근(동공산대근)이 있어 동공의 크기를 조절할 수 있다. 동공 크기의 변화는 눈으로 들어오는 광선의 양에 좌우되며 약물이나 정서상태도 영향을 미친다. 눈으로 들어오는 광선량이 많으면 동공조임근의 수축으로 축동이 되고, 광선량이 적게 들어오면 동공확대근이 수축되므로 산동이 나타난다. 이와 같은 반응을 동공반사라 하며 반사기전에 의하여 이루어진다.

③ **수정체(lens)와 섬모체(모양체, ciliary body)**

수정체(lens)는 홍채 바로 뒤에 있는 양면이 돌출된 볼록렌즈 모양의 구조물로 카메라의 렌즈와 같으며 빛을 굴절시켜 망막에 상이 맺히도록 한다. 섬모체는 맥락막의 앞면에 있으며 섬모체근과 섬모체돌기로 나뉘어진다. 수정체는 수정체 둘레를 싸고 있는 수정체길이인대(현수인대)에 의하여 섬모체에 고정되어 있으며, 섬모체는 수정체의 만곡도를 조절하여 초점을 맞춘다. 섬모체근이 수축, 이완함으로써 수정체의 모양이 변화되고, 멀거나 가까운 거리에 있는 물체의 초점이 정확히 맺히도록 조절하는 역할을 한다. 섬모체근이 수축되면 수정체가 두꺼워져서 가까이 있는 물체를 보기에 알맞게 되며, 섬모체근이 이완되면 수정체가 얇아져서 먼 곳에 있는 물체를 보기에 알맞게 된다(그림 5-3).

섬모체에는 많은 혈관이 분포되어 있고, 안구방수를 만들어내어 안구에 영양을 공급한다. 정상적인 수정체는 투명하고 광선을 굴절시켜 잘 통과시키나 나이가 들거나 적외선에 장시간 노출되면 수정체가 혼탁해져 백탁이 되면 빛의 투과를 막아 시력장애가 일어나는데 이를 백내장(cataract)이라 하며, 이때에는 시력이 점차적으로 약화되며 치료하지 않으면 시력을 상실한다.

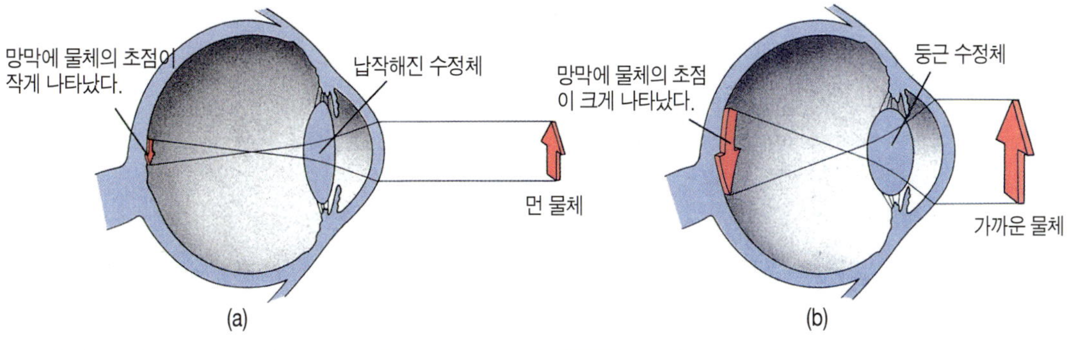

그림 5-3 초점 (a) 멀리 있는 상: 수정체는 납작해져 있고 물체의 상은 망막에 맺힌다. (b) 가까이 있는 상: 수정체는 더욱 둥글게 되어 물체의 상이 망막에 맺힌다.

④ **안구방수(안방수**, aqueous humor)

안구방수는 섬모체돌기에서 생성된 투명한 액체로 수정체와 각막에 영양을 공급하고 안압을 유지시킨다. 각막과 홍채 사이를 앞방(전안방, anterior chamber)이라 하고, 홍채와 수정체 사이를 뒤방(후안방, posterior chamber)이라 하며, 앞방과 뒤방에는 안구방수가 들어 있다. 여러 가지 원인으로 안구방수가 눈 밖으로 빠져 나가지 못하면 안압이 정상보다 높아져 시각신경을 압박하므로 시각신경의 신경섬유를 손상시켜 시야가 좁아지는데 이것을 녹내장(glaucoma)이라 하고, 이 상태가 계속되면 실명이 된다.

⑤ **유리체(초자체**, vitreous body)

유리체(초자체)는 수정체와 망막 사이의 공간에 들어 있는 투명한 반유동체로서 안구의 형태를 구형으로 유지하고 안구의 내압을 유지하도록 하며 수정체에서 망막에 이르는 광선의 통로가 된다. 안구 내의 액체가 많아지면 안압이 올라가고 안구가 단단해지고, 이때에 시각신경유두는 납작해지고 시야가 좁아지는데 이것을 녹내장(glaucoma)이라고 하며, 이 상태가 오래가면 실명하게 된다.

(3) 망막(retina)

망막은 안구벽의 가장 안쪽에 위치하며 안구의 중요 부위로 안구뒤방 2/3의 맥락막 속면을 덮고 있는 투명한 신경조직이다.

망막의 세포층은 색소상피층, 시각감수체세포(막대세포와 원뿔세포), 수평세포, 두극세포, 무축삭세포, 신경절세포 등으로 되어 있다(그림 5-4). 맥락막에 가장 밀접한 층에는 광선을 직접 감수하는 수용기인 막대세포(간상세포, rod cell)와 원뿔세포(추상세포, cone cell)가 있다.

막대세포는 한쪽 눈에 1억 2천만 개가 들어 있고, 원뿔세포는 한쪽 눈에 600~700만 개가 있다.

막대세포는 광선에 예민하게 화학변화를 일으키는 로돕신(rhodopsin) 또는 시자홍이라는 물질이 간직되어 있고, 로돕신은 비타민 A(retinal)와 스코톱신(scotopsin)이라는 단백질로 구성되어 있어서 막대세포가 결손되면 비타민 A 결핍으로 시자홍의 재생이 잘 되지 않아 야맹증이 된다. 막대세포는 광선자극에 대한 역치가 낮아서 어두운 곳에서만 시각에 관여하므로 밤눈보기라 하고, 이 세포는 단일 파장에만 예민하게 반응을 나타내어 마치 흑백필름과 같이 광선의 명암만을 구별한다.

원뿔세포는 요돕신(iodopsin)이 들어 있으며 요돕신은 레티날(retinal)과 포톱신(photopsin)이라는 단백질로 구성되고 이것은 광선에 대한 역치가 높아 밝은 환경에서의 선명한 시각을 얻는데 관계하므로 낮눈보기라 하고, 그리고 이 세포는 3원색에 예민하게 반응하는 세포가 있기 때문에 마치 컬러필름처럼 색조 감각을 가지고 있어서 색깔을 구별한다. 색조의 구별을 할 수 없는 경우를 색맹이라 하고, 3원색 중에서 한 가지의 원뿔세포가 결손되어 2원색으로 모든 사물을 보는 상태를 말하며, 3원색 중 빨간색과 녹색을 구별하지 못

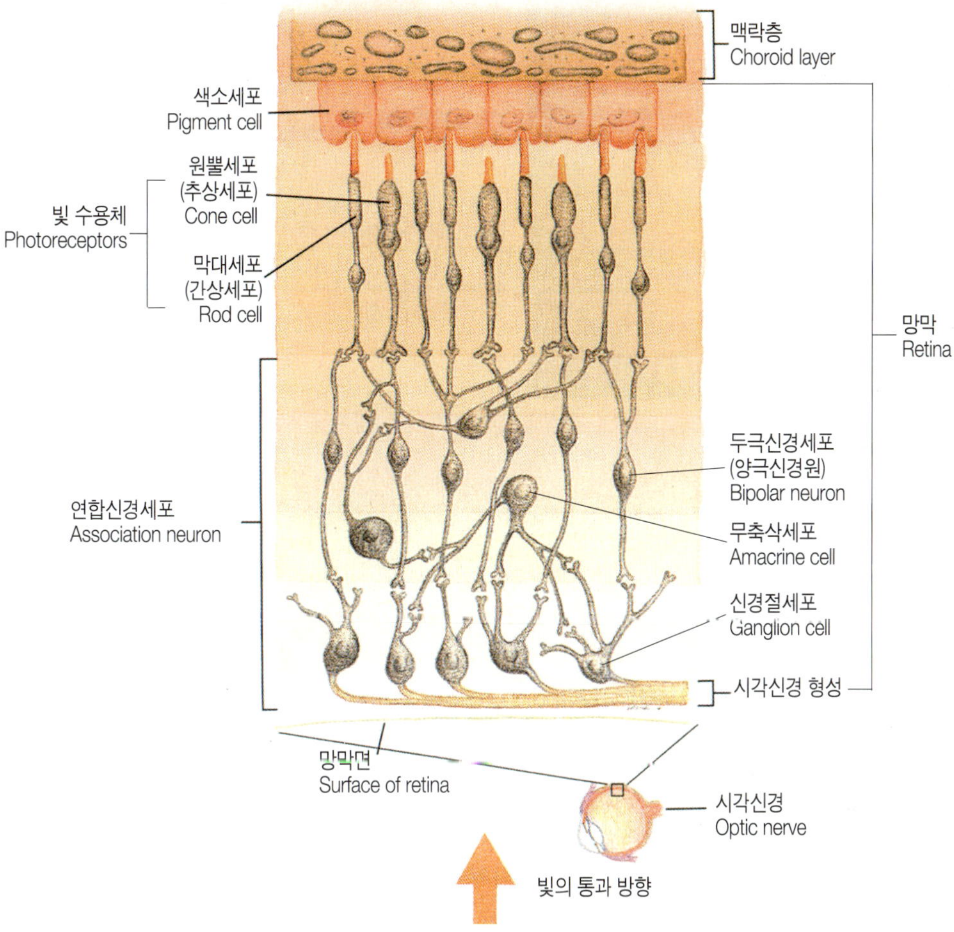

그림 5-4 망막의 세포층

하는 사람이 많다. 망막에서의 막대세포와 원뿔세포의 분포 부위는 망막의 주변 부위에는 주로 막대세포가 분포하고 망막의 중심부에는 주로 원뿔세포가 분포한다.

망막에는 시력의 중심이 되는 황색을 띤 원형부가 있는데 이것을 황반(macula)이라 하고 그 한가운데 약간 함몰되어 있는 부위를 중심오목(중심와, fovea centralis)이라 부른다. 이곳에 상이 맺혀져야만 사물이 명료하게 나타나고 이 부분의 시세포는 전부 원뿔세포로 되어 있어 가장 예민한 시력을 가지고 있다. 시각신경유두(시신경유두, optic papilla) 또는 시각신경원반(시신경원판, optic disc)은 시각신경을 형성하기 위해 신경섬유가 나오는 지점으로 시각신경유두의 중심에서 혈관이 내면으로 퍼져 나가고 있으며, 그리고 이곳은 시각신경세포가 없기 때문에 광선자극에 대하여 전혀 반응하지 않아서 눈의 맹점(blind spot)이 되고 있다(그림 5-5).

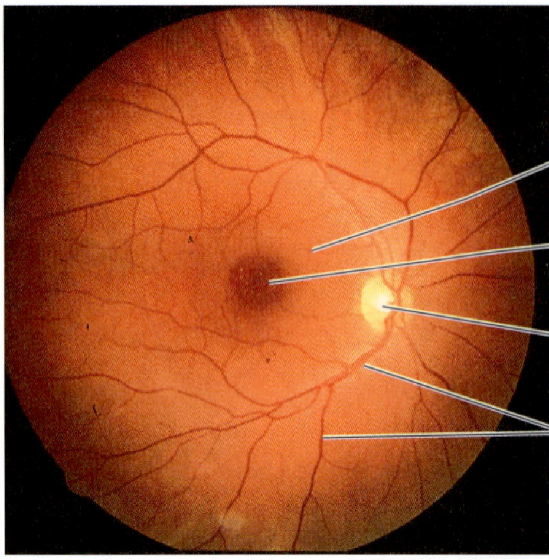

그림 5-5 눈보개(검안경)를 통해 보이는 망막의 모습

2) 눈의 부속기관

눈의 부속기관으로는 안구의 운동과 눈의 보호장치로서 안구근육(안근), 눈꺼풀(안검), 결막, 눈물기관 등이 있다.

(1) 안구근육(안근, ocular muscle)

안구근육은 내안근과 외안근으로 나누어진다. 내안근에는 홍채에 있는 섬모체근, 동공조임근, 동공확대근이 있고, 바깥눈근육은 눈확(안와)으로부터 이는곳을 형성하고 넓은 힘줄에 의해 눈의 외부 표면에 부착되며, 6개의 근육이 눈을 여러 방향으로 움직일 수 있게 기능을 하며(그림 5-6), 이 중 4개는 곧은근(직근)으로 위곧은근(상직근), 아래곧은근(하직근), 안쪽곧은근(내측직근), 가쪽곧은근(외측직근)이며 수직운동과 수평운동에 관여하고 나머지 2개는 빗근(사근)으로 위빗근(상사근), 아래빗근(하사근)이며 회전운동에 관여한다(그림 5-7).

(2) 눈꺼풀(안검, eyelid)

눈꺼풀은 피부, 근육, 결합조직, 결막의 4개의 층으로 구성되어 있고, 이는 외부의 자극으로부터 안구를 보호하는 역할을 한다. 위눈꺼풀올림근(상안검거근, levator palpebrae superioris muscle)이 수축하면 위눈꺼풀이 올라가서 눈이 떠지게 되고, 눈둘레근(안륜근, orbicularis oculi muscle)이 수축하면 눈꺼풀을 닫게 하는 작용을 하여 눈을 감는다. 속눈썹(첩모)은 눈으로 먼지가 들어가는 것을 막아주며, 눈꺼풀의 결합조직층에는 수많은 변형된 기름샘(피지선)에 속하는 눈꺼풀판샘(검판선)이 배열되어 지방을 분비하고, 이 눈꺼풀판샘(검판선)의 염증이 다래끼(맥립종, stye)인데 단단한 조직이 염증 때문에 압박을 받아 심한 통증을 느낀다.

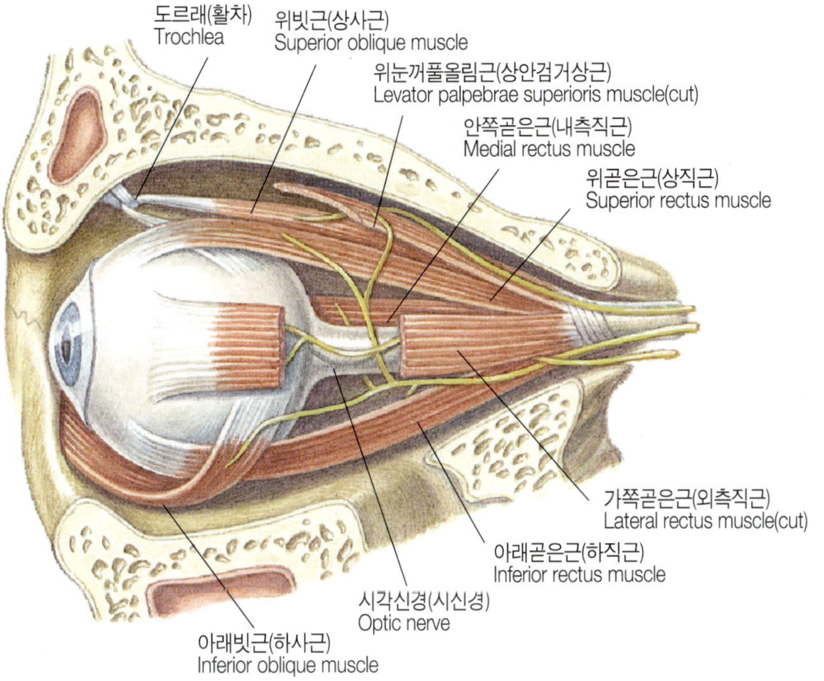

그림 5-6 인구의 근육

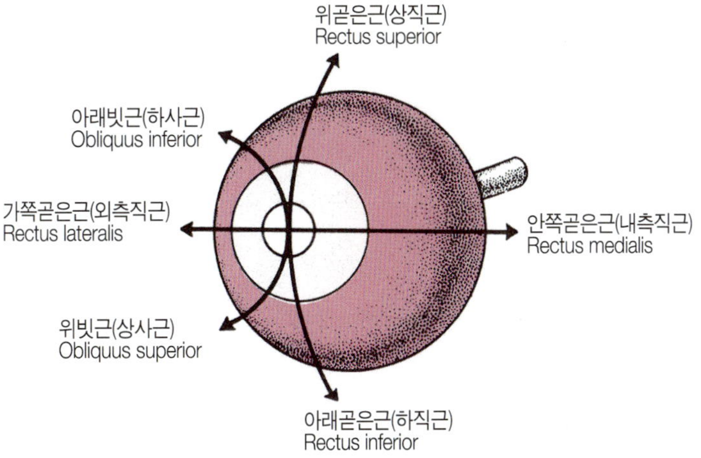

그림 5-7 안구의 운동방향(오른쪽 눈)

(3) 결막(conjunctiva)

결막은 각막부위를 제외한 안구의 앞면과 눈꺼풀의 속면을 덮고 있는 얇은 점막으로서, 눈꺼풀의 속면을 덮는 눈꺼풀결막(안검결막, palpebral conjunctiva)과 안구흰자위막(안구공막)의 앞면을 덮고 있는 안구결막(bulbar conjunctiva), 그리고 이 두 부분이 만나는 곳에 위 · 아래결막구석(상 · 하결막원개, superior, inferior conjunctival fornix)이 있어 먼지나 작은 이물질이 머무는 곳이다. 결막에 염증이 생기는 것을 결막염(conjunctivitis)이라 하며 원인별로 세균성, 바이러스성, 트라코마, 과민성으로 구분한다. 결막 표면은 항상 눈물로 축축한 상태이다.

(4) 눈물기관(누기, lacrimal apparatus)

눈물기관은 눈물을 분비하는 눈물샘(누선, lacrimal gland)과 눈물을 코안(비강)으로 실어나르는 코눈물관(비루관, nasolacrimal duct)으로 이루어진다. 눈물을 분비하는 눈물샘은 눈확의 위가쪽에 위치하며 많은 작은 샘으로 구성되어 있다. 눈물의 배설로는 위 · 아래눈물점(누점)에서 시작하여 위 · 아래눈물세관(누소관), 눈물주머니(누낭), 코눈물관(비루관)을

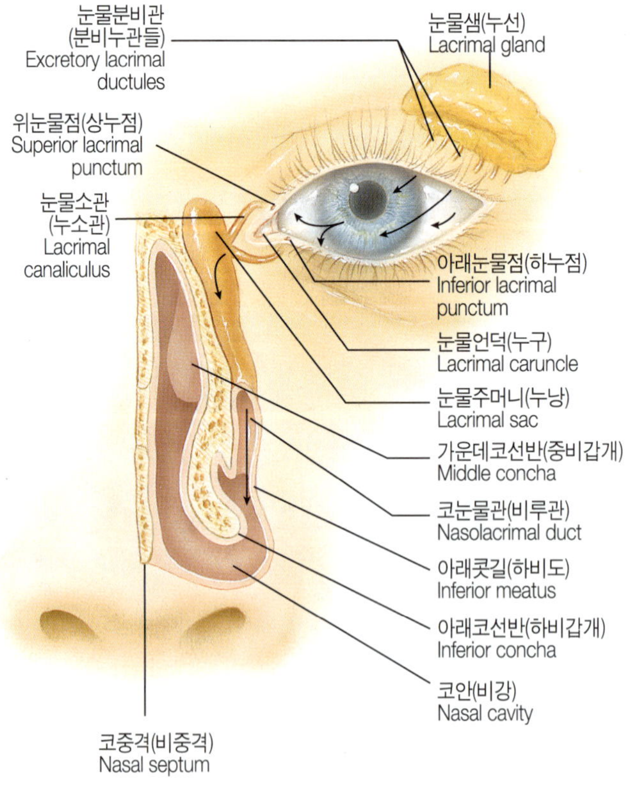

그림 5-8 안구의 부속기관

통하여 코안의 아래콧길(하비도)로 눈물을 배출한다(그림 5-8). 눈물은 각막의 건조를 막아 주고 각막 표면에 상처를 입힐 수 있는 이물질을 씻어내어 눈을 보호하며 미생물의 성장을 억제한다.

3) 시각생리

(1) 수정체의 굴절력과 조절작용

눈에 들어오는 광선은 수정체를 통과하면서 굴절하여 망막에 상을 맺으며, 이때 망막에 형성된 상은 거꾸로 되어 있고 오른쪽과 왼쪽이 바뀌어 있다.

렌즈의 굴절력은 초점거리(미터로 표시)의 역수로 나타내며, 초점거리가 1m인 렌즈의 굴절력을 기준으로 하여 이를 1디옵터(diopter ; D)라 한다. 예를 들면, 초점거리가 5m인 렌즈의 굴절력은 1/5 = 0.2D이다.

눈의 굴절력은 먼 곳을 바라볼 때, 즉 안정 시에는 58D이고, 눈의 굴절작용을 거치지 않고, 즉 58D의 굴절력으로 망막에 선명한 상을 맺을 수 있는 가장 가까운 지점을 원점(far point)이라 하며 그 거리는 보통 6m이다.

(2) 굴절이상

정상인의 눈에서는 먼 곳을 바라볼 때 들어오는 평행광선이 조절작용 없이 망막에 선명한 상을 맺게 하여 똑똑히 볼 수 있는 눈을 정시안(emmetropia)이라고 한다(그림 5-9).

① 근시(myopia)

정시안에 비해 안축이 너무 길거나 굴절률이 너무 클 경우 망막 앞쪽에 상이 맺게 되는데 이것을 근시라 하고 오목렌즈로 보정한다.

② 원시(hyperopia)

정시안에 비해 안축이 너무 짧거나 굴절률이 너무 작을 경우 망막 뒤쪽에 상이 맺게 되는데 이것을 원시라 하고 볼록렌즈로 보정한다.

③ 난시(astigmatism)

각막 또는 수정체의 두께가 고르지 못하거나 굴절률의 차이로 굴절면이 울퉁불퉁하므로 광선이 통과하면 한 점으로 초점이 맺혀지지 않고 2개의 다른 초점으로 상이 맺혀지는 굴절이상을 난시라고 하며 원주렌즈(cylindrical lens)와 구면렌즈(spherical lens)를 함께 사용하여 보정한다.

(3) 암순응과 명순응

낮에 밝은 곳에서 어두운 곳으로 들어가면 처음에는 전혀 보이지 않으나 약 20분 경과 후 주위가 점차 보이기 시작하여 물체를 식별할 수 있게 되는데 이런 현상을 암순응(dark adaptation)이라 한다. 암순응 발생원인은 밝은 곳에서 빛에 의해 로돕신(rhodopsin)이 파

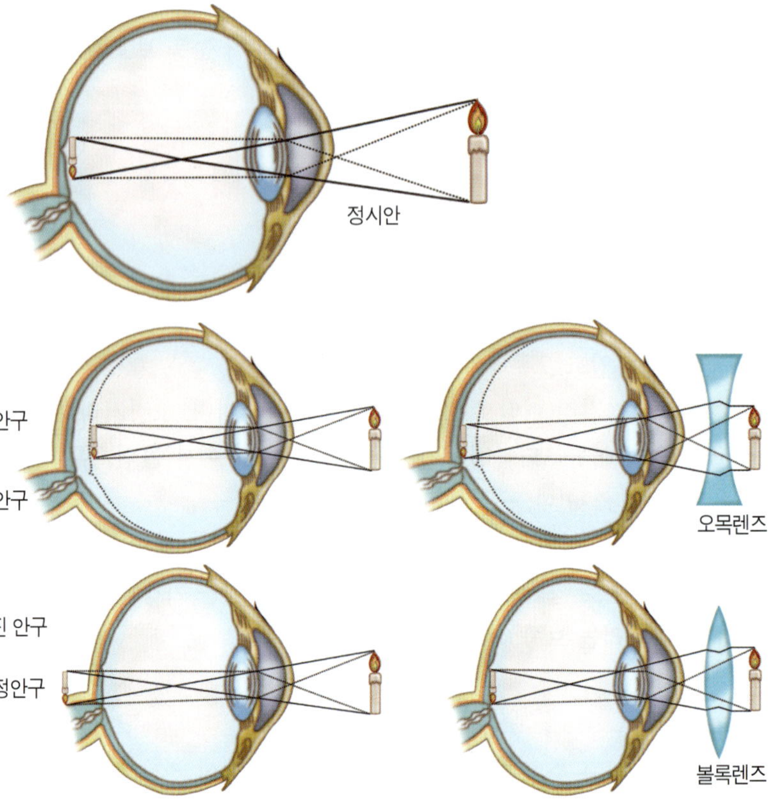

그림 5-9 굴절이상

괴된 상태에서 갑자기 어두운 곳에 들어가면 잘 보이지 않으나 어두운 곳에서 로돕신이 서서히 재생되어지면 잘 보이게 된다. 로돕신은 비타민 A와 단백질의 화합물이므로 비타민 A가 부족하면 로돕신의 재생이 잘 되지 않아 야맹증이 된다. 한편, 암순응과는 반대로 어두운 곳에 있다가 갑자기 밝은 곳으로 나가면 눈이 부시고 잘 보이지 않다가 약 5분 정도 지나면 사물이 정확하게 보이는 현상을 명순응(light adaptation)이라 한다. 명순응 발생원인은 어두운 곳에서 분해되었던 요돕신(iodopsin)이 레티날(retinal)과 포돕신(photopsin)이 결합하여 시각역치가 다시 증가하여 빛에 대한 망막의 반응이 일어나는데 시간이 걸리기 때문이다.

(4) 시각과 시력

시각(visual angle)은 물체의 양쪽 끝에서 초점을 거쳐 망막에 이르는 두 직선이 초점에서 이루는 각을 말한다.

시력(visual activity)은 2개의 광점 또는 2개의 직선을 2개로 분해할 수 있는 최소의 시각을 측정하여 그 역수로 표시한 것을 말한다. 시력은 자극의 조건, 통과하는 빛의 결상능력 및 망막의 해상력, 즉 순응의 상태와 망막의 부위에 따라 다르다. 예를 들면, 두 점을 분해할 수 있는 최소의 시각이 1분일 경우 시력은 1이며, 정상인의 시력은 1~2 사이이며, 만약 시각이 0.5분이면 시력은 1/0.5 = 2이다.

(5) 색맹과 색약

색조보기 이상은 시색소의 결핍, 수용기 장애 및 고위 신경수준의 활동장애 또는 색조 전달기전 장애 등에 의하여 색맹과 색약으로 나타나고 X 염색체에 의하여 유전된다.

① 색맹(color blindness)

어떤 사람이 특정의 색에 대하여 구별하지 못하는 것을 색맹이라고 하며 남자는 6~8%, 여자는 0.6%가 선천적으로 색맹이다. 색맹은 빨간색, 파랑색, 초록색의 3원색 중에서 한 가지의 원뿔세포가 결손되어 2원색으로 모든 사물을 보는 상태를 말하며, 적색 원뿔세포가 없는 사람에게 적색 파장을 조사하면 모두 녹색으로 보일 때를 적색색맹, 녹색 원뿔세포가 없는 사람에게 녹색 파장을 조사하면 모두 적색으로 보일 때를 녹색색맹이라 한다.

② 색약(color amblyopia)

정상인과 동일하게 색을 식별할 수 있으나 감수능력이 약하고 자극역치가 높아져 빛이 약할 때, 짧은 시간, 먼 곳에서 색을 구별하지 못하는 상태를 색약이라고 하며 3색의 원뿔세포를 가지고 있지만 그 중 하나 또는 두 종류의 원뿔세포의 기능장애로 발생한다.

(6) 시야(visual field)

눈앞의 어떤 한 지점만을 주시하고 시축을 고정하였을 때 볼 수 있는 외계의 범위를 시야라 하고, 시야는 대체로 원형이지만 코, 뺨, 눈확의 뼈 등이 가로막기 때문에 변형되어 가장자리가 불규칙한 타원형으로 나타난다. 시야의 중심부는 망막의 시각신경유두인 맹점(blind spot)이 되어 이곳에 투사되는 물체는 전혀 시각을 일으키지 않는다.

(7) 시각신경 흥분전도로

외부에서 눈으로 들어오는 광선이 망막에 도달하여 시각수용기를 흥분시키면 활동전압이 발생하고 이 흥분파의 시각신경섬유는 시각신경을 통해 시각신경교차(optic chiasm)로 교차하여 반대쪽의 시각로(시삭, optic tract)을 지나 시상의 가쪽무릎체(외측슬상체, lateral geniculate body)에서 접합을 이루고, 여기에서 나온 신경섬유는 대뇌겉질의 뒤통수엽(후두엽)에 있는 시각영역(17 영역)에 투영되어 물체를 인식하게 된다(그림 5-10).

2. 청 각

관자뼈(측두골) 내에 있는 귀는 청각과 평형감각의 두 기능을 수행하며 부위에 따라 바깥

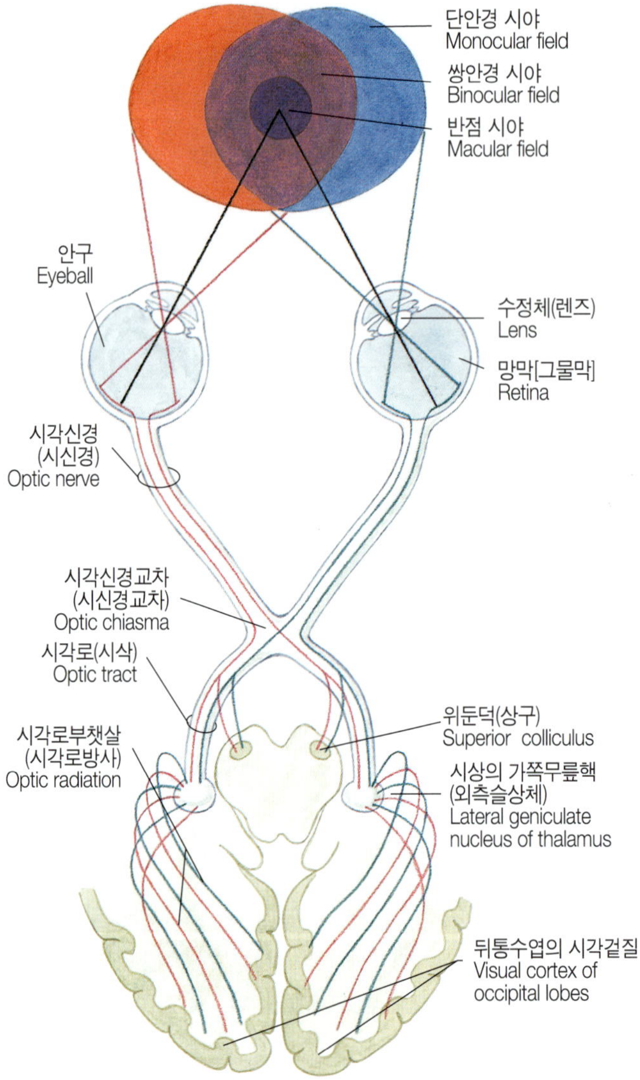

그림 5-10 시각의 신경전도로

귀(외이), 가운데귀(중이), 속귀(내이)로 구분된다. 귀는 음파를 신경의 흥분으로 전환시킬 수 있는 기관이고, 정밀하고 민감하여 고막에 부딪치는 기체분자의 충격에서부터 몸을 진동시킬 만큼 큰 소리까지도 들을 수 있다.

1) 귀의 구조

귀는 바깥귀(외이), 가운데귀(중이), 속귀(내이)로 구분된다(그림 5-11).

(1) 바깥귀(외이, external ear)

바깥귀는 귓바퀴와 바깥귀길로 구성되어 있다.

① 귓바퀴(이개, auricle)

귓바퀴는 불규칙한 모양의 탄력연골로 피부에 둘러싸여 있고 음파를 모아 바깥귀길로 전달하는 기관이다.

② 바깥귀길(외이도, external acoustic meatus)

바깥귀길(외이도)은 소리를 고막으로 유도하는 약 2.5cm 길이의 S자 모양의 관으로, 고막이 받는 공기진동의 압력을 강하게 하며 고유 진동수는 약 3,000회/초이다. 바깥귀길의 내부에는 털이 있어 이물질의 침입을 방지하고, 귀지를 분비하는 귀지샘이 있으며 귀지는 바깥귀길의 건조를 막고 이물에 대한 방어기능으로 고막을 보호한다.

(2) 가운데귀(중이, middle ear)

가운데귀(중이)는 고막의 진동을 증폭하여 속귀로 전달하는 기관으로, 바깥귀와 속귀를 구별해 주고 관자뼈 안에 있는 공기로 채워진 공간, 즉 가운데귀의 공간을 고실(tympanic cavity)이라 하고, 내부에는 3개의 귓속뼈가 있다.

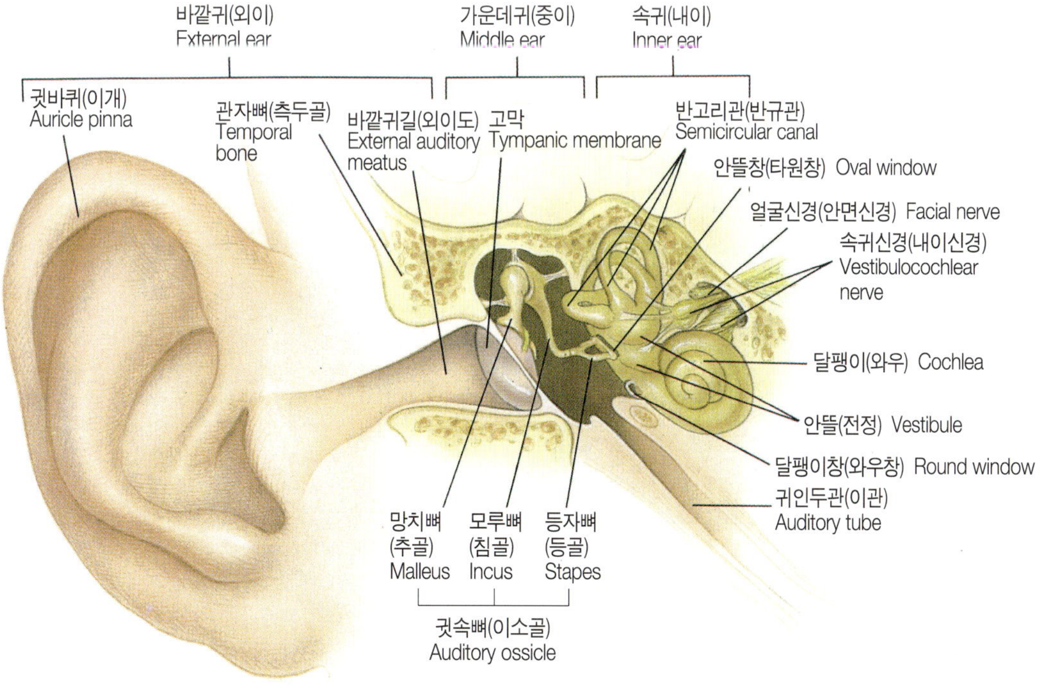

그림 5-11 평형 · 청각기

① **고막(tympanic membrane)**

고막은 두께가 0.1mm인 얇은 막으로 그 중심부가 가운데귀 쪽으로 볼록 나와 있고, 바깥귀와 가운데귀의 경계가 되며, 난원형의 테두리를 하고 있으며 깔때기 모양으로 끝은 안쪽을 향하고 있고, 깔때기 모양은 귓속뼈 중 하나인 망치뼈에 부착되어 형태를 유지한다.

② **귓속뼈(이소골, auditory ossicle)**

고실 속에는 3개의 귓속뼈가 있는데 망치뼈(추골, malleus)는 고막에 부착되어 있고, 이 뼈의 다른 끝이 모루뼈(침골, incus)에 연결되고, 이것이 등자뼈(등골, stapes)와 관절을 이루고 등자뼈의 밑바닥이 속귀의 안뜰창(난원창)에 연결된다(그림 5-12).

공기의 진동이 고막에 부딪치면 고막과 3개의 귓속뼈가 진동하고 안뜰창을 거쳐 달팽이 바깥림프(와우각 외림프)의 액체 진동이 일어난다. 귓속뼈는 고막과 속귀를 연결시켜주는 다리 역할을 하며, 이들 부위 사이에서 진동을 전달하는 것과 진동을 증폭시키는 역할을 한다.

③ **귀인두관(이관, 중이관, auditory tube; 유스타키오관, Eustachian tube)**

고실(가운데귀)과 인두를 연결하는 관으로 고실의 압력을 대기의 압력과 항상 같게 유지한다. 만일 귀인두관(이관)이 막히거나 고실 내의 공기가 고실 내의 점막에 흡수되어 압력이 낮아지면 고막의 진동이 어렵게 된다.

(3) 속귀(내이, inner ear)

속귀는 가운데귀에서 전달된 소리 진동을 신경흥분으로 전환하는 수용기와 평형감각을 감지하는 수용기가 있으며, 완전히 뼈 속에 묻혀 있는 기관이다. 속귀는 뼈 속에 복잡한 모양

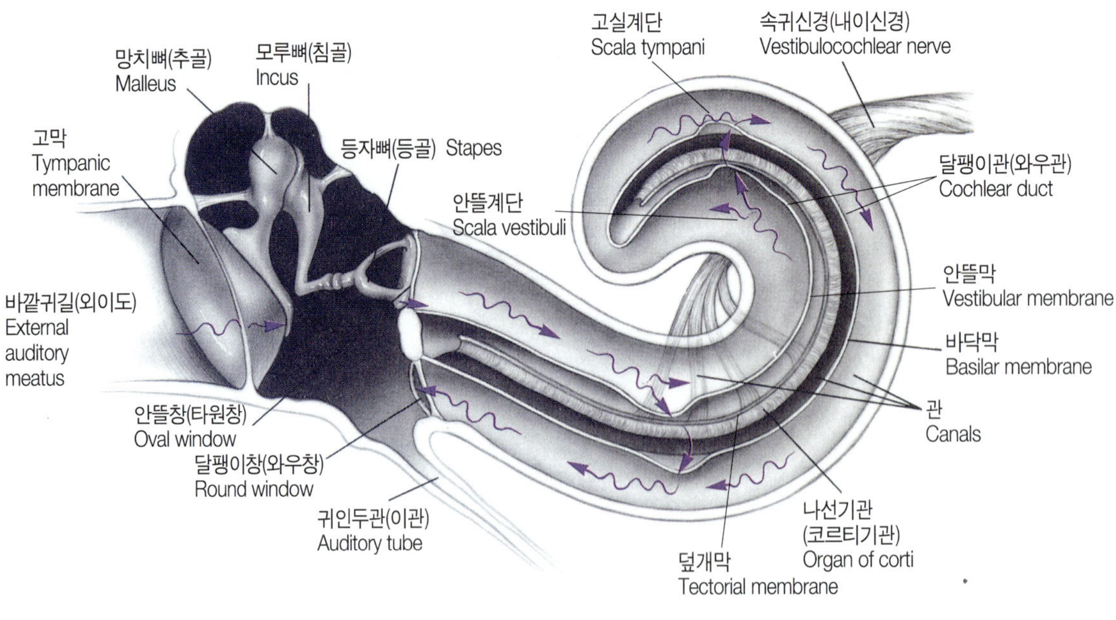

그림 5-12 **귓속뼈의 고실 내 연결**

을 한 관 모양의 구조물인 골성미로(bony labyrinth)는 바깥림프(외림프, perilymph)로 차 있고 안뜰(전정), 달팽이(와우각), 반고리관(반규관)으로 구분된다. 골성미로 안에는 또 하나의 막으로 이루어진 관이 있는데 이것을 막성미로(membrane labyrinth)라고 하며 속림프(내림프, endolymph)로 차 있다.

① 안뜰(전정, vestibule)

안뜰(전정)에는 안뜰창(난원창, oval window)이 있고, 안뜰창에는 가운데귀의 등자뼈(등

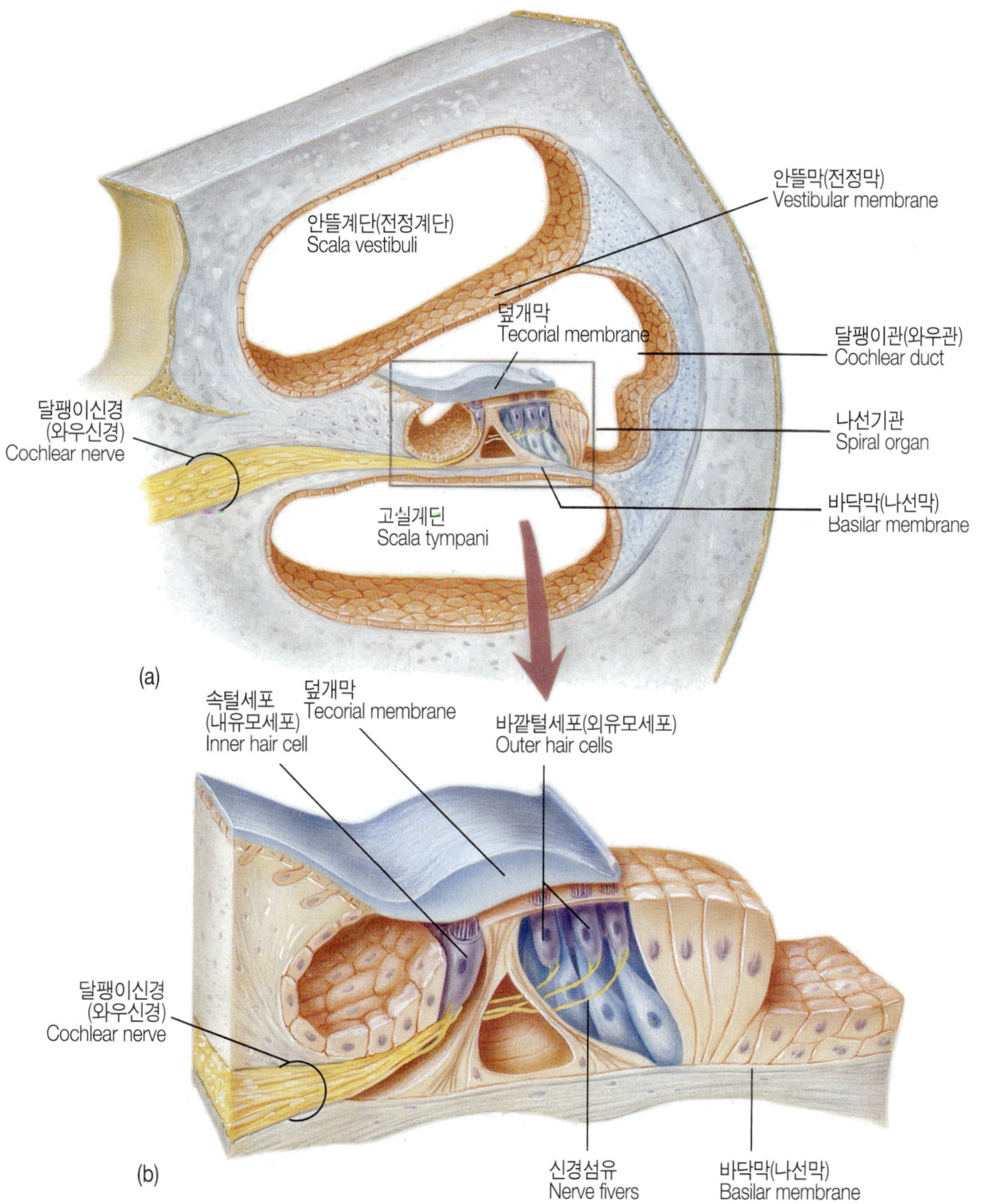

그림 5-13 달팽이의 미세 구조 (a) 달팽이관 내의 나선모양 기관. (b) 세부적인 그림의 나선모양 기관.

골)에 접촉하고 있어서 등자뼈가 진동하면 그 진동이 안뜰의 바깥림프에 전달되고 다시 청각 수용기가 있는 달팽이(와우각)와 평형감각 수용기가 있는 반고리관(반규관)에 전달된다. 안뜰창으로 들어온 음파의 진동은 달팽이의 바닥막(기저막)을 진동시킨 후 둥근창(정원창, round window)을 통해서 고실 내로 빠져 나간다.

② 달팽이(와우각, cochlea)

달팽이는 달팽이 껍질 모양으로 2¾회 회전된 나선관이며 길이가 35mm이다. 달팽이의 가로단면을 보면 안뜰막(전정막)과 바닥막(기저막)에 의해서 안뜰계(전정계), 중간계(달팽이관), 고실계의 3개 구획으로 분리되어 있다(그림 5-13).

안뜰계와 고실계 속에는 바깥림프가 들어 있고, 안뜰계는 달팽이의 밑에서 안뜰창을 이루면서 등자뼈와 연접하고 고실계는 둥근창에서 끝난다. 달팽이관(와우관)으로 불리는 중간계에는 속림프가 들어 있고 청각을 관장하는 코르티기관(Corti organ, 나선관 spiral organ)이 있다. 중간계 속에는 바닥막 위에 유모세포라 불리우는 감각세포들이 개막(덮개막, tectorial membrane)에 덮인 상태로 달팽이가 달리는 방향으로 줄지어 나열된 것을 코르티기관이라 하며 이것은 음파를 신경흥분으로 전환한다. 고막으로부터 귓속뼈와 안뜰창을 거쳐 들어온 음파의 진동이 달팽이(와우각)의 바닥막(기저막) 위의 코르티기관을 진동시킨 후 둥근창(정원창)을 통해서 고실 내로 진동시킨 뒤에 빠져나간다.

2) 청각의 전도로

코르티기관의 털세포(유모세포)의 신경흥분은 달팽이신경(와우신경)으로 연결되어 평형감각을 담당하는 안뜰신경(전정신경)과 합쳐져서 속귀신경(안뜰달팽이신경, vestibulocochlear nerve; 청신경)이 된다. 이 청신경의 청각 흥분은 숨뇌(연수)의 정중선을 넘어 반대쪽으로 전달되어 중간뇌의 아래둔덕(하구)과 시상의 안쪽무릎체를 거쳐 대뇌겉질의 청각영역(41, 42 영역)에 전달되어 소리를 느끼게 된다(그림 5-14).

3) 청각의 일반적 성질

(1) 음 파

어떤 물체가 진동할 경우 그 주위의 물질분자가 소밀파를 일으키는데 이 파동을 소리라고 한다. 공기 중에서 형성되는 소리의 압력변화를 음파라고 하며, 음파의 진폭(amplitude)이 크면 소리가 크고 진폭이 작으면 소리가 작다. 주파수(frequency)가 많으면 높은 소리가 되고 주파수가 적으면 낮은 소리가 된다(그림 5-15).

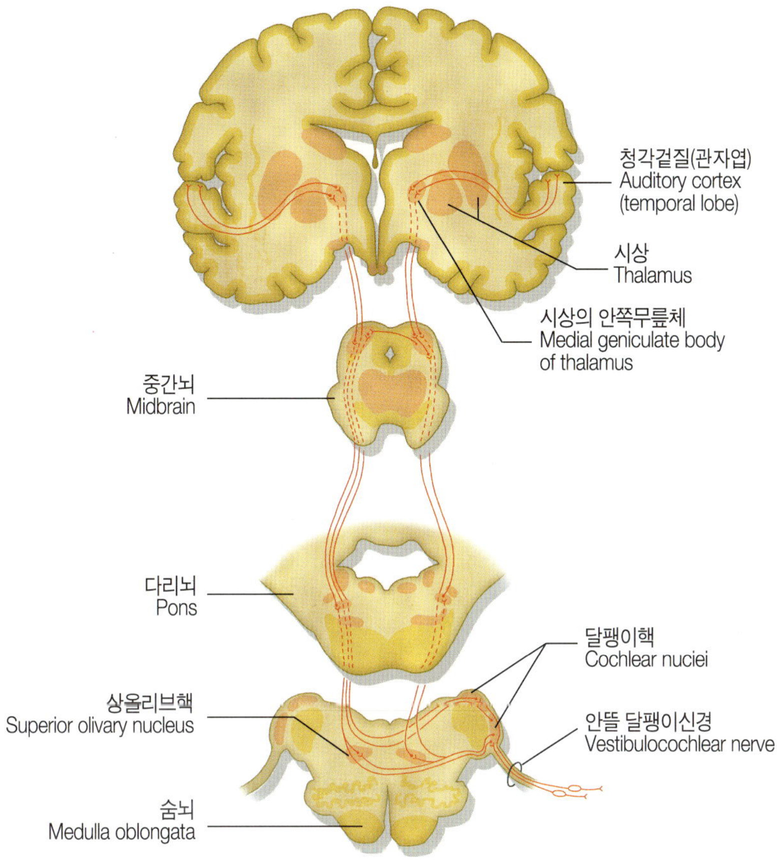

그림 5-14 청각 흥분전도로 청각의 전도로는 숨뇌(medulla oblongata)에서 중간뇌(midbrain)와 시상(thalamus)를 거쳐 대뇌의 청각겉질(auditory cortex)로 이어진다.

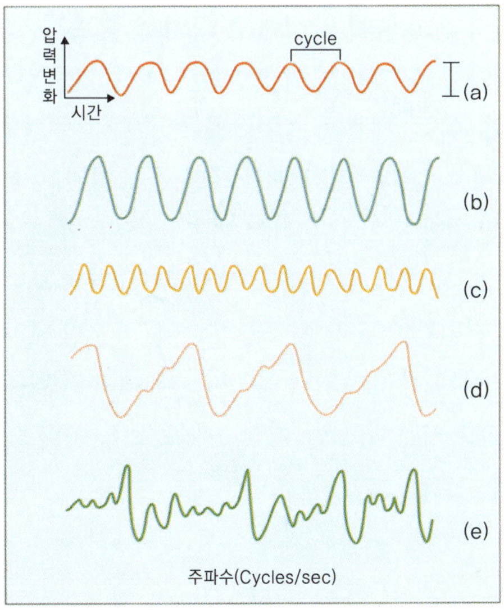

그림 5-15 음파의 여러 형태 (a) 순음색의 주파수와 진폭. (b) a보다 큰 소리. (c) a와 같은 진폭이지만 주파수가 많은 소리. (d) 반복되는 규칙적 복합파형으로서 하나의 소리로 느껴진다. (e) 반복되는 불규칙적 복합파형으로서 잡음으로 느끼게 된다.

소리의 크기 단위는 벨(bel)로 표시한다.

$$\text{bel} = \frac{\text{소리의 강도}}{\text{표준 소리의 강도}}$$

0.1bel은 1데시벨(decibel; dB)로 표시하고 사람이 들을 수 있는 한계를 기준으로 0dB를 잡았기 때문에 0dB은 소리가 없는 것을 뜻하는 것이 아니라 표준 소리와 같은 강도의 소리 수준을 뜻한다. 0dB의 음파를 압력으로 표시한다면 0.000204dyne/cm^{2}가 된다.

(2) 청각의 범위

소리의 진동수를 주파수로 표시하며, 청각의 역치는 음파의 진동수에 따라서 달라진다. 사람이 들을 수 있는 주파수는 약 20~20,000Hz로 가청음역이라 하고 최적 진동수(best frequency)는 1,000~3,000Hz이며, 보통 회화음역은 300~2,000Hz이다. 나이를 먹으면 청각 역치가 높아지며, 특히 주파수가 3,000~4,000Hz 이상 높아져서 노인성 난청(prebyacusia)이 발생된다.

4) 평형감각

속귀에는 청각기관인 달팽이(와우각) 외에 우리 몸의 위치나 운동방향 등의 평형감각을 담당하는 기관인 반고리관(반규관), 둥근주머니(구형낭), 타원주머니(난형낭)가 있다(그림 5-16).

(1) 반고리관(반규관, semicircular duct)

반고리관(반규관)은 가는 관이 3개의 고리 모양을 형성하고 있으며, 이들은 서로 직각으로 만나며 모두 안뜰(전정)과 연결되어 막성미로 내의 속림프가 서로 연락되어 있다. 반고리관의 기능은 머리의 운동방향과 가속도의 크기를 감지하는 일이다. 반고리관의 팽대부(ampulla)에는 유모세포와 이들 세포의 털이 젤라틴으로 뭉쳐져서 만들어진 마루(소모, cupula)가 관의 림프액 내에 떠 있다. 머리를 돌리면 반고리관은 머리와 함께 회전하지만 그 속에 들어 있는 림프액은 반대방향으로 흘러서 마루는 림프의 흐르는 방향, 즉 머리의 회전방향과 반대방향으로 기울게 되면서 털세포(유모세포)를 자극하여 흥분이 일어나 안뜰신경(전정신경)을 거쳐 중추로 전달됨으로써 운동방향이나 회전방향의 감각이 일어난다(그림 5-17). 비행기를 타고 급작스럽게 올라가거나 내려갈 때 어지러움을 느끼는데 이것은 머리의 상하운동에 의한 것으로, 반고리관에 대한 이상자극으로 일어나는 것이다. 차멀미나 배멀미도 같은 이유에서 일어난다.

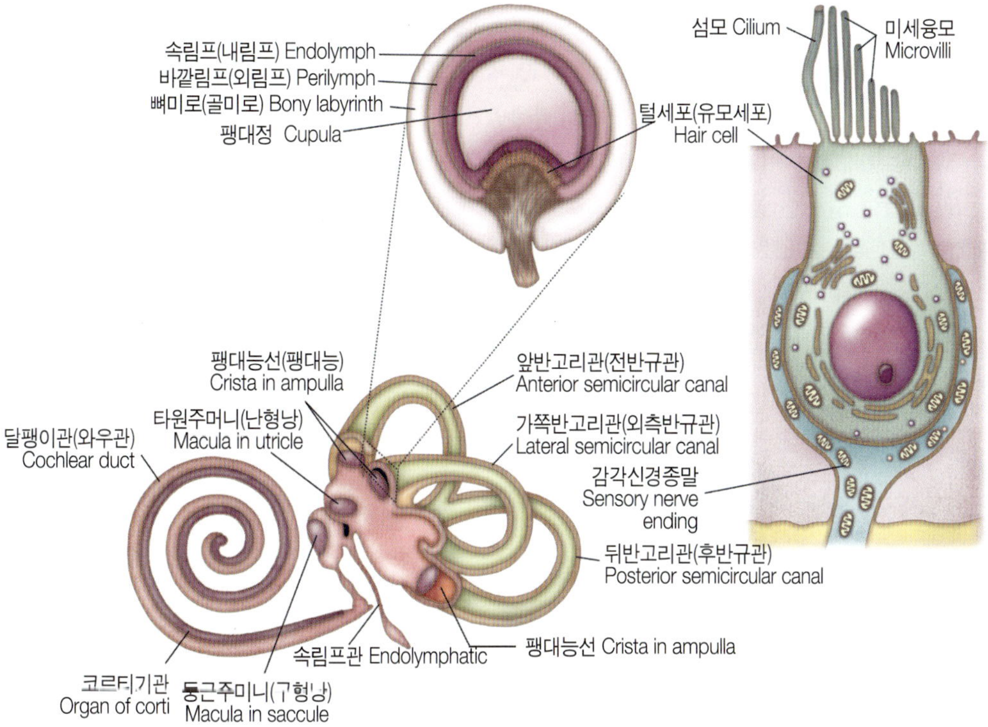

그림 5-16 **평형감각기 구조**

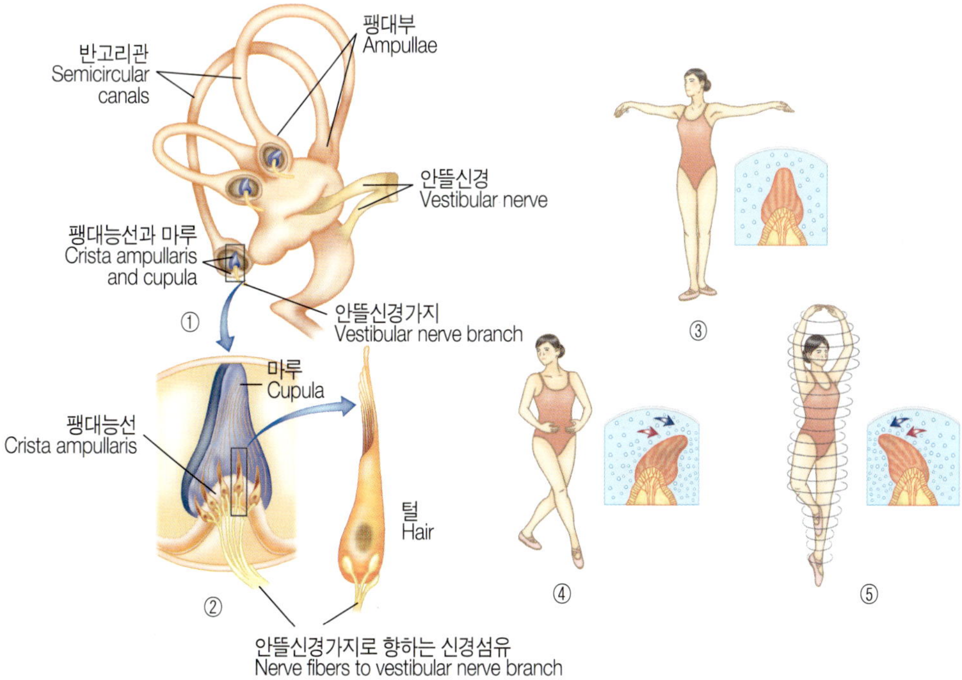

그림 5-17 **반고리관.** ① 팽대능선의 위치. ② 팽대능선과 마루의 구조. ③~⑤ 자세 변화에 따른 팽대능선의 변화.

(2) 둥근주머니와 타원주머니

둥근주머니(구형낭)와 타원주머니(난형낭)는 속림프가 차 있으며, 각각의 주머니 속에는 둥근주머니평형반(구형낭반)과 타원주머니평형반(난형낭반)이라는 평형반이 있다. 평형반은 특수한 감각세포로 이들 세포에는 속공간을 향한 운동성이 없는 섬모(부동 섬모)들이 있고, 섬모의 끝이 젤라틴 물질에 의하여 합쳐져 있고 이것을 평형기관(이석기, otolith organ)이라 하며, 그 속에 탄산석회의 결정으로 된 평형모래(평형사, 이석, otolith)가 들어 있다. 머리의 위치에 따라 평형기관에 작용하는 중력의 방향이 달라지며 이때에 하나의 자극이 평형반의 세포를 흥분시키고 이것이 안뜰신경을 거쳐 중추로 전도되어 그 결과 지구의 중력에 대한 머리의 위치를 감지하게 된다(그림 5-18).

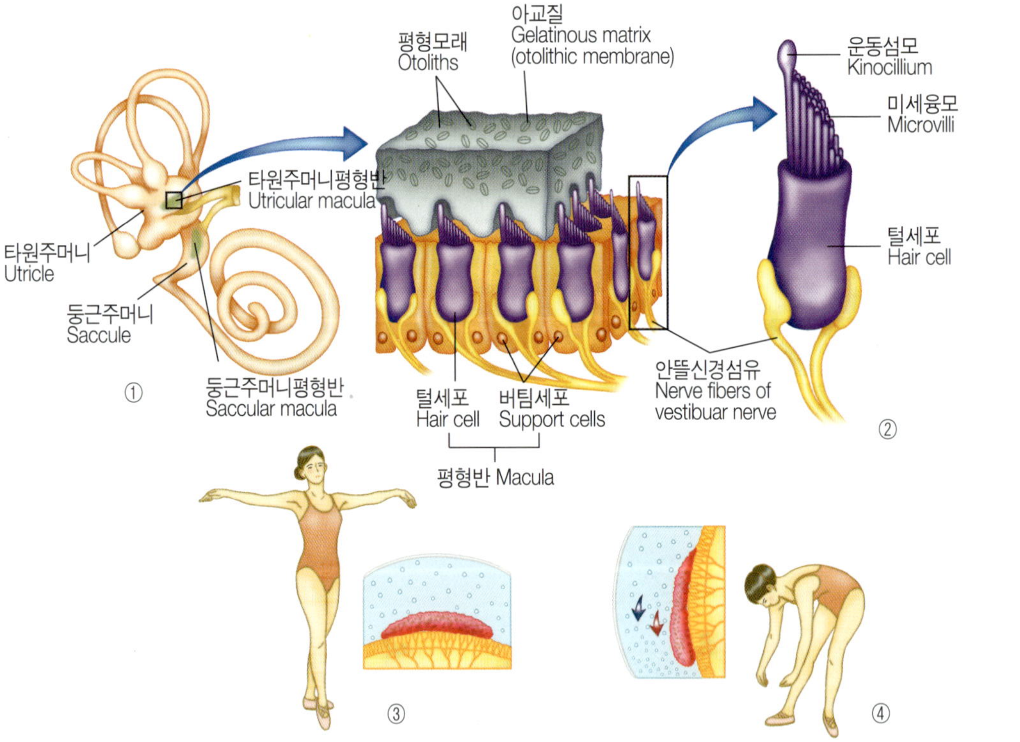

그림 5-18 둥근주머니와 타원주머니 ① 둥근주머니와 타원주머니. ② 타원주머니평형반의 구조. ③ 직립 시 평형반은 정지해 있다. ④ 허리를 굽히면 평형반은 중력 때문에 위치가 변한다.

3. 후 각

1) 후각수용기

후각수용기는 후각상피이며 코안 사이막(비강 중격) 상단과 위코선반(상비갑개) 사이의 점막에 있는 상피세포로 둘러싸여 있는 두극신경세포(양극신경세포, bipolar nerve cells)이다. 후각수용기가 자극을 받으면 신경흥분이 수용기세포의 축삭을 타고 체판(사판, cribriform plate)을 지나 후각망울(후구, olfactory bulb)에 이른다(그림 5-19).

2) 후각의 흥분전도로

후각수용기로부터 나온 들신경(구심신경)은 첫째뇌신경인 후각신경으로 대뇌겉질의 관자엽(측두엽)의 후각망울과 그 주위의 후각 중추에 정보를 전한다.

3) 냄새의 식별

인체의 후각수용기는 2,000~4,000 종류의 다른 냄새를 식별할 수 있다. 후각의 역치는 미각에 비하여 현저히 낮지만 마늘 냄새를 주는 물질인 메틸 머캅탄(metyl mercaptan)은 1L의 공기 중에 1mg의 100만분의 1보다 낮은 농도에서도 마늘 냄새를 맡을 수 있다.

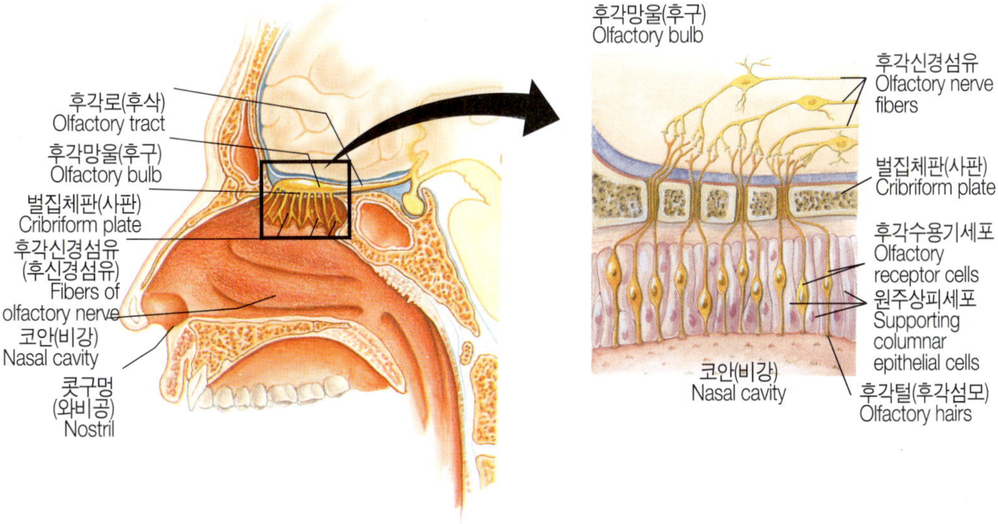

그림 5-19 후각의 수용기와 전도로

4. 미 각

1) 미각의 수용기와 흥분전도로

맛을 감지하는 미각수용기는 맛봉오리(미뢰, taste bud)에 위치하고, 맛봉오리는 주로 혀의 성곽유두(유곽유두), 잎새유두(엽상유두), 버섯유두(심상유두)에 존재하고 구강, 인두, 후두에 산재하고 맛봉오리는 총 2,000개가 있으며 성곽유두에 가장 많다. 맛봉오리는 맛세포(미세포, taste cell)와 버팀세포(지지세포, supporting cell)로 되어 있다(그림 5-20). 미각수용기로부터 중추로 가는 들신경에는 얼굴신경(안면신경, 혀의 전방 2/3에 분포)과 혀인두신경(설인신경, 혀의 후방 1/3에 분포)이 있고, 이들 들신경은 숨뇌의 고속핵에 이르러 안쪽섬유띠(내측모대)를 거쳐 시상의 배쪽핵(복측핵)에 연접된 후 시상에서 시작된 삼차신경은 내포를 통해 대뇌겉질의 관자엽에 위치하는 미각영역에 도달하여 맛을 느끼게 된다.

2) 미각의 종류와 역치

혀는 단맛, 신맛, 쓴맛, 짠맛의 네 가지 형태의 미각을 감지한다.

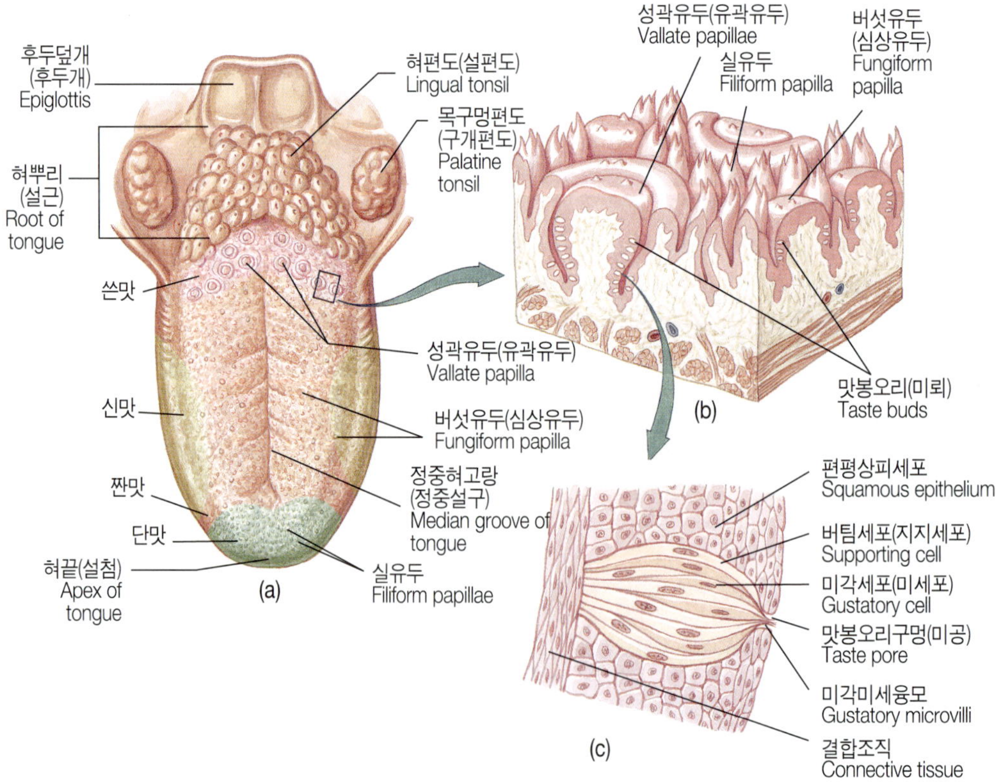

그림 5-20 혀의 구조 (a) 혀의 표면. (b) 성곽유두와 버섯유두 안에는 수많은 맛봉오리가 여러 개 있다. (c) 각 미각세포와 그 미각융모는 버팀세포로 둘러싸여 있다.

(1) 단 맛

단맛 수용기는 혀의 앞부분에 매우 풍부하고, 단맛은 물에 잘 녹는 당류와 그 유도체 및 글리세롤(glycerol) 등에 의한다.

(2) 신 맛

신맛 수용기는 혀의 옆부분에 있고, 신맛은 주로 산(수소이온)에 의해 자극을 받는데 강산은 약산보다 더 신맛을 내고 유기산이 무기산보다 더 강한 신맛을 나타낸다.

(3) 짠 맛

짠맛 수용기는 혀의 모든 부위에서 감지되고, 짠맛은 물에 녹은 이온화된 무기염류에 의해 자극을 받는다.

(4) 쓴 맛

쓴맛 수용기는 혀의 뒷부분에 위치하고, 쓴맛은 유기물질 속의 질소, 산화질소, 퀴닌(quinine), 스트리크닌(strychnine) 등이 관련이 있다.

III 몸감각(체성감각)

1. 피부감각

1) 통 각

피부 통각의 수용기는 자유신경종말(free nerve ending)이다(그림 5-21). 피부에 유해한 자극이 가해지면 먼저 찌르는 듯한 자통(pricking pain)이 일어나고 그 후에 화끈거리는 작열통(burning pain)이 느껴진다.

2) 촉 각

촉각의 수용기인 마이스너소체(Meissner corpuscles)는 진피의 최상층에 위치한다. 촉각 수용기의 분포와 밀도는 신체 부위에 따라 다르며 특히 입술, 손가락 끝, 젖꼭지(유두), 외부 생식기 부분에 많이 존재한다.

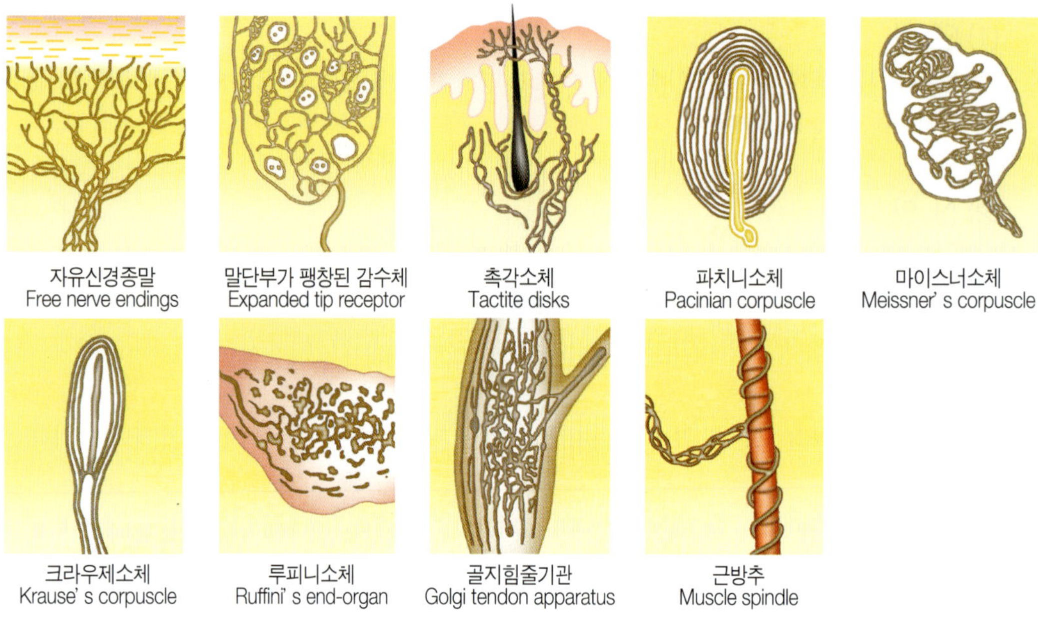

그림 5-21 여러 가지 지각신경종말

3) 압 각

압각의 수용기인 파치니소체(Pacini corpuscles)는 진피의 깊은층(심층)에 위치하며 여기에 기계적 자극이 가해지면 일어난다. 압각은 피부밑(피하)의 결합조직, 점막밑(점막하), 손바닥, 발바닥, 외음부, 관절부위, 힘줄, 근막, 골막 등에 많이 존재한다.

4) 온도감각

온도감각은 온각과 냉각이 있으며, 온각의 수용기인 루피니소체(Ruffini corpuscles)는 진피와 피부밑조직(피하조직)에 있고, 냉각의 수용기인 크라우제소체(Krause corpuscles)는 표피와 표피 바로 아래에 있다. 온각과 냉각의 수용기는 산재해 있으나 손과 안면에 많고 냉각점이 온각점보다 4~10배 많다.

2. 심부감각

1) 심부통각

심부통각은 근육, 힘줄, 관절, 골막의 손상에서 발생하는 통증이고 지속성이며 광범위한 둔한 통각(dull pain)이다. 심부통각의 직접적인 원인은 통각 유발물질이 유리되기 때문이고, 이것은 산소결핍이 이물질의 유리를 촉진하고 있는 것으로 이러한 유발물질로는 세로토닌(serotonin), 히스타민(histamine), 브라디키닌(bradykinin) 등이 있다.

2) 운동감각

운동감각은 신체의 위치와 관절의 운동에 관한 감각을 말하며 근육, 힘줄, 관절에 위치한 고유수용기에서 일어난다.

IV 내장감각

내장감각(장기감각)은 촉각과 온도감각을 느끼지 못하며, 통각과 압각은 수용기가 치밀하게 분포되어 있지 않아 어디가 아픈지 그 국소가 분명하지 않고 좀 막연하다. 수용기로는 자유신경종말, 파치니소체, 혈관벽이나 장기벽에 있는 압력수용기, CO_2 증가, pH 감소, O_2 저

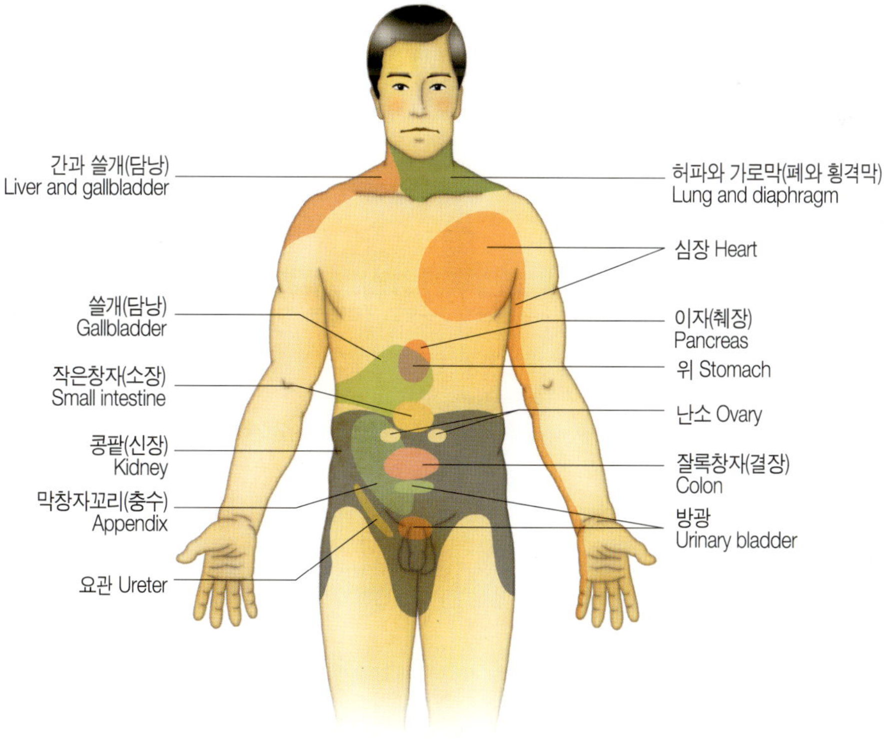

(a) 앞면

그림 5-22 연관통의 피부 투사범위

하가 자극이 되는 화학수용기, 그 밖에 혈장 삼투압이나 혈당치의 변화에 반응하는 수용기가 있다.

1. 내장통각

내장통각은 심부통각과 유사해 몸 속 깊숙이 느끼는 둔한 통각으로, 지속적이고 통각이 발생하는 장소와 한계가 명확하지 않다.

2. 연관통

내장통각의 또 다른 특징은 이것이 마치 자극받고 있는 부위가 아니라 신체의 다른 부위로부터 발생하고 있는 것처럼 느껴지는 현상을 연관통(referred pain)이라 한다. 예로서, 심장의 이상에 의한 통증이 왼쪽 어깨와 왼쪽 팔의 안쪽에 통증을 일으키고 식도, 위, 작은창자에서 생긴 통증이 명치에서 온 것처럼 느껴진다(그림 5-22).

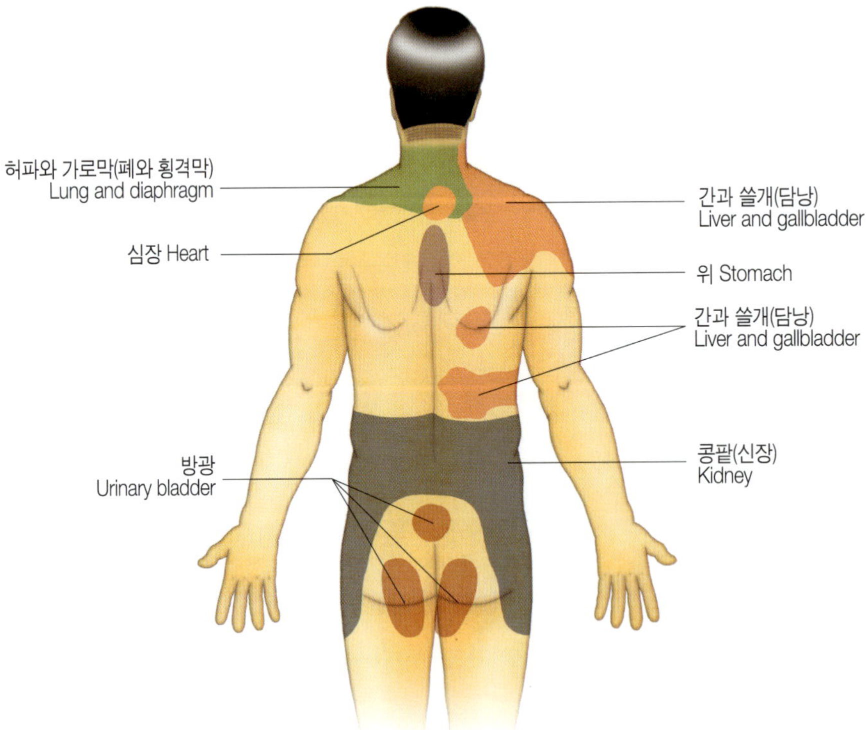

(b) 뒷면

그림 5-22 연관통의 피부 투사범위 (계속)

제 6 장

혈액 및 체액생리

I 혈 액

혈액은 밀폐된 혈관 속을 순환하는 우리 몸 속의 액체성분으로 세포외액(extracellular fluid)에 속한다. 혈액은 심장의 펌프작용을 바탕으로 혈관 내를 순환하면서 사이질액(간질액)과의 사이에서 물질들을 교환하는 매체이다(그림 6-1).

1. 혈액의 성분과 특성

혈액은 약 45%의 세포성분인 혈구세포(blood cell)와 약 55%의 액체성분인 혈장(plasma)으로 구성되어 있다. 세포성분인 혈구는 적혈구(erythrocyte ; RBC), 백혈구(leukocyte; WBC) 및 혈소판(platelet)으로 구성되어 있다(표 6-1, 그림 6-2).

혈액을 원심분리하면 비중이 무거운 세포성분은 밑으로 가라앉아 두 층을 형성하며, 이때 적혈구가 차지하는 용적을 헤마토크리트(hematocrit; Hct)치라고 부르며 정상치는 남자가 약 45%, 여자는 약 40%이다(그림 6-3). 혈장(plasma)과 혈청(serum)의 구별은 혈청은 혈장에서 섬유소원(fibrinogen)을 제거한 것을 말한다.

혈액량은 체중의 1/12~1/13, 6~9%(평균 8%)로 체중이 60kg인 사람의 혈액량은 약 5L이다. 혈액의 pH는 7.4이며, 비중은 1.055~1.065이다. 혈액의 일반기능은 ① 영양소의 운반, 대사산물의 운반, 가스의 운반, 호르몬의 운반같은 운반작용, ② 체액의 pH 조절, 수분유지, 체온조절 같은 조절작용, ③ 신체 방어작용, ④ 지혈작용이 있다.

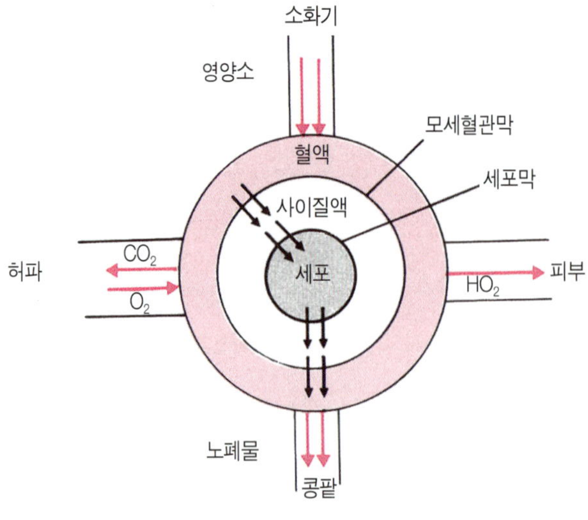

그림 6-1 혈액의 운반기능

표 6-1 혈액의 성분

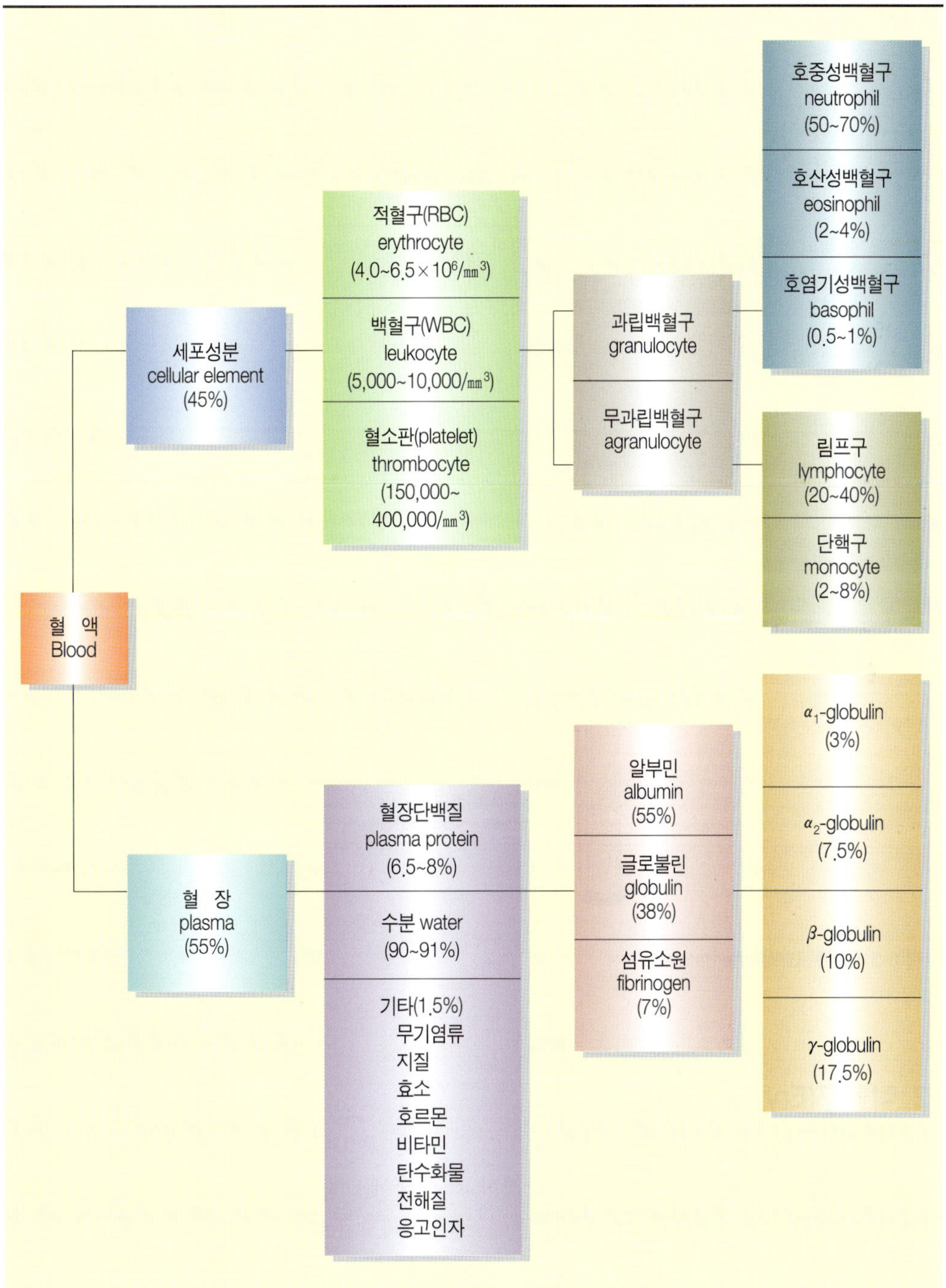
혈 액
Blood
세포성분
cellular element
(45%)
적혈구(RBC)
erythrocyte
(4.0~6.5×10^6/㎣)
백혈구(WBC)
leukocyte
(5,000~10,000/㎣)
혈소판(platelet)
thrombocyte
(150,000~
400,000/㎣)
과립백혈구
granulocyte
무과립백혈구
agranulocyte
호중성백혈구
neutrophil
(50~70%)
호산성백혈구
eosinophil
(2~4%)
호염기성백혈구
basophil
(0.5~1%)
림프구
lymphocyte
(20~40%)
단핵구
monocyte
(2~8%)
혈 장
plasma
(55%)
혈장단백질
plasma protein
(6.5~8%)
수분 water
(90~91%)
기타(1.5%)
무기염류
지질
효소
호르몬
비타민
탄수화물
전해질
응고인자
알부민
albumin
(55%)
글로불린
globulin
(38%)
섬유소원
fibrinogen
(7%)
α_1-globulin
(3%)
α_2-globulin
(7.5%)
β-globulin
(10%)
γ-globulin
(17.5%)

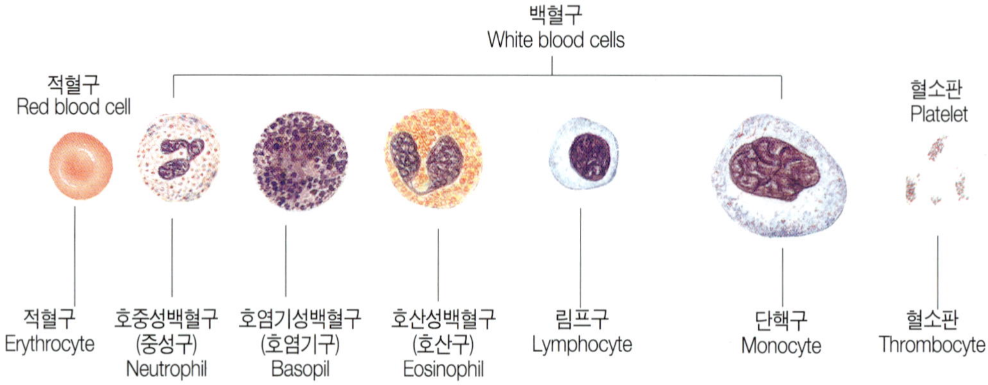

그림 6-2 **혈액의 세포성분** 적혈구는 핵이 없는 양쪽이 오목한 원반모양의 세포이다. 백혈구는 호중성백혈구, 호염기성백혈구, 호산성백혈구, 림프구, 단핵구의 5가지 종류가 있다. 호중성, 호염기성 및 호산성백혈구는 분엽으로 된 핵과 서로 다른 색으로 염색되는 큰 과립들을 가지고 있다. 림프구와 단핵구는 둥근 핵을 가지고 있으며 염색이 잘 되지 않는다. 혈소판은 세포 조각들이다.

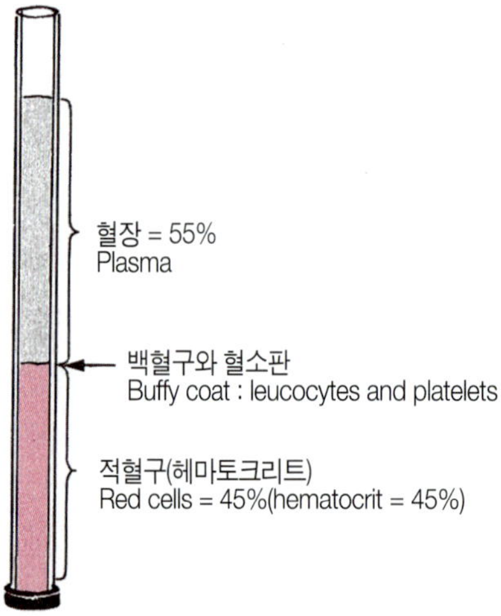

그림 6-3 **헤마토크리트(hematocrit)**

2. 적혈구(Erythrocyte)

적혈구는 혈액세포 성분의 대부분을 차지하고, 성숙세포에서는 핵이 없고, 가운데가 오목하게 들어간 원판 모양의 세포이다. 적혈구세포 내의 헤모글로빈(Hb)은 체내에서 산소를 전신으로 운반하는 역할을 하고 있다.

1) 적혈구의 형태 및 수효

적혈구의 직경은 평균 7.7㎛(6.0~9.5㎛), 두께는 가장자리의 두꺼운 부분이 평균 2.2㎛(2.0~2.4㎛), 중앙부의 오목하게 들어간 부위가 1㎛ 이하이다(그림 6-4). 적혈구 표면적은 120㎛²이고, 적혈구 부피는 87㎛³이다. 이러한 형태적 특징으로 쉽게 이동할 수 있고, 모양을 쉽게 변형시킴으로써 좁고 구부러진 모세혈관을 통과할 수 있다. 적혈구 수효는 개체에 따라 다소 다르지만 정상 성인 남자는 평균 500만/mm³, 여자는 평균 450만/mm³이며, 유아인 경우에는 성인보다 많아서 평균 650만/mm³이다. 적혈구의 구성은 63~64%의 물, 33~34%의 헤모글로빈, 2~4%의 기타 물질로 단백질, 지질, 전해질, 효소 등이 있다.

현미경 하에서 한 개의 적혈구는 황색을 띠고 있으나 적혈구가 응집하거나 집단을 이루면 붉은색을 띤다.

2) 헤모글로빈(hemoglobin)

헤모글로빈은 적혈구의 구성성분 중 가장 중요하며 분자량은 66,800이다. 헤모글로빈은 Fe을 포함한 헴(heme) 4분자와 글로빈(globin) 1분자로 구성되며, 글로빈은 α-사슬과 β-사슬로 연결되어 있다(그림 6-5).

헤모글로빈량은 혈액 100mL 중에 성인 남자는 16g, 여자는 14g이 함유되어 있으며, 1g의 헤모글로빈은 1.34mL의 산소와 결합할 수 있다.

헤모글로빈은 산소의 분압이 높은 곳에서는 산소와 결합하여 산화 헤모글로빈(oxyhemoglobin; HbO_2)을 만들고, 산소의 분압이 낮은 곳에서는 산소를 분리시켜서 환원 헤모글로빈(reduced hemoglobin)을 형성한다. 헤모글로빈과 산소의 결합능력이 산소분압

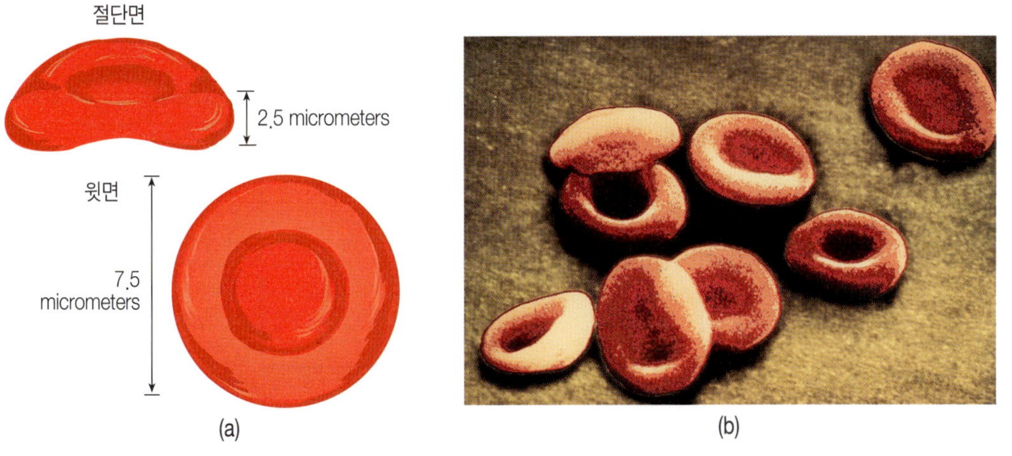

그림 6-4 적혈구의 모양(a)과 사람 적혈구의 전자현미경 사진(b)

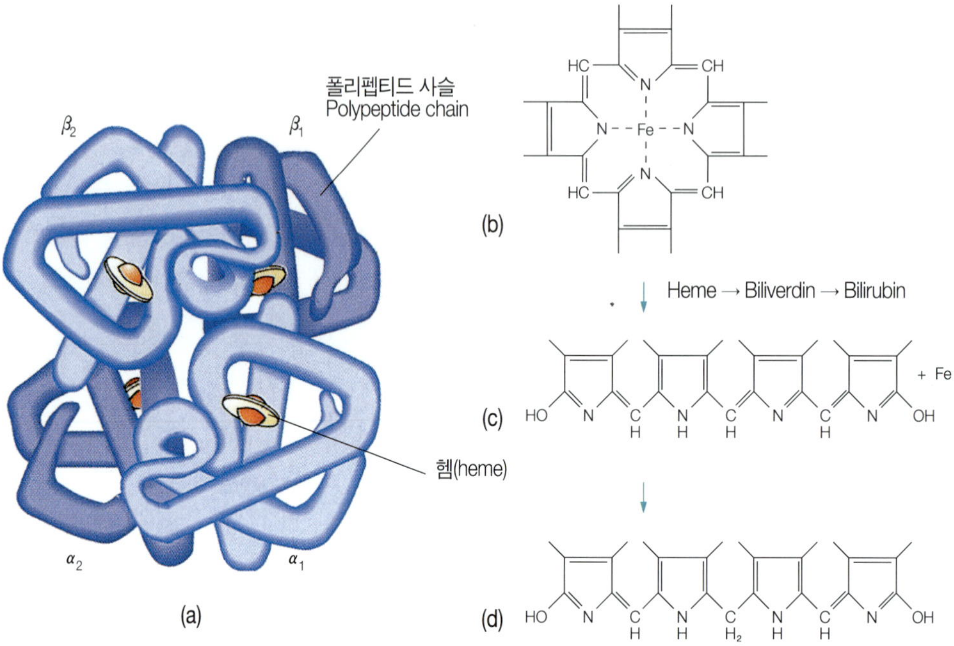

그림 6-5 헤모글로빈의 구조 헤모글로빈 분자는 철을 포함하는 heme 색소와 결합된 단백질(글로빈)로 구성된다. 글로빈 분자는 2개의 α-chain과 2개의 β-chain으로 이루어져 있다. 헤모글로빈 분자가 분해될 때 헴(heme) 부분은 철(Fe)과 빌리버딘(beliverdin)으로 분해된다. 빌리버딘의 대부분은 빌리루빈(bilirubin)으로 전환된다. (a) 헤모글로빈 분자. (b) 헴. (c) 빌리버딘($C_{33}H_{36}O_6N_4$). (d) 빌리루빈($C_{33}H_{36}O_6N_4$).

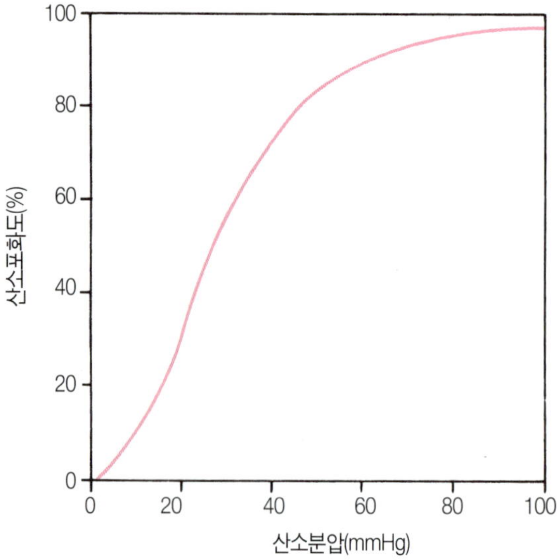

그림 6-6 산화 헤모글로빈 해리곡선

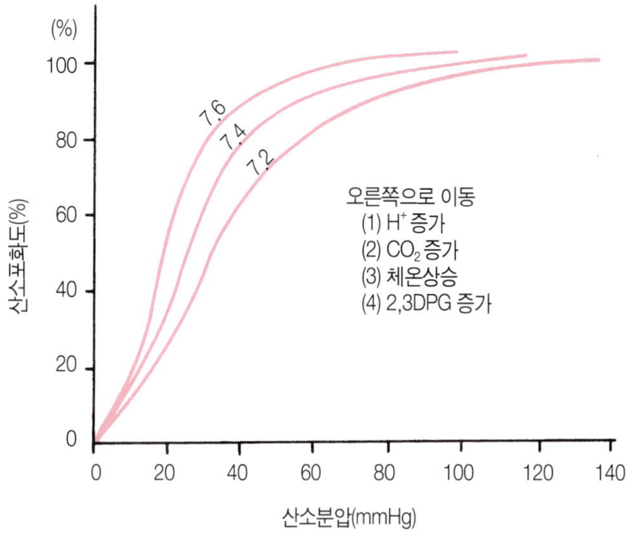

그림 6-7 산화 헤모글로빈 해리곡선은 H^+ 이온, 체온, 2,3DPG(diphosphoglycerate)의 증가에 의해 오른쪽으로 이동된다.

변화에 따라 변화하는 모습을 그린 곡선이 산소해리곡선(oxygen dissociation curve)이다(그림 6-6). 해리곡선은 체온과 산염기평형, 탄산가스 분압의 변동에 따라 크게 영향을 받는다. 즉 체온 또는 탄산가스 분압(P_{CO2})이 높아지거나 pH가 낮아지고, 2,3DPG가 증가하면 해리곡선이 오른쪽으로 이동하여 산소해리가 촉진된다(그림 6-7).

3) 적혈구 조혈과 파괴

(1) 적혈구의 조혈(혈구생성, hemopoiesis)

적혈구는 태아 시에는 난황주머니, 간, 지라(비장), 적색골수에서 생성되고 출생 후에는 복장뼈(흉골), 척추뼈(추골), 갈비뼈(늑골), 엉덩뼈(장골) 등의 뼈 속에 있는 적색골수에서 조혈된다. 적혈구의 조혈능력은 일반적으로 넙다리뼈(대퇴골) 및 위팔뼈(상완골)보다도 갈비뼈, 척추뼈, 복장뼈, 골반 등의 적색골수에서 오랜 기간 계속된다(그림 6-8).

적혈구의 조혈과정은 골수에서 이루어지고, 줄기세포(간세포) →풋적혈구모세포(전적아구) →호염기적혈모세포 →다염적혈모세포 →정염적혈모세포 →그물적혈구 →적혈구로 성숙 분화된다(그림 6-9).

적혈구 생성을 자극하는 물질을 에리트로포이에틴(erythropoietin)이라 하고, 적혈구 부족 시 콩팥에서 생성되는 신성조혈자극요소(renal erythropoietic factor; REF)라는 효소가 혈중으로 유리되고, 이 효소가 혈장단백에 작용하면 에리트로포이에틴(erythropoietin)이라는 당단백질이 분비된다. 혈중에서 생성된 에리트로포이에틴은 골수에 가서 줄기세포(간세

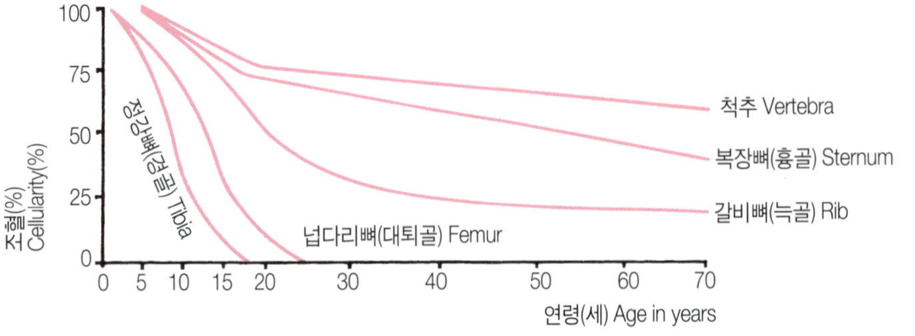

그림 6-8 연령에 따른 각 뼈의 상대적 적혈구의 조혈속도

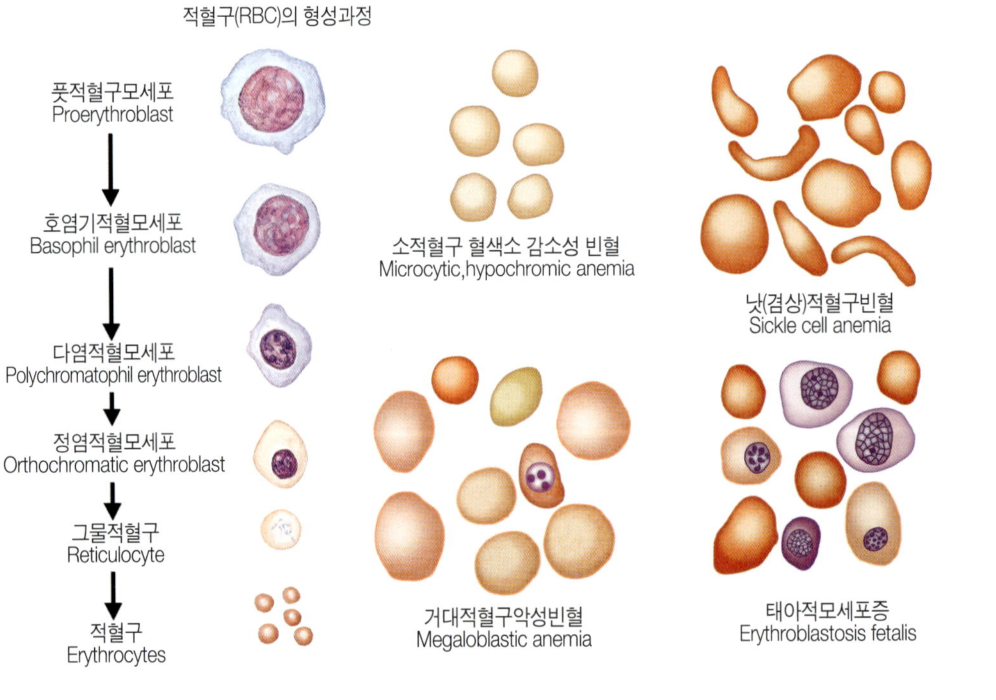

그림 6-9 적혈구의 형성과정과 비정상적 적혈구

포)를 증식, 분화시켜 적혈구모세포(적모세포, erythroblast)에서의 헤모글로빈 생성을 촉진시킨다. 적혈구 성숙물질로서는 비타민 B_{12}, 엽산(folic acid), Fe, Cu 등을 들 수 있다. 비타민 B_{12}와 엽산은 적혈구모세포의 핵산, 아미노산 합성을 촉진하고, Fe는 헤모글로빈의 구성요소이고, Cu는 조혈조직에 산소부족을 유발하여 에리트로포이에틴 생성을 촉진한다. cobalt를 함유한 비타민 B_{12}는 위에서 분비되는 HCl과 내인성 인자의 존재 하에서 작은창자에서 흡수되고 간에 저장되므로 위 절제 시에는 조혈기능이 장애를 받는다.

(2) 적혈구의 파괴

적혈구는 순환계에서 기능을 수행하다가 약 120일이면 수명을 다하게 된다. 이 기간이 적혈구의 평균 수명이 된다.

적혈구는 지라(비장), 간, 골수의 그물내피세포, 조직 내 큰포식세포(대식세포)에 의해 탐식된다.

노화 적혈구는 지라속질(비장수질)에 들어가서 그물내피계 세포의 식작용에 의해 파괴된다. 적혈구 파괴 시 헤모글로빈은 헴(heme)과 글로빈(globin)으로 나누어지고 헴은 철분과 빌리베르딘(biliverdin)으로 분해된다. 철분과 글로빈은 지라, 간, 골수에 저장되었다가 헤모글로빈 합성에 재이용되고, 빌리베르딘은 빌리루빈(bilirubin)으로 변하여 쓸개즙(담즙)으로 배설된다(그림 6-10).

4) 적혈구의 취약성

정상인의 혈장 삼투질 농도는 300mOsm/L로 등장성 용액이며, 적혈구 막 내외의 수분이동이 없다. 적혈구가 고장액에 있게 되면 수분이 적혈구 내에서 밖으로 이동하며 적혈구가

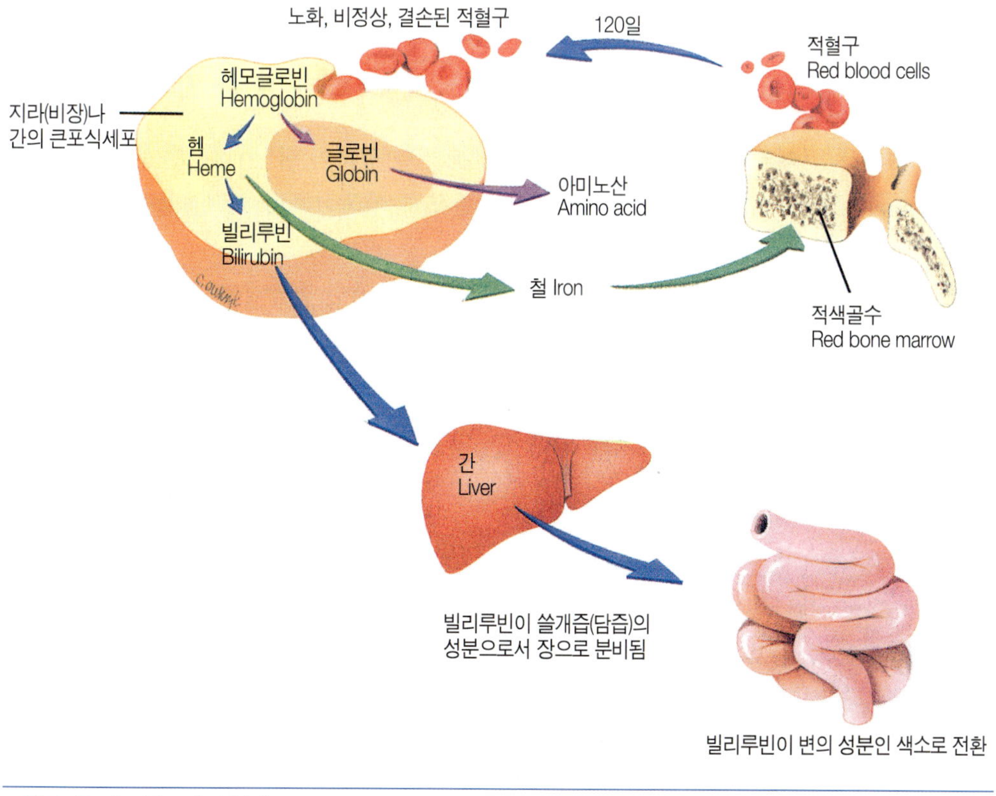

그림 6-10 헤모글로빈의 분해 지라(비장)와 간의 큰포식세포는 헤모글로빈을 분해시키는데 글로빈은 아미노산으로 전환되고, 헴은 철과 빌리루빈으로 전환된다. 철은 새로운 헤모글로빈 생성에 다시 이용되고 빌리루빈은 쓸개즙의 성분으로 분비된다.

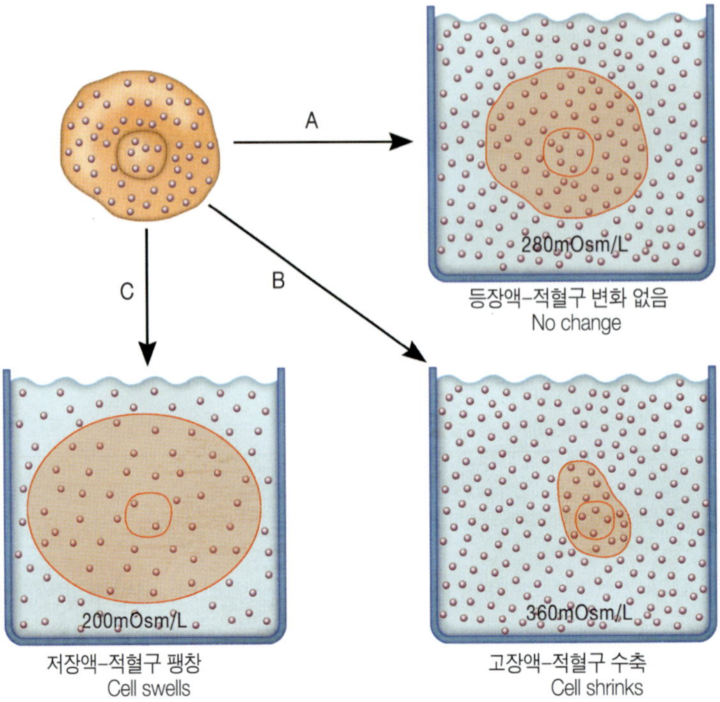

그림 6-11 적혈구의 삼투현상

탈수되어 쭈글쭈글해진다. 적혈구가 저장액에 있게 되면 수분이 적혈구 내로 이동하여 적혈구가 커지고, 적혈구 막이 파괴되어 적혈구 막 밖으로 헤모글로빈이 나오는 현상을 용혈(hemolysis)이라고 한다(그림 6-11).

적혈구의 삼투적 저항을 검사하기 위해서 0.9% NaCl 용액인 등장액에서는 적혈구의 크기에 변화가 없고, 0.48% NaCl 용액에서는 용혈이 시작되고, 0.44% NaCl 용액에서는 반절의 용혈이 있고, 0.33% NaCl 용액에서는 완전히 용혈된다.

5) 빈혈과 적혈구과다증

빈혈은 적혈구의 수효가 적거나 헤모글로빈의 농도가 감소된 상태를 말한다. 즉 적혈구 수가 400만/mm^3 이하, 헤모글로빈량이 혈액100 mL당 10 g 이하일 때 빈혈이 나타난다.

빈혈을 원인별로 분류해 보면, 실혈성 빈혈(blood loss anemia), 적색골수 이상에 의한 적혈구 생산 부족인 무형성 빈혈(aplastic anemia), 비타민 B_{12}, 엽산, 니코틴산(nicotinic acid), 티아민(thiamine), 피리독신(pyridoxine) 등의 부족에서 발생하는 악성빈혈(pernicious anemia), 용혈빈혈(용혈성 빈혈, hemolytic anemia)이 있다.

적혈구과다증에는 생리적 적혈구과다증과 악성 적혈구과다증이 있다. 생리적 적혈구과다증은 평지에서 생활하던 사람이 고산지대에서 생활하게 되면 적혈구 수가 600~800만/mm^3개로 증가하며, 이것은 산소 결핍으로 골수를 자극하기 때문에 적혈구가 과잉 생산되기 때문이다. 악성 적혈구과다증은 적혈구 수가 1,100만/mm^3개까지 증가하며 hematocrit치가 70~80%가 되고, 혈액의 점성도가 물의 15배나 되고 혈액량과 혈액순환 시간이 정상인의 2배까지 증가된다.

6) 적혈구의 침강속도

혈액의 항응고제를 첨가하여 응고되지 않도록 한 혈액을 가는 시험관에 넣고 세워 두면 적혈구는 혈장보다 무겁기 때문에 가라 앉아 적혈구 위에 적혈구가 쌓여서 모아지는 연전상을 형성한다. 섬유소원은 연전상 형성을 촉진한다. 결핵, 암, 만성염증 시에는 혈장단백질이 증가하여 적혈구 침강속도가 증가한다.

3. 백혈구(Leucocyte)

백혈구는 핵과 세포질이 뚜렷하게 구별되며, 주된 기능은 생체방어로서 포식작용(식균작용)과 면역기능이 있다.

1) 백혈구의 형태 및 수효

백혈구는 보통 세포와 같이 핵을 갖고 있으나 적혈구와 달리 헤모글로빈은 없고, 크기는 일반적으로 적혈구보다 크다.

백혈구는 세포질 내에 과립이 있는 과립백혈구(granular leucocyte)와 과립이 없는 무과립백혈구(agranular leucocyte)로 크게 나누어 볼 수 있다.

과립백혈구는 과립의 염색성에 따라서 호중구(neutrophil), 호산구(eosinophil), 호염기구(basophil)로 나누어지고, 무과립백혈구는 단핵구(monocyte)와 림프구(lymphocyte)가 있다(그림 6-12). 정상 성인의 백혈구 수는 혈액 1mm^3 속에 5,000~10,000개이며 평균 8,000개이고, 하루 중에 변동이 있기 때문에 아침에 안정상태에서 측정해야 한다. 그러나 정상적인 신생아의 백혈구 수는 20,000/mm^3이다. 백혈구의 총수를 측정하는 것도 질병진단에 중요하지만, 백혈구 총수에 대한 각 백혈구의 분율을 측정하는 것이 더욱 더 중요한 때가 있으며, 이러한 각 백혈구의 분율 측정을 백혈구 감별계수(differential counting)라 한다.

백혈구는 골수의 줄기세포(간세포)에 의해 조혈되고 성숙과정에서 골수모세포(골수아구), 단핵모세포(단핵아구), 림프모세포(림프아구)로 분화된다. 골수모세포에서 호중구, 호산구, 호염기구가 생산된다(그림 6-13).

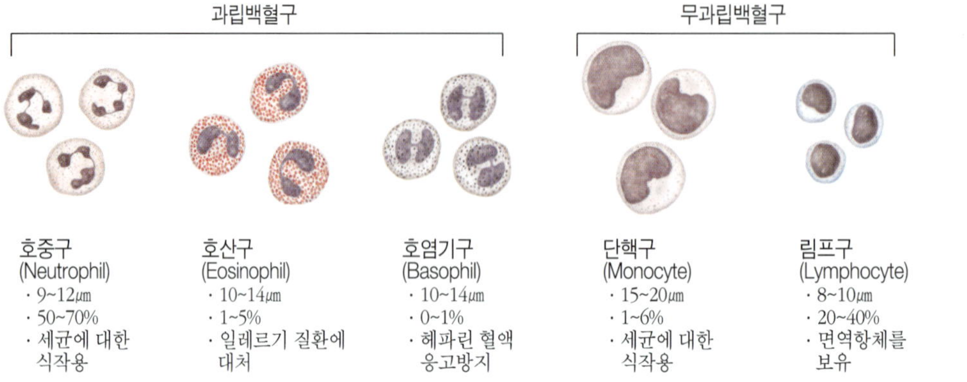

그림 6-12 백혈구의 형태

백혈구의 평균 수명은 과립성 백혈구가 2주일 정도이고, 림프구는 100~200일이다. 백혈구도 적혈구처럼 전신의 그물내피계(망상내피계) 세포에 의해 탐식되어 처리된다.

① 호중구

호중구는 총 백혈구 수의 50~70%를 차지하며 크기는 9~12㎛이다. 호중구의 수는 급성염증이 있을 때 급속하게 증가한다.

② 호산구

호산구는 총 백혈구 수의 1~5%를 차지하며 크기는 10~14㎛이다. 호산구는 알레르기 반응, 기생충 감염, 자궁, 자궁관 등의 만성염증 시 현저하게 증가하고, 스트레스에 노출되었을 때는 호산구가 감소한다.

③ 호염기구

호염기구는 총 백혈구 수의 0~1%를 차지하며 크기는 10~14㎛이다. 호염기구는 헤파린(heparin)과 히스타민(histamine)을 유리하는 기능이 있다. 헤파린은 혈액응고를 방지하고, 히스타민은 알레르기 반응을 일으킨다.

④ 단핵구

단핵구는 총 백혈구 수의 1~6%를 차지하며 크기는 15~20㎛로 백혈구 중에서 가장 크다. 단핵구는 세포질 내에 proteolytic enzyme이란 효소가 있다. 단핵구는 만성염증 시 주된 역할을 맡고 있고, 결핵성 질환 시에 특이하게 더 증가한다. 단핵구가 많이 모여 있는 림프절, 간, 허파꽈리(폐포), 지라, 골수에서의 단핵구를 조직 큰포식세포(대식세포, macrophage)라 한다.

⑤ 림프구

림프구는 총 백혈구 수의 20~40%를 차지하며 크기는 8~10㎛이다. 림프구의 형성장소는 골수, 림프절, 지라, 가슴샘, 편도샘, 막창자꼬리(충수) 등이다. 림프구는 생체 방어기전의 일환인 항체를 만들어 면역활동에서 중심적 역할을 담당한다.

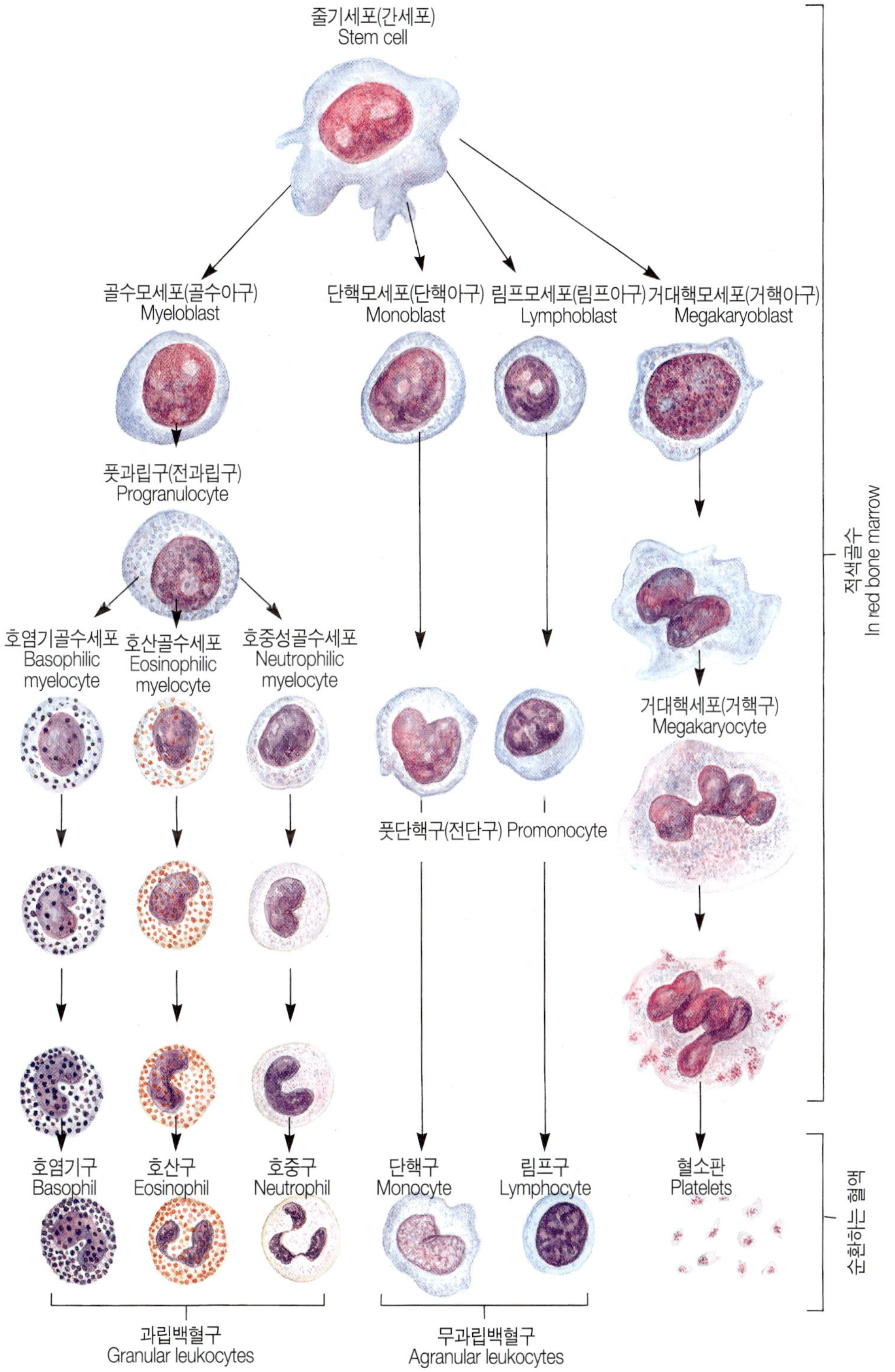

그림 6-13 백혈구의 형성과정 골수의 줄기세포(간세포)가 과립구, 단핵구, 림프구의 계통으로 갈라져 발달한다.

2) 백혈구의 기능

① 포식작용(식균작용)

백혈구는 모세혈관벽을 위족통과라는 방법으로 혈관 내에서 조직으로 나갈 수 있다. 이때 백혈구는 아메바 운동을 한다. 이동의 방향은 양성 화학쏠림성(양성 화학주성, positive chemotaxis)에 의존한다. 예를 들면, 조직 내에 염증이 발생되거나 외부로부터 이물질의 침입이나 파괴된 자체 조직이 있으면 그 부위에 류코탁신(leucotaxine) 또는 네크로신(necrosin)이 분비된다. 이 물질은 모세혈관벽의 물질 투과성을 촉진시켜서 백혈구가 쉽게 누출하여 혈관벽을 통과하여 나올 수 있게 한다(그림 6-14). 그 후에 세균이나 이물질이 전위차로 백혈구 막의 표면에 쉽게 부착하면 옵소닌(opsonin), 트로포닌(troponin), 응집소(agglutinin) 등과 같은 물질이 백혈구 막에 작용하여 백혈구 막 자체의 표면장력을 약화시켜 음세포작용이 일어나서 세균이나 이물질을 백혈구 내부로 이동시킨다. 이동된 세균 또는 이물질은 백혈구 속에 있는 myeloperoxidase라는 효소에 의해 분해되는데 이것을 포식작용(식균작용, phagocytosis)이라고 한다. 포식작용도 한계가 있어서 일정한 한계점 이상 포식작용을 한 백혈구는 그 자체도 파괴되는데 백혈구가 파괴되어 잔해가 모인 것을 고름(농, pus)이라 한다. 고름의 형성 초기에는 알칼리성이지만 시간이 경과함에 따라 산성으로 변하고 염증이 급성인지 만성인지를 아는 데 도움을 준다.

② 면역기능

혈액의 면역기능에는 B 림프구에 의해서 이루어지는 체액면역과 T 림프구에 의해서 이루

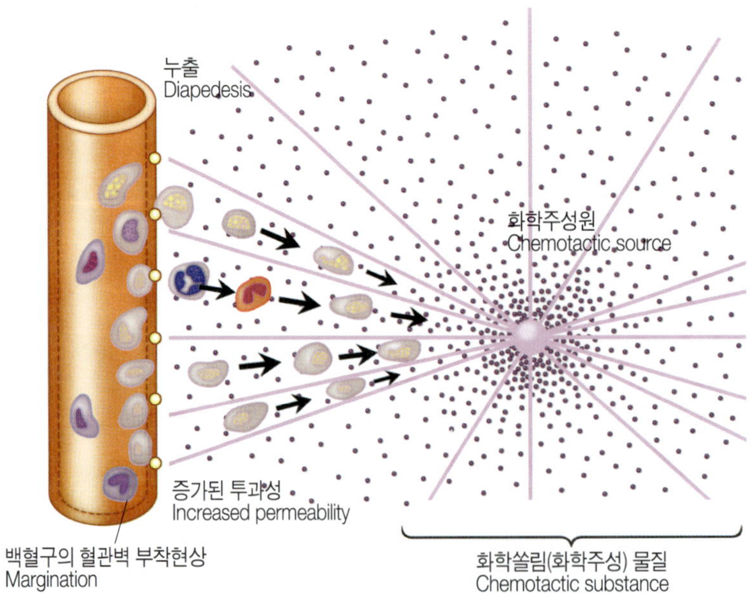

그림 6-14 화학쏠림성(화학주성)에 의해 조직손상 부위로 호중구가 이동한다.

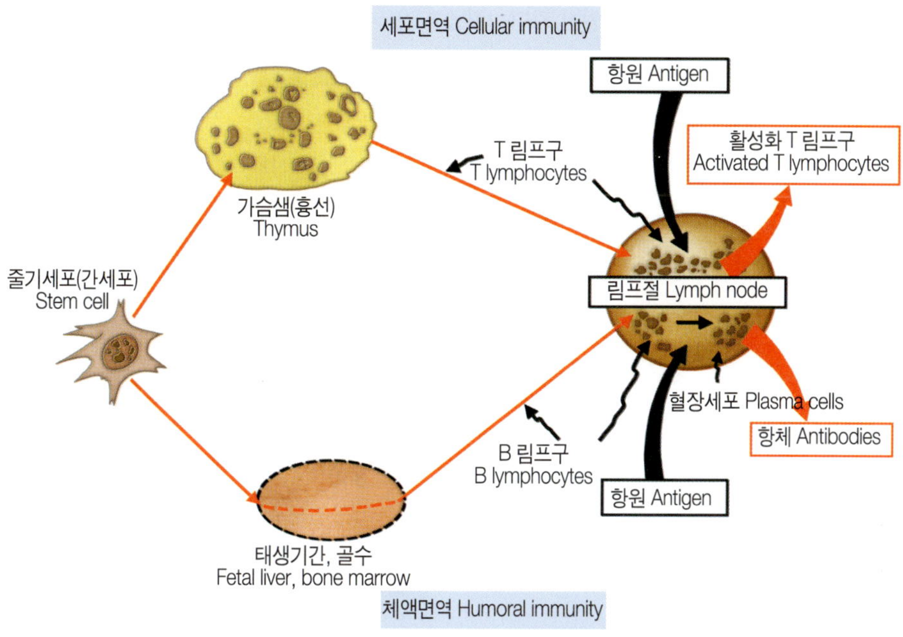

그림 6-15 항원에 대한 반응으로 림프절에 의해서 항체와 감작림프구 형성을 보여준다.

어지는 세포면역이 있다. B 림프구는 항체를 생산하여 면역반응에 관여하고, T 림프구는 감작 T 림프구가 직접 면역반응에 관여한다(그림 6-15).

3) 백혈구감소증과 백혈구과다증

생체가 화학물질, X 선 과다조사 등에 의해 골수기능이 저하되어 백혈구 수가 감소하게 되는데 이것을 백혈구감소증(leucopenia)이라 한다. 생체가 폐렴, 충수염, 편도염 등과 같이 세균감염의 감염성 질환에서는 백혈구 수가 증가하게 되는데 이것을 백혈구과다증(leucocytosis)이라 한다.

4. 혈소판(Platelet)

혈소판(platelet, thrombocyte)은 핵이 없고, 직경이 2~5㎛ 정도의 작은 원반형이다. 정상 순환혈액 내에 15~30만/mm^3 개가 있으며 평균 수명은 약 1주일이다. 혈소판은 골수의 거대핵세포(megakaryocyte)에서 분화되어 순환혈액 내로 나오는 세포의 단편들이다. 혈소판은 세로토닌(serotonin), 히스타민(histamine), Ca^{2+}, ADP 및 트롬포플라스틴(thromboplastin)과 같은 혈액응고인자와 효소를 축적하고 있으며, 혈관이 손상되면 혈소판이 손상된 부위에 모여 응집을 일으킨다. 혈소판은 지혈과 혈액응고에 관한 생리기능을 행하고 있다.

5. 지혈 및 혈액응고

1) 지혈기전

혈관이 손상을 입으면 출혈이 일어나지만 1~3분이 지나면 출혈이 멈춘다. 혈관의 손상 후 곧 지혈이 되는 것은 손상부위의 혈관수축과 더불어 혈소판이 모여서 혈전을 형성하여 소혈관을 기계적으로 폐쇄시키기 때문이다. 지혈의 과정은 다음의 3단계로 이루어진다(그림 6-16).

① 국소적 혈관수축 반응
② 손상된 부위에 혈소판의 부착
③ 혈액응고 기전의 활성화이다.

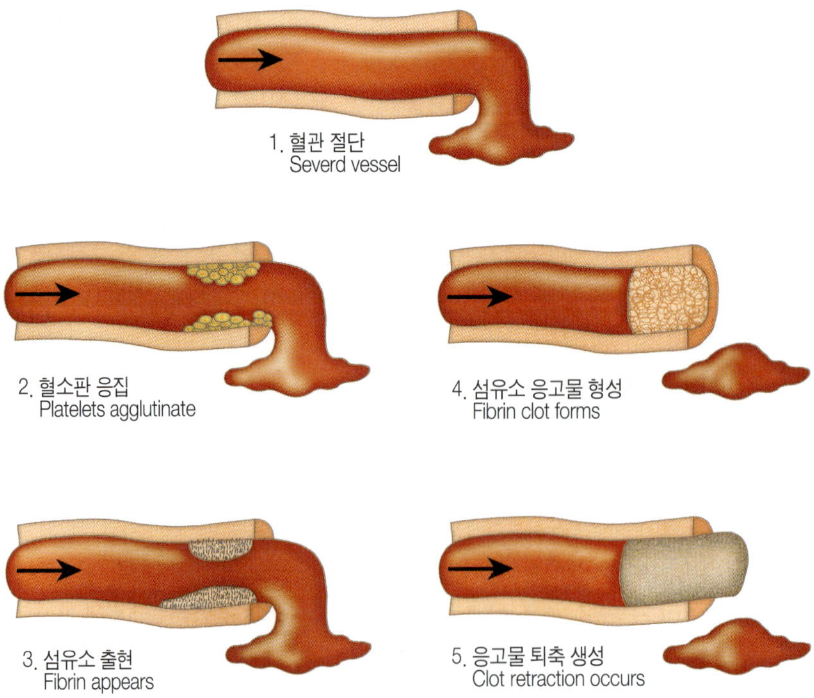

그림 6-16 손상을 입은 혈관의 응고과정

(1) 국소적 혈관수축

손상된 소동맥이나 세동맥을 중심점으로 하여 양쪽 방향으로 혈관수축이 일어난다. 혈관수축은 혈소판에서 유리된 세로토닌(serotonin)과 이외의 다른 혈관수축 물질에 의해 일어난다.

(2) 일시적 지혈

혈관이 손상되면 혈관벽 내피세포가 파괴되고 교원질(collagen)이 노출되고, 노출된 교원질은 혈소판을 부착시켜 혈관수축물질인 세로토닌과 ADP를 유리시킨다. ADP는 다른 혈소판을 부착시켜 혈소판들이 그 곳에 집합한다. 혈소판들이 모여 일시적 혈소판 전색을 만들어 출혈을 막아준다. 혈소판에 의한 지혈은 일시적 현상이다.

표 6-2 혈액응고 인자들

인자번호	인자명	생성장소	존재장소	기 능	성 상
I	fibrinogen	간	혈장	피브린의 전구물질	용해성 단백질
II	prothrombin	간	혈장	트롬빈의 전구물질	α_2-글로불린
III	thromboplastin	혈장, 조직, 혈소판에 있는 전구물질들	일시적 혈액응고 작용	혈중의 여러 응고인자들이 조직과 혈소판에서 유래하는 인지질과 복잡한 반응으로 생성되는 종산물 factor II를 factor IIa로 활성화	
IV	Ca^{2+}		혈장	대부분의 응고인자들이 활성화되거나 전환하는 데 필요한 물질	
V	proaccelerin	간	혈장	factor II의 factor IIa로의 전환을 촉진. 트롬빈과 Ca^{2+}에 의해서 활성화	용해성 글로불린
VI	활성화된 factor V				
VII	proconvertin	간	혈장	Ca^{2+} 존재 하에 factor X을 활성화하여 트롬빈 형성을 촉진	β-글로불린
VIII	antihemophilic globulin	간, 콩팥, 지라	혈장	응고의 초기단계에서 내인성 트롬보플라스틴의 생성에 긴요한 factor IXa와 Ca^{2+}에 의해 활성화 됨	β_2-글로불린
IX	Christmas factor	간	혈청	factor VIII처럼 작용, factor XIa와 Ca^{2+} 존재 하에서 활동	
X	Stuart-Prower factor	간	혈청	factor III의 촉진물, factor VII, Ca^{2+} 및 factor VIIIa에 의해서 활성화	
XI	thromboplastin antecedent		혈청	접촉-감수성 단백 분해효소, 응고 초기에 factor XIIa에 의해서 활성화	용해성 글로불린
XII	Hageman factor		혈청	접촉-감수성 단백 분해효소	산성 당단백
XIII	fibrin-stabilizing factor		혈청	Ca^{2+} 존재 하에 피브린을 안정화, 트롬빈에 의해서 활성화	transpeptidase

(3) 혈액응고 기전

최종적인 지혈은 일시적 지혈에 적혈구가 응집을 일으켜 결합하고 섬유소에 의하여 응고물을 형성하여 굳게 막히는 것을 말하며, 이 과정에 13종의 혈액응고인자가 관여한다(표 6-2).

혈액응고 과정은 3단계로 구분할 수 있다(그림 6-17).

① 혈장단백질인 프로트롬빈(prothrombin)을 트롬빈(thrombin)으로 전환시키는 활성화 단계이며, 이 전환에는 혈소판 파괴 시에 생성되는 물질인 트롬보플라스틴(thromboplastin)과 Ca^{2+}이 필요하다.

② 혈장 중의 섬유소원(피브리노겐, fibrinogen)을 섬유소(피브린, fibrin)으로 전환하는 응고단계이며, 이 전환에는 트롬빈(thrombin)이 필요하다.

③ 형성된 섬유소를 굳히는 고형화 단계이다.

제13혈액응고 인자는 Ca^{2+} 존재 하에서 섬유소를 안정화시켜 혈괴를 더욱 단단해지게 한다. 실혈병(hemorrhagic disease)의 대표적인 것은 혈우병(hemophilia)이며, 혈우병은 응고인자 중 제8인자의 결핍 시 발병하고 모계를 통해 자손에게 발생하는 유전병이다.

2) 항응고기전

혈액을 응고시키는 기전이 있는데 반하여, 체내에는 혈액응고를 방지하는 기능도 있어 이것을 항응고기전(anticlotting mechanism)이라 한다. 혈액은 혈액응고를 촉진하는 향응고제(procoagulant)와 혈액응고를 방지하는 항응고제(anticoagulant) 사이에 평형을 이루고 있다. 예를 들어, thromboxane A_2는 혈소판의 응집을 촉진하고, 혈관수축을 촉진하여 혈액

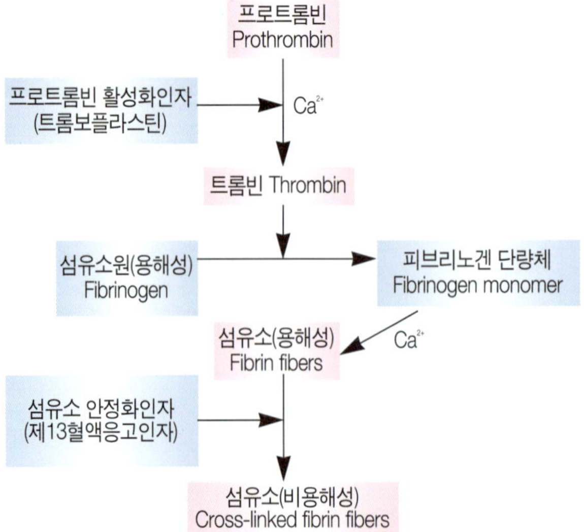

그림 6-17 혈액응고

응고를 일으키나 prostacyclin은 혈소판의 응집을 방지하여 혈액응고를 억제한다. 정상 상태에서는 항응고작용이 향응고작용보다 우세하여 혈액이 유동성을 유지하지만 혈관이 손상되면 향응고작용이 항응고작용보다 우세하게 되어 혈액응고를 일으킨다. 생체 내에서 응고된 혈액의 혈전을 용해시키는 섬유소 용해계(fibrinolytic system)와 헤파린(heparin), 디쿠마롤(dicumarol)이 있다. 섬유소 용해계의 대표적인 것은 플라스민(plasmin)과 피브리노리신(fibrinolysin)이며, 플라스민은 섬유소원(피브리노겐, fibrinogen)이나 섬유소(피브린)를 용해시켜 혈액응고를 억제한다. 헤파린은 호염기구와 비만세포의 과립에 있고, 헤파린이 유리되어 순환혈액으로 나오면 Ⅸ인자의 활성화를 억제하고 혈장 내 cofactor와 결합하여 트롬빈의 작용을 억제함으로써 항응고작용을 나타낸다. 헤파린은 정상적으로도 분비되고 있기 때문에 혈액이 액상을 유지하는데 도움을 준다. 비타민 K는 응고기전의 중요한 인자인 프로트롬빈(prothrombin) 생성에 중요한 물질이다. 디쿠마롤(dicumarol)은 비타민 K의 작용을 차단하여 간에서 프로트롬빈 생성을 억제시키는 작용을 한다.

또한, 혈액응고의 여러 단계에는 Ca^{2+}이 필요하므로 Ca^{2+}이 제거되면 혈액응고는 더 이상 진행되지 않는다. 그러므로 채혈 후 시험관에서 혈액응고를 방지하고자 할 때는 구연산염(sodium citrate), 수산염(sodium oxalate), EDTA의 첨가로 Ca^{2+}과 불용해성 염을 형성하므로 혈중 Ca^{2+}를 제거할 수 있다.

6. 혈 장(Plasma)

혈장은 혈액의 약 55%를 차지하며 혈액에서 혈구를 제외한 부분이다. 혈장에는 90~92%가 물이고, 6.5~8%는 단백질이며, 2%는 전해질, 무기질, 유기질로 구성되고, 혈장의 비중은 1.025~1.029 사이에 있으며 pH는 7.37~7.43 사이에 있다.

혈장단백질의 생리기능은 다음과 같다.

① 단백질을 필요로 하는 세포에 공급하는 체세포의 영양물질에 관여한다.
② 혈액량과 체액량의 조절기능을 가지며, 혈액에 교질 삼투압을 일정하게 유지하며 혈액과 조직 사이의 수분 이동을 조절한다.
③ 혈장 중에는 섬유소원(피브리노겐, fibrinogen)과 같은 혈액응고 인자가 있어서 혈액응고에 관여한다.
④ 혈액의 점성도를 일정하게 유지하여 혈압을 일정하게 유지한다.
⑤ 호르몬, 색소, 약물 등을 혈장단백질과 결합하여 운반하는 물질 운반에 관여한다.
⑥ 혈장단백질 중 γ-글로불린은 면역에 관여한다.
⑦ 혈액의 산염기평형을 조절하는 중요한 역할을 하는 데 pH가 높으면 약산으로 pH가 낮으면 약알칼리로 작용한다.

혈장단백질 중에는 알부민(albumin)이 55%, 글로불린(globulin)이 38%, 섬유소원(fibrinogen)이 7%를 차지한다.

알부민은 혈장단백질의 대부분을 차지하고, 체액의 삼투압을 유지하는 데 중요한 역할을 하며, 알부민에 의하여 형성되는 교질 삼투압은 혈액 속의 수분이 모세혈관에서 조직으로 나가지 못하도록 붙드는 힘을 말한다. 이 밖에 알부민은 혈액 내 산염기평형에 관여하고 호르몬, 이온, 효소, 약물 등의 운반체로서도 작용한다.

글로불린은 α, β, γ-글로불린의 3종류로 나누어진다.

α-글로불린은 α_1-글로불린과 α_2-글로불린으로 나누어지고, α_1-글로불린은 lipoprotein(HDL)을 운반하고 α_2-글로불린은 비타민과 호르몬을 운반한다.

β-글로불린은 lipoprotein(LDL)과 철을 운반한다. γ-글로불린은 면역글로불린(immunoglobulin)이라 하며 IgG, IgA, IgM, IgD, IgE로 나누어지고 면역항체를 형성하여 감염과 이물질로부터 우리 몸을 방어하는 기능이 있다.

섬유소원은 혈액응고 인자로서 혈액응고에 중요한 역할을 하며, 혈청은 혈장에서 섬유소원을 제거한 것으로 혈청 속에는 알부민과 글로불린만이 남게 된다. 혈장단백질은 대부분 간에서 생성되나 γ-글로불린은 림프조직에서 생성된다. 혈장에 녹아 있는 무기염류는 모두가 하전된 이온으로 존재하고 주요한 전해질은 Na^+, K^+, Ca^{2+}, Mg^{2+} 등의 양이온과 Cl^-, HCO_3^-, HPO_4^{2-}, SO_4^{2-} 등의 음이온이며, Na^+과 Cl^-이 가장 많다. 혈장 무기염류의 농도는 약 0.9g%로서 혈장 삼투질 농도는 300mOsm/L이고 이것은 세포 내 삼투질 농도와 같다.

7. 혈액형(Blood type)

사람의 적혈구 막에는 항원인 응집원(agglutinogen)이 있고 혈장에는 그들에 대한 항체인 응집소(agglutinin)가 있다.

1) ABO형

혈액의 응집반응은 항원-항체반응과 같으며, 사람의 적혈구 막에는 A와 B의 응집원이 있고 혈장 중에는 α와 β의 응집소가 있다. 일반적으로 사람의 혈액형은 혈액 내에 있는 응집원과 응집소의 종류와 유무에 따라서 A, B, AB, O형의 4개의 혈액형으로 분류된다(표 6-3).

A형의 혈액에는 적혈구 막에 A 응집원과 혈장에 β 응집소를 가지고 있고, B 형의 혈액에는 적혈구막에 B 응집원과 혈장에 α 응집소를 가지고 있다. AB 형의 혈액에는 적혈구 막에 A와 B 응집원을 가지고 있으나, 혈장에는 α와 β 응집소의 어느 것도 가지고 있지 않다. O형의 혈액에는 적혈구 막에 A와 B 응집원을 가지고 있지 않지만 혈장에는 α와 β 응집소를 가지고 있다.

표 6-3 혈액형의 분류

유전자형	혈액형	응집원	응집소
OO	O	–	Anti-A와 Anti-B
OA 또는 AA	A	A	Anti-B
OB 또는 BB	B	B	Anti-A
AB	AB	A 와 B	–

적혈구 막의 A 응집원은 혈장의 α 응집소와 만나면 응집을 일으키고, 적혈구 막의 B 응집원은 혈장의 β 응집소와 만나면 응집을 나타낸다. 혈액형 검사는 혈청의 항체인 Anti-A와 Anti-B를 이용하여 응집 여부를 검사하는 방법으로 Anti-A와 Anti-B를 슬라이드 위에 올려놓고 검사하려는 혈액을 그 위에 떨어뜨리면 응집을 일으키는 경우와 응집을 일으키지 않는 경우가 있다. 만일, Anti-A에서 응집이 일어나면 혈액형이 A형이고, Anti-B에서 응집이 일어나면 B형이고, Anti-A와 Anti-B에서 모두 응집현상이 나타나면 AB형이고, Anti-A와 Anti-B에서 모두 응집이 생기지 않으면 O형이다(표 6-4). 수혈을 시행하려 할 경우에는 수혈 전에 혈액형 검사와 부적합 수혈을 방지하기 위해 수혈자와 공혈자의 혈구와 혈청을 분리하고 교차해서 혼합하는 교차적합시험(cross-matching test)을 하게 된다.

표 6-4 혈액형에 따른 응집반응

적혈구	혈 청	
	Anti-A	Anti-B
O	–	–
A	+	–
B	–	+
AB	+	+

교차적합시험을 하는 방법은 major cross-matching과 minor cross-matching이 있다. Major cross-matching test는 공혈자의 적혈구와 수혈자의 혈청으로 응집반응을 검사하는 방법이고, Minor cross-matching test는 공혈자의 혈청과 수혈자의 적혈구로 응집반응을 검사하는 방법이다(그림 6-18). 교차적합시험에서 이상이 없으면 수혈이 가능하다. 수혈을 할 경우에는 같은 혈액형의 혈액을 수혈하는 것이, 즉 A형의 혈액은 A형의 사람에게, B형의 혈액은 B형의 사람에게, O형의 혈액은 O형의 사람에게, AB형의 혈액은 AB형의 사람에게 주는 것이 가장 이상적이다. 그러나 만일에 같은 혈액형의 혈액을 얻지 못할 경우에는 A형의 혈액은 AB형의 사람에게, B형의 혈액도 AB형의 사람에게 줄 수 있다. O형의 혈액은 A형, B형, AB형의 사람에게 수혈할 수 있기 때문에 O형의 혈액을 가지고 있는 사람을 만능공혈자(universal donor)라 하고, AB형의 혈액은 O형, A형, B형의 사람 어느 누구에게도 수혈을 할 수가 없기 때문에 AB형의 혈액을 가지고 있는 사람을 만능수혈자(universal

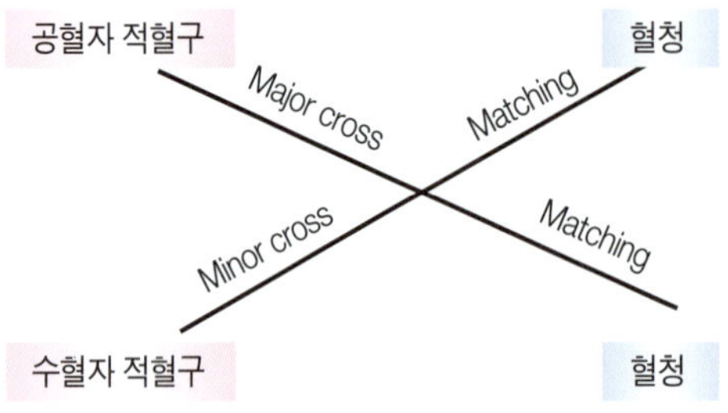

그림 6-18 교차시험 방법

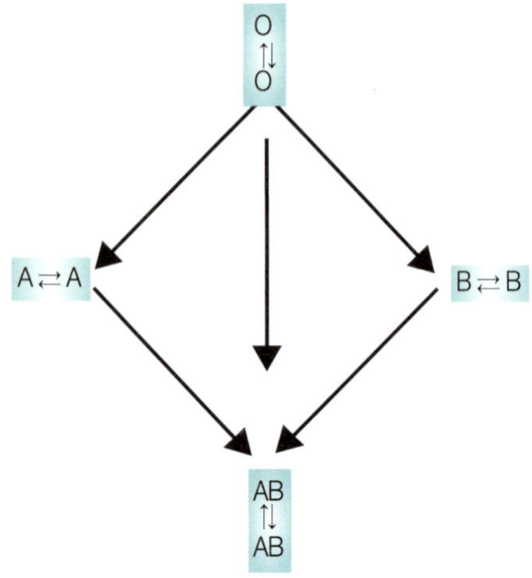

그림 6-19 혈액형과 수혈방향

recipient)라 한다(그림 6-19). 수혈의 효과를 얻으려면 수혈의 시기, 수혈속도, 수혈량, 수혈하려는 수액의 종류 등의 조건에 유의하여야 한다. 수혈속도는 실혈로 위험성이 큰 경우에는 빠른 속도인 50~100mL/min로, 위험성이 적은 경우에는 느린 속도인 50~100mL/hr로 수혈하여야 한다.

2) Rh형

Rh형은 ABO형과 더불어 임상적으로 중요하다. 1940년 Landsteiner와 Wiener는 인도의 Rhesus 원숭이의 적혈구 중에서 새로운 응집원을 발견하고 머리문자를 취하여 Rh 인자라 하였다. Rh 인자 중에서 중요한 것은 D 응집원으로서 Rh^+는 D 응집원이 있는 혈액이고, Rh^-는 D 응집원이 없는 혈액이다. 백인의 경우 85%가 Rh 양성이고, 15%가 Rh 음성이며, 우리나라 사람은 99.6%가 Rh^+이고 Rh^-인 사람은 0.4% 정도이다.

Rh^- 형 혈액에 Rh^+ 형 혈액을 수혈하였을 때 1회째는 문제가 되지 않으나, 그 수혈에 의해 Rh 인자에 대해서 항체(항 Rh 응집소)가 생산되기 때문에 재차 수혈을 받게 되면 Rh 인자와 항Rh 응집소 사이에서 응집반응이 생겨 수혈 부작용이 일어난다.

Rh 형에서 문제가 되는 것은 Rh^-인 어머니와 Rh^+인 아버지 사이에 Rh^+인 태아가 생기면 태아의 Rh^+ 혈액은 태반을 통해서 어머니의 혈액으로 이행하기 때문에 어머니의 혈액 중에는 항 Rh 응집소가 생긴다. 이후 Rh^-인 어머니가 다시 임신을 하게 되면 어머니 쪽에 생겼던 항 Rh 응집소가 태반을 통하여 태아의 혈액 내로 들어와서 태아의 적혈구 응집, 용혈, 빈혈, 혈액 중의 적모구(적아구)의 출현, 중증 신생아 황달 등을 일으켜 유산이나 사산할 가능성이 커지며 이를 태아적모세포증(태아적아구증, 신생아 용혈성 질환, erythroblastosis fetalis)이라고 한다(그림 6-20). 이러한 것을 예방하기 위해서 Rh^-인 어머니에게 먼저 Rh immune globulin이라는 항 Rh^+ 항체를 주사하여 수동면역을 부여하면 항체생산을 방지할 수 있다.

8. 면 역(Immunity)

면역이란, 외부로부터 침입한 거의 모든 종류의 미생물과 독소에 대한 저항능력을 나타내는 생물학적인 현상을 말한다. 면역에는 항체생산에 의한 체액면역과 감작 림프구에 의한 세포면역이 있다.

1) 항원과 항체

(1) 항원(antigen)

항원은 어떤 물질이 이종 동물의 피부나 혈관을 통해 체내에 들어왔을 때 체내에서 이종

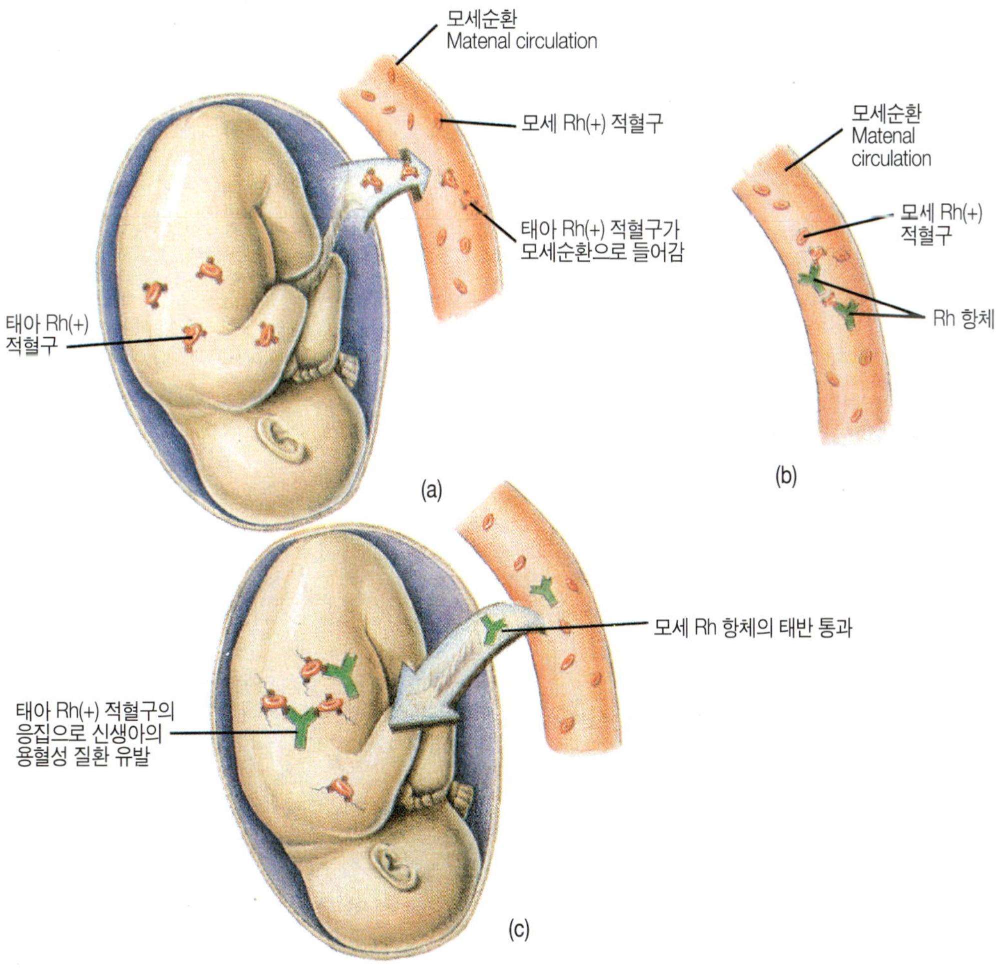

그림 6-20 태아에 미치는 Rh 인자 (a) 분만 또는 분만 시, 태아의 Rh(+) 적혈구가 태반의 찢어진 틈을 통해 Rh(-)인 모체의 혈액으로 들어간다. (b) 모체는 Rh 항원에 감작되어 Rh 항체를 생성한다. (c) Rh(+) 태아를 임신한 그 다음 임신의 경우, Rh(+) 적혈구가 태반을 지난 모체를 자극시켜 Rh 항체를 생성시킨다. 모체의 Rh 항체가 태반을 지나 태아로 건너가 응집을 일으켜 태아의 적혈구의 용혈을 유발하고 신생아 용혈성 질환을 일으킨다.

물질에 대응하는 특이 항체를 생성할 수 있는 성질을 갖고 있는 물질을 말하며 이를 항원성(antigenicity) 또는 면역원성(immunogenicity)이라 하고, 또한 항원은 생체 자신이 생성시킨 특이 항체와 생체나 체외에서 반응할 수 있는 이종 단백도 항원으로 작용할 수 있는데 이를 반응성(reactivity)이라 한다. 항원은 자기가 생성한 항체에만 특이적으로(specific) 반응하는 성질이 있으며 이를 항원의 특이성이라 한다.

(2) 항체(antibody)

항체란, 항원의 자극에 의해서 생체 세포가 생성하는 특수한 혈청단백질인 면역글로불린(immunoglobulin)이며, 자극한 해당 항원과 특이적으로 반응하는 물질이며, 혈청 내의 항체는 γ-글로불린 속에 존재한다.

면역글로불린은 화학적 구조, 물리·화학적 성상, 생물학적 활성도에 따라서 IgG, IgM, IgA, IgE, IgD의 5종류로 나누어진다.

① IgG : 정상인의 혈청 중에 들어 있는 전체 면역글로불린의 75%를 차지하고 태반을 통과하는 유일한 면역글로불린이다. 면역반응 후기에 생산되어 2차 면역반응의 주요 항체로 opsonin, lysin, precipitin, agglutinin 작용을 한다.

② IgM : 정상 성인의 혈청 중에 들어 있는 총 Ig의 약 10%를 차지하고 분자량이 900,000(19S)이고, 면역반응 초기에 생성되어 주요 항체로 opsonin, lysin, precipitin, agglutinin 작용을 한다.

③ IgA : 사람 혈청 중에 들어 있는 총 Ig의 약 15%를 차지하며 사람과 기타 포유동물에서 IgA는 눈물, 침, 기도점액, 장관, 요도관, 젖에 함유되어 있는 주요한 분비 면역글로불린이며 초유 중에 있는 항체이기도 하다.

④ IgD : 정상인 혈청에 3~5mg/dL의 농도로 함유되어 있고 B 림프구 표면에 존재한다고 하나 정확한 기능은 알려져 있지 않다.

⑤ IgE : 정상인 혈청에 0.03mg/dL의 미량으로 존재하고, IgE 혈청농도는 알레르기 반응과 기생충 감염 시에 증가한다.

2) 특이성 면역반응(specific immune response)

특이성 면역반응은 체내에 침입하거나 또는 체내에서 생성되는 이물질에 따라 각각 특정한 방어 세포가 작용하여 이물질을 제거하는 반응이다. 면역반응에는 항원이 체내로 들어오는 경우, B 림프구에 의해 항체를 매개로 해서 일어나는 체액성 면역반응과 감작 T 림프구가 기능하는 세포성 면역반응이 있다(그림 6-21).

(1) 체액면역(humoral immunity)

체액면역은 B 림프구에 의해 수행되며 항원에 대한 항체를 생산하여 항원을 비활성화시

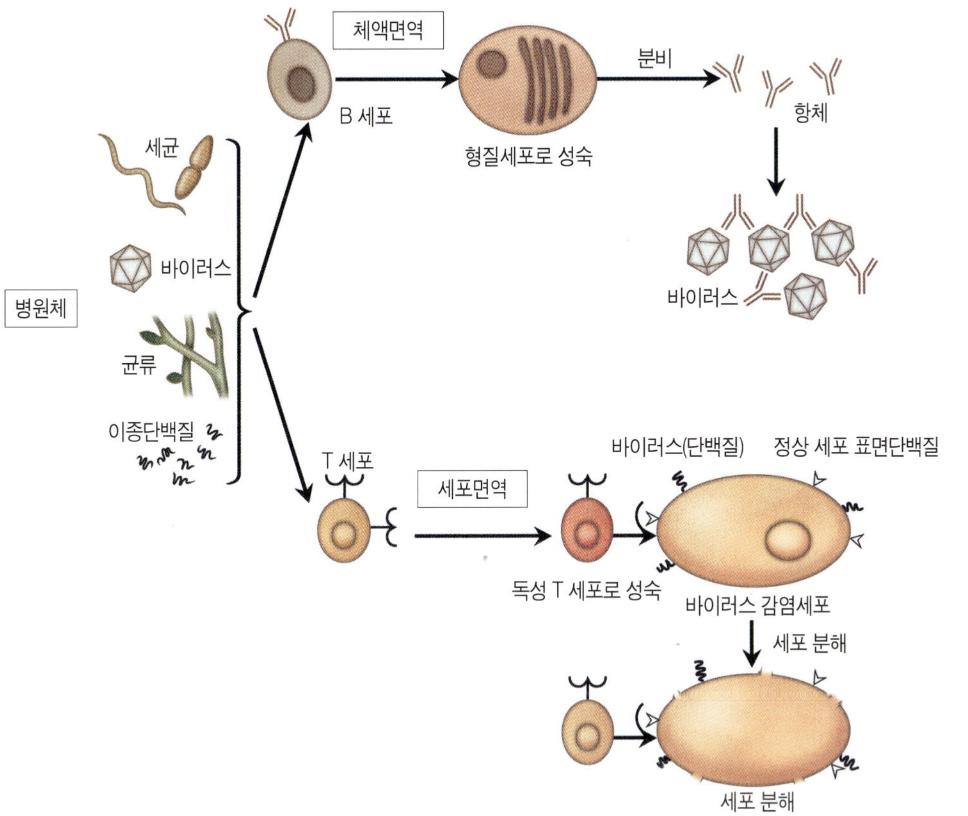

그림 6-21 체액면역과 세포면역

키는 반응이다. B 림프구는 가슴샘(흉선)을 거치지 않고 성숙된 림프구를 말하며, 조류에서는 파브리시우스의 점액낭(bursa of Fabricius)에서 성숙되나, 사람이나 다른 고등동물에서는 장관내 림프조직인 편도선, Peyer' s patch, 막창자꼬리(충수)에서 B 림프구가 성숙된다.

(2) 세포면역(cellular immunity)

세포면역은 T 세포 자체가 기능하여 항원을 처리하거나 면역반응을 조절하는 반응이다. T 림프구는 골수의 줄기세포(간세포, stem cell)에서 유래되나 가슴샘을 거쳐서 성숙되는 세포이다. T 림프구의 기능은 신생 종양세포와 바이러스 감염세포를 파괴하여 제거하는 작용, 이식면역반응, 지연형 과민반응에 관여한다.

3) 면역의 종류

면역의 종류에는 선천면역(natural immunity)과 획득면역(acquired immunity)이 있으며, 획득면역에는 능동면역(active immunity)과 수동면역(passive immunity)으로 나누어진다. 선천면역은 생체가 태어날 때부터 선천적으로 갖고 있는 면역을 말하며, 획득면역은 출생 후에 생성되는 면역을 말한다.

(1) 선천면역(자연면역, 비특이면역, natural immunity)

이물질 또는 잠재적으로 유래하는 미생물의 침입에 대해서 선천적으로 저항하는 것을 말하며, 숙주의 종족 및 개체 특유의 유전적 요인에 의해 결정되는 비특이적 저항이다.

(2) 능동 획득면역(active acquired immunity)

생체 자신이 감염이라는 경험과 예방접종을 통해서 얻어지는 면역을 말한다.

① 자연 능동면역(natural active immunity)

자연상태에서 일어나는 감염을 통해서 얻어지는 면역을 말한다.

② 인공 능동면역(artificial active immunity)

인위적으로 특이적인 감염을 일으키게 하거나 병원 미생물의 대사산물 등을 주사함으로써 얻는 능동면역을 말하며, 예방접종이란 어떤 감염병을 예방할 목적으로 인공적인 면역을 실시하는 방법을 말하며 예방접종(vaccination)에 사용되는 병원 미생물 제제를 백신(vaccine) 또는 면역원(immunogen)이라 한다.

(3) 수동면역(passive immunity)

어느 개체가 능동적으로 생성한 면역체(항체)를 다른 개체에게 옮겨 줌으로써 일시적으로 면역을 발휘하도록 하는 것이다. 수동면역에는 자연 수동면역과 인공 수동면역이 있다.

① 자연 수동면역(natural passive immunity)

태아가 태반을 통하여 어머니가 능동적으로 형성한 면역체인 모성 항체를 받음으로써 면역이 성립되는 경우와 어머니의 면역체를 다량 함유한 초유를 신생아가 먹음으로써 면역이 성립되는 경우로 지속기간은 약 6개월이다.

② 인공 수동면역(artificial passive immunity)

디프테리아와 파상풍의 감염 때와 같이 이미 다른 개체에서 생성된 항체(항독소)를 지체없이 공급하는 방법이 인공 수동면역이다.

II 체액과 전해질

1. 체액(Body fluid)

수분은 생체의 주된 구성물질이고, 총체액량은 체중의 60%이다. 체액은 크게 세포내액(intracellular fluid; ICF)과 세포외액(extracellular fluid; ECF)으로 구분된다. 체액의 특징

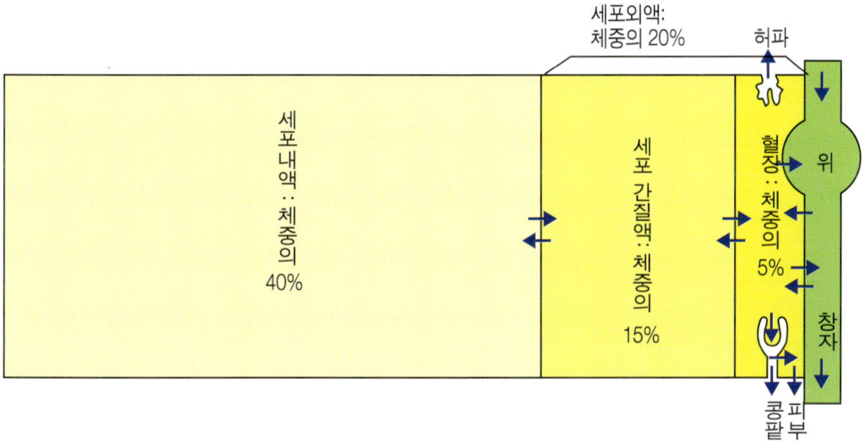

그림 6-22 체액의 조성 성인 남자의 경우 총체액량은 체중의 60%를 차지한다. 세포내액(ICF)의 양은 40%, 세포외액(ECF)의 양은 20%이다.

은 세포가 기능을 다할 수 있게 화학적 성분이나 물리적 성질을 일정하게 유지시키며 내부환경(세포외액)을 안정상태로 유지하게 조절하는 항상성 역할을 한다.

세포외액은 간질액(interstitial fluid)과 혈장(plasma)으로 구분되며, 간질액은 세포와 세포 사이에 위치하여 세포를 둘러싸고 있는 액체이고, 혈장은 혈관 내에 있는 세포외액이다. 그 밖에도 뇌척수액, 관절액, 가슴막액(흉막액), 안구방수, 양수 등을 세포횡단 수분(transcellular fluid) 또는 특수체액(special fluid)이라 한다. 총체액량은 체중의 60%이며, 이 중에 세포내액은 체중의 40%이고, 세포외액은 20%이다. 세포외액은 간질액이 체중의 15%이고, 혈장이 5%이고, 세포횡단 수분은 2%이다(그림 6-22).

1) 수분균형

체내의 수분량은 체내에 섭취되는 수분과 체외로 배설되는 수분의 평형에 의해 항상 일정하게 유지된다. 하루 동안 체내로 들어오는 수분 섭취량은 총 2,600 mL이고, 그 중 음료수 1,500 mL, 음식물 수분 800 mL, 대사수 300 mL이다. 하루 동안 체외로 배설되는 수분 배설량은 총 2,600 mL이고, 그 중 소변 1,500 mL, 피부와 허파를 통해서 배설되는 불감손실량 1,000 mL, 대변 100 mL이다(표 6-5).

2) 체액의 조성

세포외액의 주요 양이온은 Na^+이고, 그 밖에도 소량의 Mg^{2+}, K^+이 있고 주요 음이온은 Cl^-, HCO_3^-이다. 세포내액의 주요 양이온은 K^+, Mg^{2+}이고, 그 밖에 소량의 Na^+, Cl^-이 있고 주요 음이온은 HPO_4^-이다(그림 6-23). 혈장 내 주요 전해질 농도는 Na^+ 140 mEq/L, Cl^-

표 6-5 인체의 수분균형

수분섭취량		수분배설량	
음료수	1,500mL	소 변	1,500mL
음식물 속에 함유된 수분	800mL	땀 > 불감손실량	600mL
대사수	300mL	날숨(호기)	400mL
〈합 계〉	2,600mL	대 변	100mL
		〈합 계〉	2,600mL

103 mEq/L, K^+ 5 mEq/L, HCO_3^- 24 mEq/L이다(표 6-6).

3) 체액의 이동

모세혈관에서 액체가 이동할 수 있는 것은 모세혈관과 조직 사이의 각종 압력차에 의해 이루어진다. 모세혈관 동맥단 액압 35 mmHg, 조직 교질삼투압 2 mmHg이므로 모세혈관 내 액체를 혈관 밖으로 이동시키는 압력은 35 + 2 = 37 mmHg이고, 혈장 교질삼투압 25 mmHg, 조직압 2 mmHg이므로 액체를 혈관 쪽으로 이동시키는 압력은 25 + 2 = 27 mmHg이다. 그러므로 모세혈관 동맥단에서 체액은 10 mmHg의 압력차로 혈장에서 조직액 쪽으로 이동된다.

다른 한편, 모세혈관 정맥단 액압 15 mmHg, 조직 교질삼투압 2 mmHg이므로 모세혈관 내 액체를 혈관 밖 조직 쪽으로 이동시키는 압력은 15 + 2 = 17 mmHg이고, 혈장 교질삼투압 25 mmHg, 조직압 2 mmHg이므로 액체를 혈관 쪽으로 이동시키는 압력은 25 + 2 = 27

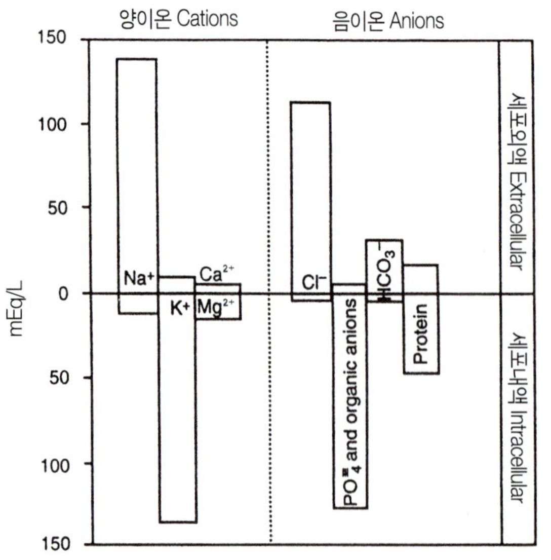

그림 6-23 세포외액과 세포내액의 주요 양이온과 음이온

표 6-6 혈장과 간질액 및 세포내액의 화학적 성분

	혈장(plasma) (mOsm/L of H_2O)	간질액(interstitial) (mOsm/L of H_2O)	세포내액(intracellular) (mOsm/L of H_2O)
Na^+	142	139	14
K^+	4.2	4.0	140
Ca^{2+}	1.3	1.2	0
Mg^+	0.8	0.7	20
Cl^-	108	108	4
HCO_3^-	24	28.3	10
HPO_4^-, $H_2PO_4^-$	2	2	11
SO_4^-	0.5	0.5	1
Phosphocreatine			45
Carnosine			14
Amino acids	2	2	8
Creatine	0.2	0.2	9
Lactate	1.2	1.2	1.5
Adenosine triphosphate			5
Hexose monophosphate			3.7
Glucose	5.6	5.6	
Protein	1.2	0.2	4
Urea	4	4	4
Others	4.8	3.9	10
Total mOsm/L	301.8	300.8	301.2
Corrected osmolar activity(mOsm/L)	282.0	281.0	281.0
Total osmotic pressure at 37℃(mmHg)	5,443	5,423	5,423

mmHg이다. 따라서 모세혈관 정맥단에서는 압력이 -10 mmHg이기 때문에 조직액이 혈관벽을 지나서 혈장 쪽으로 이동된다(그림 6-24).

4) 체액의 수분교란

물의 섭취와 배설은 과부족 없이 언제나 수분균형(water balance)을 유지하도록 조절되고 있다. 그러나 경우에 따라서는 수분균형이 깨어져서 체액량에 변동이 일어나며 이것을 체액의 수분교란(water unbalance)이라 하고, 체액량이 많은 상태로 수분교란된 경우를 부종이라 하고, 체액량이 적은 상태로 수분교란된 경우를 탈수라고 한다.

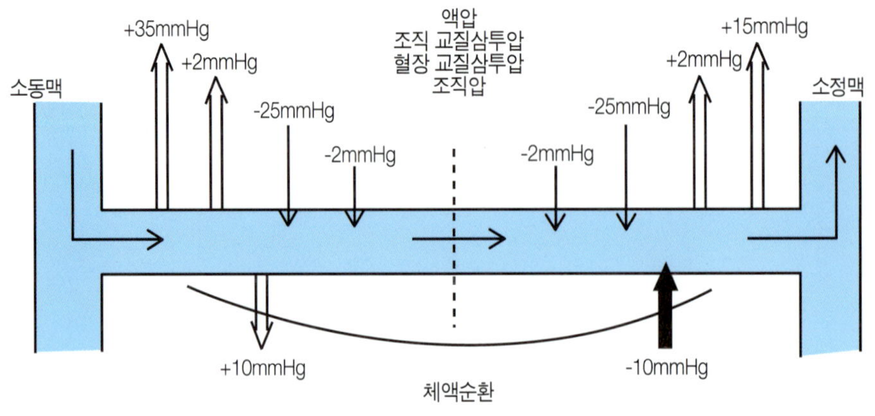

그림 6-24 모세혈관과 조직 사이의 액체 이동

(1) 탈수(dehydration)

우리 몸의 체액량 중 1% 만큼의 수분을 잃더라도 갈증이 나타나서 물을 마시게 된다. 탈수의 원인은 물을 섭취하지 못하는 경우와 실혈, 요붕증, 구토, 설사와 같이 체액량을 다량으로 소실하는 경우와 많은 땀을 흘리는 경우이다. 탈수가 일어날 때의 증상으로는 체중이 감소하고 산염기평형 장애로 산증(acidosis)이 되고 체온과 맥박은 증가하나 심박출량은 감소하고 피부가 건조해지면서 주름이 생기고 심하면 허탈상태에 빠져 생명을 잃는 수도 있다.

(2) 부종(edema)

부종은 세포외액이 비정상적으로 다량 축적되는 것으로 체내에 과잉의 물 축적을 볼 수 있다. 콩팥의 장애로 요를 배설하지 못하거나 간의 장애로 단백질이 합성되지 않아 물을 배설하지 못할 때 볼 수 있다. 부종은 혈관에서 액체이동 시에 조직압의 상승, 혈장단백질의 감소, 모세혈관의 투과성 증대, 림프관의 폐쇄 시에 발생한다.

2. 산염기평형(Acid-base balance)

산(acid)은 어떤 용액에서 H^+를 유리하는 물질이고, 염기(base)는 H^+을 받아들이는 물질이다. 체액 내에서의 산-염기의 농도는 항상성을 유지하기 위해서 조절된다. 세포외액의 pH는 일정한 수준으로 유지되며, 완충제는 산이나 염기의 첨가에 의해서 일어나는 pH 변화를 최소화하여 체액내 H^+ 농도의 지나친 변동을 막아 동맥혈 pH를 7.35~7.45로 유지시킨다.

체내에는 세 가지 중요한 완충계가 있다.

① bicarbonate **완충계**

$$H_2CO_3 \rightleftarrows H^+ + HCO_3^-$$

② phosphate **완충계**

$$H_2PO_4^- \rightleftarrows HPO_4^{2-} + H^+$$

③ **단백질 완충계**

$$H \cdot Pr \rightleftarrows Pr^- + H^+$$

pH와 CO_2, HCO_3^-의 관계를 Henderson-Hasselbalch의 식으로 나타내면

$$pH = 6.1 + \log \frac{HCO_3^-}{0.03 \times P_{CO_2}}$$

호흡기가 산염기평형을 조절하는 방식은 환기량을 조절함으로써 허파를 통해 CO_2의 양을 조절한다. 콩팥은 혈장 내 HCO_3^- 농도를 조절함으로써 산염기평형을 유지하고 있다. 즉 체액의 pH는 호흡기와 콩팥에 의해 $[HCO_3^-]/[P_{CO_2}]$ 비를 일정하게 유지함으로써 이루어진다.

3. 산염기평형 장애

1) 호흡성 산증(respiratory acidosis)

체내에 CO_2가 축적된 상태를 말하며, 혈액 중 P_{CO_2}는 상승하고 pH는 저하하며 허파와 기도장애에 의한 CO_2의 배출부전, 폐수종, 폐렴 등의 급성 질환이나 호흡근육 마비 등에 의한 저환기상태에서 볼 수 있다.

2) 호흡성 알칼리증(respiratory alkalosis)

CO_2가 생체에서 소실된 상태를 말하며, 혈액 중 P_{CO_2}는 저하하고 pH는 상승하며 급격한 과환기 때문에 CO_2 배출이 항진된 상태이고, 정신불안, 저산소혈증으로 인한 호흡중추 자극에 의한다.

3) 대사성 산증(metabolic acidosis)

생체에 CO_2 이외의 산의 축적 또는 염기의 소실이 있는 상태를 말하며, [HCO_3^-]와 pH가 저하하며 중증 당뇨병 시의 케톤체의 축적, 과격한 운동 시에 젖산 축적, 급·만성신염에서의 H^+ 배출장애 시에 볼 수 있다.

4) 대사성 알칼리증(metabolic alkalosis)

체내에 염기 축적이 있는 경우 또는 산의 소실이 있는 상태를 말하며 HCO_3^-와 pH가 상승하며, 이뇨제를 장기적으로 사용하여 혈장 칼륨이온이 저하하고 위 내에서의 H^+ 배설이 항진할 때와 장기간에 걸쳐 구토가 계속되어 HCl의 상실이 있을 때 볼 수 있다.

제 7 장

심장과 순환생리

I 심장(Heart)

심장은 주기적으로 수축·확장을 반복함으로써 혈액을 박출하고 있다. 박출된 혈액은 모세혈관에서 물질교환을 한 다음 정맥계를 통해 다시 심장으로 돌아온다. 혈액순환은 생체의 항상성 유지와 생명유지에 필수적인 과정이다.

1. 심장의 구조

심장의 위치는 2/3가 정중선보다 왼쪽으로 치우쳐 있고, 무게는 성인 여자가 평균 250g, 성인 남자는 평균 300g이다. 심장의 심장꼭대기(심첨, apex)는 왼쪽 가슴부위의 다섯째갈비뼈와 여섯째갈비뼈 사이의 다섯째갈비사이공간(제5늑간강)에 위치하고, 심장바닥부위(심저부, base)는 둘째갈비뼈와 셋째갈비뼈 사이의 둘째갈비사이공간(제2늑간강) 높이에 있으며 폭이 넓고 심장으로 큰 혈관이 출입하는 곳이다(그림 7-1).

심장은 사이막(중격)에 의하여 좌우로 갈라지고 심방과 심실로 나뉘어진다. 심방은 왼심방(좌심방)과 오른심방(우심방), 심실은 왼심실(좌심실)과 오른심실(우심실)로 나뉜다. 태생

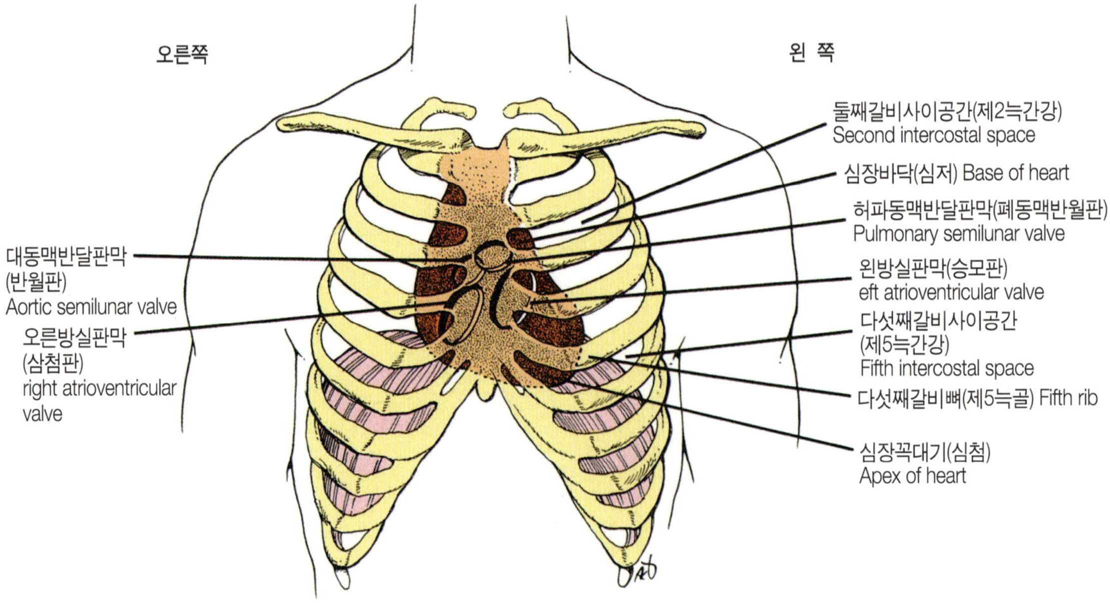

그림 7-1 가슴안(흉강) 심장의 위치 심장은 복장뼈 밑에 약간 왼쪽으로 치우쳐 있다. 심장꼭대기는 정중선에서 9㎝ 떨어진 다섯째갈비사이공간에 놓여 있다. 심장바닥은 둘째갈비사이공간에 위치한다. 심장의 판막 위치는 심장바닥 부근에 있다.

기에는 좌우 심방 사이막(중격)에 타원구멍(난원공, foramen ovale)이 존재하나, 태아가 출산된 직후에는 폐쇄되면서 타원오목(난원와)으로 남게 된다. 심장벽은 심장속막(심내막), 심장근육층(심근층), 심장바깥막(심외막)으로 구성된다(그림 7-2). 심장속막은 직접 혈액과 접촉하고 있고 판막을 형성한다. 심장근육(심근)은 율동적인 수축으로 혈액순환을 유지하는 펌프력을 제공한다. 심장막(심낭)은 안쪽의 내장쪽심장막(장측심낭, 심장바깥막, 심외막)과

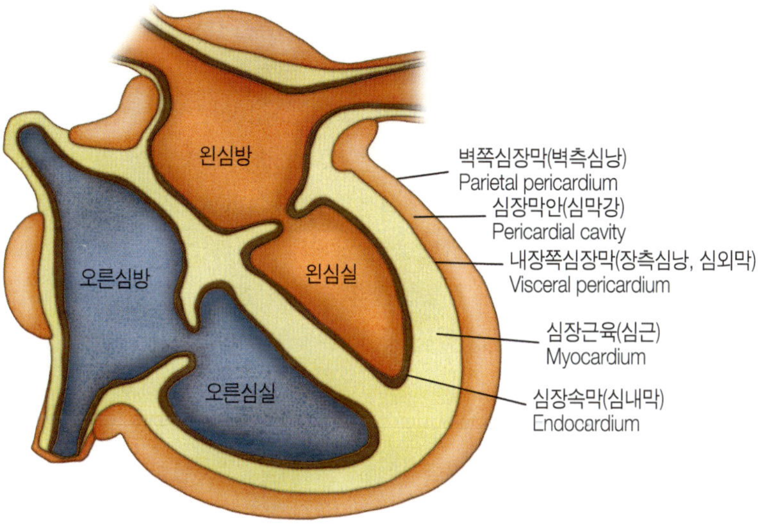

그림 7-2 심장벽

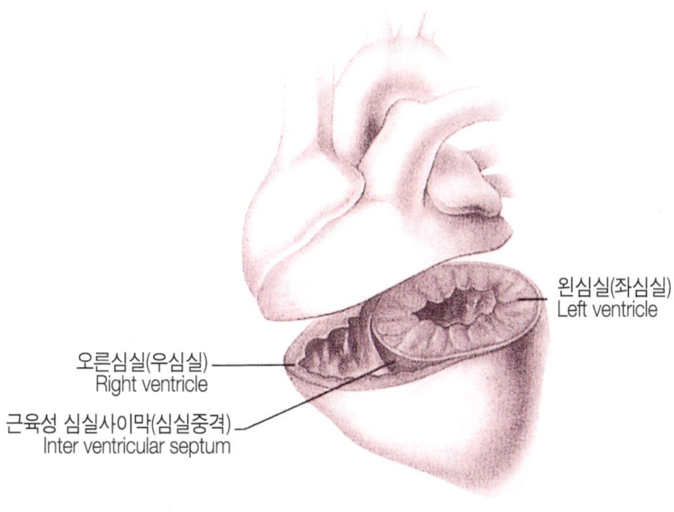

그림 7-3 오른심실과 왼심실의 해부학적 차이 왼심실은 원형이나 오른심실은 초승달 모양이며 왼심실 주위를 싼다. 왼심실이 오른심실에 비해 두껍다.

가쪽의 벽쪽심장막(벽측심낭)으로 나눌 수 있다. 심장막안(심낭강)에는 25~35mL의 심장막액(심낭액)이 존재하고, 심장막액은 심장이 움직일 때 심장과 심장막(심낭) 사이에서 마찰을 방지하는 윤활액 구실을 한다.

오른심실의 두께는 3~4mm, 왼심실의 두께는 8~14mm로 오른심실에 비해 왼심실이 3배 더 두껍다(그림 7-3).

오른심방과 오른심실 사이에 있는 판막은 오른방실판막(삼첨판, tricuspid valve), 왼심방과 왼심실 사이에 있는 판막은 왼방실판막(이첨판, bicuspid valve; 승모판, mitral valve)이라고 하며, 이들 판막은 심방에서 심실로 들어온 혈액이 심방쪽으로 역류하는 것을 막는다. 대동맥의 이는곳에는 대동맥판막(대동맥판, aortic valve), 허파동맥(폐동맥)의 이는곳에는 허파동맥판막(폐동맥판, pulmonic valve)이 있어 동맥 내에 있는 혈액을 심실 쪽으로 역류하지 못하게 한다. 오른방실판막과 왼방실판막을 방실판막(방실판, atrioventricular valve)이라 하고 대동맥판막과 허파동맥판막을 반달판막(반월판, semilunar valve)이라 한다(그림 7-4). 오른방실판막(삼첨판)과 왼방실판막(승모판)은 힘줄끈(건삭, chordae tendineae)에 의하여 심실의 내강에 돌출되어 있는 꼭지근(유두근, papillary muscle)에 연결되어 있다(그림 7-5).

심장양육동맥인 심장동맥(관상동맥)은 심장근육에 영양과 산소를 공급하는 혈관이며 왼심장동맥(좌관상동맥)과 오른심장동맥(우관상동맥)으로 구성되어 있다(그림 7-6).

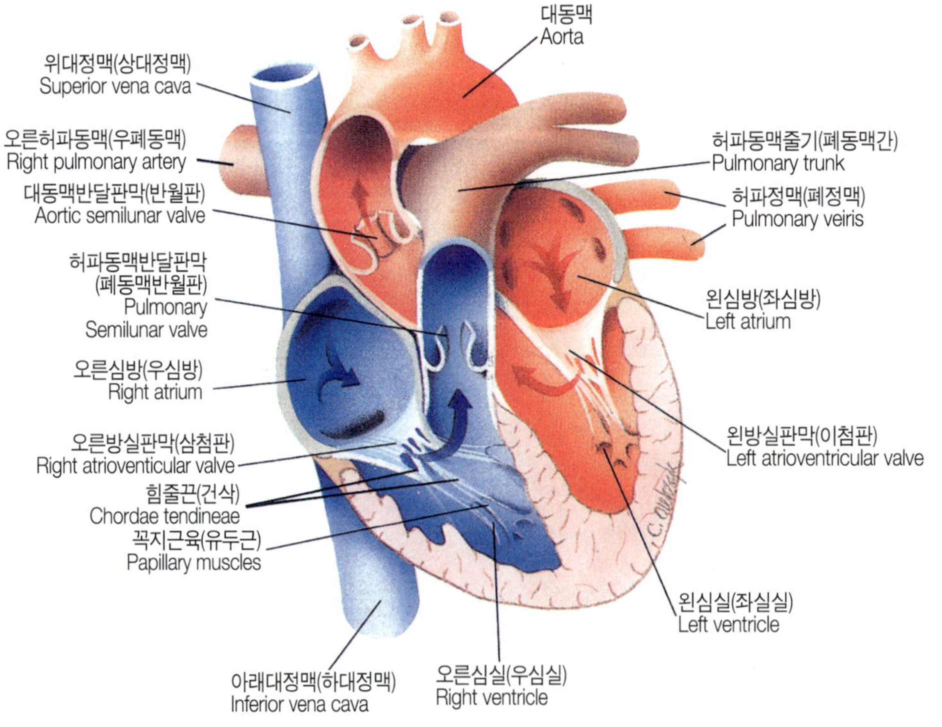

그림 7-4 심장의 내부구조와 혈액의 흐름 화살표는 심장을 통해 흐르는 혈류의 방향을 나타낸다.

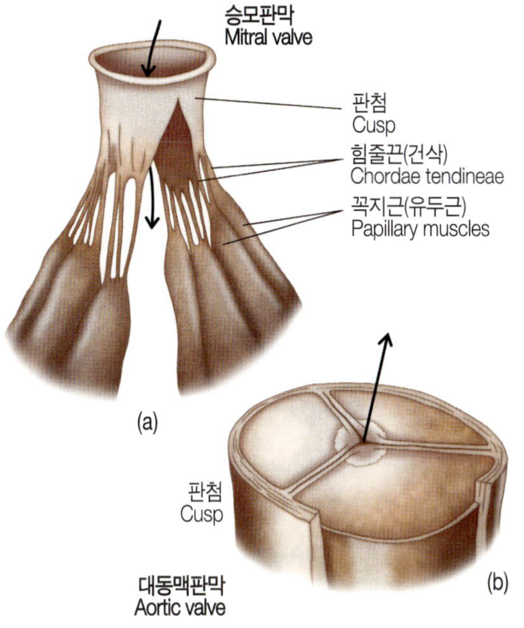

그림 7-5 승모판막(a)과 대동맥판막(b)

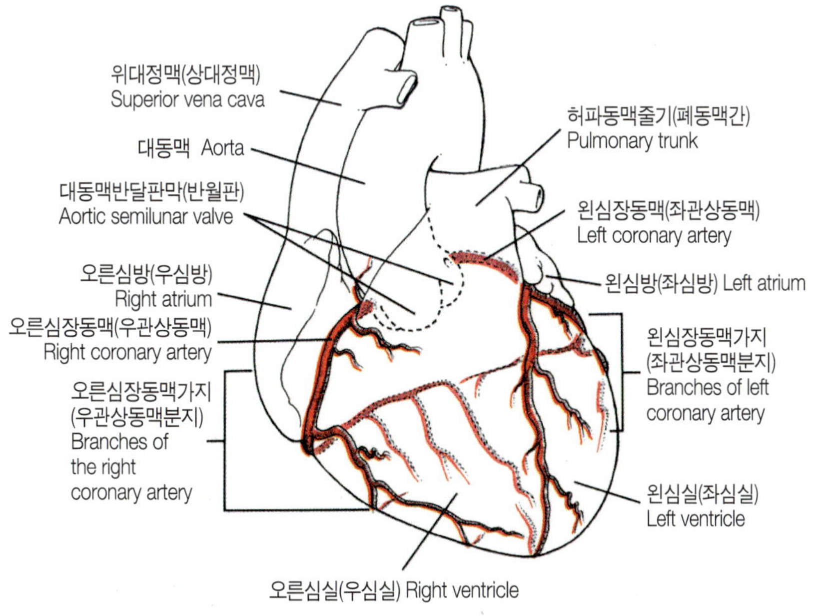

그림 7-6 심장혈관 심장동맥은 심장벽에 혈액을 공급한다. 앞면의 혈관은 진한 색으로 표시하였고, 뒷면의 혈관은 흐린 색으로 표시하였다.

2. 심장근육의 특성

심장근육의 특성은 다음과 같다.

① **실무율(all or none law)에 따른다.**

심장근육의 형태적 특수성 때문에 한 세포의 자극은 심장근육 전체로 파급되며, 문턱값(역치) 이하의 자극에는 반응을 하지 않으며, 문턱값 이상의 자극에서는 최대의 동일한 반응을 나타낸다.

② **불응기가 길다.**

심장근육에서 발생하는 활동전압의 기간은 다른 흥분 조직에 비해 길며, 활동전압을 형성하는 기간 중에는 어떠한 자극에 대해서도 반응하지 않는 불응기가 있다. 절대적 불응기는 활동전압의 기간 중 아무리 큰 자극을 가해도 활동전압을 형성하지 못하는 기간을 말하고, 상대적 불응기는 절대적 불응기 후에 정상보다 큰 자극에 의해 활동전압을 일으킬 수 있는 기간을 말한다. 뼈대근육의 절대적 불응기는 1msec이지만 심장근육은 약 150msec로 길다.

③ **기능적 세포결체(functional syncytium)를 볼 수 있다.**

특정 지점에 흥분이 발생되면 모든 심장근육섬유로 흥분이 빠르게 전도되어 마치 한 개의 세포와 같이 행동하는 것을 심장근육의 기능적 세포결체라 한다.

심장근육의 기능적 특성으로는 율동성(rhythmicity), 전도성(conductivity), 흥분성(excitability), 수축성(contractility) 등을 볼 수 있다.

3. 자동능과 심장의 흥분전도계

심장이 제 스스로 박동할 수 있는 능력을 자동능이라 하며, 혈액을 계속 순환시키기 위해 흥분성이 일정한 주기를 가지고 발생한다. 심장의 일부 특정 부위에는 근육미세섬유가 적고 가로무늬도 뚜렷하지 않는 심장근육세포가 있으며 이를 특수심장근육이라 한다.

특수심장근육은 심장의 수축을 일으키는 흥분을 자동적으로 발생하여 그 흥분을 심장 전체에 전달하는 작용을 하며, 이것을 흥분전도계(impulse conducting system; 자극전도계)라 한다(그림 7-7).

① **굴심방결절(동방결절, sinoatrial node; S-A node)**

오른심방에서 위대정맥(상대정맥)이 접속되는 곳에 존재하는 특수심장근육을 굴심방결절이라 한다. 굴심방결절, 방실결절, 심실근육에서의 흥분 생성능력은 각각 70~80회/분, 40~60회/분, 20~40회/분으로 굴심방결절(동방결절)의 흥분 발생능력이 가장 커서 심장근육의 흥분성을 주도하며, 이 부위가 심장의 박동을 주재하는 곳이라고 하여 향도잡이(박동조율기, pacemaker)라 한다. 굴심방결절에서 나오는 활동전위는 0.8~1.0m/sec의 속도로 심방의 심장근육세포를 따라 빠르게 전파된다.

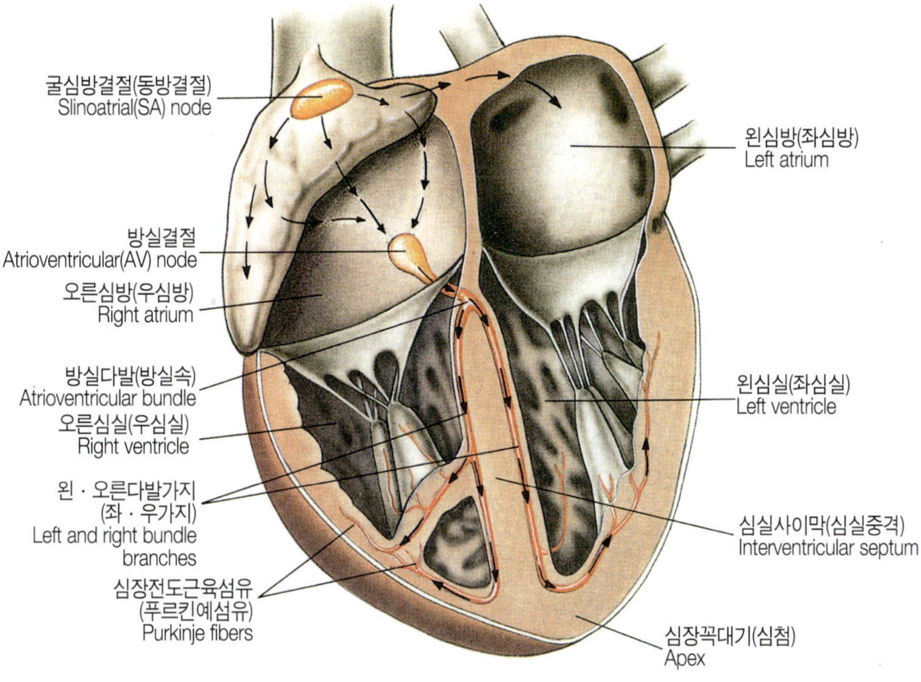

그림 7-7 심장의 흥분전도계

② **방실결절**(atrioventricular node; A-V node)

굴심방결절(동방결절)에서 발생된 흥분이 심방을 수축시키며 나아가 심방사이막(심방중격)의 오른심방 쪽에 있는 방실결절에 전달된다. 방실결절에서의 흥분전도 속도는 0.05m/sec로서 이 기간을 방실지연이라 하며, 이 때문에 심방은 수축이 완료되고 이어서 심실이 수축할 준비를 갖추게 된다.

③ **방실다발 (방실속), 오른 · 왼갈래(좌 · 우각), 심장전도근육섬유**

방실결절로부터 끈 모양으로 아래로 연장된 특수심장근육을 방실다발(방실속, atrioventricular bundle, A-V bundle, His bundle)이라 한다. 방실다발은 더욱 아래로 연장되어 좌우로 갈라져서 오른갈래(오른다발가지, 우각, right crus)과 왼갈래(왼다발가지, 좌각, left crus)를 형성한다. 오른갈래와 왼갈래의 가지는 심실사이막의 양쪽 벽을 따라 심장꼭대기 방향으로 내려가고 그 끝은 가는 섬유다발이 되어 심실근육의 내면에 그물처럼 분포하는 심장전도근육섬유를 형성한다. 심장근육조직에서 전도능이 특히 발달된 곳이 심장전도근육섬유(Purkinje 섬유)로서 전도속도는 4m/sec이다.

4. 심장주기(Cardiac cycle)

심방수축의 시작부터 다음 심방수축 시작까지를 심장주기(cardiac cycle)라 하고 심장주기는 심방의 수축, 심실의 수축 및 확장이 하나의 주기를 형성한다(그림 7-8). 정상인의 안정 시에 심장박동수가 분당 75회라면 심장주기는 0.8초이며 그 중 수축기가 0.3초, 확장기는 0.5초이다. 심장박동수가 증가하면 심장주기가 짧아지고, 이때 수축기는 그대로이고 확

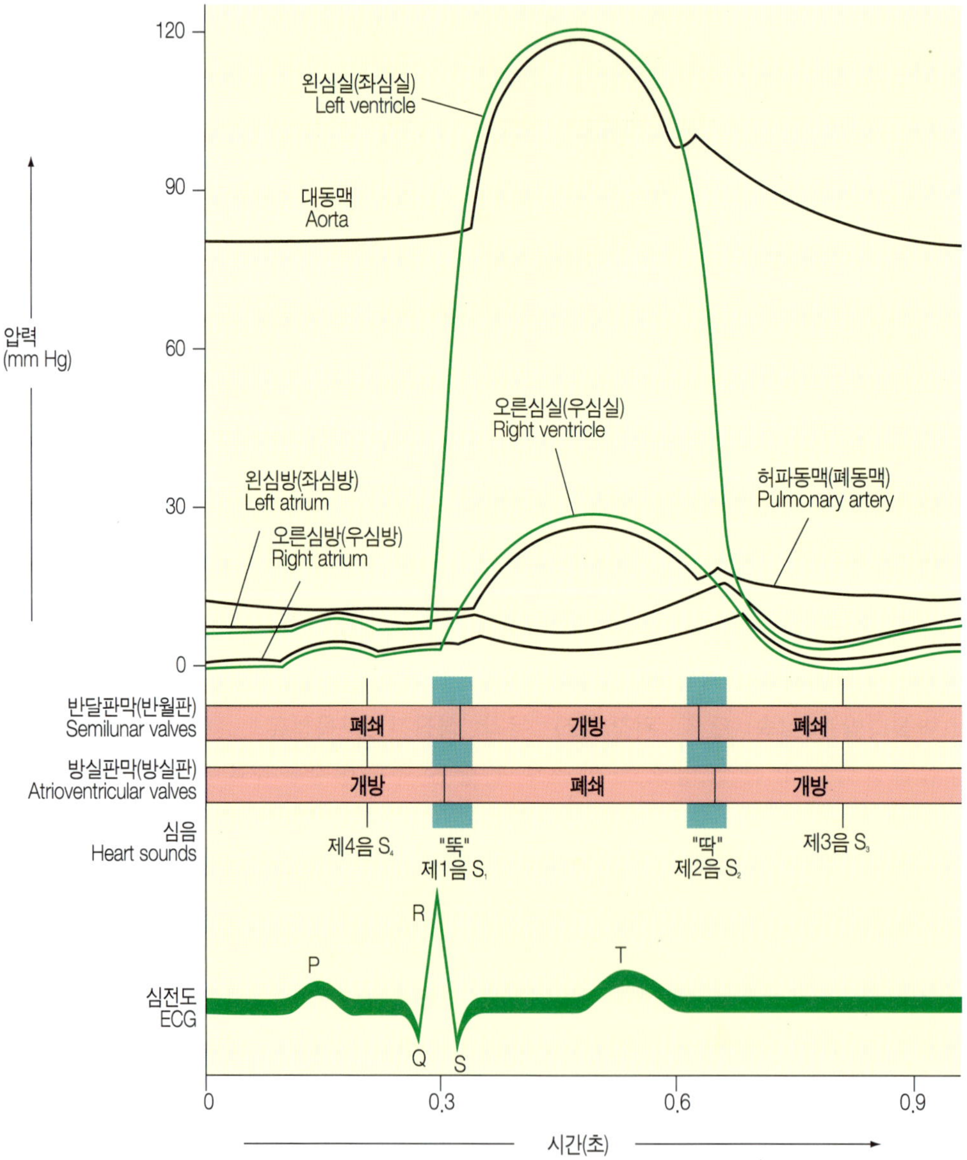

그림 7-8 심장주기 한 개의 심장주기 중에 심방, 동맥의 압력변동, 판막의 개폐관계, 심음 및 심전도를 같은 시간 내에 기록한 것이다.

장기만 짧아지며, 예로서 심한 운동으로 심장박동수가 분당 180회가 되면 심장주기는 0.33sec로 줄어든다.

5. 심전도(Electrocardiogram; ECG)

심장근육도 뼈대근육과 마찬가지로 흥분되면 활동전압이 발생한다. 심장주기 동안 심장근육 수축에 의해 발생되는 활동전압을 신체 표면에서 포착하여 그래프로 나타낸 것을 심전도라 하며, 기록된 심전도에는 P파, QRS파, T파 등으로 차례로 이름을 붙였다(그림 7-9). P파는 심방의 탈분극을 나타내고, QRS군(QRS complex)은 심실의 탈분극을 나타내며, T파는 심실의 재분극을 나타낸다. PQ(R) 간격(interval)은 심방에서 심실로 흥분이 전도되는 시간을 나타내고 정상 범위는 0.12~0.20초이다. QT 간격은 QRS군의 시작으로부터 T파의 끝까지로 이 시기동안 심실은 탈분극되었다가 다시 재분극되며 소요시간은 심장박동수에 따라 변화되고 정상범위는 0.30~0.45sec이다.

심방근육 흥분(P파) 후 심방근육이 수축하여 심방 내 혈액을 심실로 밀어낸다. 심실근육 흥분(QRS complex) 후에는 심실근육이 수축하여 심실에 있던 혈액을 대동맥이나 허파동맥으로 박출하고 심실근육 재분극(T파) 후 심실근육이 이완된다.

심전도를 기록하는 데는 표준 사지 유도법(쌍극 유도법), 증폭 단극 유도법, 심장 앞 단극 유도법(흉부 유도법)의 3가지 유도법이 있다. 표준 사지 유도법은 쌍극 유도법으로서 제 I

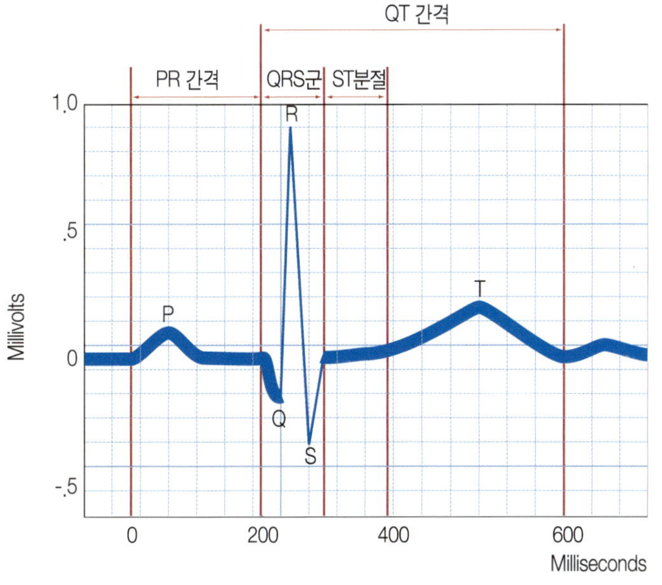

그림 7-9 정상 심전도

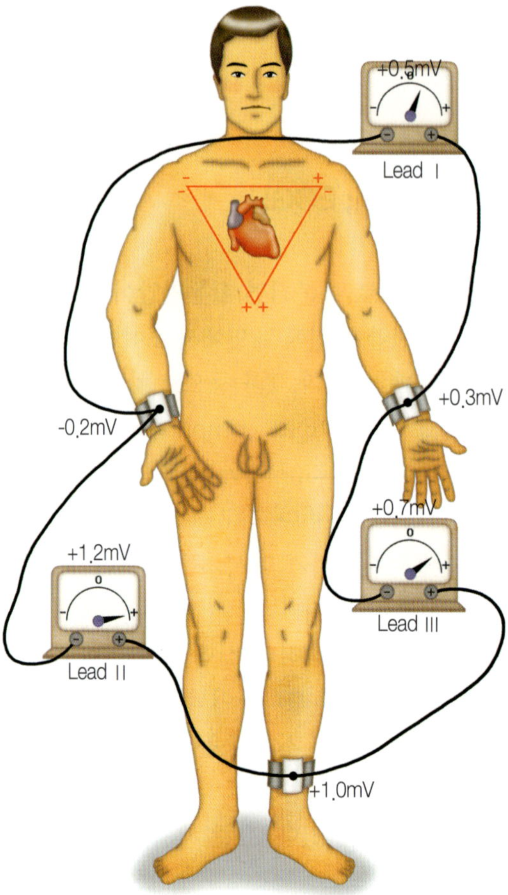

그림 7-10 표준 사지 유도법

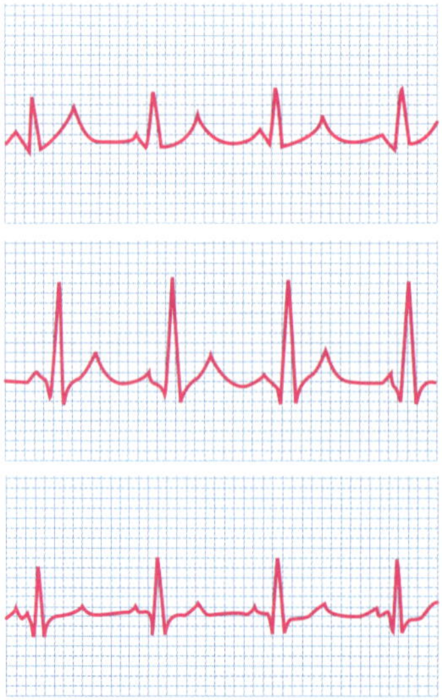

그림 7-11 표준 사지 유도법으로 기록한 정상 심전도

유도는 오른쪽 팔목과 왼쪽 팔목 사이의 전압차를 기록하고 제Ⅱ유도는 오른쪽 팔목과 왼쪽 발목 사이의 전압차를 기록하고 제Ⅲ유도는 왼쪽 팔목과 왼쪽 발목 사이의 전압차를 기록한다(그림 7-10, 11).

증폭 단극 유도법은 aVR, aVL, aVF이 있고, aVR은 관전극이 오른쪽 팔목에 있고 나머지 전극은 무관전극이 된다. aVL은 관전극이 왼쪽 팔목에 있고 나머지 전극은 무관전극이 되

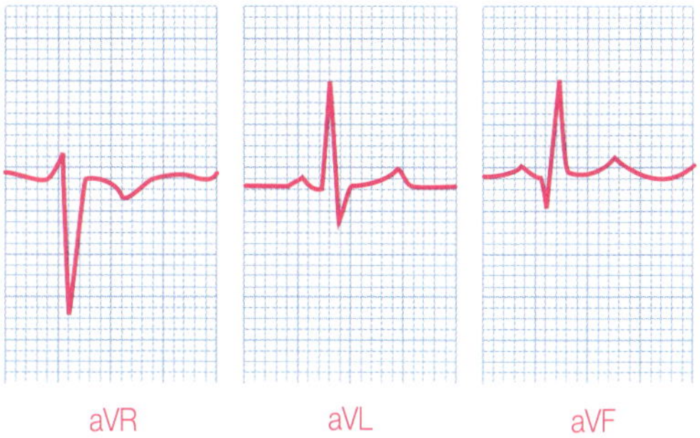

그림 7-12 증폭 단극 유도법으로 기록한 정상 심전도

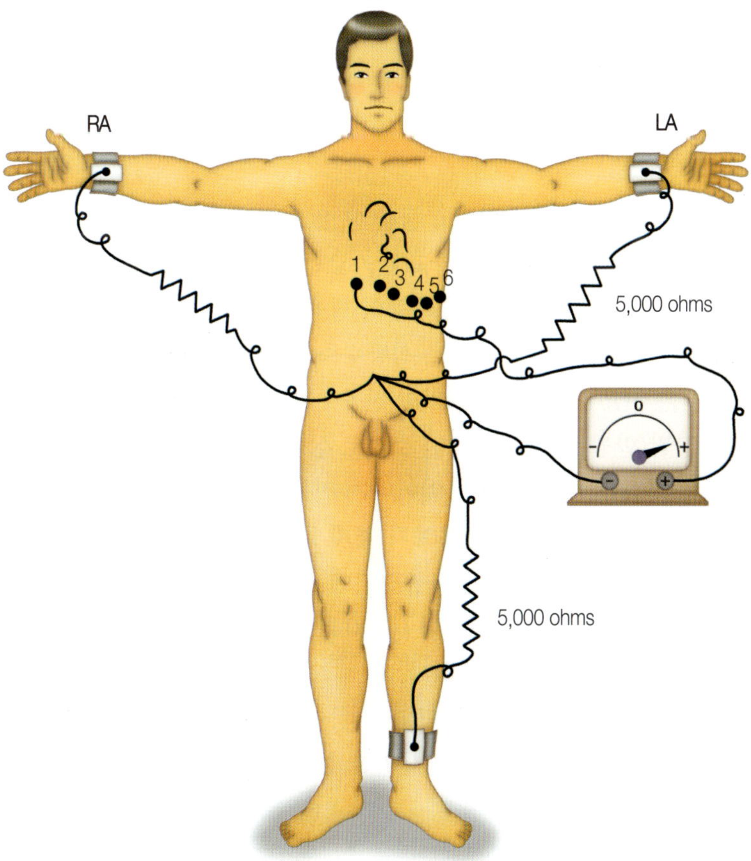

그림 7-13 심장 앞 단극 유도법

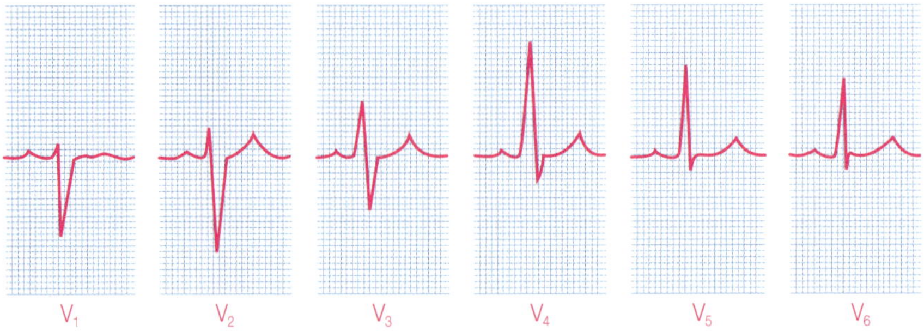

그림 7-14 심장 앞 단극 유도법으로 기록한 정상 심전도

고, aVF은 관전극이 왼쪽 발목에 있고 나머지 전극은 무관전극이 되어 기록한다(그림 7-12).

심장 앞 단극 유도법은 V_1, V_2, V_3, V_4, V_5, V_6의 6개의 전극에서 개별적인 전압을 기록한다(그림 7-13, 14).

심장에 질환이 있으면 심전도의 파형에 특이적 변화를 나타낼 때가 많으므로 심전도는 부정맥, 심장의 비대, 자극전도계의 이상, 협심증, 심장근육경색(심근경색) 등 여러 가지 심장 질환을 진단하는 데 이용할 수 있다.

6. 심음(Heart sound)

심음은 청진기나 귀를 직접 가슴에 대고 들을 수 있으며 '뚜우딱 뚜우딱' 하는 저음이면서 길고 둔한 소리(제1심음)와 고음이면서 짧고 날카로운 소리(제2심음)가 동시에 들린다.

심음의 발생은 심장근의 수축과 판막의 폐쇄와 혈액 흐름의 진동에 기인한다(그림 7-15).

제1심음은 방실판막 폐쇄에 의한 소리로 심방수축이 끝나고 심실수축이 시작되는 순간에 발생하며 지속시간은 평균 0.1초이고, 소리의 진동수는 30~45Hz로 낮은 소리이다.

제2심음은 반달판막(반월판) 폐쇄에 의한 소리로 심실수축이 끝나고 심실 확장기의 초기에 대동맥판막과 허파동맥판막이 닫히면서 일어나는 진동음으로 지속시간은 평균 0.08초이며, 소리의 진동수는 60~70Hz이므로 제1심음보다 높게 들리고 지속시간은 제1심음보다 짧다.

제3심음은 확장기 심음으로 심실의 급속충만기에 심방에서 심실로 혈액이 급격히 흘러 들어갈 때의 심실벽 진동음으로 제2심음보다 0.1~0.2초 후에 들린다. 제3심음은 심음도로 기록이 되나 청진기로 듣기에는 어려움이 있다.

제4심음은 심방음이라 하며 심전도상의 P파의 끝에서 Q파의 시작 전에 심방의 수축에 의해서 발생하는 약하고 낮은 소리로 청진기에 의한 청취는 불가능하다.

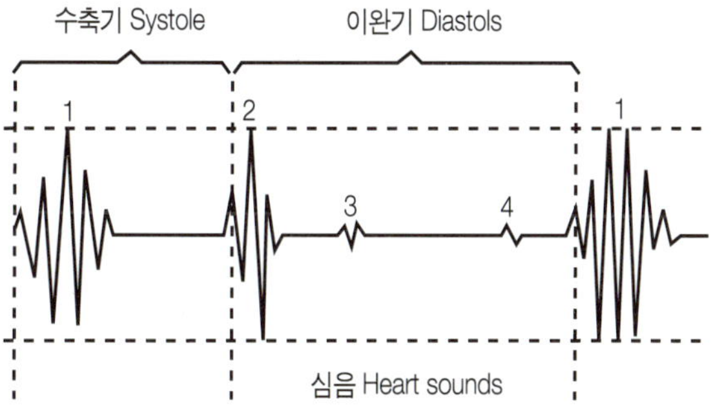

그림 7-15 심음도 심음은 가슴부위에 microphone을 사용하여 기록한다. 제1심음은 승모판막과 삼첨판막이 닫힐 때 발생하고, 제2심음은 대동맥판막과 허파동맥판막 폐쇄에 의해 발생한다. 제3심음과 제4심음이 약하게 기록될 수 있다.

7. 심장기능의 조절

심장은 혈액이 인체 각 조직으로 순환할 수 있도록 압력을 제공해 주는 펌프이다. 일회박출량(박동량, stroke volume; SV)은 1회 심장박동 시마다 심실은 약 70mL의 혈액을 동맥계로 박출하는 것을 말한다. 심장박동수(heart rate; HR)는 심장이 1분 동안 박동하는 수를 말하며 약 70회가 평균치이다.

심박출량(cardiac output; CO)은 심장이 1분 동안에 심실에서 혈액을 동맥 내로 밀어내는 혈액량을 말하며, 즉 심박출량(CO)= 일회박출량(SV)×심장박동수(HR)로 안정 시 각 심실은 1분에 70mL×70 = 4,900mL/min을 박출하여 거의 5L에 가까운 혈액을 박출한다.

순환과 관련시켜 볼 때 혈액이 왼심실을 나갈 때, 혈액이 정맥을 통해 오른심방으로 들어

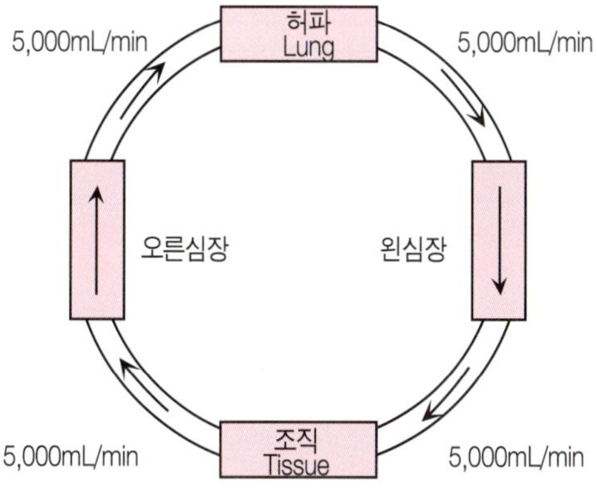

그림 7-16 혈류속도는 순환계 전체에서 동일하다. 매분 허파를 통과한 혈액은 각 심실이 박출한 혈액량과 동일하다. 그러므로 심박출량은 허파혈류량과 같다.

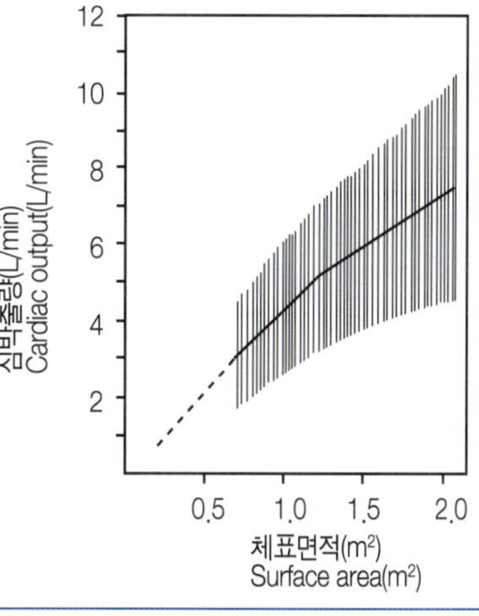

그림 7-17 안정상태에 있는 사람의 심박출량과 체표면적 사이의 관계

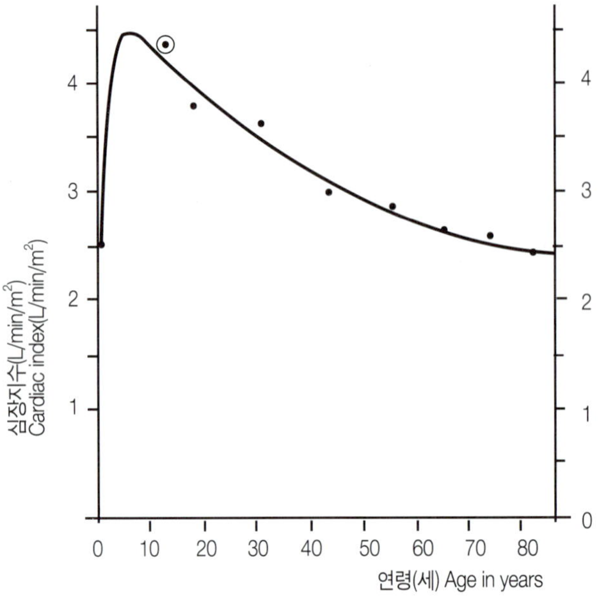

그림 7-18 연령에 따른 심장지수의 변화

올 때, 오른심실에서 허파를 거쳐 허파정맥(폐정맥)을 통해 왼심방으로 들어올 때도 모두 5L/분이다(그림 7-16). 심박출량은 개인차가 심하고 몸집이 크면 심박출량이 많아지며(그림 7-17), 서로의 비교의 기준으로는 체표면적을 이용하고 체표면적 기준으로 표시한 것을 심장지수(cardiac index)라 하며 성인 남자의 경우 3.2L/min/m²이다.

심박출량에 영향을 미치는 요인은 다음과 같다.

① 연령 : 심장지수가 20세 이후에는 점점 감소하여 80세에는 2L/min/m²를 약간 넘는다(그림 7-18).

② 자세 : 인체의 하부로 많은 혈액이 몰리기 때문에 앉아 있다 서게 되면 심박출량이 20% 하강한다.

③ 대사와 운동 : 심박출량은 대사와 비례하고 운동량이 증가함에 따라 심박출량은 직선적으로 증가하며 격렬한 운동을 할 때에 심박출량은 30~35L/min까지 증가하고 이는 정상 심박출량의 6~7배에 해당한다.

1) 일회박출량의 조절

일회박출량은 안정상태에서 심장박동수가 1분에 70회일 경우 약 70mL가 되나 운동 시와 같이 교감신경에 의해 심장기능이 활성화되면 150mL로 증가하고 심박출량도 증가한다(그림 7-19).

일회박출량은 심장기능의 효율성과 정맥환류(venous return)에 의해 조절된다. 혈류량이

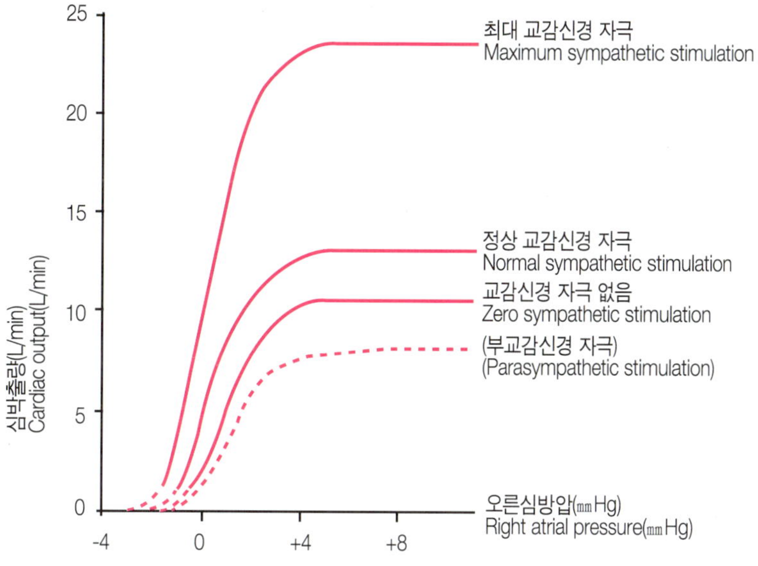

그림 7-19 교감신경과 부교감신경의 자극 정도가 심박출량 곡선에 미치는 영향

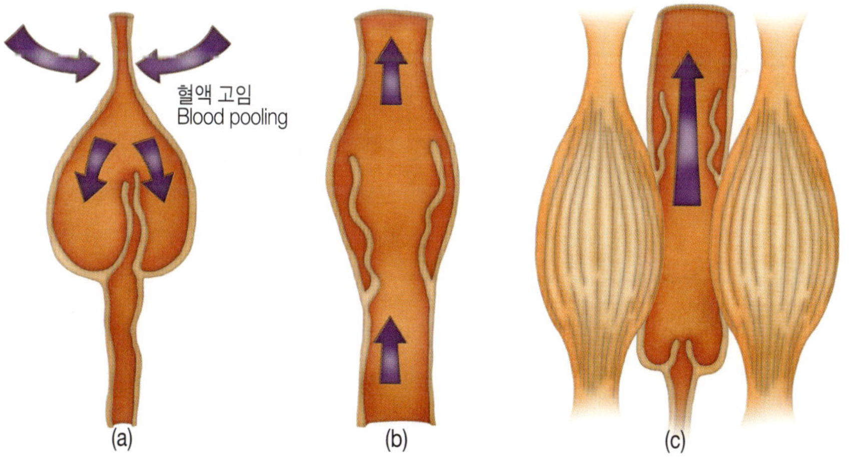

그림 7-20 정맥의 판막(a)이 혈류의 역류를 막지만 (b)정상 혈류를 방해하지 않는다. (c) 근육 수축에 의해 혈액이 정맥혈관을 통해 밀려나갈 수 있다.

감소하고 전신순환에서 혈압이 낮아지면 정맥환류량이 감소한다. 순환계에서의 혈류에 대한 저항 증가는 심장으로의 정맥환류를 감소시키고 심박출량을 감소시킨다. 근육운동은 정맥환류를 증가시키는 가장 중요한 요인이며 뼈대근육이 수축할 때 뼈대근육 내에 있는 정맥이 압박되어 더 많은 양의 혈액이 심장 쪽으로 흐르게 되고 정맥에는 판막이 있어 혈액이 역류하는 것을 막아 심장 쪽으로 혈액이 이동하는 것을 촉진시킨다(그림 7-20). 정맥환류량이 증가해서 심실 내 용적이 증가하고 심장근육수축력이 증가되므로 일회박출량이 증가한다. 심장의 일회박출량은 다음 두 가지 인자의 영향을 받는다. 첫째로 지배신경의 영향을 받는데 교감신경이 흥분되면 심장근육의 수축력이 증대하여 박동량이 증가하고 부교감신경이 흥분되면 심장근육의 수축력이 감소하여 박동량이 감소한다.

둘째, 일회박출량은 심장근육의 섬유의 길이에 좌우된다. 심장근육의 수축력은 심장근육 섬유의 길이에 비례하는데 이것을 Starling의 심장의 법칙(Starling' s heart law) 또는 Frank-Starling의 법칙이라 하며, 심장근육의 섬유가 유입되는 혈액량에 의하여 어느 한도까지 늘어나게 되면 섬유의 길이가 늘어난 만큼 비례하여 수축력이 증대되어 심실 내에 있던 혈액이 남김 없이 동맥계로 박출된다.

2) 심장박동수의 조절

성인의 심장박동수는 안정상태에 매분 70회 정도이다. 심장에 분포하여 효과를 나타내고 있는 신경은 교감신경과 부교감신경으로 교감신경이 흥분하면 심장박동수가 증가되고, 심장근의 수축력이 강화되며 심장근육의 흥분전도 속도가 빨라지고, 심장순환계(관상순환계)의 혈류량을 증가시키는 것으로 보아 교감신경의 흥분은 심장활동에 촉진적으로 작용한다. 그러나 부교감신경의 흥분은 심장박동수를 감소시키고 심장근육의 수축력을 약화시키며, 심장근육의 흥분전도 속도가 떨어지고 심장순환계(관상순환계)의 혈류량을 감소시키는 것으로 보아 부교감신경의 흥분은 심장활동에 억제적으로 작용한다. 심장박동수에 영향을 미치는 또 다른 요인으로는 체온의 변화와 화학물질의 분비를 들 수 있다. 체온이 높아지면 심장박동수가 증가하고 체온이 낮아지면 심장박동수는 감소한다. 화학물질 가운데 에피네프린(epinephrine)과 노르에피네프린(norepinephrine)은 심장박동수에 영향을 미친다. 정신적 흥분, 공포, 격심한 운동, 위급상태 등 각종 스트레스에 노출되면 에피네프린과 노르에피네프린이 분비되며 이로 인하여 심장박동수가 증가하며 심장근육수축력도 강화되어 심박출량을 증가시킨다. 그러나 아세틸콜린(acetylcholine)은 심장박동수와 심박출량을 감소시킨다. 그 밖에 심장에 미치는 압력수용기(baroreceptor)의 영향을 보면 혈압이 상승할 때 심장박동수를 감소시키고 혈압이 하강하면 심장박동수가 증가한다. 통증 자극은 통증의 정도에 따라 상반된 반응을 나타내는데 중정도의 통증 시에는 심장박동수가 빨라지고 극심한 통증 시에는 심장박동수가 느려진다.

8. 심장에 대한 반사

심장에 대한 조절기전에는 심장반사 기전과 고위 중추성 조절기전이 있어 심장기능을 조절한다.

1) 심장반사(cardiac reflex)

일반적으로 대뇌겉질 또는 말초부위에서 받은 자극을 심장 중추로 보내고, 심장 중추에서는 전달된 흥분을 다시 말초신경을 거쳐서 심장으로 보내어 심장활동을 조절하며 이것을 심장반사라고 한다. 심장 중추는 숨뇌(연수)에 있으며 심장억제 중추와 심장촉진 중추가 있고 이 두 중추의 작용에 의해 혈압을 정상범위로 조절한다(그림 7-21).

주요 심장반사에는 다음과 같은 것이 있다.

① 대동맥활(대동맥궁) 신경반사와 목동맥굴(경동맥동) 신경반사

대동맥활이나 목동맥굴에는 혈압을 감지하는 특수한 장치인 압력수용기(baroreceptor, pressure receptor)가 있으며 혈압이 상승하면 압력수용기가 흥분하고 대동맥활(대동맥궁)의 흥분은 심장감압신경을 통하여, 목동맥굴(경동맥동)의 흥분은 목동맥굴신경(경동맥동신경)을 통해서 구심성으로 전도하여 심장억제 중추에 전달된다. 심장억제 중추의 흥분으로 미주신경 작용에 의해 심장박동수와 심박출량의 감소가 일어나 혈압이 하강하게 되는데 이를 감압반사라 한다.

② 베인브리지 반사(Bainbridge reflex)

정맥환류가 증가하면 오른심방과 대정맥이 팽창되며 이를 오른심방벽과 대성맥벽에서 받

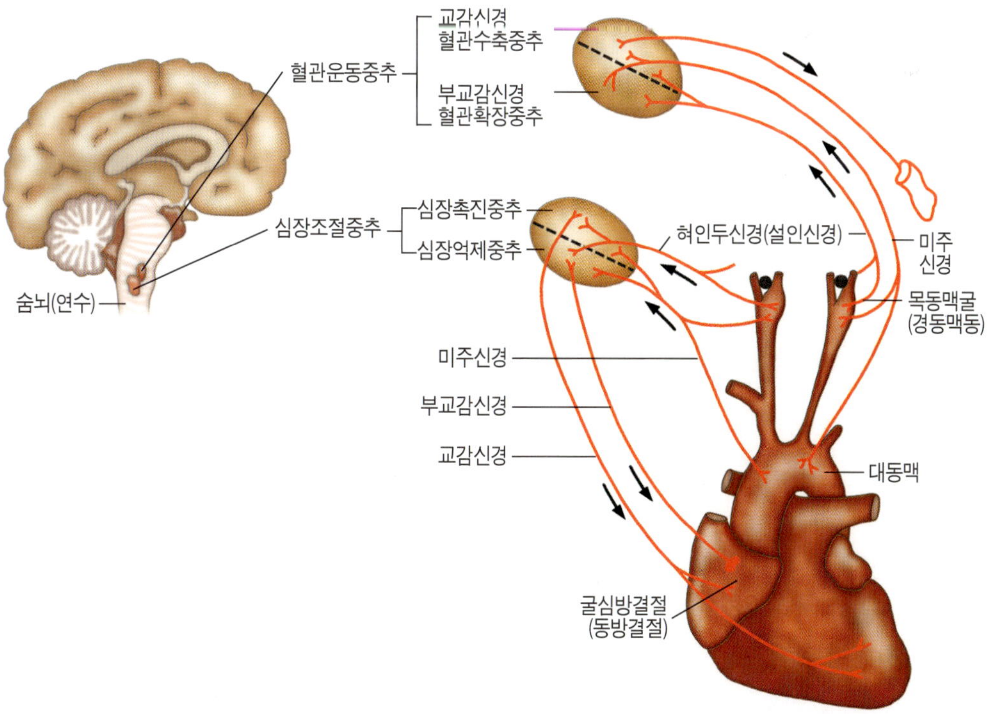

그림 7-21 심장 조절중추와 혈관 운동중추 심장 조절중추와 혈관 운동중추가 혈관 및 심장으로부터 정보를 받아 이에 대응하는 명령을 내려 보내는 모습이 표시되어 있다.

아들여 심장촉진 중추에 전달하며, 심장촉진 중추의 흥분으로 교감신경 작용에 의해 심장박동수와 심박출량의 증가가 일어나 혈압이 상승하게 되며 이것을 승압반사라 하며, 이러한 반응을 Bainbridge 반사 또는 심방반사라고 한다.

③ 목동맥토리(경동맥소체) 반사

목동맥굴 가까이에는 혈액의 화학조성 변화를 감지하는 장치인 화학수용기(chemoreceptor)가 있으며 이것을 목동맥토리(경동맥소체)라 한다. 목동맥토리는 특히 혈액 속의 CO_2 농도에 민감하여 CO_2 농도가 증가하면 그것을 감지하여 심장중추에 정보를 보내어 반사적으로 박동수를 증가시킨다.

④ 아쉬너 반사(Aschiner reflex)

안구를 양손 끝으로 눌러서 안구내압을 높이면 심장억제 중추가 흥분이 되어 심장을 억제적으로 조절하게 되는데 이것을 Aschiner 반사 또는 안구압박 반사라고 한다.

⑤ 골쯔 반사(Goltz reflex)

내장에 분포되어 있는 내장신경이 흥분되면 반사적으로 심장의 박동수를 줄어들게 하며 이것을 Goltz 반사라고 한다.

2) 고위중추성 조절

심장신경의 중추는 고위중추의 영향도 받는다.

사람의 감정, 즉 희노애락을 주관하는 중추는 대뇌겉질에 있어서 이 중추가 흥분하면 심장에 영향을 미쳐 심장을 촉진적 또는 억제적으로 조절한다. 정신적 흥분이나 화가 났을 때는 박동수가 증가하고 공포상태일 때는 박동수가 감소하는데 이것은 모두 고위중추의 영향이다.

II 순환생리

1. 혈액순환계 회로

혈액순환로는 몸순환(체순환, systemic circulation, 대순환)과 허파순환(폐순환, pulmonary circulation, 소순환)으로 구성된다(그림 7-22). 몸순환은 왼심실에서 박출되어 나온 혈액이 대동맥, 동맥, 소동맥을 거쳐 모세혈관을 지나 소정맥, 정맥, 대정맥을 거쳐서 오른심방으로 들어오는 순환을 말하며, 허파순환은 오른심실에서 박출된 혈액이 허파동맥, 소동맥, 모세혈관, 소정맥, 허파정맥을 거쳐서 왼심방으로 들어오는 순환을 말한다(그

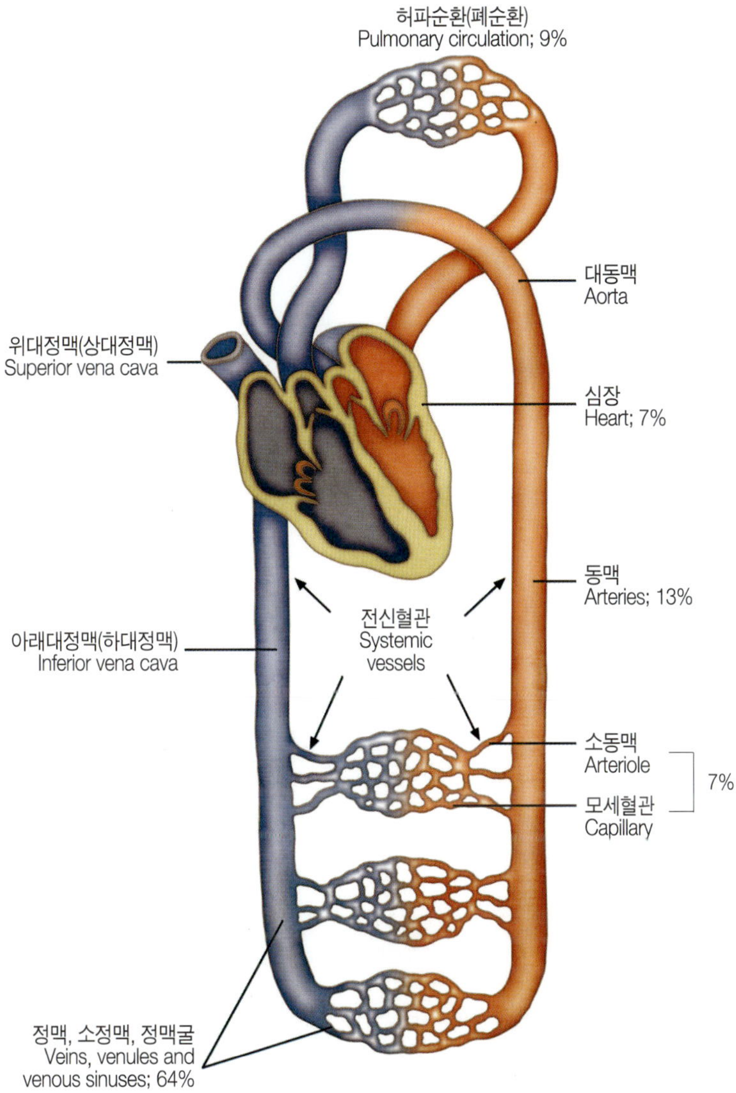

그림 7-22 순환회로

림 7-23). 혈액순환을 가능하게 하는 원동력은 심장수축으로 생기는 혈압이고, 소순환계와 대순환계의 혈류저항이 5배 이상 차이가 있어 오른심실의 수축기와 확장기 혈압은 25/0mmHg인데 비해서 왼심실은 120/0mmHg의 높은 압력을 나타냄으로써 순환을 실현시킬 수 있다.

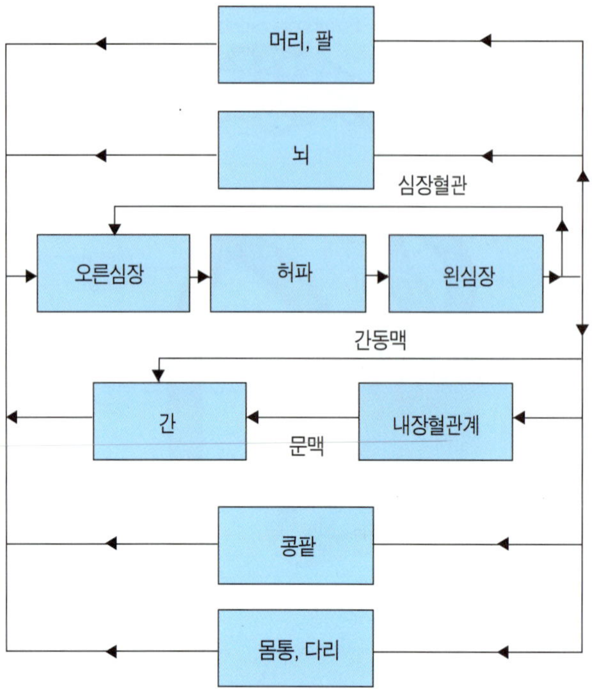

그림 7-23 순환계의 모식도

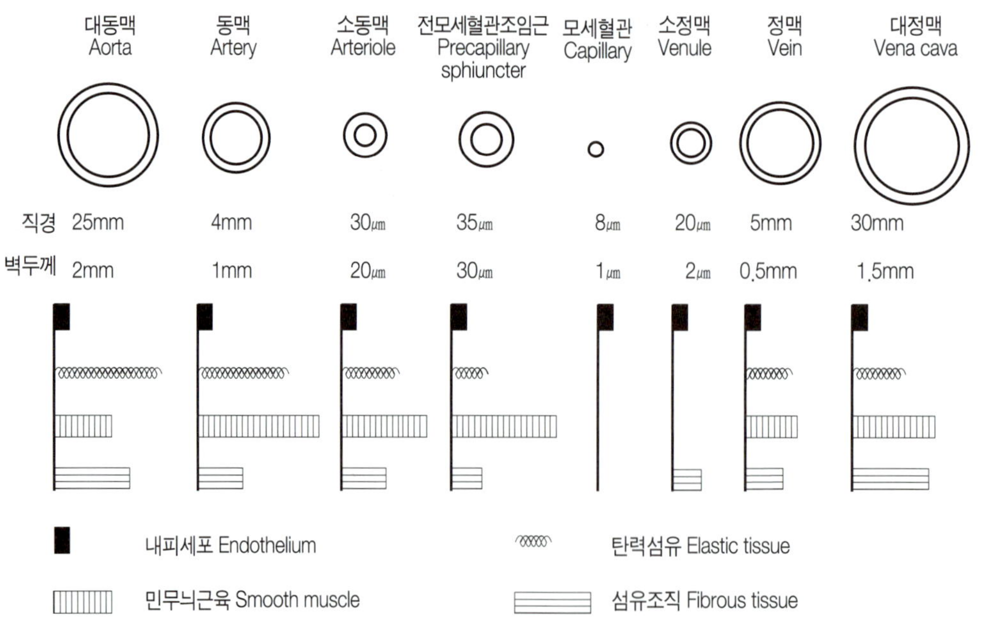

그림 7-24 각종 혈관의 구조적 차이 혈관 각 부위에서 직경, 벽의 두께, 구성성분 함량의 상대적 차이를 나타냄.

2. 혈관의 구조와 기능

혈관은 동맥계(대동맥, 동맥, 소동맥), 모세혈관, 정맥계(대정맥, 정맥, 소정맥)로 구성되어 있다.

조직학적으로 대동맥, 소동맥, 모세혈관, 정맥은 그 조성에 많은 차이가 있고, 혈관내벽을 형성하는 내피세포는 모든 혈관에 있으나 민무늬근육(평활근), 교원섬유, 탄력섬유의 양은 혈관의 종류에 따라서 다르다(그림 7-24). 동맥계의 내경은 30㎛~2.5cm, 모세혈관의 내경은 약 6㎛, 정맥계의 내경은 20㎛~3cm이며 혈관벽의 두께는 대개 그 내경에 비례하여 동맥벽의 두께는 20㎛~2mm, 모세혈관의 두께는 1㎛, 정맥벽의 두께는 2㎛~1.5mm이다(표 7-1).

표 7-1 여러 혈관의 구분

구 분	내경	벽두께	총단면적(m^2)	함유 혈액량(%)
대동맥	2.5㎝	2㎜	4.5	2
동맥	0.4㎝	1㎜	20	8
소동맥	30㎛	20㎛	400	1
모세혈관	6㎛	1㎛	6,300	5
소전매	20㎛	2㎛	4,000	
정맥	0.5㎝	0.5㎜	40	54
대정맥	3㎝	1.5㎜	18	

1) 동 맥(arteries)

동맥의 벽은 3층으로 가장 바깥층은 바깥막으로 교원섬유로 구성되어 있어 매우 질긴 성질을 나타내고, 중간층은 중간막으로 탄력섬유와 민무늬근육층으로 구성되어 있으며, 동맥계는 중간막이 발달된 것이 특징이고 동맥 내경이 커질수록 탄력섬유의 비율이 높아지고 동맥 내경이 작아질수록 민무늬근육 비율이 높아진다.

가장 내경이 작은 소동맥에서는 민무늬근육층이 많고 이 민무늬근육층에 교감신경이 분포하여 혈관의 구경을 조절한다. 가장 안쪽은 속막으로 단층의 내피세포로 되어 있다(그림 7-25).

동맥에는 혈액저장량은 적으나 높은 관류압을 유지시킬 수 있으므로 압력혈관(pressure vessel)이라 부르고, 동맥계에는 약 25%의 혈액을 함유하고 있다.

2) 모세혈관(capillaries)

모세혈관은 내피세포만으로 된 속막만 갖고 있어 대단히 얇으며 세포와 물질교환을 담당한다. 모세혈관은 조직에서 필요로 하는 영양물질과 산소를 충분하게 공급하고, 조직에서

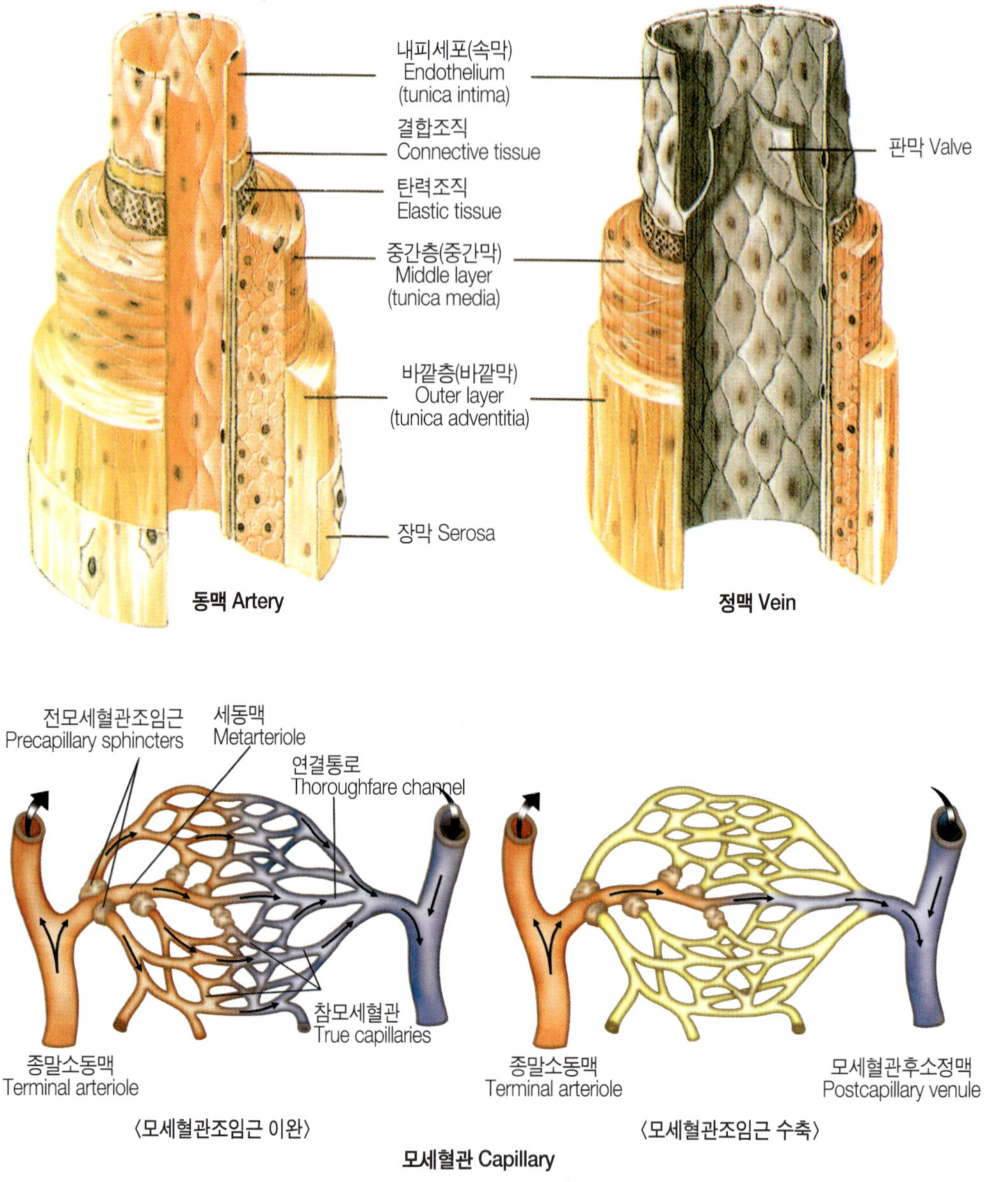

그림 7-25 혈관계

대사산물로 형성된 불필요한 노폐물과 이산화탄소는 모세혈관의 혈액 쪽으로 이동시킨다.

모세혈관은 그 단면적이 크고 모세혈관을 지나는 혈류속도(blood velocity)가 느리므로 여러 가지 물질교환에 도움이 된다. 성인의 총 모세혈관 면적은 500~700m^{2}이고, 한 모세혈관을 혈액 1mL가 흐르는데 5~7시간 소요된다.

모세혈관은 소동맥에서 시작하며 그 시작부에는 근육층이 발달되어 있어 이를 전모세혈관조임근(precapillary sphincter)이라 하고, 모세혈관 자체는 근육층이 없고, 후소동맥(세동맥, metarteriole)은 비연속적으로 드문드문 근육층이 있다. 전모세혈관조임근이나 후소동맥이 수축 또는 이완함으로써 모세혈관으로 가는 혈액량을 조절한다. 전모세혈관조임근이나 후소동맥은 화학물질의 영향을 받는데 그 중에서도 Po_2에 제일 민감하여 조직의 산소분압이 감소할 때 이완하고 산소분압이 증가할 때 수축한다.

3) 정맥(veins)

정맥벽은 동맥벽과 마찬가지로 속막, 중간막, 바깥막의 3층으로 되어 있으나 동맥벽보다 얇다. 동맥벽과의 차이점은 중간막이 잘 발달되지 않고 탄력섬유가 거의 없으며 얇은 민무늬근육섬유만으로 되어 있다. 정맥 내에는 곳곳에 판막이 있어 혈액이 역류하지 않고 심장으로 가도록 도와주고 있다. 정맥계는 75%의 혈액을 수용할 수 있기 때문에 수용혈관(capacitance vessel)이라 한다.

3. 혈류역학(Hemodynamics)

순환기능의 궁극적인 목적은 각 조직에 충분한 양의 혈액을 공급하는 것이다. 혈액은 점성을 갖고 혈관 내를 이동하고 있고, 혈관은 탄력성을 갖고 있는 관이므로 혈류량과 혈류저항에 대해 살펴보자. 혈관 내 혈액의 이동을 혈류라 하고, 혈류역학은 한 쪽의 혈압이 높고 다른 쪽이 낮을 경우 혈압이 높은 데서 낮은 데로 흐르는 물리학적 원리를 말하며 혈압, 혈관저항, 혈류량과의 관계를 다루는 것이다.

1) 혈류량

혈류량(F)은 혈압(P)에 비례하고 혈류저항(R)에 반비례 한다.

$$F = \frac{P}{R}$$

따라서 혈압이 높아질수록 혈류량이 늘어나고 혈류저항이 커질수록 혈류량은 줄어든다.

유체역학을 요약한 Poiseuille의 법칙은 혈류역학을 이해하는 데 도움을 주며, 곧고 매끈한 관 속을 액체가 층류(laminar flow)를 이루며 흐를 때 그 유량(F)과 액체의 압력차($\varDelta$P), 점성(η), 관의 내경(R), 관의 길이(L) 사이에는 다음과 같은 관계가 있다(그림 7-26).

$$F = \varDelta P \times \frac{\pi}{8} \times \frac{1}{\eta} \times \frac{R^4}{L}$$

물이 관 속을 고르게 흐를 때 유량은 수압에 비례하고 액체의 점성에 반비례하며, 관의 반

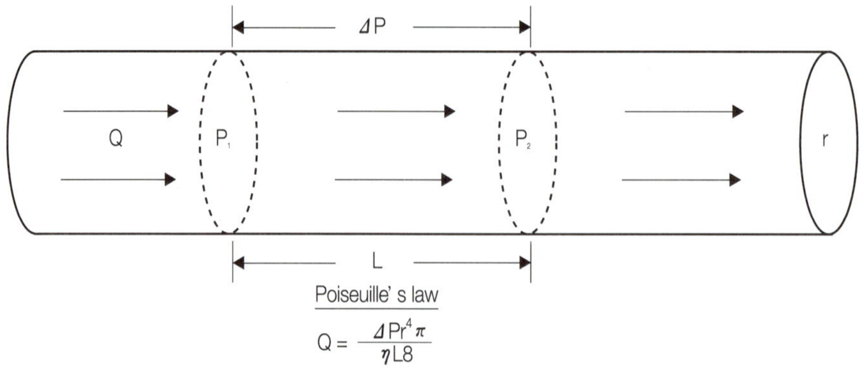

그림 7-26 포와즈유 법칙 Q; 유량, ΔP; 압력차, r; 관의 내경, η; 점성, L; 관의 길이.

지름의 4제곱에 비례하고 관의 길이에 반비례한다. π/8는 관의 성질과 관련된 상수이다.

Poiseuille의 법칙을 혈관계에 적용하면 건강한 사람의 동맥혈압은 일정하게 유지되므로 ΔP는 변함이 없고, hematocrit와 온도에 따라 변동하는 혈액의 점성 η도 변함이 없고 혈관의 길이 L도 일정하므로 변동할 수 있는 유일한 인자는 혈관의 반지름 R이다. 혈관의 반지름이 혈류저항의 변동요소가 되고 혈관근육이 수축하여 반지름이 1/2로 줄면 혈류량은 그 4제곱인 1/16로 감소하고, 반대로 반지름이 2배가 되면 혈류량은 그 4제곱인 16배로 증가한다.

혈관이 가지를 쳐서 동맥이 소동맥이 되고 모세혈관이 되면서 혈류저항이 커지는 경향이 있지만 그 가지의 전체 단면적에 따라서도 혈류저항이 변화한다. 가지의 가닥수가 많아도 원래의 가지보다 그 제곱만큼 가지의 총 단면적이 커지면 혈류저항이 커지지 않는다. 혈관계에서 혈류의 원동력은 심장의 박동이며, 이것이 혈압을 발생시키고 또 혈액이 흐름으로써 혈류저항이 있게 된다. 혈액이 흐르면서 가장 큰 저항을 받는 곳은 소동맥과 모세혈관이며 여기서 혈관이 많은 가지를 치며 혈관의 내경이 좁아지기 때문이다. 이에 비해 동맥과 정맥에서는 혈류저항이 작아서 혈압이 크게 떨어지지 않는다.

2) 혈류저항

혈액이 혈관을 흐를 때 혈류 방향과 반대방향으로 작용하는 힘을 혈류저항이라 하며 혈액의 점성이나 혈관의 내경변화가 혈류저항이 된다.

$$\text{저항} = \frac{\text{관류압}}{\text{유량}} = \text{기하학적 인자} \times \eta$$

Hematocrit와 점성계수 η가 일정하다고 가정하면, 혈류저항의 크기는 주로 $1/r^4$로 표시되는 혈관의 기하학적 인자에 좌우된다. 따라서 혈관 내경이 약간만 변하여도 저항에 큰 변동을 일으킨다.

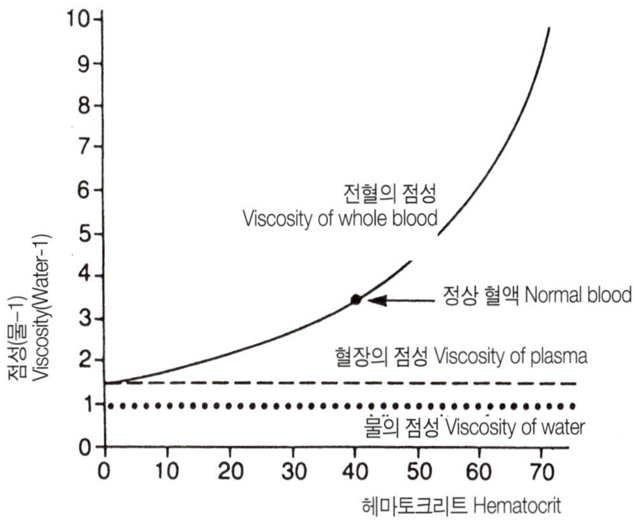

그림 7-27 헤마토크리트의 기능으로 나타나는 혈액의 상대점도

혈류에 영향을 주는 요인은 혈액의 점성이며 점성이 증가할수록 혈류속도가 느려진다. 점성은 비교단위(relative units)로 표시하고 20℃에서의 물의 점성을 1로 한다. 혈액의 점성은 주로 혈구와 일부 혈장단백에 의한 것으로 3~5 비교단위이고, 혈장의 점성은 1.9~2.3 비교단위이다(그림 7-27).

3) 국소혈류의 조절

순환계 전체의 혈류량은 곧 심박출량이며 매분 5L이다. 이 5L가 여러 장기에 알맞게 나누어져 흐르게 되나, 각 장기로의 혈류량은 언제나 일정하지 않다.

순환계 전체에서 보면 혈관은 병렬로 각 장기에 이르고 동맥과 장기마다 혈류 저항이 달라서 혈류량도 각각 다르다. 예를 들면, 안정상태에서 위장관에 매분 1,400mL, 뼈대근육(골격근)에 1,200mL, 콩팥에 1,100mL, 대뇌에는 750mL의 혈액이 흐른다.

근육운동을 하게 되면 근육혈관이 확장하고, 식사 후에는 장내혈관이 확장하여 이곳으로 많은 혈액이 흐르게 되어 근육운동과 소화 흡수를 뒷받침한다. 콩팥은 안정상태에서 심박출량의 25%의 혈액을 받고 있으나 신체가 운동을 하면 현저하게 감소되어 박출량의 5%까지도 감소된다. 그러나 생명을 유지하는데 직접적으로 관계하는 기관인 뇌와 심장 등에는 혈류량이 안정시 이하로 감소되지 않는다(표 7-2).

혈관의 내경 변화는 작은 혈관벽에 있는 민무늬근육의 수축 정도가 결정적인 영향을 미치며 혈관의 내경 변화를 혈관운동이라 하며, 혈관운동은 혈관수축(vasoconstriction)이거나 혈관확장(vasodilation)이다. 혈관의 내경 변화가 가장 잘 일어나는 부위는 소동맥이고 소동맥

표 7-2 안정 시와 운동 시 각 장기의 혈류량

관류량(mL/분)

O_2 섭취 (mL/min · m^2)	안정 시	가벼운 운동 시	중정도의 운동 시	최대 운동 시
	140	400	1,200	2,000
위장관	1,400	1,100	600	300
콩팥	1,100	900	600	250
뇌	750	750	750	750
심장	250	350	750	1,000
뼈대근육	1,200	4,500	12,500	22,000
피부	500	1,500	1,900	600
기타	600	400	400	100
심박출량	5,800	9,500	17,500	25,000

에는 민무늬근육이 잘 발달되어 있어서 혈관을 수축 또는 이완시켜 쉽게 그 구경을 변화시킬 수 있다. 또한 혈관 구경에는 내인성 요인으로만 결정되는 기초 긴장도(basal tone)가 있다.

4. 혈관운동 조절

조직으로 가는 혈류량은 조직에 따라서 다르고 같은 조직이라도 환경의 변화에 따라서 변화하게 된다. 운동 중인 근육이나 소화 중인 소화관 등의 조직을 관류하는 혈액량은 활동 정도에 비례해서 증가한다.

이와 같이 상황에 따라서 각 조직으로 운반되는 혈류량이 적절히 조절되는 것은 혈관운동을 통해서 혈류의 분포, 순환혈액량, 혈압이 변동되기 때문이다. 혈관수축을 일으키는 신경은 모두 교감신경이며 끊임없이 혈관에 흥분을 보내어 혈관의 긴장성 수축상태를 유지시킨다. 조직에 따라 교감신경의 분포밀도에 차이가 있으며, 뼈대근육에 분포하는 혈관의 경우에는 교감신경의 분포밀도는 중간이지만 분포부위가 크고 안정상태의 기초 긴장도가 높게 유지되기 때문에 혈압유지에 중요한 역할을 하며, 뼈대근육의 혈관이 수축하면 혈압이 상승하고 확장할 때는 혈압이 하강한다.

콩팥으로 가는 혈관은 교감신경의 분포밀도는 중간이지만 안정상태에서의 기초 긴장도가 낮으므로 이 혈관은 정상에서는 혈압 유지에 영향을 미치지 않고 출혈, 외상, 마취와 같이 교감신경의 혈관수축신경의 흥분성이 증가하면 혈관이 수축하여 혈압과 혈류의 분포를 변화시킨다. 뇌나 심장으로 가는 혈관은 교감신경 분포가 적어서 이 신경을 자극해도 혈관수축이 일어나지 않으며, 뇌나 심장으로 가는 혈류는 국소적인 신진대사의 상태에 따라 영향을 보다 크게 받는 것이 특징이다.

5. 영역별 순환

1) 심장순환(관상순환, coronary circulation)

심장조직에 영양과 산소를 공급하기 위한 순환으로 심장조직 내를 혈액이 관류하게 되는데 이를 심장순환이라 하며, 여기에 관여하는 혈관은 심장동맥(관상동맥, coronary artery)과 심장정맥(관상정맥, coronary vein)이 있다. 심장은 주로 오른·왼심장동맥을 통하여 혈액공급을 받고, 왼심장동맥은 주로 왼심실과 심실사이막(심실중격)의 앞부분을 관류하고 오른심장동맥은 주로 오른심실과 심실사이막의 뒷부분을 관류한다. 심장동맥을 통해 심장근육으로 공급된 혈액은 70%가 심장정맥굴(관상정맥동)을 통해 오른심방으로 유입되고 나머지 30%는 전심장정맥이나 테베시안 정맥을 통해 오른심방으로 돌아온다.

심장동맥(관상동맥)을 흐르는 혈류의 경우, 심장의 수축기에는 심장의 수축으로 심장근육섬유 사이에 들어 있는 심장동맥이 압박을 받기 때문에 감소하고, 심장의 이완기에는 심장근육의 이완으로 이들 혈관의 압박이 감소하여 심장동맥을 지나는 혈류량은 증가한다. 심장동맥 혈류를 결정하는 가장 중요한 인자는 심장근육조직의 산소 부족, pH 감소, CO_2 축적과 같은 변화인데 그 중에서 심장근육조직의 산소 부족 시에 심장동맥의 혈류량이 가장 많이 증가한다.

교감신경은 심장동맥 자체에 직접 영향을 미쳐 혈관을 수축시키고 심장근육 수축력을 증가시키며, 부교감신경은 심장동맥을 확장시키나 심장근육의 신진대사의 억제, 심장근육의 수축력과 심장박동수를 감소시킨다.

2) 뇌순환(cerebral circulation)

뇌는 속목동맥(내경동맥, internal carotid artery)과 척추동맥(추골동맥, vertebral artery)에 의해서 혈액공급을 받으므로 한 쪽 혈관이 막혀도 다른 쪽 혈관에 의해 충분한 혈액을 공급받을 수 있다. 척추동맥은 다리뇌의 하부 근처에서 합쳐져 뇌바닥동맥(뇌저동맥, basilar artery)을 형성하고 이는 다시 뒤대뇌동맥(후대뇌동맥, posterior cerebral artery)과 연결되며 전방 좌우측의 속목동맥과 연결되어 전체적으로 Willis 고리를 형성한 후 각 뇌조직으로 가지를 보낸다.

정상 성인에서는 700mL/ 분의 혈액이 뇌로 공급되고 이 양은 심박출량의 약 14%에 해당하고 뇌 혈류량은 뇌조직이 산소에 예민하기 때문에 신경성 조절보다는 혈액 내의 산소 분압(Po_2)과 이산화탄소 분압(Pco_2)에 의하여 주로 좌우된다.

3) 간순환(hepatic circulation)

간을 관류하는 혈류는 간동맥(hepatic artery)을 통하는 동맥혈류와 문맥(portal vein)을

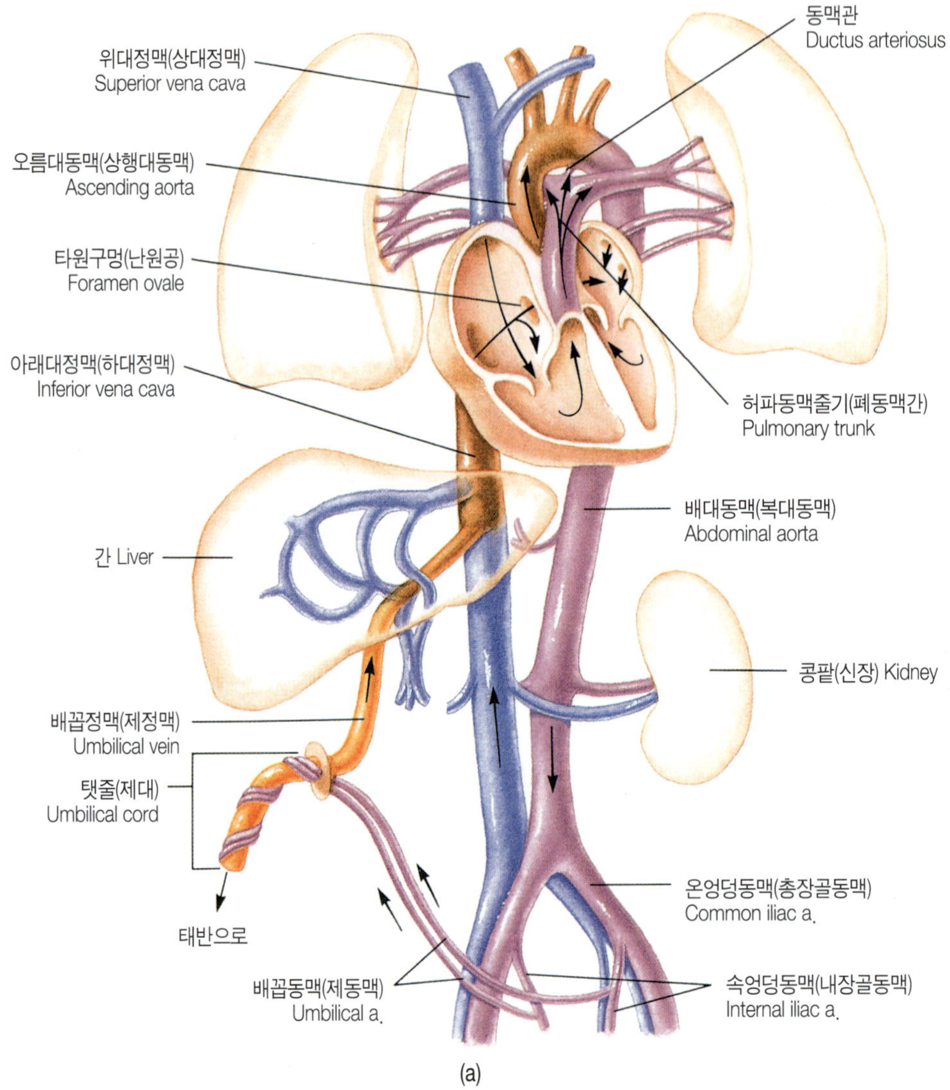

그림 7-28 출생 시의 순환계통의 변화 (a) 출생 전에는 배꼽대동 · 정맥이 태반에 부착되어 있으며, 심장에서는 혈액이 타원구멍(난원공)을 통해 흐르고 허파동맥에서 대동맥으로는 동맥관이 혈액을 운반한다.

통하는 정맥혈류로 구분할 수 있다. 간동맥은 간조직에 산소와 영양물질을 공급하고 문맥은 소화관에서 흡수한 영양물질을 저장 에너지로 간에 저장한다. 간동맥을 통한 혈류는 간으로 유입되는 혈액량의 30%로 분당 약 300mL이고, 문맥을 통한 혈류는 간으로 유입되는 혈액량의 70%로 분당 약 1,050mL이다. 따라서 간을 지나는 총 혈액량은 1,350mL/분이며 심박출량의 약 27%에 해당한다.

간동맥과 문맥을 경유한 혈액은 굴모양혈관(동양혈관, sinusoids)으로 합쳐서 중심정맥(central vein)에서 간정맥(hepatic vein)을 이룬 다음, 아래대정맥(하대정맥, inferior vena

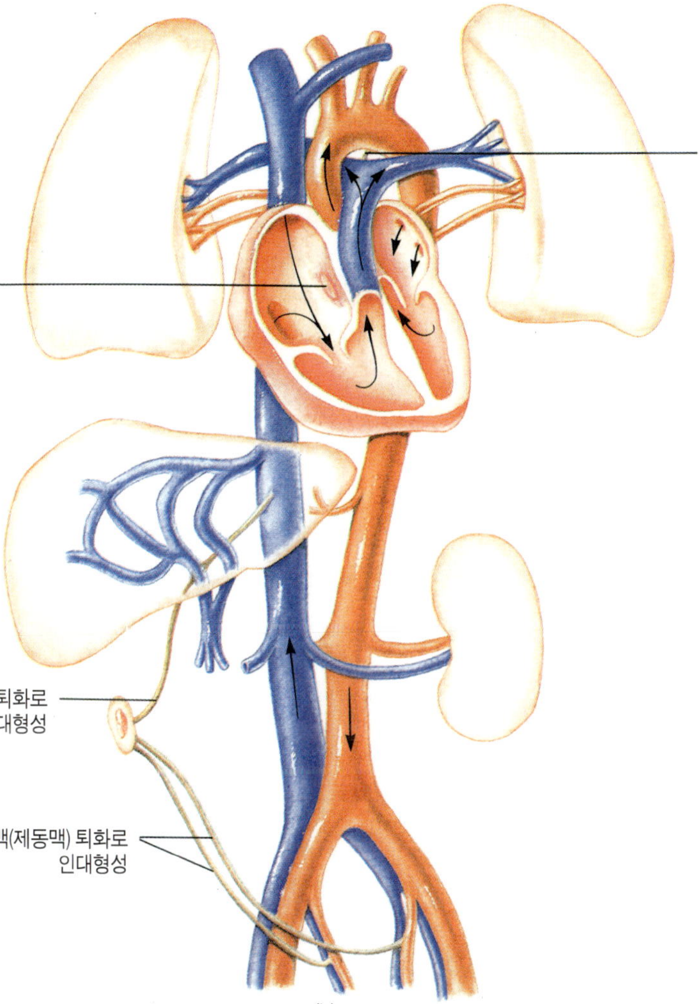

그림 7-28 출생 시의 순환계통의 변화(계속) (b) 출생 후 태반을 제거하면 배꼽정맥과 배꼽동맥은 퇴화하고 타원구멍과 동맥관도 폐쇄된다.

cava)에 주입된 후 몸순환(체순환)으로 이어진다. 문맥순환(portal circulation)은 지라, 위, 이자, 쓸개, 작은창자와 큰창자 등의 정맥혈이 다른 복강 장기처럼 직접 아래대정맥(하대정맥)으로 유입되지 않고 문정맥(portal vein)을 통하여 간으로 들어가도록 되어 있다.

4) 태아순환(fetal circulation)

태아는 허파호흡을 할 수 없으므로 허파순환(폐순환)이 발달되지 않았으며, 태아는 태반

(placenta)을 통하여 모체와 태아 사이에 산소와 영양물질 그리고 노폐물질을 교환하고 있기 때문에 태아순환은 성인의 순환과 다르다. 태아의 순환경로는 태반을 기점으로 하여 한 가닥의 배꼽정맥(제정맥)을 통하여 모체로부터 물질이 유입되고 간에서 문정맥과 정맥관이 아래대정맥(하대정맥)에 유입된 후 오른심방으로 유입된다.

출생 후 태아순환이 중단되고 허파순환이 시작되면서 생후 1~9개월 사이에 타원구멍(난원공)이 폐쇄되어 타원오목(난원와)으로 대치되고 만약 타원구멍의 폐쇄부전 시에는 청색아(blue baby)가 된다. 태아순환에서는 타원구멍, 동맥관, 배꼽동맥(제동맥), 배꼽정맥(제정맥), 정맥관을 볼 수 있다(그림 7-28).

6. 혈압(Blood pressure)

심장으로부터 박출된 혈액의 흐름에 의해 혈관 내에서 받는 압력을 혈압이라 하고, 혈압은 심장에 가까운 곳일수록 높고 대동맥, 동맥, 소동맥, 모세혈관, 소정맥, 정맥으로 가면서 점차 낮아져서 대정맥에서는 거의 0이 된다. 일반적으로 혈압은 동맥 내의 혈압, 즉 동맥압을 의미하는 것이며 각 부위에서의 혈관내압은 그 특정 부위를 지적하여 정맥압, 모세혈관압으로 부른다(그림 7-29).

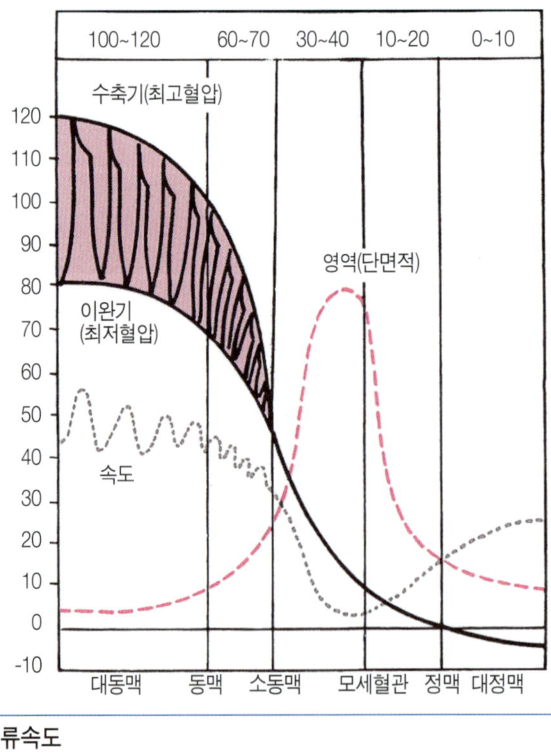

그림 7-29 혈압과 혈류속도

1) 혈압의 생성원리

심장의 수축기 때 많은 양의 혈액이 동맥계로 박출되면 동맥내압은 증가하며 따라서 대동맥이나 동맥벽이 팽창하게 되며 이때의 동맥압을 수축기압(systolic pressure)이라 하고, 수축기에 대동맥에 일시 저장되었던 혈액이 이완기 때 말초혈관으로 흘러갈 때 나타내는 압력을 확장기압(diastolic pressure)이라 한다.

수축기 동안에는 대동맥의 압력이 120mmHg가 되고 왼심실압(좌심실압)이 떨어지면서 대동맥판이 닫힌다. 확장기 동안에는 대동맥의 탄력성 반동이 대동맥 혈압을 80mmHg로 유지하여 조직으로 계속 혈액이 관류되게 한다.

심장 수축기의 혈압을 수축기혈압(systolic pressure; Ps) 또는 최고혈압(maximal blood pressure)이라 부르고 심장 이완기의 혈압을 확장기혈압(diastolic pressure; P_D) 또는 최저혈압(minimal blood pressure)이라 한다. 최고혈압과 최저혈압의 차를 맥압(맥박압, pulse pressure)이라 하고, 맥압은 보통 최고혈압의 1/3 정도가 되며 동맥의 탄력성과 관계가 있어서 노인이 되거나 동맥경화 등이 생겨 동맥의 탄력성을 잃으면 최저혈압이 낮아지며 그 결과 맥압이 커진다. 최고혈압과 최저혈압의 평균값을 평균혈압(평균동맥압, mean blood pressure)이라 하며, 평균혈압은 최저혈압에 맥압의 1/3을 더하여 계산한다. 보통 혈압이라고 하면 위팔동맥(상완동맥)의 혈압을 말한다.

성인의 안정상태에서 혈압 정상치는 최고혈압이 120mmHg이고, 최저혈압은 80mmHg이며 평균혈압은 93.3mmHg(80+40×1/3)이고, 맥압은 40mmHg이다.

맥파(pulse wave)는 혈액이 동맥계로 박출되어 대동맥이나 직경이 큰 동맥벽을 확장시켰을 때 동맥벽에서 형성되는 진동파를 말하며, 맥파가 혈관을 따라 말초부위로 파급되는 속도는 혈류속도보다 훨씬 더 빠르다. 이러한 맥파를 말초동맥에서 촉지한 것을 맥박이라 하며, 이는 정상인의 경우에는 심장박동수와 동일하고 맥박을 촉지하는 곳은 보통 노동맥(요골동맥)이다.

2) 혈압의 측정방법

혈압계는 Riva-Rocci 형 수은혈압계, Tycos 형 혈압계, 전자혈압계 등 여러 종류가 있으나 수은혈압계를 상용하고 있다. 혈압계는 세 부분으로 나누어 팔에 감는 고무주머니인 커프스(cuffs), 압력을 나타내는 메타(meter), 고무주머니에 공기를 주입시키는 핸드밸브(hand valve)로 구성되어 있다. 수은혈압계는 먼저 커프스를 위팔부위(상완부)에 감고 그 속에 공기를 불어 넣어 압력을 상승시킨 후에 공기를 천천히 빼면서 압력을 낮추어 간다. 위팔동맥에 청진기를 대고 들어보면 심장박동에 일치한 혈관음(korotkoff sound)이 들리기 시작하며 이때의 수은주 높이가 최고혈압을 나타내고, 더욱 압력을 낮추어 가면 소리가 갑자기 약해지거나 들리지 않게 되며 이때의 수은주 높이가 최저혈압이 된다(그림 7-30). 혈압을 측정

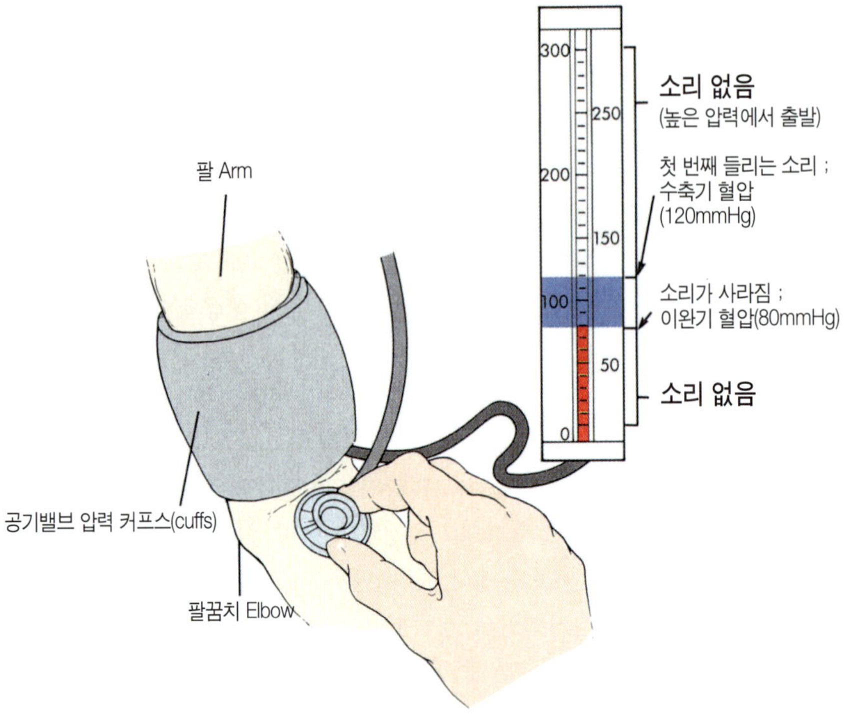

그림 7-30 혈압측정 방법

할 때는 심신이 안정된 상태에 있게 하고 위팔부위와 혈압계가 심장 높이에 있도록 해야 하므로 바로 누운 자세가 가장 좋다.

3) 혈압의 조절

혈압은 심박출량에 전신순환에서의 말초저항을 곱한 값이다.

$$혈압 = 심박출량 \times 말초저항$$

말초저항의 감소없이 심박출량이 증가하면 혈압도 높아지고 심박출량은 정상이라도 말초저항이 증가하면 혈압이 높아진다. 심박출량이 증가하면 우선 수축기압이 증가하고, 말초저항이 증가하면 먼저 이완기압이 증가한다. 이러한 혈압조절 기전에는 신경성 조절기전과 액성 조절기전이 있다.

(1) 신경성 조절(neural control)

신경성 조절은 교감신경과 부교감신경의 지배하에 있는 심장기능의 변화와 교감신경 지배하에 있는 말초혈관 저항의 변화에 의해 행하여진다.

혈압을 조절하는 중추는 숨뇌에 위치하는 심장 중추와 혈관운동 중추이며, 혈관운동 중추는 숨뇌의 위부위(상부)에 위치하는 혈관축소 중추와 아래부위(하부)에 위치하는 혈관확장 중추가 있다.

심장 중추는 교감신경과 부교감신경의 대항작용(길항작용)에 의해 심장기능을 조절하고, 혈관운동 중추는 주로 소동맥의 민무늬근육에 위치하는 교감신경의 흥분도를 조절함으로써 혈관을 축소 또는 확장시킨다. 이때 교감신경의 흥분이 항진되면 혈관이 수축되고 흥분이 감소하면 혈관이 확장되기 때문에 혈관에 분포하는 교감신경을 혈관수축신경이라 한다. 혈관확장 중추는 안정 시에는 기능하지 않으나 자극되는 경우에는 혈관축소 중추 자극 시와 반대 현상을 나타낸다.

① 압감수성 반사

일상생활에서 혈압의 변동은 일정한 범위 내에서 유지되고 이는 혈압변동 요인이 발생하였을 때 대처하는 여러 기전이 있기 때문이고, 여러 기전 중에서 신경기전이 가장 급속히 대처하는 조절기구이다. 대동맥활과 목동맥굴에는 압력수용기가 있으며(그림 7-31), 대동맥활에서 감지된 압력 변화는 미주신경을 통해 혈관운동 중추로 유입되고, 목동맥굴에서 감지된 압력 변화는 혀인두신경(설인신경)의 한 분지인 Hering 신경에 감지되어 혈관운동 중추로

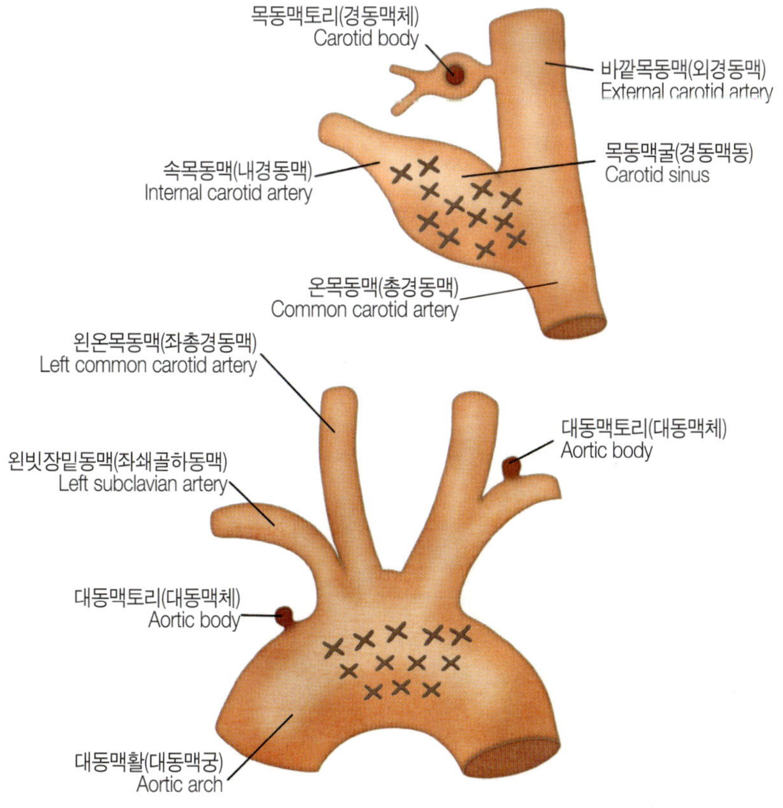

그림 7-31 압력수용기와 화학수용기 ×××; 압력수용기, ●; 화학수용기.

유입된다. 어떠한 원인으로 대동맥활과 목동맥굴의 압력수용기가 흥분하면 그 정보가 혈압을 조절하는 중추에 전달되고, 중추에서는 자율신경을 통해 심장과 혈관에 정보를 보내어 심장의 기능을 억제시키고 혈관을 확장시켜 혈압을 감소시키므로 이와 같은 회로를 통한 반사를 감압반사라 부른다. 우리가 서 있는 자세에서 갑자기 눕게 되면 다리(하지)에 몰려 있던 혈액이 상체로 이동하게 되므로 체간 혈류량이 증가됨으로써 혈압이 상승하게 되고 이와 같은 경우, 대동맥활과 목동맥굴에 위치한 압력수용기가 흥분하여 감압반사를 일으키게 되어 혈압을 정상적으로 유지한다.

반대로 누운 자세에서 갑자기 서게 되면, 혈압이 하강하게 되므로 압력수용기로부터 혀인두신경과 미주신경으로 발사되고 있는 흥분발사 수효가 감소하여 혈압을 상승시키므로 이와 같은 회로를 통한 반사를 승압반사라 한다.

② 화학 감수성 반사

대동맥토리(대동맥체)와 목동맥토리(경동맥체)는 호흡조절에 관여하는 기구이나 동맥혈압에도 적지 않은 영향을 미친다(그림 7-31). 혈압이 하강하여 이들 수용기가 받아 들이는 산소가 적거나 CO_2나 수소이온이 증가하면 수용기는 흥분하여 각각 미주신경과 Hering 신

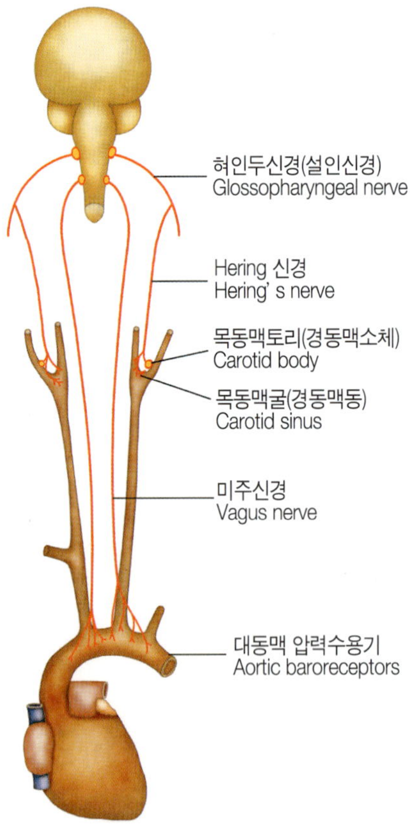

그림 7-32 압력수용기와 화학수용기, 이들 수용기와 연결된 들신경(구심신경)

경을 거쳐 혈관운동 중추를 흥분시켜 반사적으로 혈압을 상승시킨다(그림 7-32).

(2) 액성 조절(humoral control)

콩팥이나 부신겉질에서 분비되는 호르몬에 의하여 혈압이 변화되는 것을 액성 조절이라 한다.

동맥혈압이 낮거나 체내 Na^+이 부족하게 되면 콩팥에서 레닌이라는 효소의 분비가 증가되고 레닌은 혈중에서 안지오텐시노겐(angiotensinogen)에 작용하여 안지오텐신 I 이 되고 안지오텐신 I 은 허파에 존재하는 전환효소의 작용을 받아 안지오텐신 II가 된다. 안지오텐신 II는 말초동맥에 작용하여 직접 동맥을 수축시켜 혈압을 상승시킨다. 또한 안지오텐신 II는 부신겉질에 작용하여 알도스테론(aldosterone)의 분비를 자극하여 콩팥에서 Na^+ 재흡수를 촉진한다. 이와 같이 안지오텐신은 직접적으로 혈관을 수축시키고 간접적으로 Na^+ 재흡수를 증가시켜 혈액량을 증가시킴으로써 혈압상승에 관여한다(그림 7-33).

이상 혈압으로 혈압이 정상보다 높은 경우를 고혈압(hypertension)이라 하고, 혈압이 정상보다 낮은 경우를 저혈압(hypotension)이라 한다. 임상적으로 고혈압은 150/100 이상을 말하고, 저혈압은 100/60 이하를 말한다.

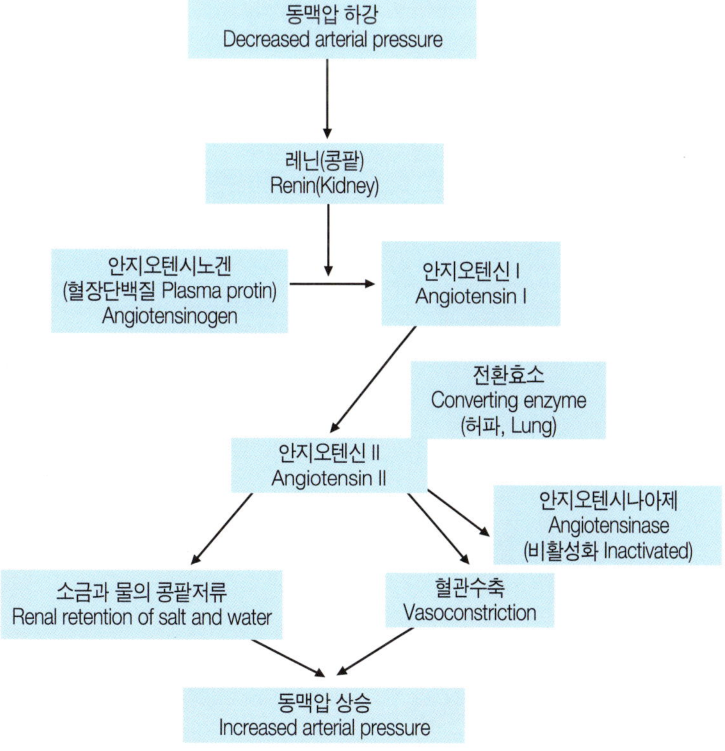

그림 7-33 레닌-안지오텐신계

7. 미세순환(Microcirculation)

모세혈관은 조직에 영양물질을 공급하고 세포의 배설물을 거두어 들이는 기능이 있다.

안정 시 모세혈관 내의 혈액량은 전 순환혈액량의 5%이고, 조직의 생존을 위한 물질교환과 온도 유지가 모세혈관 내 혈액에 의해서 이루어진다.

안정 시에 모세혈관을 흐르는 혈액량은 적고 대부분은 동정맥 문합을 통하여 물질교환을 하지 않고 조직을 떠나지만, 조직이 활동할 때는 조직의 대사산물에 의해서 전모세혈관조임근이 이완되어 다량의 혈액이 모세혈관 내로 들어오며, 모세혈관을 관류하는 혈액량은 조직의 요구에 따라 자체 조절된다.

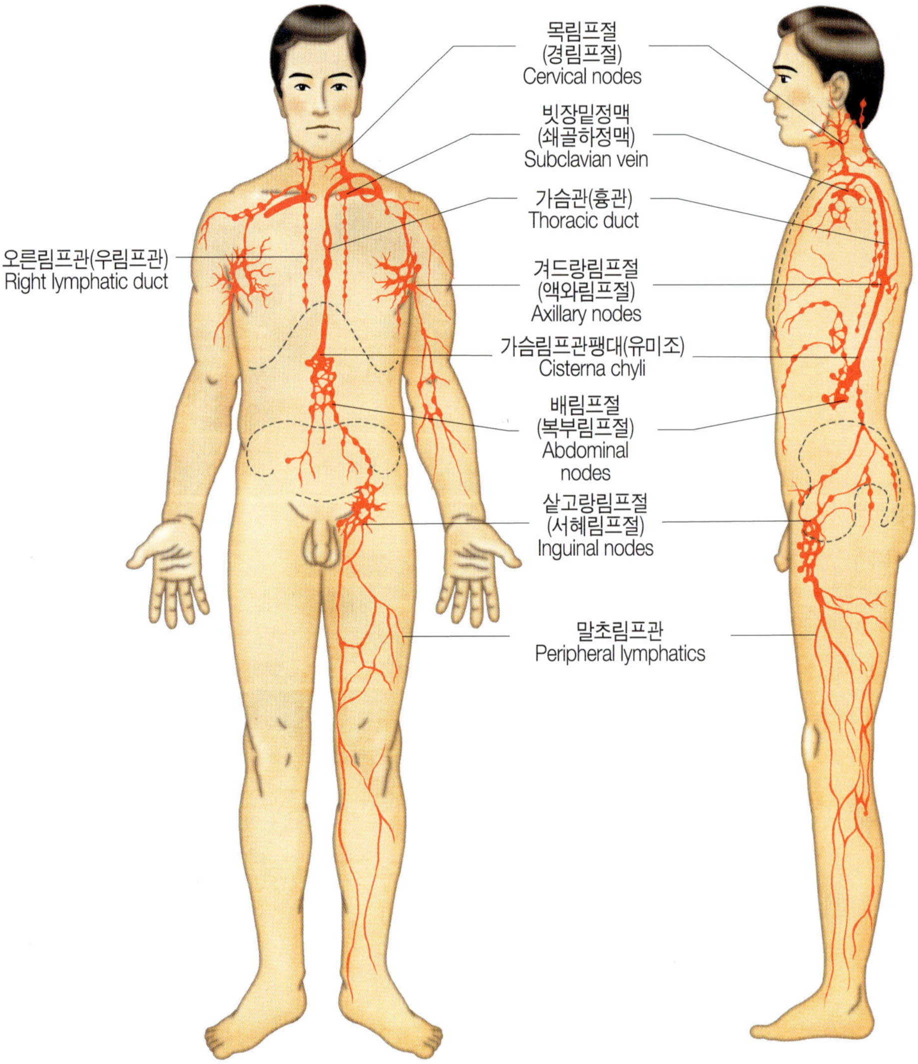

그림 7-34 림프계통

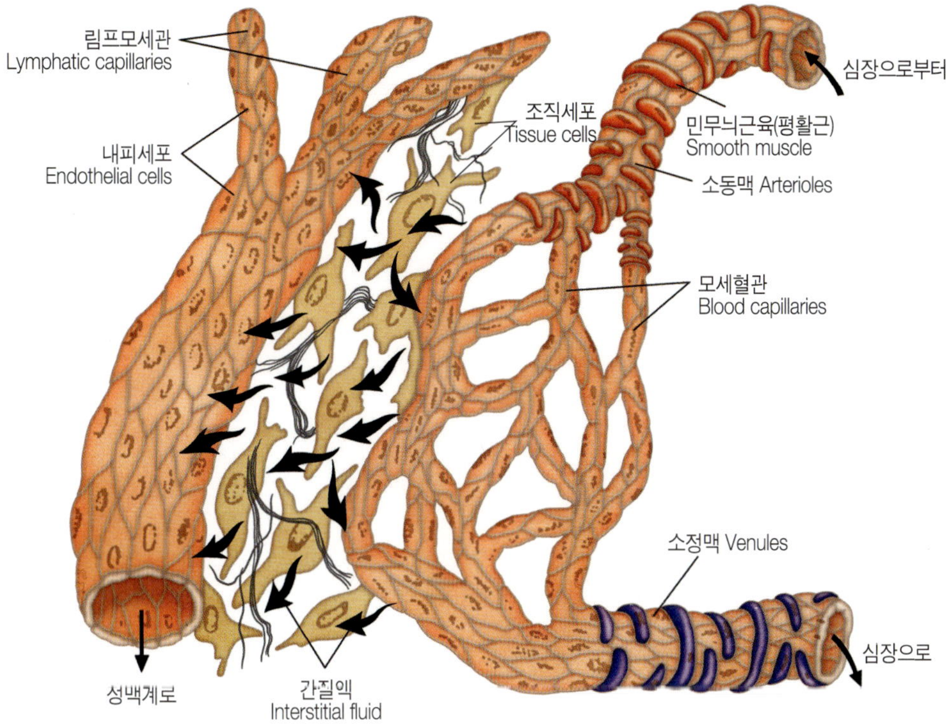

그림 7-35 림프모세관과 간질액, 혈관계와 조직세포 간의 관계를 나타내는 모식도 화살표는 혈액과 림프 흐름이 방향을 나타낸다.

림프계는 혈액순환계의 정맥계에 해당되며 동맥계가 없다(그림 7-34). 혈관에서 형성된 조직액은 다시 혈관 속으로 이동되는 경로가 있는데 이 경로에 의하여 형성된 조직액의 전부가 이동되지 못하고 일부분이 모세림프관 속으로 이동된다. 림프관으로 들어온 액체를 림프액(lymph)이라 하고, 모세림프관은 모세혈관과 같으나 다만 한쪽 끝이 맹관으로 되어 있다는 것만이 다르다(그림 7-35). 모세림프관은 여러 개가 모여서 림프관(lymphatic duct)으로 되고, 이것들이 다시 합쳐져서 큰 림프관을 이룬다. 하체와 왼쪽 상체에 분포하고 있는 림프관이 모여서 가슴림프관(흉관, thoracic duct)이 되고, 오른쪽 상체에 분포하고 있는 림프관이 모여서 오른림프관(우림프관, right lymphatic system)을 이루며, 이들 모두 위대정맥(상대정맥) 내로 들어간다. 또한 림프관에는 곳곳에 림프절(lymph node)이 있다. 림프절은 림프액이 지나갈 때 여과기로 작용한다.

림프절에는 림프구의 모세포와 포식세포(식세포, phagocytic cell)의 두 가지 특수 세포가 있다. 림프절의 모세포들은 림프구를 만든다. 모세림프관은 조직에 침투한 세균을 림프절에서 걸려서 혈관으로 직접 들어가지 못하게 하고, 식세포의 포식작용(식작용, phagocytosis)에 의하여 완전히 제거하므로 림프계는 신체의 방어기전에 중요한 역할을 한다. 혈액순환계에 있는 혈액은 혈압에 의하여 이동되고, 림프액의 순환은 정맥혈액의 이동과 같이 근육수축과 호흡운동 등에 의존한다. 즉 다리(하지)에서와 같이 림프액의 흐르는 방향이 중력에 역행하는 경우에도 근육수축에 의해서 림프관을 눌렀다 풀었다 하는 것을 되풀이 하여 판막을 갖고 있는 림프관 속을 림프액이 효과적으로 흘러가게 한다.

제 8 장

소화생리

인체는 생명을 유지하기 위하여 많은 에너지를 필요로 하며, 이때 에너지원을 음식물의 형태로 섭취하여야 하며, 섭취한 음식물은 우리 몸에서 소화, 흡수, 대사의 과정을 거쳐 에너지로 바뀐다. 소화(digestion)란 소화관 내로 섭취된 영양소를 소화관벽을 통과할 수 있는 저분자의 물질로 가수분해하는 것을 의미하고, 소화과정은 씹기작용(저작작용)이나 소화관의 운동과 같은 물리적인 작용과 소화관 및 부속샘에서 분비되는 소화효소에 의한 화학적인 작용이 있다. 흡수(absorption)란 소화분해된 영양소들이 소화관 점막상피세포의 막을 통과하여 혈관계통과 림프계통을 통하여 이동되는 것을 의미한다.

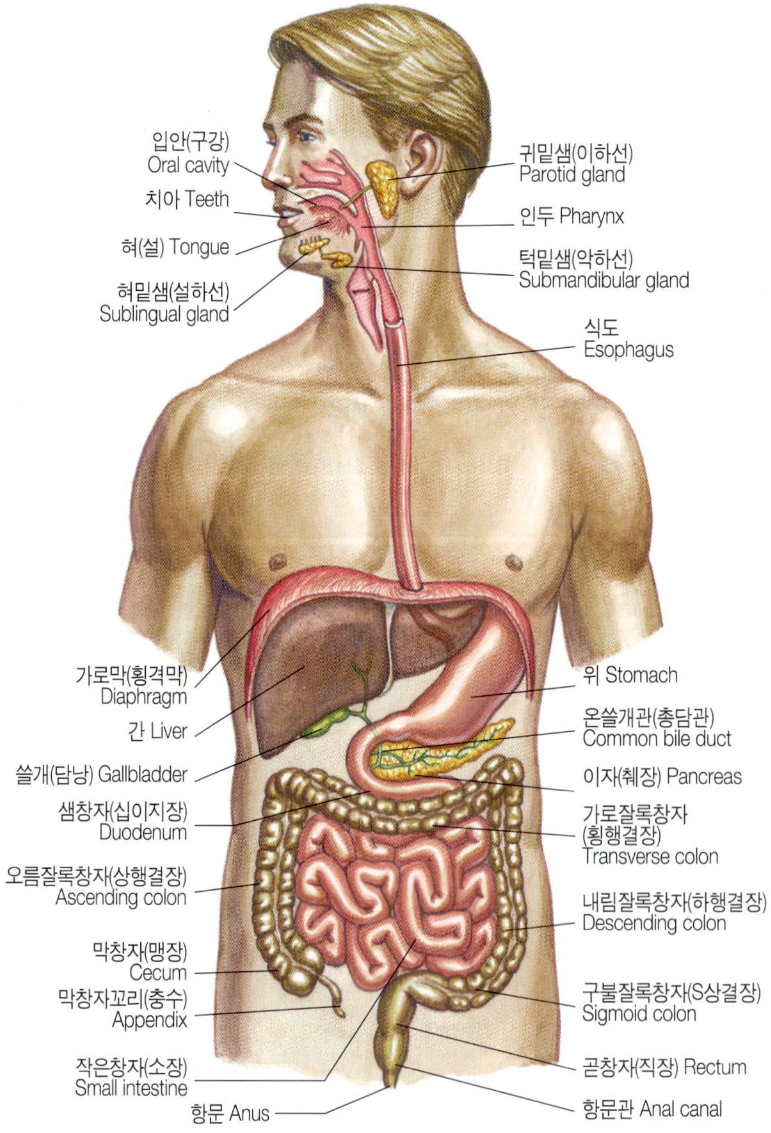

그림 8-1 소화계통

I 소화계통의 구조

소화관은 입안(구강, oral cavity) → 인두(pharynx) → 식도(esophagus) → 위(stomach) → 작은창자(소장, small intestine)[샘창자(십이지장, duodenum) → 빈창자(공장, jejunum) → 돌창자(회장, ileum)] → 큰창자(대장, large intestine)[막창자(맹장, cecum) → 오름 · 가로 · 내림 · 구불잘록창자(상행 · 횡행 · 하행 · S상결장 ascending, transverse, decending, sigmoid colon) → 곧창자(직장, rectum)] → 항문(anus)으로 이루어지고 소화샘은 침샘(타액선), 이자, 간 및 담도계 등으로 구성되어 있다(그림 8-1).

소화관의 가로단면 구조를 보면 안쪽으로부터 점막(mucosa), 점막밑층(점막하조직, submucosa), 근육(muscle layer), 장막(serosa)의 4층으로 구성된다(그림 8-2).

점막의 상피세포는 소화액과 점액을 분비하고, 소화효소는 입안에서 돌창자(회장)까지 분비되고, 점액은 입안에서 큰창자까지 모든 샘에서 분비되며 소화관 점막을 보호하는 윤활제 역할을 한다. 점막밑층은 점막층을 지지하는 결합조직으로 구성되고, 근육층은 안쪽의 돌림근(윤상근, circular muscle layer)과 가쪽의 세로근(종주근, longitudinal muscle layer)으로 구성되어 있다.

장막층은 소화관의 가장 바깥을 싸서 소화관을 보호, 지지하는 역할을 하며 창자간막(장간막)과 연결되어 있다.

소화관을 지배하는 신경은 자율신경이며, 부교감신경은 소화관의 운동과 소화액의 분비를 촉진하고, 교감신경은 소화관의 운동과 소화액의 분비를 억제한다.

II 음식물 섭취

음식물 섭취량 조절은 시상하부에 있는 섭취중추(intake center)에 의하여 이루어지며, 섭취중추에는 시상하부의 가쪽에 있는 섭식중추(feeding center)와 배안쪽(복내측)에 있는 포만중추(satiety center)가 있으며, 이 두 중추의 작용은 상호 반대작용을 하므로 섭식중추가 흥분하면 포만중추가 억제되고 포만중추가 흥분하면 섭식중추가 억제된다. 음식물 섭취를 촉진 또는 억제하는 이 두 중추의 활동에 대하여 항당기설(glucostat theory)과 항온기설(thermostat theory)이 있다. 항당기설은 혈당치가 낮아지면 섭식중추가 흥분하게 되고, 혈당치가 높아지면 포만중추가 흥분한다는 설이다. 항온기설은 체온이 낮아지면 섭식중추가 흥분하고 체온이 높아지면 포만중추가 흥분한다는 설이다. 그러나 음식물 섭취 시 혈당치의 증가나 체온의 상승이 곧 일어나는 현상이 아니므로 이 두 학설의 절대성은 없다.

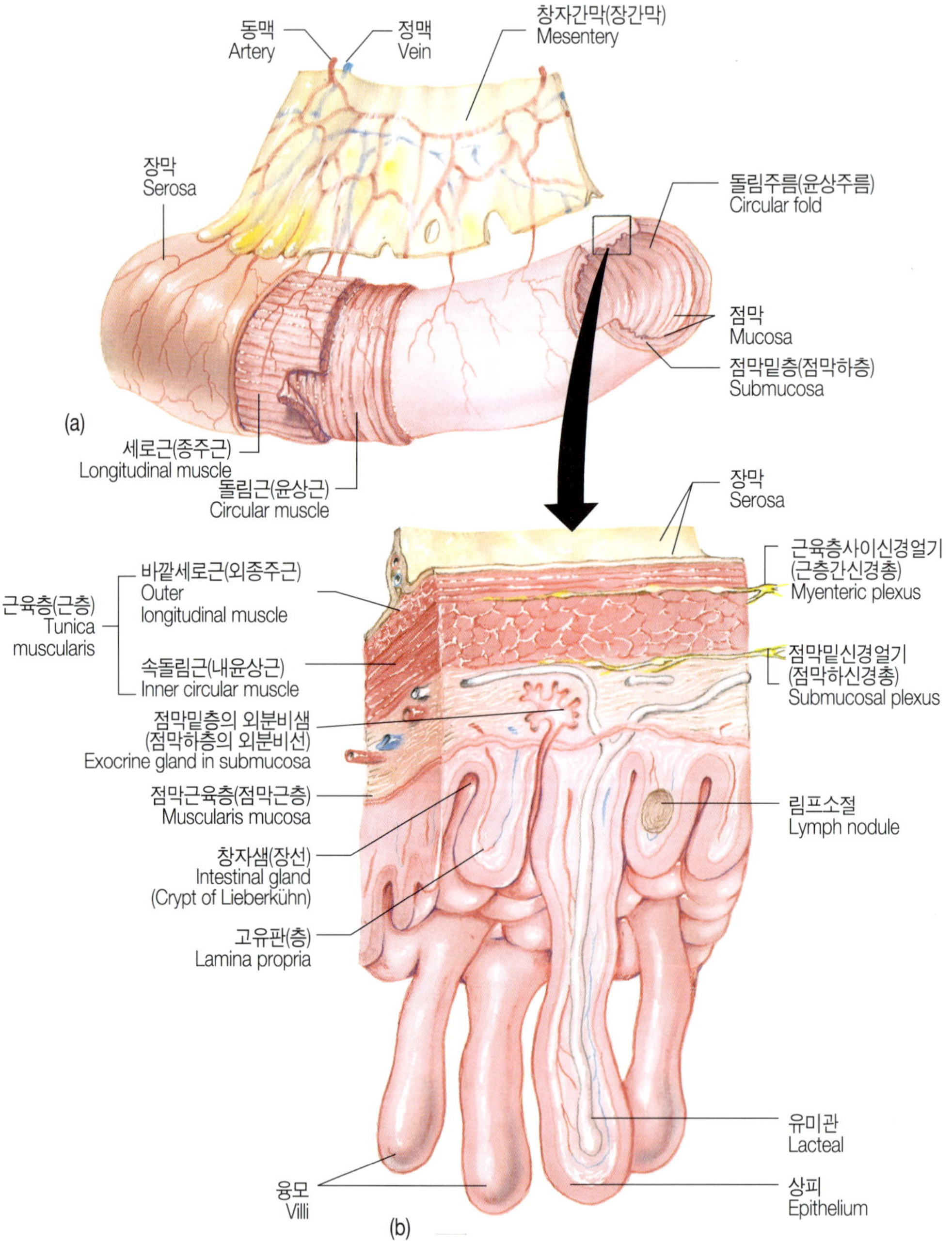

그림 8-2 소화관벽의 구조 (a) 작은창자의 4층을 보여주는 단면구조. (b) 층의 세부구조 및 각 층의 두께를 보여주는 단면구조.

Ⅲ 소화(Digestion)

1. 입안(구강)에서의 소화

1) 씹기(저작, mastication)

씹기는 입안(구강) 내에서 일어나는 기계적 소화과정으로 음식덩이(식괴)가 입안에 들어오면 턱, 입술, 혀, 볼, 치아와 여러 뇌신경이 참여하는 씹기운동에 의해 잘게 부서진 후 침(타액)과 잘 혼합되는 과정이다. 이때 깨물근(교근), 관자근(측두근), 안쪽날개근(내측익돌근), 가쪽날개근(외측익돌근)의 씹기근(저작근)에 의한 씹기작용은 수의적으로 일어나기도 하나 대부분은 반사적으로 일어난다. 씹기를 조절하는 중추는 숨뇌(연수)에 있으며 대뇌겉질에 있는 고위 중추가 숨뇌를 조절한다.

씹기는 음식물의 크기를 작게 해서 삼키기 쉽게 하고 소화효소의 작용을 받기 쉽게 음식물의 표면적을 증가시킨다.

2) 삼키기(연하, swallowing)

입안에서 저작된 음식덩이가 인두, 식도를 거쳐 위까지 이동되는 과정을 삼키기라 하며 입안단계, 인두단계, 식도단계의 3단계로 구분하며 삼킴중추(연하중추)는 숨뇌 내에 있다(그림 8-3, 4).

(1) 입안단계(구강단계)

입안 내 음식덩이를 인두 쪽으로 이동시키는 과정이며, 혀의 운동에 의해 이루어지는 수의적 운동이다.

(2) 인두단계

음식덩이가 인두로부터 식도의 입구까지 운반되는 불수의적 반사운동이다. 음식덩이가 인두에 도달하면 목젖(구개수)과 물렁입천장(연구개)이 위로 올라가 코안(비강)과의 연락이 끊어지고, 후두덮개(후두개)가 닫혀 기관의 통로가 차단되며 동시에 인두근이 수축하고 식도 상단의 근육이 이완되어 음식덩이가 식도 내로 들어가며, 코안과 후두가 차단될 때 1~2초 동안 호흡운동을 잠깐 멈추게 되는데 이를 삼킴무호흡(연하성 무호흡)이라 한다.

(3) 식도단계

음식덩이가 식도를 통과하여 위까지 운반되는 불수의적 운동이다. 음식덩이가 식도에 도

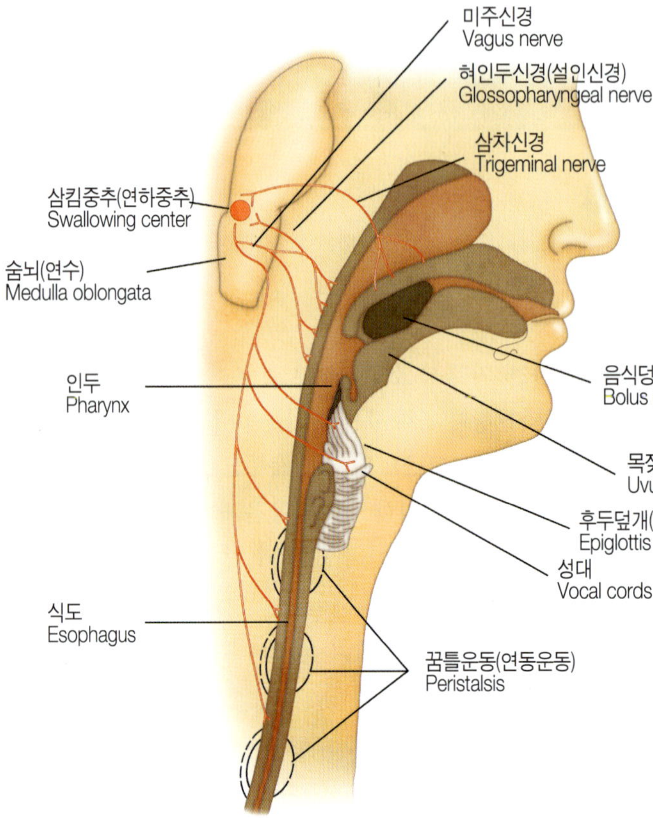

그림 8-3 삼킴기전

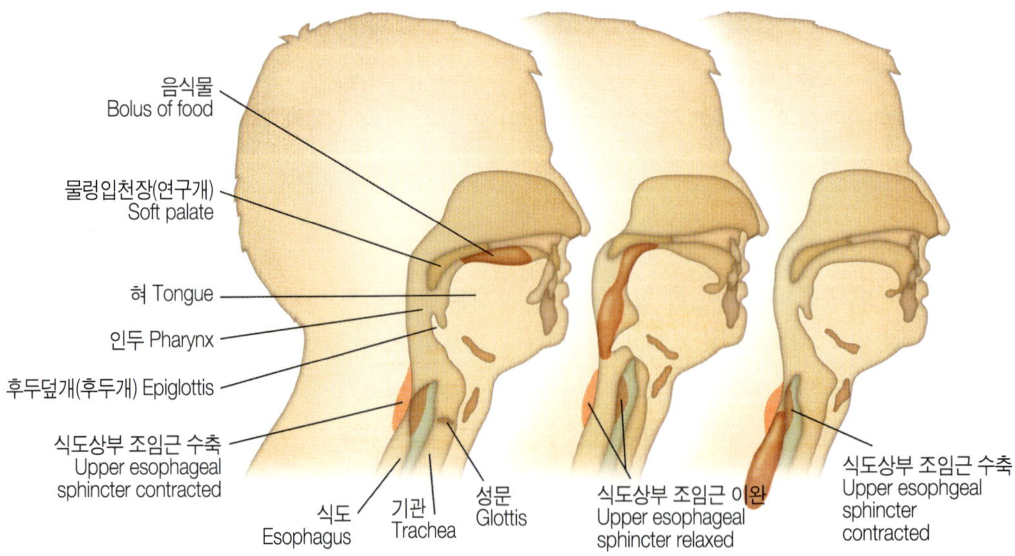

그림 8-4 삼킴의 3단계 입안단계－인두단계－식도단계.

달하면 식도에서 꿈틀운동(연동운동)이 시작되어 식도 하단까지 운반된다.

식도의 꿈틀파(연동파)의 속도는 상부에서 빠르고 하부에서 느린데 그 원인은 식도벽 근육의 상부 2/3는 뼈대근육(골격근)으로 되어 있고, 하부 1/3은 민무늬근육(평활근)으로 되어 있기 때문이고, 식도의 1회 꿈틀파의 전파속도는 4~5초이다. 꿈틀파가 위의 들문부위(분문부)에 이르면 들문조임근(분문괄약근)이 반사적으로 이완되어 음식덩이가 위 속으로 들어간다.

3) 침(타액)

침은 침샘(타액선, salivary gland)에서 하루 1,000~1,500mL(약 1mL/분)를 분비한다. 침은 점조성의 불투명한 액체로 점성도 1.24~2.10, pH가 6.3~6.8의 약산성이며, 비중 1.002~1.008로 구성되어 있고, 주성분은 수분, 점액, 프티알린(ptyalin), 염류 등이다.

(1) 침의 분비

침샘은 큰침샘(대타액선)과 작은침샘(소타액선)으로 구분된다. 큰침샘은 각각 1쌍씩의 귀밑샘(이하선, parotid gland), 턱밑샘(악하선, submandibular gland), 혀밑샘(설하선, sublingual gland)으로 구성된다(그림 8-5).

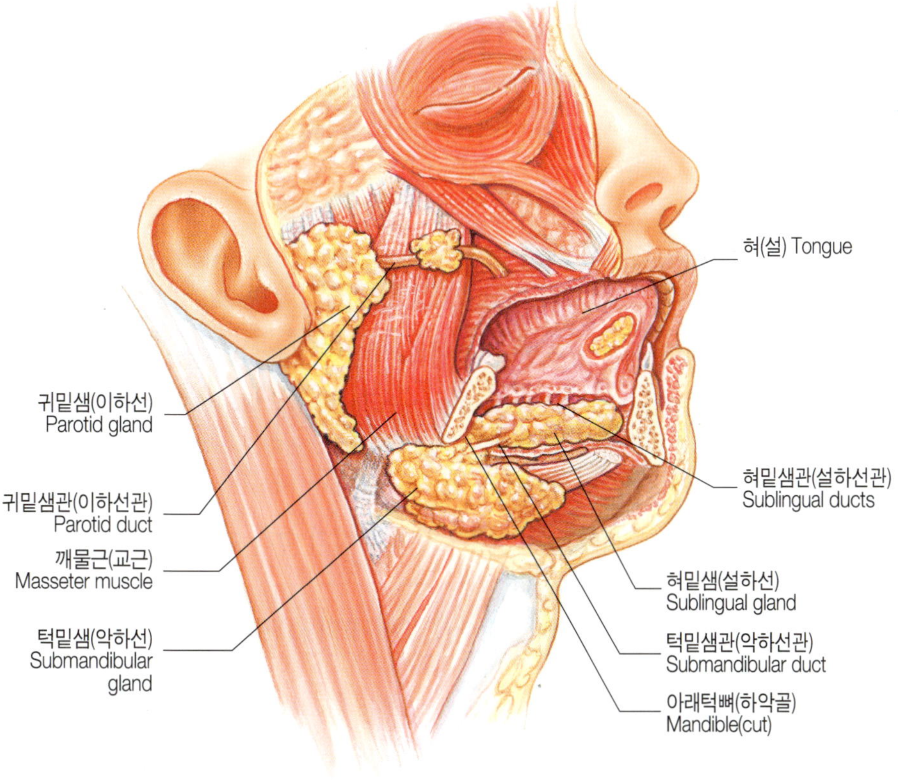

그림 8-5 침샘의 종류 및 위치

귀밑샘은 무게가 15~30g으로 침샘 중 가장 크며 장액샘(serous gland)으로 소화효소인 프티알린(ptyalin)을 가장 많이 함유하는 묽은 침을 분비하고, 귀밑샘 염증 시에 유행귀밑샘염(유행성 이하선염, mump)을 볼 수 있다. 턱밑샘은 무게가 10g의 혼합샘이고, 혀밑샘은 무게 2g의 혼합샘으로 점액이 함유된 침을 분비한다(표 8-1). 작은침샘은 입술샘(구순선), 볼샘(협선), 입천장샘(구개선), 혀샘(설선)으로 구성되어 있다.

표 8-1 침샘의 특성

침샘	분포신경	성 상	1일 분비량(%)
귀밑샘	혀인두신경	장액성	25
턱밑샘	얼굴신경	혼합성	70
혀밑샘	얼굴신경	혼합성	5

* 장액세포는 프티알린을 분비하고 점액세포는 뮤신(mucin)을 분비한다.

침의 반사중추는 숨뇌에 있고, 날신경(원심신경)인 주로 부교감신경을 자극하면 묽고 많은 양의 침이 분비되고 교감신경을 자극 시에는 침의 양이 적고 점성이 큰 고농도의 침이 분비된다.

침의 분비는 조건반사와 무조건반사에 의해서 조절되며 음식물이 실제로 입 속에 들어가지 않아도 시각, 후각, 청각, 생각을 통하여 고위 신경중추로부터의 흥분이 분비중추를 자극하여 분비가 일어나는 것을 조건반사에 의한 분비라 하며, 음식물이 입 속에 들어온 후 음식물의 기계적 또는 화학적 자극이 맛봉오리(미뢰)나 감각수용체를 자극함으로써 분비가 일어나는 것을 무조건반사에 의한 분비라 한다.

(2) 침의 생리작용

① 소화작용

침 중에는 탄수화물을 소화시키는 효소인 α-아밀라아제 또는 프티알린이 있다. 프티알린은 다당류인 전분(starch)을 2당류인 맥아당(maltose, 87%)과 덱스트린(dextrin, 13%)으로 가수분해한다.

② 삼킴작용

침 중의 점액(mucin)에 의해 음식물을 부드럽게 하여 삼키기 쉽게 한다.

③ 청정작용

입안을 축축하게 유지시켜 항상 입 속을 청결하게 씻어 주며 약간의 살균작용을 한다.

4) 치 아

치아의 주된 기능은 음식물이 입 안에 들어오면 곧바로 잘게 자르고 부수는 씹기운동이다.

일생동안에서의 치아는 출생 후 수개월 내에 발생하는 젖니(유치)와 젖니가 빠지고 다시 나는 간니(영구치)가 있다. 치아를 기능상 구분해 보면 앞니(절치), 송곳니(견치), 작은어금니(소구치), 큰어금니(대구치)의 4종류로 나눌 수 있다. 치아의 발생은 아랫니가 윗니보다 먼저 나오고, 젖니와 간니의 치식은 표 8-2와 같다.

표 8-2 치 식

		오른쪽				왼쪽			
		어금니(유구치)		송곳니	앞니	앞니	송곳니	어금니	
젖니 (20개)	위턱 아래턱	2 2		1 1	2 2	2 2	1 1	2 2	
간니 (32개)		큰어금니	작은어금니	송곳니	앞니	앞니	송곳니	작은어금니	큰어금니
	위턱 아래턱	3 3	2 2	1 1	2 2	2 2	1 1	2 2	3 3

* 젖니 치식 = $\frac{2 \cdot 1 \cdot 2}{2 \cdot 1 \cdot 2}$ = 20, 간니 치식 = $\frac{2 \cdot 1 \cdot 2 \cdot 3}{2 \cdot 1 \cdot 2 \cdot 3}$ = 32이다.

2. 위에서의 소화

위(stomach)는 가로막 바로 밑 배인(복강)의 왼쪽에 있는 큰 주머니 모양의 장기로 식도와 연결되는 부분을 들문(분문, cardia), 샘창자(십이지장)와 연결되는 부분을 날문(유문,

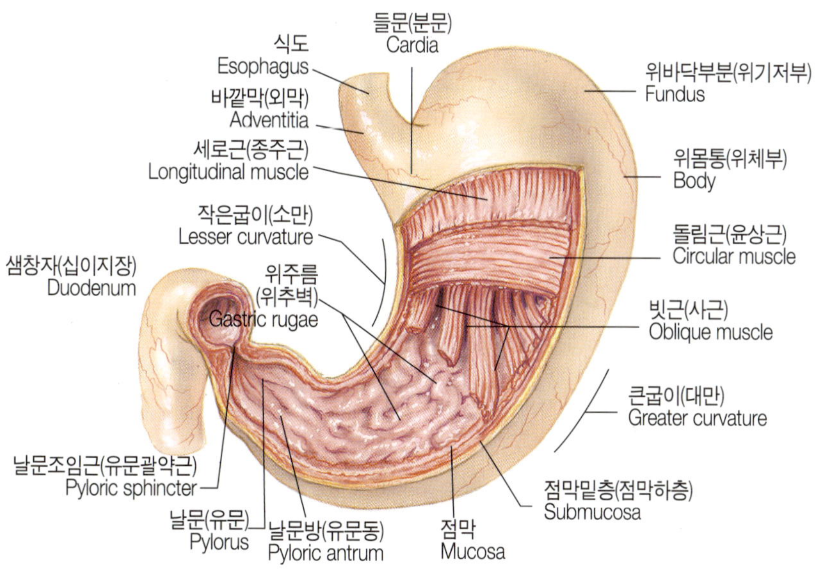

그림 8-6 위의 구조

pylorus)이라 하며, 들문에서 좌상방으로 팽대되어 공기를 채우는 위바닥(위저, fundus), 들문부위와 날문부위 사이에 위몸통(위체, body)이 있다. 위는 강한 염산과 소화효소로 구성된 위액을 분비하여 음식물을 소화시키고 입에 들어온 각종 세균을 대부분 없앤다. 위는 음식물을 저장하는 역할을 하며 음식물 섭취 후 위 용적은 1.5L 이상으로 증가되고 위에서 소화된 음식물을 소량씩 샘창자로 이동시켜 작은창자에서 소화와 흡수가 원활하게 이루어지도록 한다. 위는 서 있는 자세에서 J자 모양이며, 여성의 위는 남성의 위보다 작고 갸름하다(그림 8-6).

1) 위 운동

위 운동은 위벽의 긴장과 꿈틀운동(연동운동)을 들 수 있다. 위 내에 음식물이 없으면 위벽이 서로 붙어 있으나 음식물이 들문조임근(분문괄약근)을 통해 들어가 위벽이 늘어나면 소화성 꿈틀운동이 시작되고, 위 꿈틀파(연동파)는 20초 간격으로 1번씩 규칙적으로 나타나며, 위의 몸통부위 중간에서 시작하여 날문방(유문동), 날문부위(유문부) 쪽으로 강하게 수축파가 달린다. 위에서는 꿈틀운동에 의하여 음식물을 들문부위(분문부)에서 날문부위(유문부)로, 날문부위에서 샘창자 쪽으로 이동시키려는 운동이 일어나고 있다. 그러나 날문부위에는 날문조임근(유문괄약근)이 수축하고 있기 때문에 음식물이 샘창자로 밀려나가지 못하고 역류하게 되며 이런 현상이 되풀이 되면서 음식물과 위액이 혼합되고 그 내용물이 액상의 미즙(chyme)상태로 된다(그림 8-7). 소화성 꿈틀운동이 계속되는 동안에 날문부위나 위바닥부위에서는 긴장성 수축을 계속함으로써 저장했던 음식덩이를 압박하여 위몸통부위로 보낸다.

2) 위 내용물의 배출

위에서 소화된 위 내용물인 미즙이 날문조임근(유문괄약근)을 거쳐 샘창자(십이지장)로

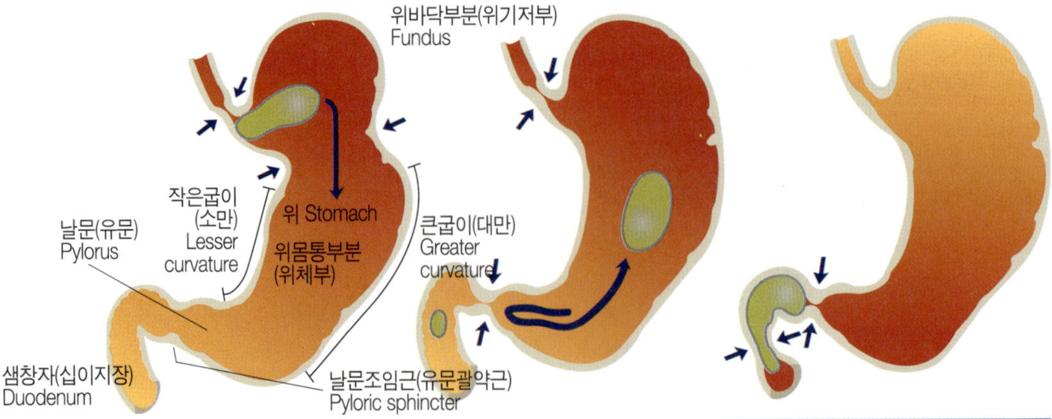

그림 8-7 위의 운동 위에서의 음식물 배출은 소량씩만 샘창자로 배출되고 대부분 위에 남는다.

서서히 밀려나가는 현상을 위 내용물의 배출이라고 하며, 일반적으로 식후 10분 후부터 미즙의 상태에 따라 2~3시간에 걸쳐 약 80%가 위로부터 배출되지만 위 내용물이 모두 샘창자로 옮겨지는데는 보통 3~4시간이 소요되는 경우도 있다. 3대 영양소 중 가장 빠르게 배출되는 것은 탄수화물(당질)이며, 단백질은 2배 정도 느리고 지방은 위 운동을 억제하기 때문에 가장 느린 편이다.

위 내용물의 배출에는 여러 요인들의 영향을 받는다.

① **음식물의 미즙상태**

미즙의 유동상태가 크면 내용물이 쉽게 배출되지만 유동성이 작을수록 배출되기가 어렵다. 미즙의 유동성은 섭취한 음식물의 종류, 씹기 정도, 위액의 분비 정도, 위장의 운동에 따라 결정된다.

② **미즙을 받아들이는 샘창자의 상태**

작은창자-위반사(소장-위반사, enterogastric reflex), 즉 샘창자 내에 미즙이 많아지면 반사적으로 위의 운동과 위액분비가 억제되고 또 샘창자 점막에 지방과 단백질의 분해산물 및 산성의 내용물이 적당량을 초과할 때 샘창자 점막으로부터 엔테로가스테론(enterogastrone)이라는 물질이 분비되어 위에 이르면 위의 운동과 위액분비를 억제하므로 배출이 지연된다.

③ **정서상태**

기분이 좋고 즐거울 때는 위 내용물이 소화가 잘 되어 배출이 촉진되고, 불쾌한 경우, 분노, 공포, 흥분 시에는 위의 운동이나 위액의 분비가 억제되어 위 내용물의 배출이 늦어진다.

④ **신경**

교감신경은 위 운동을 억제시켜 위 내용물의 배출속도를 느리게 하고, 부교감신경은 위 운동을 촉진시켜 위 내용물의 배출속도를 빠르게 한다.

3) 공복수축

식후 3~4시간이 경과되면 위 내용물이 없는 시기에도 위는 계속적인 수축운동을 하며 이것을 공복수축(hunger contraction)이라 하며, 위는 20초 간격을 가지고 주기적으로 일어나는 꿈틀파(연동파)로 이 상태가 30~40분간 지속되다가 1~2시간 중단되었다가 다시 수축을 되풀이 하며, 위부위에서 불쾌감과 통증이 유발되며 공복감을 느낀다. 식후 12~24시간이 경과하면 공복감이 사라지고 통증이 나타나는데 이를 공복고통(hunger pain)이라 하며 3~4일에 가장 심하고 그 이후에는 점차 약화되어 간다.

4) 구 토

구토는 위창자관(위장관) 내용물이 입을 통해 강력하게 분출되는 현상으로 내용물 자체가 자극적이거나 또는 인두, 위, 창자가 자극됨으로써 발생한다.

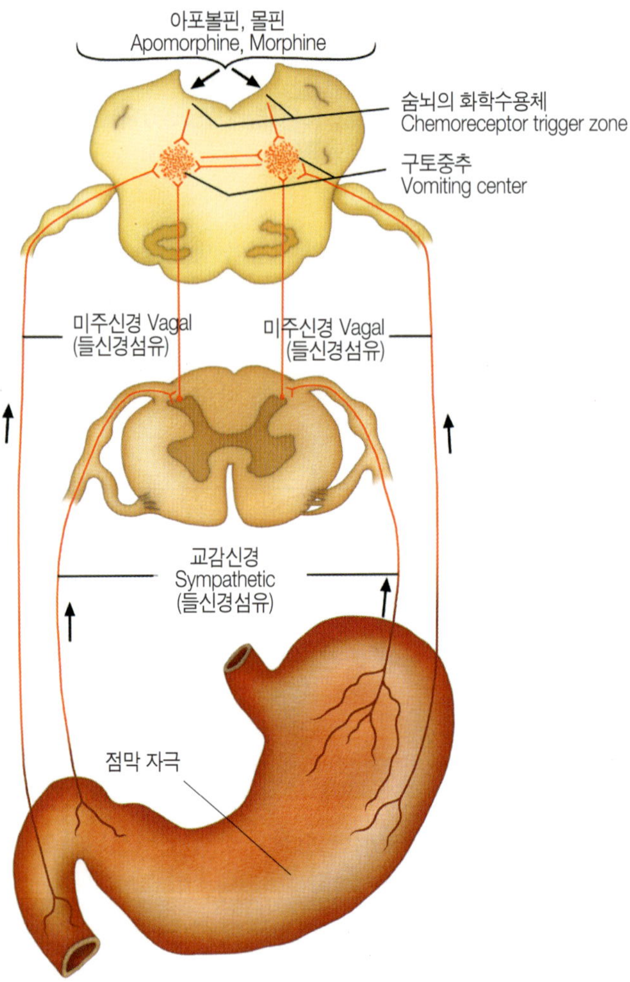

그림 8-8 구토반사의 들(구심성)신경로

구토는 위, 샘창자, 가로막, 배근육의 협동적인 일련의 반사활동에 의해 일어난다. 구토중추는 숨뇌에 있으며 메스꺼움, 침분비 증가, 땀(발한), 창백, 빠른맥(빈맥)과 같은 광범위한 자율신경계 반응이 나타난다(그림 8-8). 구토 시에 날문방(유문동)과 샘창자가 수축하고 위의 몸통부위와 식도는 이완되면서 동시에 복강내압이 높아져서 위 내용물을 식도를 통해 입 밖으로 배출하게 한다.

5) 위 액

위액은 하루에 1.5~2.5L가 분비되며 pH 1.5~2.5의 강산이고, 비중은 1.004~1.006이며 단백질 분해효소인 펩시노겐(pepsinogen), HCl, 점액, 내인성 인자 등의 성분으로 구성되어 있다.

위점막은 한 층의 원주상피세포로 점막 표면에는 점도가 큰 점액이 0.5~2.5mm 덮여 있고, 점막 표면에는 1mm² 중에 100개 정도의 위오목(위와, gastric pits)이라는 작은 함몰부위가 있다. 위샘(위선)도 한 층의 원주상피세포로 되어 있으며, 위샘에는 들문부위(분문부)에 있는 들문샘(분문선), 위바닥부위와 위몸통부위에 있는 위바닥샘(위저선), 날문부위(유문부)에 있는 날문샘(유문선)의 3종류가 있다. 위샘을 구성하고 있는 세포들은 다음과 같다(그림 8-9).

① 표면 상피세포(surface epithelial cell) : 들문부위에 특히 많고 점액을 분비한다.

② 벽세포(parietal cell) : 위몸통부위에 주로 분포하며 HCl과 내인성 인자를 분비한다.

③ 으뜸세포(주세포, chief cell) : 위 전체에 분포하며 펩시노겐을 분비한다.

④ 점액목세포(점액경세포, mucous neck cell) : 위몸통부위에 많이 분포하며 점액을 분비한다.

⑤ 은친화세포(아르겐타핀세포, argentaffin cell) : 호르몬을 분비하는 세포를 argentaffin 세포라 하며 날문부위의 G 세포에서는 위산분비를 자극하는 호르몬인 가스트린(gastrin)을 분비한다.

(1) 위액의 성분과 기능

위액의 성분은 물, HCl, Na^+, K^+, Ca^{++}, PO_4^-, HCO_3^-, SO_4^- 등의 전해질과 점액, 펩시노겐, 내인성 인자의 유기물이 있다.

① **염산(HCl)**

벽세포에서 분비되며 pH 1.0의 강한 산성이지만 위 내에서 다른 분비액과 음식물 등에 의

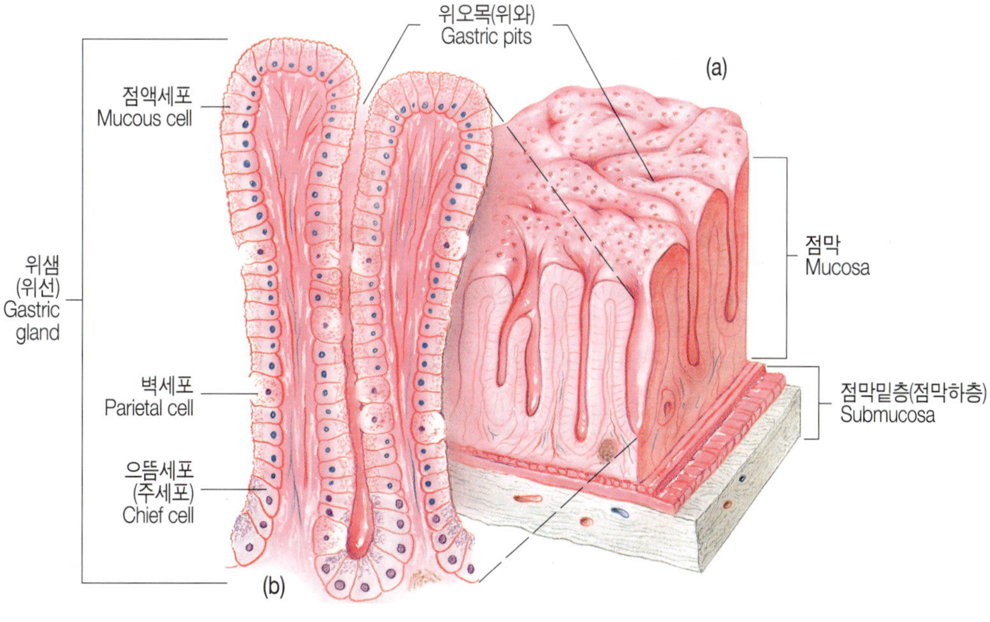

그림 8-9 위점막의 위오목 및 위샘의 구조 (a) 위오목은 위샘이 점막에 개구되는 부위이다. (b) 위샘은 점액세포, 으뜸세포 및 벽세포로 구성되며, 각 세포는 각각 독특한 물질을 분비한다.

해서 희석되고, 염산의 분비촉진은 가스트린(gastrin)이라는 호르몬에 기인한다. HCl의 생리기능에 있어서 주된 역할은 펩시노겐(pepsinogen)을 펩신(pepsin)으로 활성화시켜 소화를 촉진하며, 위 내에서 펩신이 작용하기에 적합한 최적 pH를 유지하고, 음식물에 포함되어 있는 세균 및 이물질을 죽이는 살균작용이 있으며, 으뜸세포(주세포)에서 분비되는 프로레닌(prorennin)을 레닌(rennin)으로 전환시켜 유즙 속에 들어 있는 카세인(casein)을 응고시켜 펩신의 작용을 받기 쉽게 하고 샘창자에서 세크레틴(secretin)과 엔테로가스트린(enterogastrone) 같은 호르몬의 분비를 자극한다.

② **펩시노겐(pepsinogen)**

으뜸세포에서 소화효소인 펩시노겐이 비활성형으로 분비되면 HCl 또는 이미 생성된 펩신에 의해서 펩신으로 활성화 된다. 펩신은 단백질 분해효소로서 pH 2.0에서 분해작용이 최대가 되고, pH 5.0 이상이면 그 작용이 소실된다. 펩신 분비는 미주신경이나 가스트린 등의 자극에 의해서 분비가 촉진된다.

③ **내인성 인자**

내인성 인자는 작은창자에서 비타민 B_{12}의 흡수에 필수적인 요소로서 이것이 결핍되면 비타민 B_{12}의 흡수가 방해되어 악성빈혈이 일어난다.

위의 물질 이외에 레닌은 위바닥샘(위저선)의 으뜸세포에서 분비되는 단백분해 응유효소이고, 위 리파아제(gastric lipase)는 위바닥샘 으뜸세포에서 만들어지는 작용이 약한 지방분해효소로서 최적 pH가 4.5~5.0이기 때문에 성인 위에서는 작용을 나타낼 수 없다.

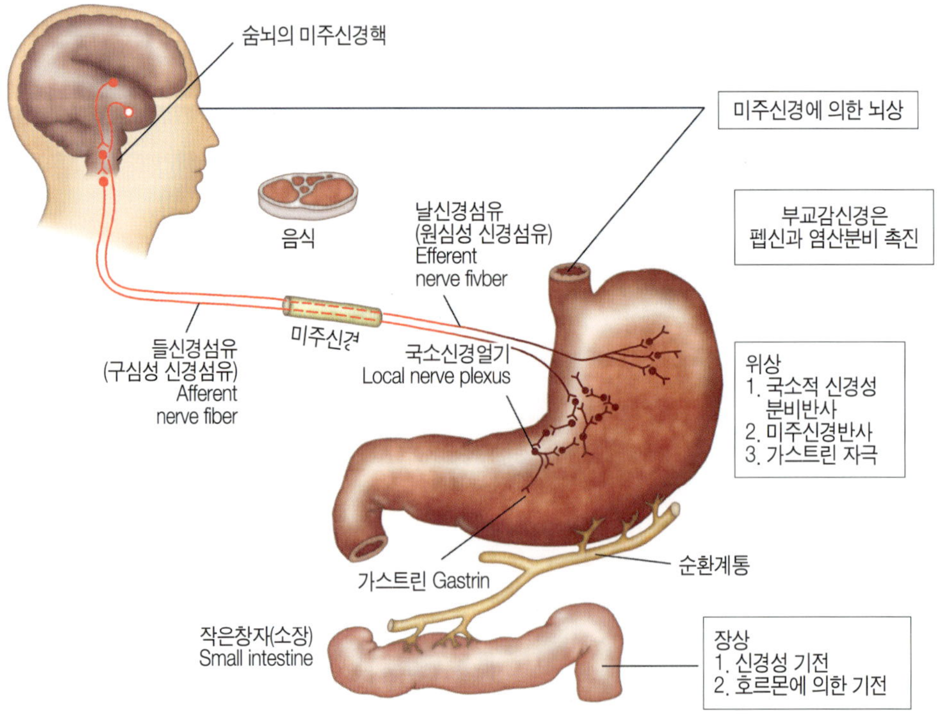

그림 8-10 위액분비 단계 및 분비조절

(2) 위액분비의 조절

위액의 분비는 자율신경계에 의한 신경성 조절과 소화관 호르몬에 의한 체액성 조절에 의해 이루어진다. 위액분비는 자극이 주어지는 위치에 따라서 뇌상, 위상, 장상의 3가지 단계가 있다(그림 8-10).

① **뇌상**(cephalic phase)

음식물이 위 내로 들어오기 전 음식물을 보거나 냄새를 맡거나 생각만 하여도 위액이 다량 분비되며, 이는 조건반사에 의해 이루어지고 주로 미주신경이 개입하며 이 현상을 뇌상이라 한다. 이 시기에 분비되는 위액은 산도가 높고 펩신(pepsin)이 많으며 식욕액이라고 한다.

② **위상**(gastric phase)

음식물이 위 내에 들어오면 위액분비가 항진되는 것을 위상이라 한다. 위상은 음식물이 위를 확장시키는 기계적 자극과 펩톤(peptone)과 아미노산 같이 일부 소화된 음식물에 의한 화학적 자극에 의해 위액이 분비된다. 기계적 자극과 화학적 자극이 가스트린(gastrin)이라는 호르몬을 유리시켜 위산분비를 항진시킨다.

③ **장상**(intestinal phase)

위의 내용물이 위액과 위의 운동에 의하여 샘창자 상부에 닿으면 위액의 분비가 촉진되며 이를 장상이라 한다. 이것은 화학적인 자극에 의해 상부 작은창자나 작은창자의 어떤 부위로부터 가스트린이라는 호르몬이 분비되어 혈류를 타고 위 점막에 가서 위액분비를 자극하기 때문이고, 장상은 뇌상이나 위상에 비해서 위액분비 효과가 적고 식후 2~3시간에 나타난다.

3. 작은창자(소장)에서의 소화

작은창자는 위의 날문(유문)의 연결부위로부터 큰창자에 연결될 때까지의 길이 6~7m, 직경 2.5cm의 관으로 샘창자(십이지장), 빈창자(공장), 돌창자(회장)로 구분된다(그림 8-11). 작은창자의 점막과 점막밑층은 돌림주름(윤상주름)을 형성하고, 돌림주름에는 많은 융모가 있고 이 융모에는 많은 미세융모가 위치한다. 작은창자에서 소화가 완료되어 탄수화물은 단당류, 지방은 지방산과 글리세롤, 단백질은 아미노산으로 분해되어 흡수되고 샘창자와 빈창자에서 대부분 소화 흡수가 된다. 특히 샘창자 하행부에는 이자(췌장)의 이자관(췌관)과 쓸개(담낭)로부터 오는 온쓸개관(총담관)이 개구하는 큰샘창자유두(대십이지장유두)가 있어 이곳으로 이자액(췌액)과 쓸개즙(담즙)이 분비되어 나오며, 작은창자 점막으로부터 분비되는 창자액(장액)이 첨가되어 작은창자에서 소화가 일어난다(그림 8-12).

1) 작은창자의 운동

작은창자의 운동은 위로부터 배출된 위 내용물(미즙)이 쓸개즙, 이자액, 창자액과 혼합하

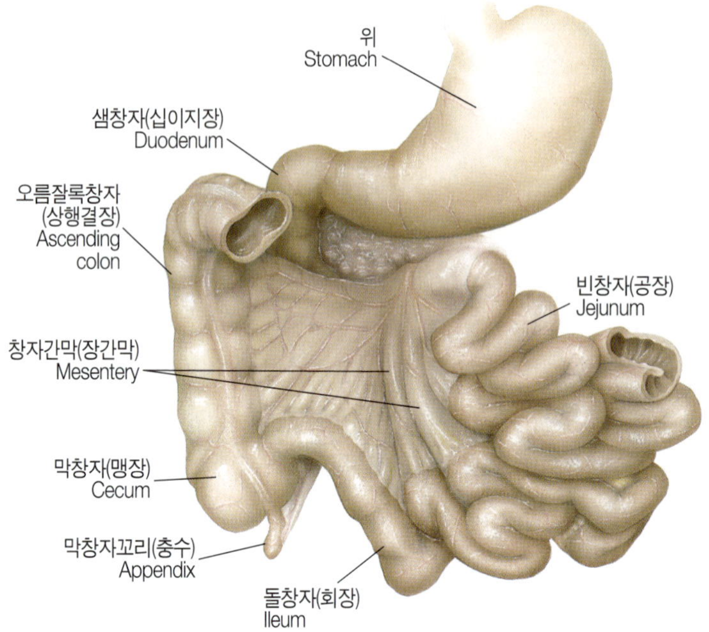

그림 8-11 작은창자(소장)

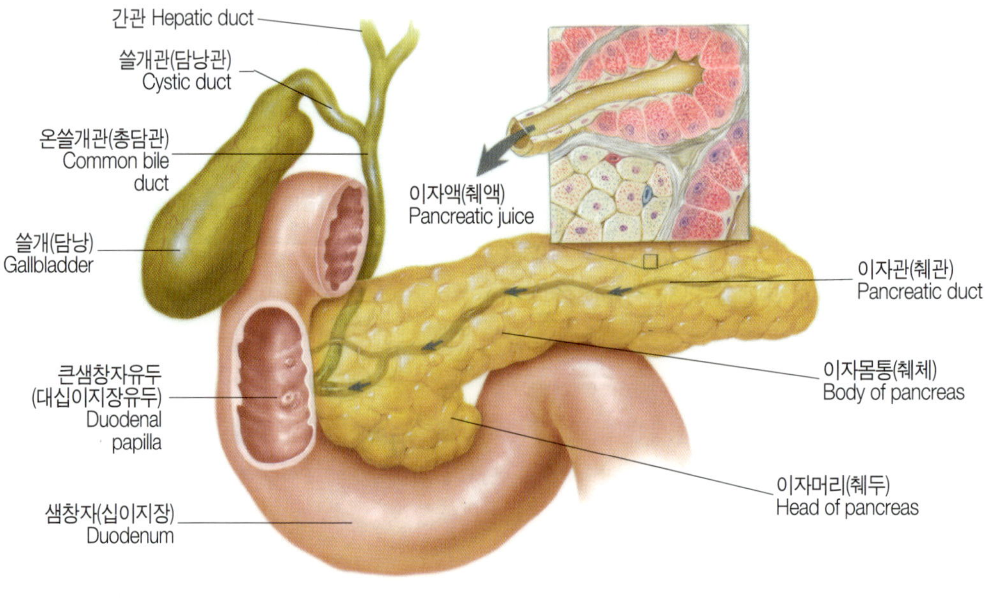

그림 8-12 샘창자, 이자, 쓸개의 해부구조

며 작은창자의 점막과 충분한 접촉을 통해 흡수시키면서 내용물을 큰창자 쪽으로 내보내는 운동을 말한다. 작은창자의 민무늬근육(평활근)은 돌림근육(윤상근)과 세로근육(종주근)으로 되어 있고, 이들의 수축과 이완에 의해 작은창자의 여러 가지 운동이 나타나고 교감신경 흥분 시에는 작은창자 운동이 억제되고 부교감신경 흥분 시에는 작은창자 운동이 촉진된다.

(1) 분절운동(segmentation)

분절운동은 미즙이 샘창자에 들어오면 일정한 시간 간격을 두고 주기적으로 작은창자의 돌림근육(윤상근)이 수축과 이완을 반복함으로써 작은창자를 1~2cm 이하의 분절로 나누는 운동으로 수축된 것이 이완되면, 다음 번 수축은 먼저 이완된 것의 중간부위에서 일어남으로써 창자 내용물이 분리되었다가 합쳐졌다 하게 된다(그림 8-13). 이 분절운동의 결과로 작은창자의 내용물이 소화액과 잘 혼합되어 소화액의 가수분해 작용을 쉽게 받게 되며, 작은창자 점막과 충분하게 접촉함으로써 흡수가 쉬워진다. 분절운동은 작은창자 상부에서 빈번하며 매분 20~30회이고, 하부에서는 10회이다.

(2) 꿈틀운동(연동운동, peristalsis)

작은창자는 식도나 위에서처럼 꿈틀운동을 하며, 작은창자의 민무늬근육이 자극되면 자극받은 곳의 2~3cm 상부는 수축하고, 하부는 이완하면서 작은창자의 하부 쪽으로 수축과 이완이 파급되며 이를 꿈틀운동(연동운동)이라 한다(그림 8-14). 꿈틀운동은 작은창자의 돌림근육(윤상근)과 세로근육(종주근)이 함께 관여하는 운동으로 꿈틀운동에 의해 음식물은 소화와 흡수가 되고 하부로 이동한다. 꿈틀파(연동파)의 진행속도는 매분 1~2cm로 진행하며 보통 분절운동과 함께 일어난다. 작은창자벽이 어떤 화학물질에 의해 자극되면 창자의

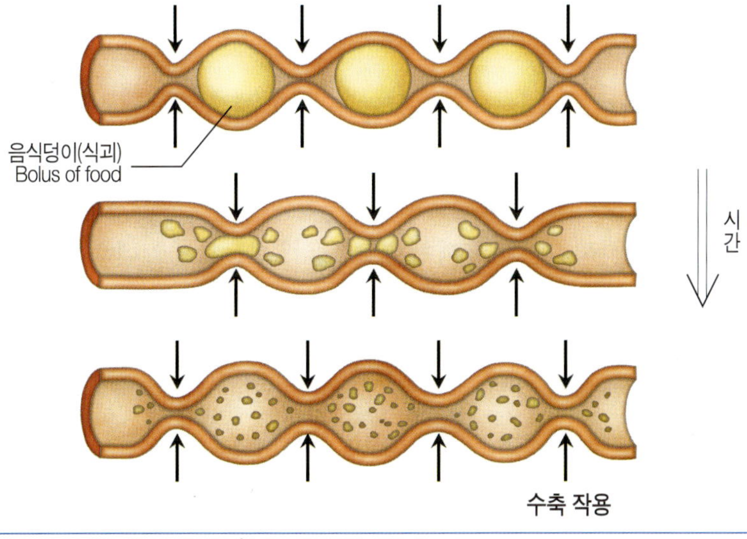

그림 8-13 작은창자의 분절운동

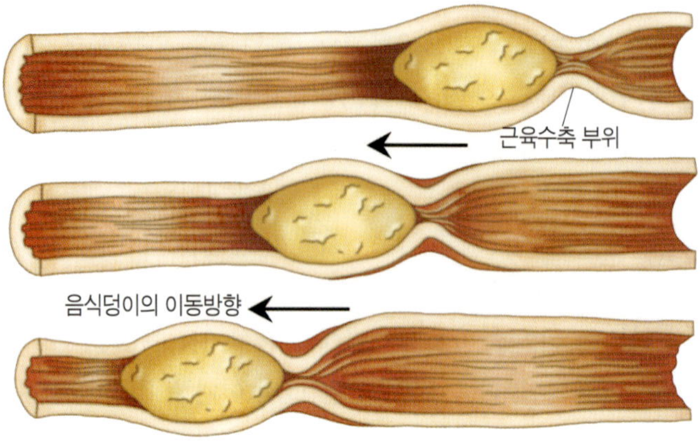

그림 8-14 꿈틀운동

흥분상태가 고조되어 강한 꿈틀파가 25cm/초의 속도로 빠르게 진행되며, 이와 같은 현상을 급속꿈틀운동(급속연동운동, peristaltic rush)이라 하며, 그 예로 설사를 들 수 있다.

(3) 흔들운동(진자운동, pendular movement)

흔들운동은 작은창자의 세로근육(종주근)이 일정한 주기로 수축 및 이완을 반복하는 운동으로 좁은 범위로 나타난다.

(4) 융모운동(villi movement)

융모는 길이가 변화되거나 전후 좌우로 움직여 소화산물이 쉽게 흡수되도록 돕고, 이들 융모의 운동에 의해 음식물과 소화액의 혼합이 촉진되며, 소화된 영양물질은 작은창자점막에 있는 융모와의 접촉을 촉진하여 영양물질의 흡수를 돕는다.

(5) 돌막창자조임근[회맹괄약근, ileocecal sphincter; 돌막창자판막(회맹판, ileocecal valve)]

돌막창자조임근은 돌창자(회장)의 말단부가 막창자(맹장) 쪽으로 함입된 것으로 돌막창자판막에 의하여 작은창자의 내용물이 막창자로 조금씩 이동하므로 내용물이 작은창자에서 완전히 소화, 흡수되고 또한 돌막창자판막이 장벽으로 작용하므로 큰창자 내에 있는 세균이 작은창자로 역류되는 것을 방지한다(그림 8-15).

2) 소화액의 분비

작은창자에서의 소화는 작은창자점막의 창자샘(장선)에서 분비되는 창자액, 이자에서 분비되는 이자액, 간에서 쓸개를 거쳐 분비되는 쓸개즙에 의하여 이루어진다.

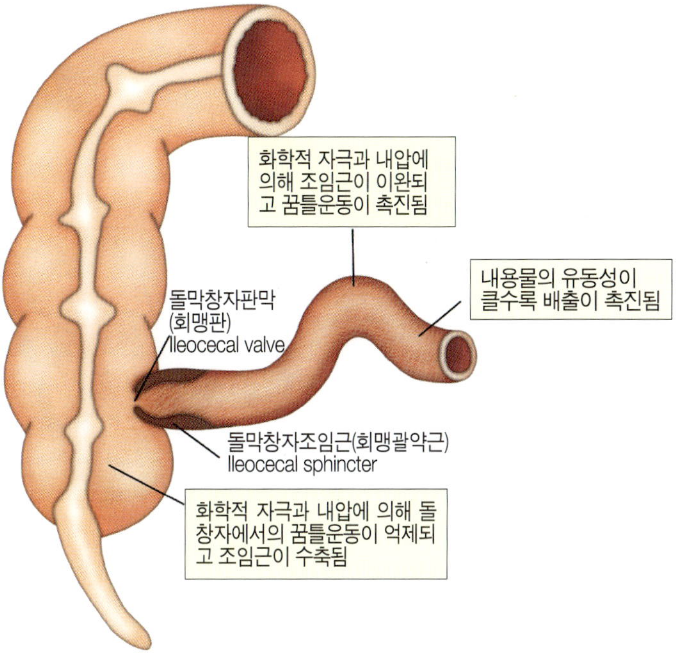

그림 8-15 돌막창자판막(회맹판)부위에서의 배출

(1) 창자액(장액, intestinal juice)

작은창자점막에는 브루너샘(Brunner' s gland)과 리베르쿤샘(Liberkühn gland)이라고 불리는 관상샘 구조를 가진 소화액 분비샘이 있다. 브루너샘은 주로 샘창자점막밑(십이지장점막하)에 위치하며 점액과 HCO_3^-가 많은 장액을 분비하여 위에서 샘창자로 들어온 산도가 강한 음식물로부터 샘창자점막을 보호하며 샘창자에 들어온 내용물을 알칼리화 한다. 작은창자 전체에 걸쳐 융모 사이의 점막에 위치하는 창자샘(장선, crypts of Liberkühn)은 대량의 소화효소와 창자액(장액)을 분비한다(그림 8-16). 창자액의 조성은 소화효소, 점액, 전해질로 구성되고 pH는 8~8.2이다. 창자샘에서 분비되는 소화효소로는 탄수화물의 분해효소로서 말타아제(maltase), 수크라아제(sucrase), 락타아제(lactase)가 있고 이들은 이당류를 단당류로 분해하고, 이 밖에도 단백질 분해효소로서 다양한 펩티다아제(peptidase)가 있고, 뉴클레오티다아제(nucleotidase), 포스파타아제(phosphatase), 리파아제(lipase)가 있으며, 창자액에는 엔테로키나아제(enterokinase)가 분비되어 트립시노겐(trypsinogen)을 트립신(trypsin)으로 바꾸어 단백질인 펩톤(pepton)을 폴리펩티드(polypeptide)로 분해시킨다. 작은창자에서 분비되는 작은창자액의 양은 하루 3L 정도이며, 이러한 창자액 분비는 기계적 자극, 화학적 자극, 신경, 호르몬에 의해 조절된다. 교감신경계는 창자액 분비를 억제하고, 부교감신경계는 창자액 분비를 촉진시킨다. vasoactive intestinal polypeptide(VIP)는 이자와 작은창자에서 전해질과 수분 분비를 촉진시키며, gastrointestinal peptide(GIP)는 창자액 분비를 촉진시킨다.

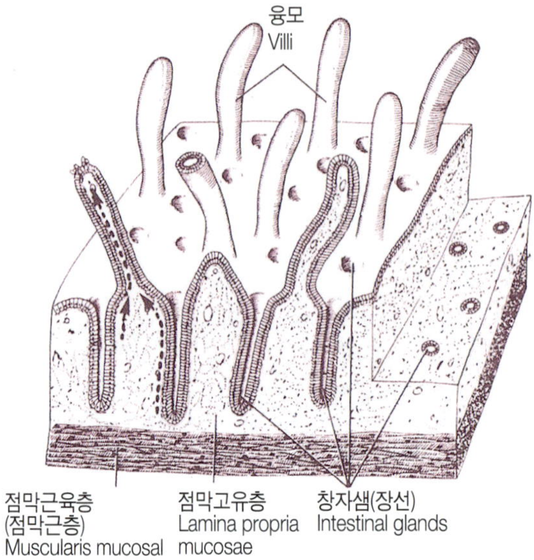

그림 8-16 **작은창자 점막** 창자샘을 이루는 상피세포가 융모로, 융모 꼭대기로 이어져 작은창자관 내로 들어간다.

(2) 이자액(췌장액, pancreatic juice)

이자액(췌장액)은 알칼리성 수용액과 소화효소의 혼합액으로 이자의 샘꽈리세포(선포세포, acinar cell)에서 생성된 후 이자관(췌관)을 경유하여 샘창자유두에 개구하고 있다. 이자액의 하루 분비량은 700~1,000mL이며, 그 속에 많은 양의 $NaHCO_3$를 함유하고 있어 pH를 8.0~8.3으로 유지하며, 이 알칼리성 물질이 위액의 산성을 중화시켜 작은창자 점막의 자가소화를 방지하고 알칼리 pH 환경에서 소화가 진행된다. 이자액에는 탄수화물 가수분해효소인 α-아밀라아제(amylase), 단백질 가수분해효소인 트립신(trypsin), 키모트립신(chymotrypsin), 카르복시펩티다아제(carboxypeptidase), 지방 가수분해효소인 리파아제(lipase)의 3대 영양소를 분해하는 효소를 모두 가지고 있다.

① **탄수화물 분해효소**

이자액 속에 함유되어 있는 α-아밀라아제는 전분(starch)과 글리코겐을 가수분해하여 말토오스(maltose)까지 분해하는 효소로 침 속에 들어 있는 프티알린(ptyalin)보다 더욱 강력한 탄수화물 분해효소이다.

② **단백질 분해효소**

트립신(trypsin)은 트립시노겐(trypsinogen)의 형태로 이자에서 분비되면 창자액 중에 함유되어 있는 엔테로키나아제(enterokinase)와 이미 분비된 트립신에 의해 활성화되어 트립신이 되며 단백질을 펩티드로 분해시킨다. 키모트립신(chymotrypsin)은 키모트립시노겐(chymotrypsinogen)의 형태로 분비되면 트립신에 의해 활성화되어 키모트립신이 되며 단백질을 펩티드로 분해시킨다. 카르복시펩티다아제(carboxypeptidase)는 프로카르복시펩

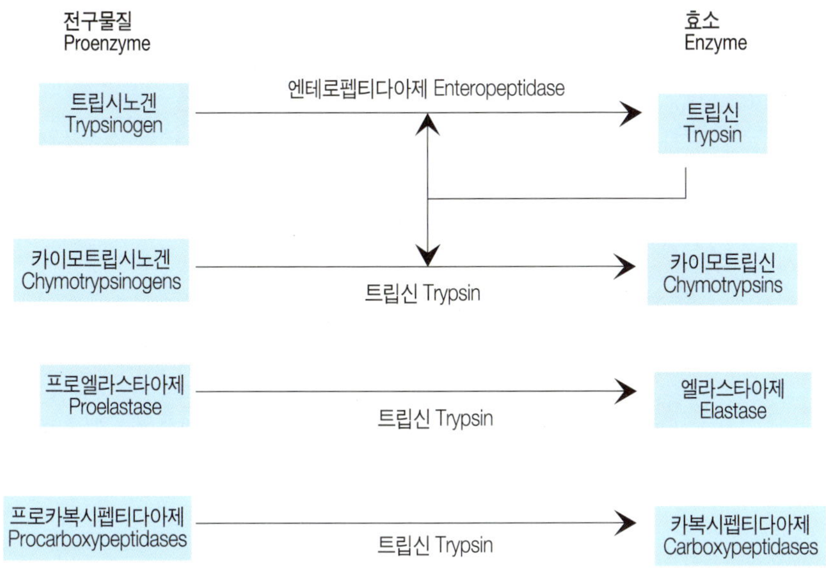

그림 8-17 이자액의 단백질 분해효소의 활성화

티다아제(procarboxypeptidase)의 형태로 분비되면 트립신에 의해 활성화되어 카르복시펩티다아제로 되며 펩티드를 아미노산으로 분해시킨다(그림 8-17).

③ **지방 분해효소**

이자(췌장) 리파아제(lipase)는 지방을 지방산과 글리세롤로 가수분해하며 쓸개즙(담즙) 내의 쓸개즙산염(담즙산염)의 유화작용에 의하여 작용이 강화되며 쓸개즙산염이 부족하면 지방의 가수분해가 심하게 장애를 받는다.

이자액의 분비는 신경과 소화관 호르몬에 의하여 조절된다. 교감신경 흥분 시에는 이자액 분비가 감소하고 부교감신경 흥분 시에는 이자액 분비가 증가한다. 샘창자 점막에서 분비되는 세크레틴(secretin)과 판크레오자이민 콜레시스토키닌(pancreozymin-cholecystokinin; pz-cck, 콜레시스토키닌 cholecystokinin;cck)은 이자액 분비를 촉진시킨다(그림 8-18).

세크레틴은 샘창자 점막에 산성인 미즙이 접촉하면 샘창자 점막에서 혈중으로 분비되어 이자을 자극하여 $NaHCO_3$의 알칼리성 수용액이 많은 이자액을 분비케 한다. pz-cck는 샘창자점막에 단백질 등의 소화산물이 접촉하면 샘창자 점막에서 혈중으로 분비되어 이자를 자극하여 소화효소가 풍부한 이자액을 분비하게 한다. 가스트린도 이자액 분비를 촉진시킨다.

(3) 쓸개즙(담즙, bile juice)

쓸개즙은 간세포에서 생산되어 간관을 거쳐 쓸개(담낭)에 농축 저장되었다가 자극이 있을

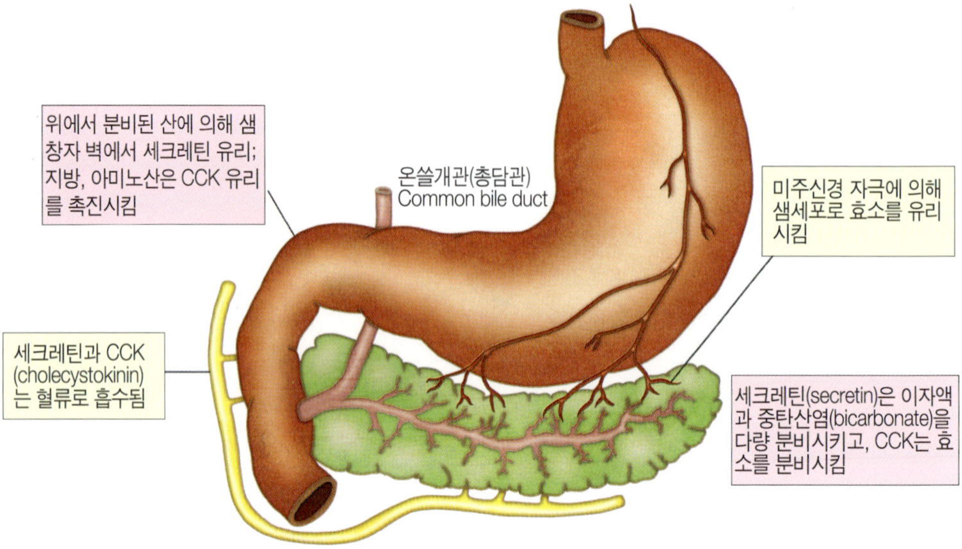

그림 8-18 이자액의 분비조절 기전

때 간헐적으로 쓸개에서 쓸개관(담관), 온쓸개관(총담관)을 거쳐 샘창자유두로 배출된다.

쓸개즙은 하루에 500~1,000mL 분비되며 간 내 쓸개즙의 pH는 8.0~8.6이나 쓸개 내에서 농축되어 무기염과 전해질이 흡수되어 중성 또는 약알칼리가 된다. 쓸개즙은 지방소화에 필수적인 쓸개즙산염(담즙산염, bile salt)과 쓸개즙을 통해 배설되는 쓸개즙 색소(bile pigment), 콜레스테롤(cholesterol), 레시틴(lecithin), 무기염, 전해질, 물로 구성된다(표 8-3).

표 8-3 쓸개즙의 조성

	간의 쓸개즙	쓸개의 쓸개즙
수분(Water)	97.5 gm/dL	92 gm/dL
쓸개즙산염(Bile salts)	1.1 gm/dL	6 gm/dL
빌리루빈(Bilirubin)	0.04 gm/dL	0.3 gm/dL
콜레스테롤(Cholesterol)	0.1 gm/dL	0.3~0.9 gm/dL
지방산(Fatty acids)	0.12 gm/dL	0.3~1.2 gm/dL
레시틴(Lecithin)	0.04 gm/dL	0.3 gm/dL
Na^+	145 mEq/L	130 mEq/L
K^+	5 mEq/L	12 mEq/L
Ca^+	5 mEq/L	23 mEq/L
Cl^-	100 mEq/L	25 mEq/L
HCO_3^-	28 mEq/L	10 mEq/L

① **쓸개즙산염(담즙산염)**

쓸개즙의 가장 중요한 성분인 쓸개즙산(담즙산)은 K^+ 또는 Na^+의 염으로 쓸개즙산염이 된다. 쓸개즙산염은 친수성이 크기 때문에 지방을 유화시켜 표면적을 넓힘으로써 리파아제(lipase)의 작용을 받기 쉽게 한다.

쓸개즙산염은 지방산과 미셀(micelle)을 형성하게 되며, 작은창자로 이동하는 동안 미셀로부터 지방산의 흡수를 촉진한다. 쓸개즙산염은 돌창자(회장)에서 80~90%가 흡수되어 문맥을 경유한 후 간으로 와서 다시 분비되는 창자간순환(장간순환)에 의해 간에 있어서 쓸개즙의 생성 분비를 촉진한다.

② **쓸개즙 색소(담즙색소)**

쓸개즙 색소의 주성분은 주로 빌리루빈(bilirubin)으로 혈색소(hemoglobin)가 분해되어 만들어진 것이다. 혈색소의 파괴는 지라(비장), 간 등의 그물내피계(세망내피계)에서 일어나는데, 혈색소가 파괴되면 그 중 Fe은 체내에 저장되고 빌리루빈은 혈액을 통해 간에 이르러 간세포의 작용으로 쓸개즙 속으로 배설되고, 쓸개관을 통해 창자 내로 분비된 빌리루빈은 창자 내 세균에 의해 스테르코빌린(stercobilin)으로 되어 대변을 갈색으로 만들어 대변으로 배설되고 혈관을 통해 콩팥으로 가는 빌리루빈은 우로빌리노겐(urobilinogen)이라는 물질로 배설된다.

쓸개즙은 식사 시에만 샘창자로 배출되는데 쓸개즙의 배출은 신경성과 호르몬에 의해 조절된다. 음식물이 샘창자에 도달하면 그 자극이 오디조임근(오디괄약근, sphincter of

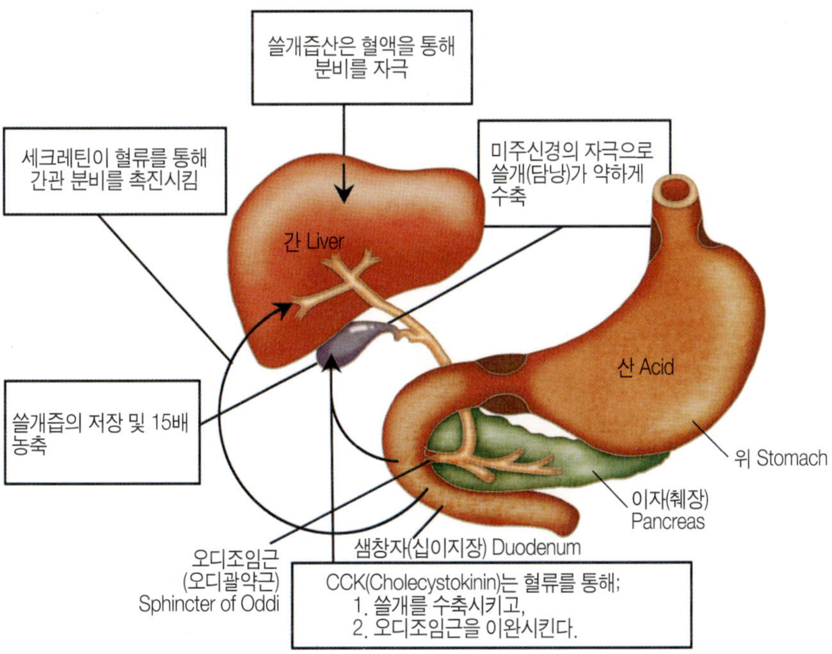

그림 8-19 쓸개즙의 간에서의 분비와 쓸개에서의 배출

Oddi)에 분포하는 부교감신경을 통해 쓸개를 수축시키고, 오디조임근을 이완시켜 쓸개즙이 샘창자로 배출된다. 또한 샘창자에 음식물이 닿을 때 샘창자 점막에서 pz-cck가 혈중으로 분비되어 쓸개를 수축시켜 쓸개즙을 분비시킨다. 세크레틴(secretin)과 가스트린(gastrin)도 쓸개를 수축시켜 쓸개즙을 분비시키며, 쓸개즙산염은 강력한 쓸개 수축기능이 있는 강력한 쓸개즙 분비 촉진제이다(그림 8-19). 쓸개즙은 신경성 조절보다는 호르몬성 조절에 의해 분비된다.

4. 큰창자(대장)에서의 소화

큰창자는 전체 길이가 1.5m의 굵은 관으로 막창자(맹장), 오름잘록창자(상행결장), 가로잘록창자(횡행결장), 내림잘록창자(하행결장), 구불잘록창자(S상결장), 곧창자(직장)로 구성된다(그림 8-20). 큰창자의 점막에서는 윤활제 역할을 하는 알칼리성 점액만을 분비하고 소화효소는 생산하지 않아 소화작용은 일어나지 않는다.

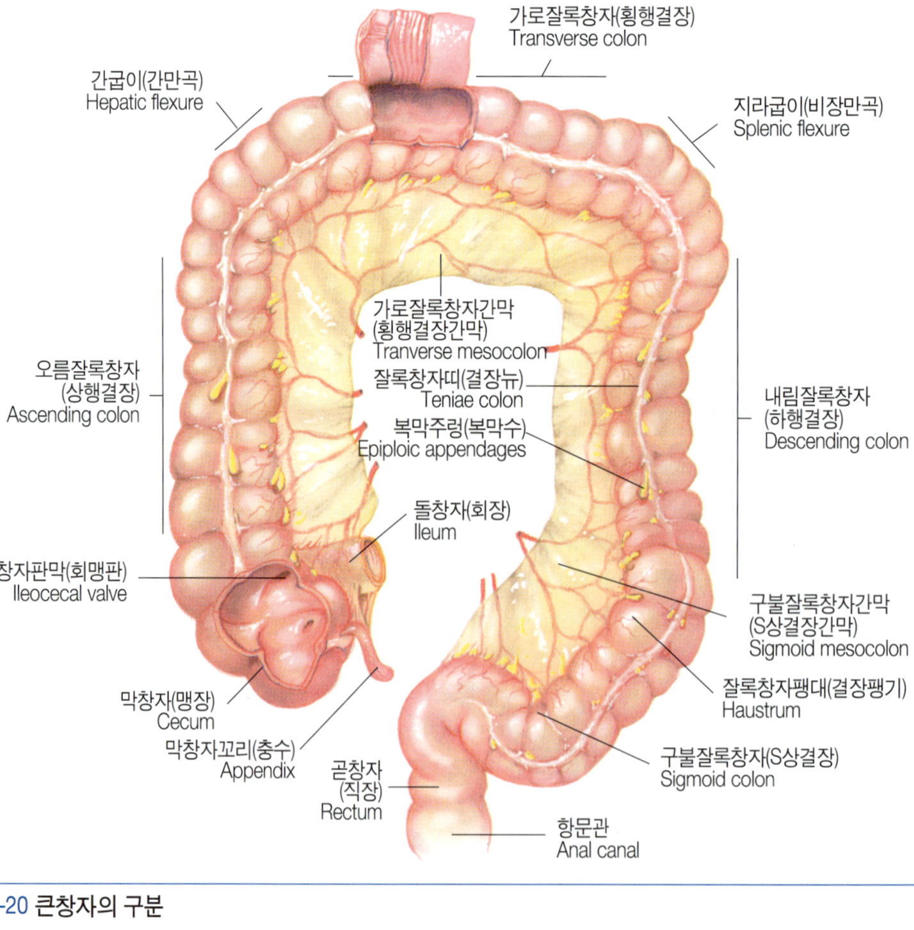

그림 8-20 큰창자의 구분

1) 큰창자의 운동

큰창자의 운동은 내용물을 항문까지 운반시키며 교감신경 흥분 시에는 소화운동이 억제되고, 부교감신경 흥분 시에는 소화운동이 촉진된다.

① **팽대수축(팽기수축, haustral contraction)**

팽대수축은 막창자(맹장)와 오름잘록창자(상행결장)에서 주로 볼 수 있는 운동으로 큰창자에서 잘록창자띠(결장뉴)가 약 2.5cm 간격으로 마디를 이루면서 수축이 일어나고 수축이 일어나지 않는 부분은 불룩하게 주머니 모양의 팽대(팽기)를 형성하게 된다. 팽대수축(팽기수축)의 주기는 약 20~30초로 내용물을 잘 혼합해서 큰창자에서 흡수가 일어나기 쉽도록 한다.

② **집단운동(mass movement)**

집단운동은 하루에 3~4회 나타나는 운동으로 식후에 위나 샘창자가 팽창되면 그것이 자극이 되어 잘록창자(결장)의 돌림근육과 세로근육이 강력하게 수축하여 가로잘록창자(횡행결장)로부터 구불잘록창자(S상결장)에 걸쳐 급격히 강한 꿈틀운동이 일어나며, 이 운동은 위잘록창자반사(위대장반사, gastrocolic reflex), 샘잘록창자반사(십이지장대장반사, duodenocolic reflex)에 의한 것으로 큰창자의 내용물이 구불잘록창자(S상결장)와 곧창자(직장) 내로 운반된다. 집단운동은 잘록창자의 어느 부위에서나 일어날 수 있지만 가로잘록창자(횡행결장)와 내림잘록창자(하행결장)에서 주로 일어나며 수축이 이루어지는 데는 30초 걸리고, 이완하는 데에는 2~3분 걸린다. 집단운동은 식사 후에 일어나고 식사 후에 변의를 느끼는 것도 이 집단운동 때문이다.

2) 큰창자의 소화

큰창자액(대장액)은 pH 8.4의 점액이 풍부한 알칼리성 용액이고 소화효소는 있지 않다. 작은창자에서 큰창자로 넘어가는 내용물의 양은 하루에 500mL이고, 큰창자에서 수분과 전해질이 흡수되어 고형화된 후 몸밖으로 배출되는 양은 하루에 150mL가 된다. 위와 작은창자 상부는 거의 무균상태로 있으나 작은창자 하부 돌막창자판막(회맹판) 가까이에는 탄수화물 발효균이 있고, 큰창자에는 장내 세균(*Escherichia coli*)이 많이 있다. 신생아의 경우 창자 내가 무균상태이나 몇 달 후에는 장내 세균이 군집하게 된다. 큰창자 내에는 대장균 등 많은 종류의 세균이 존재하고 작은창자에서 소화되지 못한 내용물을 생물학적으로 소화 분해하며, 탄수화물은 발효되어 메탄(methane), H^+을 발생시키고, 단백질은 탈아미노기 작용을 받아 유화수소, 인돌(indol), 스카톨(skatole) 등을 발생시켜, 분변 특유의 냄새와 악취를 일으킨다. 큰창자 내 미생물의 기능은 타 미생물의 감염에 대해 저항하고 비타민 K를 합성한다.

3) 큰창자에서의 배변(defecation)

항문에는 속 · 바깥항문조임근(내 · 외항문괄약근)이란 2개의 조임근(괄약근)이 있는데 속

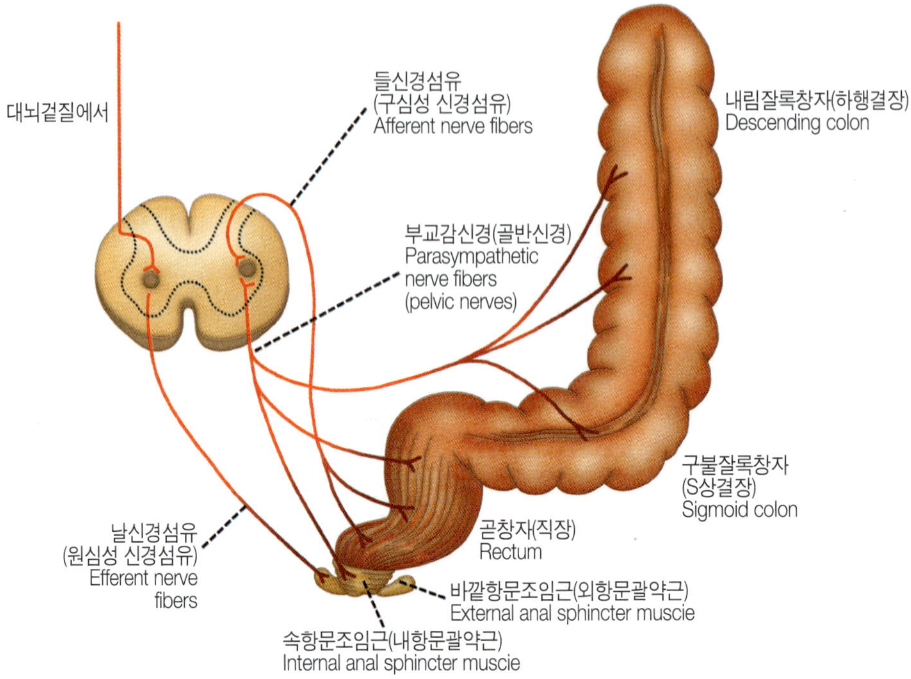

그림 8-21 배변반사

항문조임근(내항문괄약근)은 제대로근(불수의근)이고, 바깥항문조임근(외항문괄약근)은 맘대로근(수의근)이다. 곧창자는 보통 때에 비어 있으나 집단운동에 의해 잘록창자에 모여 있던 변이 곧창자로 들어가면 곧창자 내압이 30~40mmHg로 올라가게 된다. 곧창자 내의 압력 수용기는 증가된 압력을 감지하여 그 정보를 들신경(구심신경)인 음부신경과 골반신경을 통해 배변 중추인 엉치척수(천수), 허리척수(요수), 시상하부로 보낸다(그림 8-21). 배변 중추에서는 상행로를 통해 그 정보를 대뇌겉질(대뇌피질)로 전달하여 변의를 유발시키고 다른 한편으로는 날신경(원심신경)인 부교감신경을 통해 잘록창자와 곧창자를 강력히 수축하게 하는데 곧창자의 강한 수축파가 민무늬근육인 속항문조임근을 이완시킨다. 대뇌겉질에서는 외적 상황을 파악한 후 바깥항문조임근을 이완시키고 가로막과 배근육(복근)이 수축되면서 곧창자 압력이 올라가 100~200mmHg가 되면 배변하게 된다.

변비는 큰창자 내용물의 통과가 지연되고 섭취한 음식물이 3일 이상 배출되지 않는 상태를 말하고, 설사는 장관운동의 이상과 장관점막에서 비정상으로 수분이 분비되는 경우에 나타난다.

Ⅳ 흡수(Absorption)

소화 결과 생성된 포도당, 아미노산, 지방산과 글리세롤, 물, 비타민, 염류는 작은창자점막을 통해 혈액 또는 림프액 중으로 이동시키는 현상을 흡수라고 한다(그림 8-22). 흡수는 소화관의 부위별로 차이가 있으며, 위에서는 알코올 이외에는 흡수되는 것이 없고, 작은창자의 상부(샘창자, 빈창자 1/2)에서 거의 모든 물질들이 흡수되고, 큰창자에서는 수분과 전해질이 흡수되므로 영양물질의 흡수는 거의가 작은창자에서 이루어진다(그림 8-23). 작은창자의 점막은 원주상피세포로 구성되어 있고, 작은창자점막 표면의 구조는 표면적이 넓은데 작은창자의 길이가 특히 길고, 점막에는 돌림주름(윤상주름)이 있으며 그 위에 많은 융모가 있고 융모에는 또 수많은 미세융모가 존재한다(그림 8-24). 점막에서의 물질 흡수의 양상이 각 부위에 따라 다르며 미세융모 중에서 끝쪽일수록 물질의 소화와 흡수가 왕성하고 작은창자의 상부에서는 전해질, 지방, 물의 흡수가 왕성하고 하부에서는 비타민 B_{12}와 쓸개즙산(담즙산)의 흡수가 왕성하다.

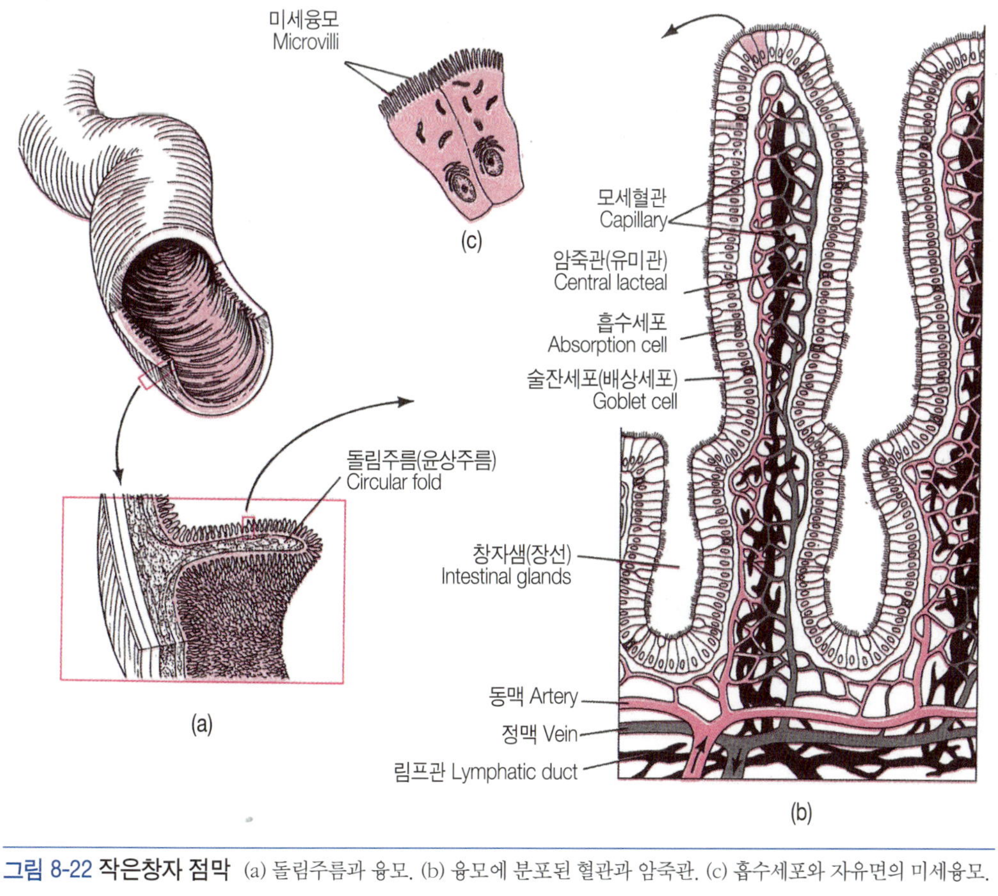

그림 8-22 작은창자 점막 (a) 돌림주름과 융모. (b) 융모에 분포된 혈관과 암죽관. (c) 흡수세포와 자유면의 미세융모.

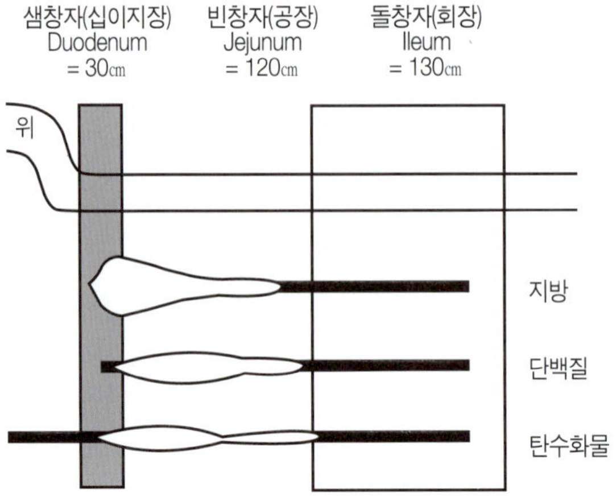

그림 8-23 작은창자 각 부위에서의 지방, 단백질, 탄수화물의 흡수 정도

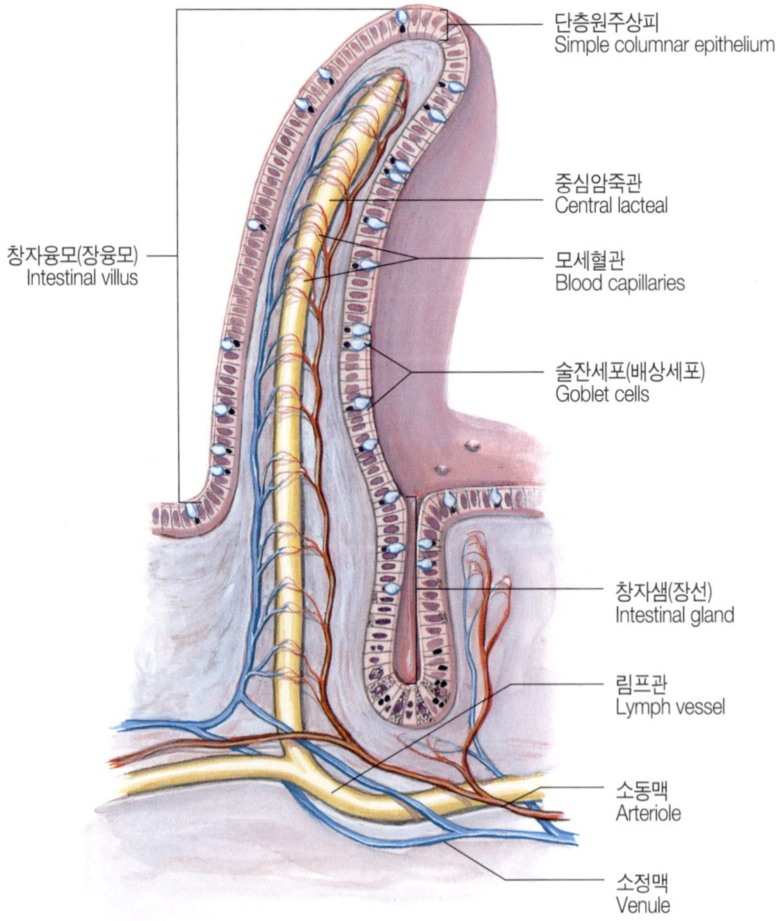

그림 8-24 창자융모 및 창자샘의 구조

1. 탄수화물의 흡수

탄수화물은 단당류로 가수분해된 후 주로 작은창자에서 흡수된다(그림 8-25). 작은창자에서 형성되는 단당류 중 포도당이 80%로 가장 많고 흡수속도는 포도당(glucose)를 100으로 하면 갈락토오스(galactose) 110, 프룩토오스(fructose) 43, 만노오스(mannose) 19, 자일로오스(xylose) 15, 아라비노오스(arabinose) 9라고 하며 갈락토오스가 가장 빠르다. 흡수속도는 인슐린(insulin)과 티록신(thyroxine)의 작용에 의하여 촉진된다. 장관 점막세포 내에 흡수된 단당류는 점막밑(적막하)의 모세혈관그물(모세혈관망)로 들어가서 문맥계로 이행한 다음 간으로 운반된 후 대사된다.

2. 단백질의 흡수

단백질은 작은창자 내에서 아미노산이나 펩티드로 분해된다(그림 8-26). 아미노산은 작은창자 점막을 통해 흡수되고, 펩티드(peptide)는 작은창자 점막 상피세포의 미세융모 표면에 있는 펩티다아제(peptidase)에 의해 니펩티드(dipeptide), 드리펩디드(tripcptidc)로 분해된 후 이 디펩티드, 트리펩티드는 Na^+과 함께 작은창자 상피세포 내로 능동적으로 이동되며, 세포질에 있는 펩티다아제에 의해 아미노산으로 완전히 분해된 후 혈액 내로 흡수된다. 장관 점막세포 내에 흡수된 아미노산은 점막밑의 모세혈관그물로 들어가서 문맥계를 통해서 간으로 운반된다.

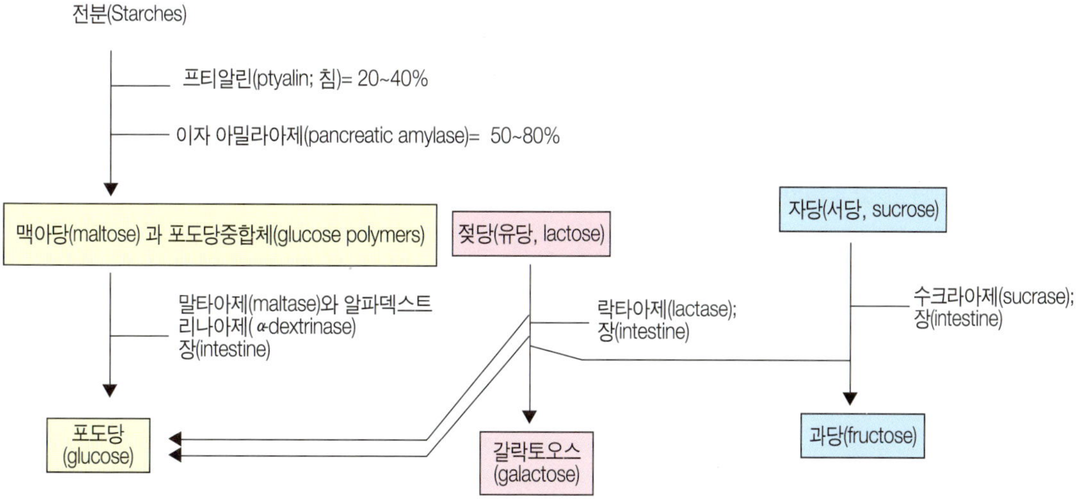

그림 8-25 탄수화물의 소화과정

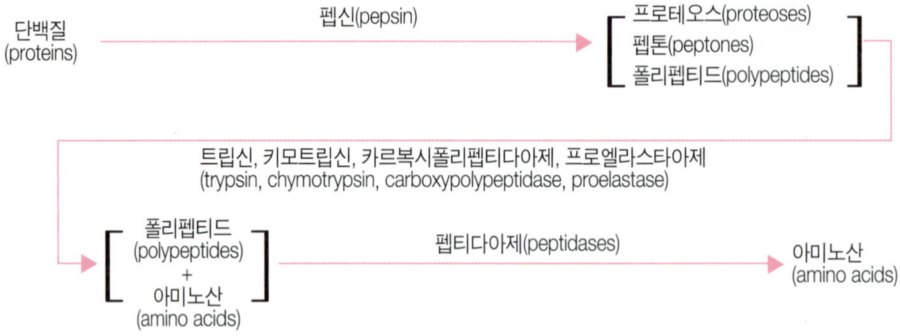

그림 8-26 단백질의 소화과정

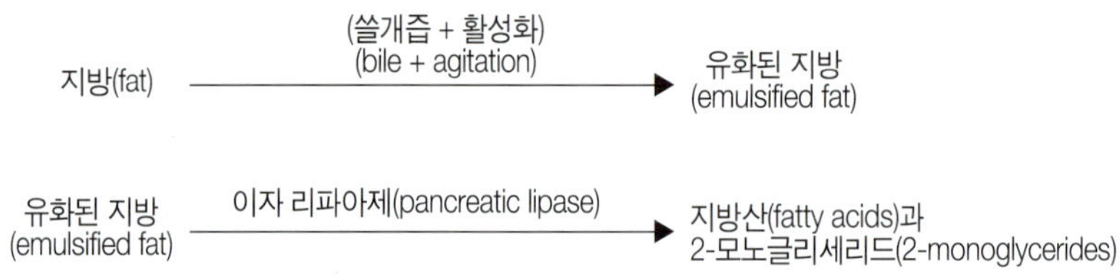

그림 8-27 지방의 소화과정

3. 지방의 흡수

지방은 작은창자 내에서 지방산, 글리세롤(glycerol), 모노글리세리드(monoglyceride)로 가수분해 된다(그림 8-27). 지방산과 모노글리세리드는 쓸개즙산염의 유화작용에 의해 미셀(micelle)을 형성하고, 이 미셀로부터 지방산과 모노글리세리드가 점막세포로 이동된다. 세포 내로 이동된 지방산과 모노글리세리드는 장관 점막세포 내에서 지방으로 재합성되며, 재합성된 지방은 작은 지방 알맹이인 암죽미립(유미미립, chylomicron)을 형성한다(그림 8-28). 암죽미립은 크기가 크기 때문에 모세혈관으로 들어가지 못하고 중심암죽관(중심유미관)으로 이행된 후 간을 거치지 않고 가슴림프관(흉관)을 거쳐 대순환계에 들어간 후 전신조직에 이르러 이용된다.

콜레스테롤은 작은창자 내에서 쓸개즙산염과 함께 미셀을 형성하여 이 미셀로부터 콜레스테롤이 작은창자 점막 세포 내로 이동하고, 이동된 콜레스테롤은 지방과 함께 암죽미립을 형성하여 가슴림프관을 거쳐 대순환계에 들어간다.

4. 수분의 흡수

하루에 작은창자로 들어오는 수분의 양은 약 2,000mL의 섭취된 물과 소화관 점막과 부속

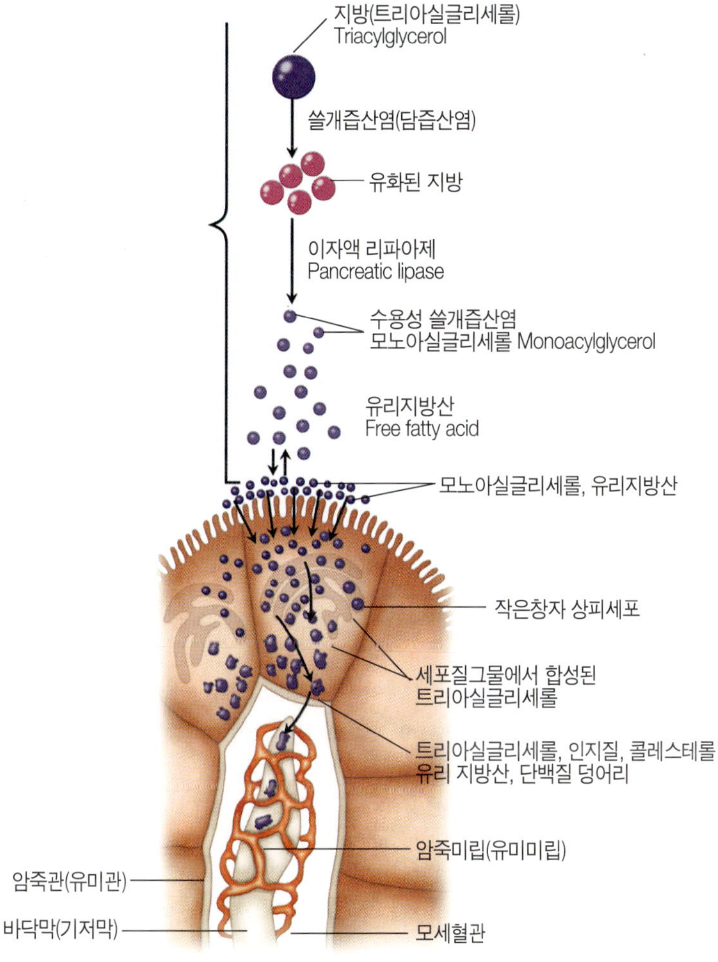

그림 8-28 지방의 소화, 흡수, 암죽미립 형성

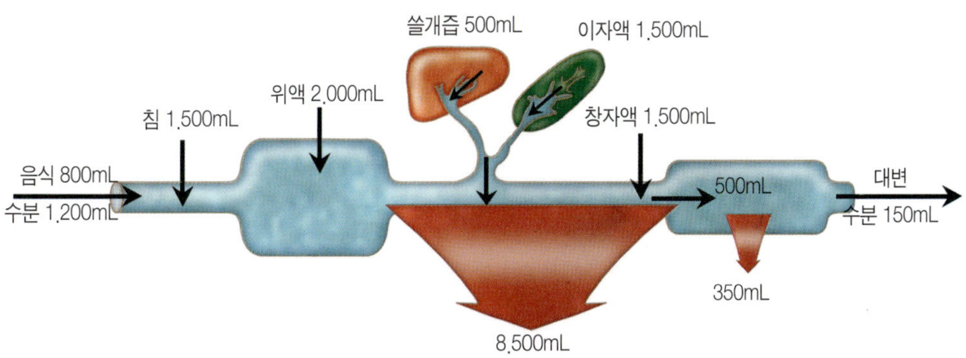

그림 8-29 하루 중 위장관을 통과하는 음식과 수분량(섭취, 분비, 흡수, 배설)

샘에서 분비된 7,000mL의 용액이 이동되지만 거의 대부분인 8,500mL가 작은창자(특히 작은창자 상부)에서 흡수되고, 약 500mL만이 큰창자로 들어가서 그 중 350mL가 흡수되고, 150mL의 수분이 대변으로 배설된다(그림 8-29).

5. 비타민의 흡수

수용성 비타민은 작은창자 융모의 모세혈관 내로 신속하게 흡수되고 지용성 비타민인 A, D, E, K는 지방흡수의 경우와 같이 쓸개즙산염과 결합하여 미셀을 형성하며 이 미셀로부터 작은창자 점막세포 내로 이동한 후 암죽미립을 형성하여 림프관을 통해 순환혈액 내로 유리된다. 대부분의 비타민은 작은창자의 상부에서 흡수되나 비타민 B_{12}는 돌창자에서 흡수된다.

6. 무기물질의 흡수

Na^+은 능동적 운반에 의하여 작은창자에서 흡수되고, Na^+의 운반에 따라 Cl^-는 수동적으로 흡수된다. Ca^{2+}과 Mg^{2+} 등의 2가 이온은 Na^+과 K^+ 등의 1가 이온에 비하여 흡수되기가 어렵다. Ca^{2+}, Fe^{2+}은 작은창자에서 능동적으로 흡수되고 Mg^{2+}, PO_4^{--}는 수동적으로 흡수된다. Ca^{2+}은 주로 샘창자에서 능동적으로 흡수되며 비타민 D를 필요로 하고, 부갑상샘 호르몬은 Ca^{2+}흡수를 촉진시킨다. Fe^{2+}은 주로 샘창자와 빈창자에서 능동적으로 흡수되고 아주 느린 속도로 흡수되나 인체의 요구도의 증가 시에는 흡수가 촉진된다.

V 간(Liver)

1. 간의 구조

간은 가로막(횡격막) 아래, 오른위배부위(우상복부)에 위치하며 생체 내에서 가장 크고 가장 재생력이 강한 장기로 뇌와 같이 대단히 복잡한 기능을 담당하고 있다. 간은 4개의 엽, 즉 왼엽(좌엽), 오른엽(우엽), 네모엽(방형엽), 꼬리엽(미상엽)으로 구성되어 있고 오른엽에는 쓸개가 붙어 있고, 암적갈색을 띠며 성인에서 무게는 1,200~1,600g이다(그림 8-30).

간은 조직학적으로 기능단위라 할 수 있는 간소엽이 무수히 모여 있고 간소엽은 간세포삭과 모세쓸개관(모세담관) 및 모세혈관이 중심정맥을 중심으로 방사상으로 모인 구조를 하고

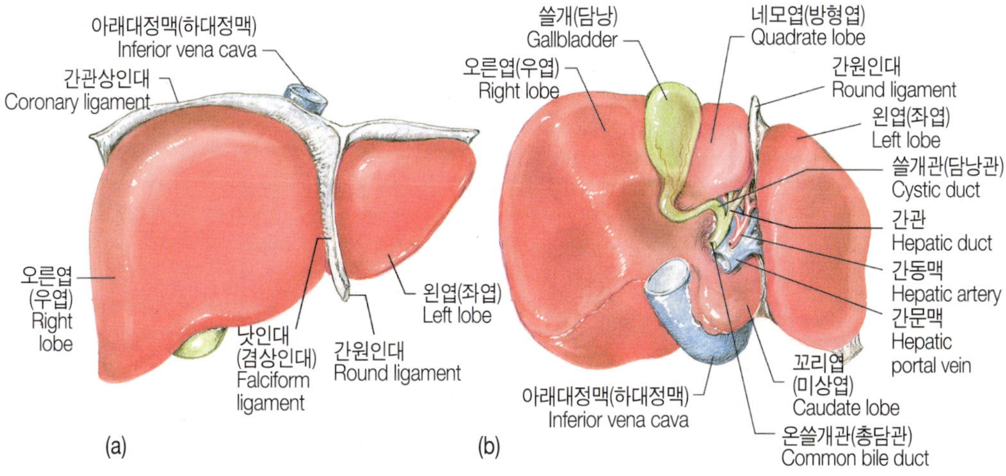

그림 8-30 **간의 구분** (a) 간의 앞면. (b) 간의 아랫면.

있다. 간세포에서 만들어진 쓸개즙은 모세쓸개관(모세담관), 소엽간쓸개관(소엽간담관), 간관, 온간관을 지나 쓸개에 모이고, 필요에 따라 온쓸개관에서 샘창자로 방출된다. 간은 간동맥과 문맥의 혈액을 받아 중심정맥에서 간정맥으로 혈액을 내보낸다. 안정시 정상 성인의 간을 흐르는 혈류량은 매분 1,000~1,800mL (평균 1,400mL)로 심박출량의 약 25%를 차지하고, 이 중 1/5~1/4은 간동맥의 혈류량으로 간세포의 기능에 필요한 산소를 공급하는 중요한 역할을 맡고 있고, 나머지 4/5~3/4은 문맥혈로서 소화관으로부터 영양소를 받아 간으로 운반하는 중요한 역할을 하는 혈관이다.

2. 간의 기능

1) 당 대사

단당류를 흡수하고 글리코겐을 합성하여 간세포에 저장하고 필요에 따라 글리코겐을 분해하여 포도당을 혈액 내로 방출하여 혈당의 조절, 당질의 산화에 의한 에너지를 생산한다.

2) 단백질 대사

혈장 알부민(albumin), 섬유소원(fibrinogen)의 생산이 이루어지고 아미노산으로부터 단백질의 합성, 저장, 분해, 방출을 수행한다. 단백질에서 탄수화물(당질) 또는 지방으로의 전환, 아미노산의 최종 분해산물인 암모니아가 오르니틴 회로(요소회로, ornithine cycle)에 의하여 요소가 생산된다(그림 8-31).

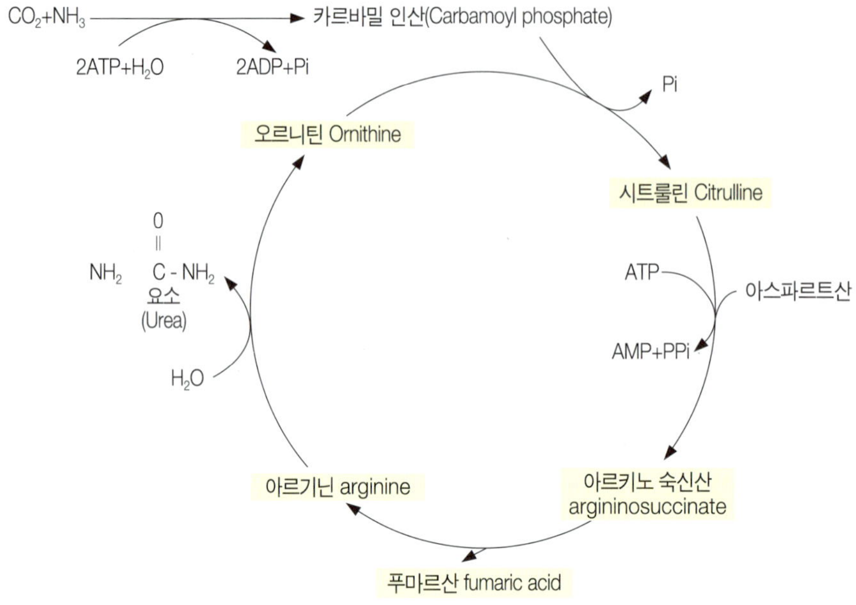

▶ 그림 8-31 오르니틴 회로

3) 지질 대사

지방, 인지질, 콜레스테롤 등을 합성하며, 지방이 연소되어 에너지가 생산된다.

4) 쓸개즙의 생산

간세포로부터 쓸개즙산을 생산하고 쓸개즙(담즙)의 합성이 이루어진다.

5) 혈액응고에 대한 작용

간에서는 섬유소원(fibrinogen), 프로트롬빈(prothrombin), 헤파린(heparin)을 생산하여 혈액응고 기전에 관여한다.

6) 신체 방어작용

간의 특수한 모세혈관그물인 굴모양혈관(동양혈관, sinusoid)에는 식작용이 왕성한 별세포(성상세포, Kupffer' s cell)라는 그물내피계(세망내피계)의 작용에 의해 적혈구의 파괴, 자체 내 노후세포, 이물질에 대해 세포 내에서 포식작용 등의 신체 방어적으로 작용한다.

7) 해독작용

음식물을 통하여 장 내에 들어온 각종 독물질을 간으로 이송하여 무독화한 후 쓸개즙산으로 암모니아 등의 해독물질을 중화·배설하게 한다.

8) 혈액량 조절

혈액을 저장하여 필요에 따라 방출한다. 태생기에는 조혈작용도 있고, 성인에서는 항빈혈인자인 Fe의 저장도 한다.

제 9 장

영양과 대사

생체가 외부에서 물질을 섭취하여 대사에 이용함으로써 생명을 유지하고 생활을 영위하는 것을 영양(nutrition)이라 하고, 이때 외부에서 섭취하는 물질을 영양소(nutrient)라 한다.

생체가 소화관에서 세포를 통해 화학반응에 의해 에너지와 여러 가지 합성물을 생성하고 노폐물을 제거하는 과정을 대사(metabolism)라 한다. 대사과정에는 물질을 합성하는 동화작용과 물질을 분해하는 이화작용이 있다. 영양소에는 탄수화물, 지방, 단백질, 무기물질, 비타민이 있으며 이들을 5대 영양소라 부르며, 물을 포함해서 6대 영양소라고 한다. 영양소는 체내에 에너지를 공급하는 열량소와 여러 기능을 조절하는 조절소로 구분한다(그림 9-1).

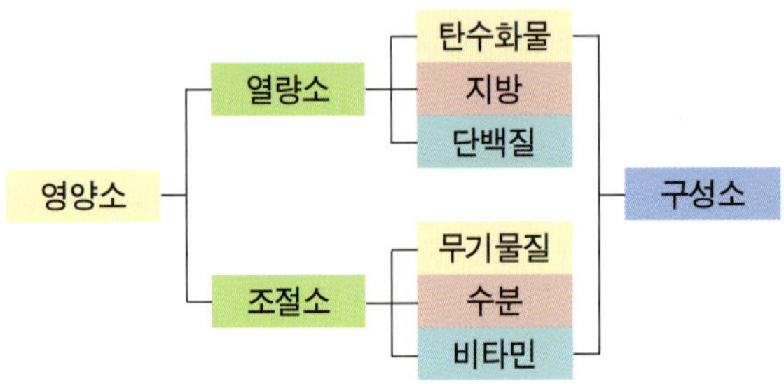

그림 9-1 영양소의 분류

I 탄수화물(Carbohydrate; 당질)

탄수화물은 단백질, 지방과 함께 세포 원형질의 구성단위이며 세포 활동을 위한 가장 중요한 에너지원으로서 탄소(C), 수소(H), 산소(O) 등의 원소로 구성된다. 성인은 하루에 250~500g의 탄수화물 섭취가 요구되고 이는 전체 열량의 50~70%에 해당된다. 탄수화물 1g은 4.1kcal의 열량을 발생하고, 소화 흡수율은 대략 99%로 거의 모두가 이용되며 단시간에 산화해서 신속히 에너지를 공급한다. 소화과정을 통하여 탄수화물은 포도당, 과당, 갈락토오스로 분해되며, 포도당은 단당류의 80%를 차지하고, 과당과 갈락토오스도 간에서 포도당으로 쉽게 전환되므로 포도당이 조직과 세포로 운반된다. 탄수화물은 혈당으로 존재하는 외에도 간, 근육에서 글리코겐(glycogen)으로 비축되고, 과잉으로 있으면 지방으로 전환되어 저장된다.

1. 탄수화물 대사

세포 내에서 포도당 1분자가 대사될 때 38개의 ATP가 합성된다.

1) 당원합성(glycogenesis)

포도당으로부터 당원을 합성하는 과정을 당원합성이라 하고, 인체의 필요량보다 많아서 남게 되는 포도당은 주로 간과 근육에 글리코겐의 형태로 저장된다. 간의 글리코겐은 주로 식사 사이에 혈당이 정상범위를 유지하게 하고, 근육 내 글리코겐은 근육 자체에 포도당을 공급한다.

당원합성은 포도당이 해당 작용에 의해 포도당-1-인산(glucose-1-phosphate)이 된 후 UTP(uridine triphosphate)와 반응하여 UTP 포도당을 형성한 후 글리코겐이 된다.

2) 당원분해(glycogenolysis)

당원분해는 당원합성 과정과 반대로 간에서는 당원이 포도당으로 분해되고, 근육에서는 피루브산(pyruvic acid)과 젖산(lactic acid)으로 분해되는 과정이다. 당원분해는 글리코겐이 인산화효소(phosphorylase)에 의해 포도당-1-인산이 형성되고, 여기에 포스포글루코무타아제(phosphoglucomutase)가 작용해서 포도당-6-인산이 형성되고, 여기에 포도당-6-인산이 작용해서 포도당이 유리된다. 글루카곤(glucagon)은 간에 있는 당원의 분해를 촉진하고, 에피네프린(epinephrine)은 근육에 있는 당원의 분해작용을 촉진한다.

3) 포도당신합성(gluconeogenesis)

포도당신합성(포도당신생)은 탄수화물이 아닌 물질로부터 포도당을 형성하는 것으로 포도당의 부족 시에 단백질과 지방산으로부터 새로운 포도당이 만들어지는 과정을 말한다.

포도당신합성은 주로 간과 콩팥겉질(신피질)에서 이루어지고 60%의 아미노산과 글리세롤이 포도당으로 전환이 가능하며, 근육에서는 젖산이 포도당으로 전환되고, 포도당신합성은 특히 글루코코르티코이드(glucocorticoid)에 의해 촉진된다. 단백질과 지방이 포도당으로 전환되는 위치는 대사회로에서 피루브산(pyruvic acid)이다(그림 9-2).

4) 포도당 대사

음식물을 통하여 섭취된 탄수화물이 소화관 내에서 포도당으로 분해되어 간이나 근육에 글리코겐으로 저장되었다가 세포에서 에너지를 필요로 할 때 우선적으로 포도당이 이용된다. 포도당의 에너지 대사는 두 과정으로 첫 단계는 포도당($C_6H_{12}O_6$)을 2개의 피루브산으로 대사하는 과정으로 산소없이 이루어지는 혐기성 과정인 해당과정이고, 두 번째 단계는 피루브산에서 이산화탄소까지 대사하는 과정으로 산소를 이용하는 호기성 과정을 거치면서 1분자의 포도당은 산소 6분자를 이용해서 6분자의 물과 6분자의 이산화탄소와 38 ATP를 생산

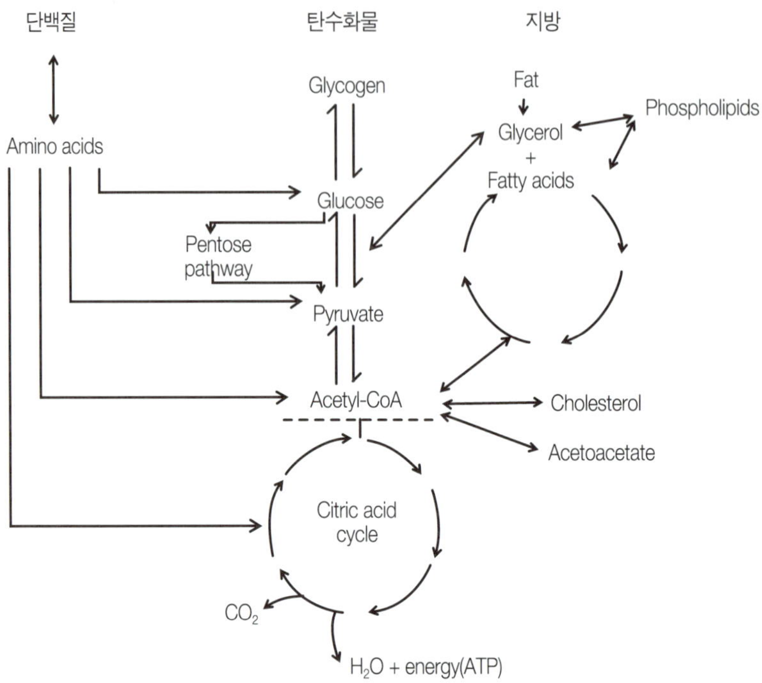

그림 9-2 탄수화물, 지방, 단백질의 대사과정

하는 TCA 회로이다.

$$C_6H_{12}O_6 + 6O_2 \rightarrow 6CO_2 + 6H_2O + 38ATP$$

II 지방(Lipid)

지방은 탄수화물과 같이 주요 에너지원이며 1g이 산화되었을 때 9.3kcal의 열량을 내며, 이것은 단백질이나 탄수화물 4.1kcal에 대해 2.2배가 된다.

세포에 포도당이 부족하면 곧 세포는 지방을 이용하여 에너지를 생산한다. 인지질(phospholipid)과 콜레스테롤(cholesterol)은 세포막의 구성 성분으로서, 특히 신경계통, 뇌, 간 등의 주요 기관에 많이 함유되어 중요한 기능을 수행한다. 피부밑지방(피하지방)은 신체를 둘러싸서 내부 장기를 보호하는 동시에 열의 발산을 막아 체온조절에 관여한다.

지방은 지용성 비타민(비타민 A, D, E, K)을 용해시킨다. 필수 지방산은 인지질의 성분이 되어 세포의 구조를 이루며 생식기관에 많다.

1. 지방 대사

음식물로 섭취한 지방은 지단백질 복합체인 유미미립의 형태로 간으로 운반된다. 유미미립과 초저밀도지질단백질(very low density lipoprotein; VLDL)은 지단백질에 속하고, 혈청 내에는 이 둘 이외에 저밀도지질단백질(low density lipoprotein; LDL), 고밀도지질단백질(high density lipoprotein; HDL)과 같은 크기와 조성이 다른 지단백질이 있어서 지방 운반에 특정한 역할을 한다. 중성 지방은 유미미립과 VLDL에 많이 있고 콜레스테롤과 인지질은 LDL과 HDL에 주로 있다. 지방이 풍부한 음식물을 섭취하면 혈액 속의 지방량이 많아져 4~6시간 동안 우유빛과 같이 뿌옇게 보이는데 이것은 장관에서 흡수된 작은 지방의 물질분자가 림프관을 통하여 혈액 속으로 들어왔기 때문이다. 지방은 간세포에서 흡수되어 대사되거나 지방조직, 근육과 간에 저장된다.

1) 지방분해(lipolysis)

지방은 지방조직과 간에서 리파아제(lipase)의 작용에 의해 지방산과 글리세롤로 분해되어 각각의 대사과정을 밟는다. 글리세롤은 해당 반응계에 들어가 피루브산을 거쳐 크렙스 회로에서 산화된다. 지방산은 대부분 근육, 간, 콩팥 등에서 2분자인 acetyl CoA가 되어 크렙스 회로에 들어가서 대사된다(그림 9-3).

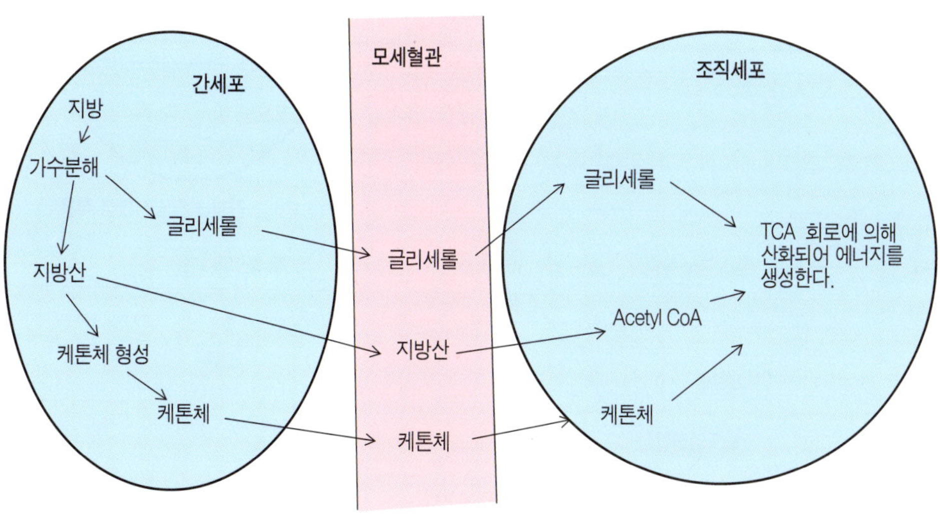

▶ 그림 9-3 지방의 이화 및 동화작용

III 단백질(Protein)

단백질은 탄수화물과 지방과는 달리 구성원소 중에 C, H, O 외에 약 16%의 질소(N)를 포함하고 있는 것이 특징이다. 단백질의 구조는 한 아미노산의 산 그룹과 다른 아미노산의 염

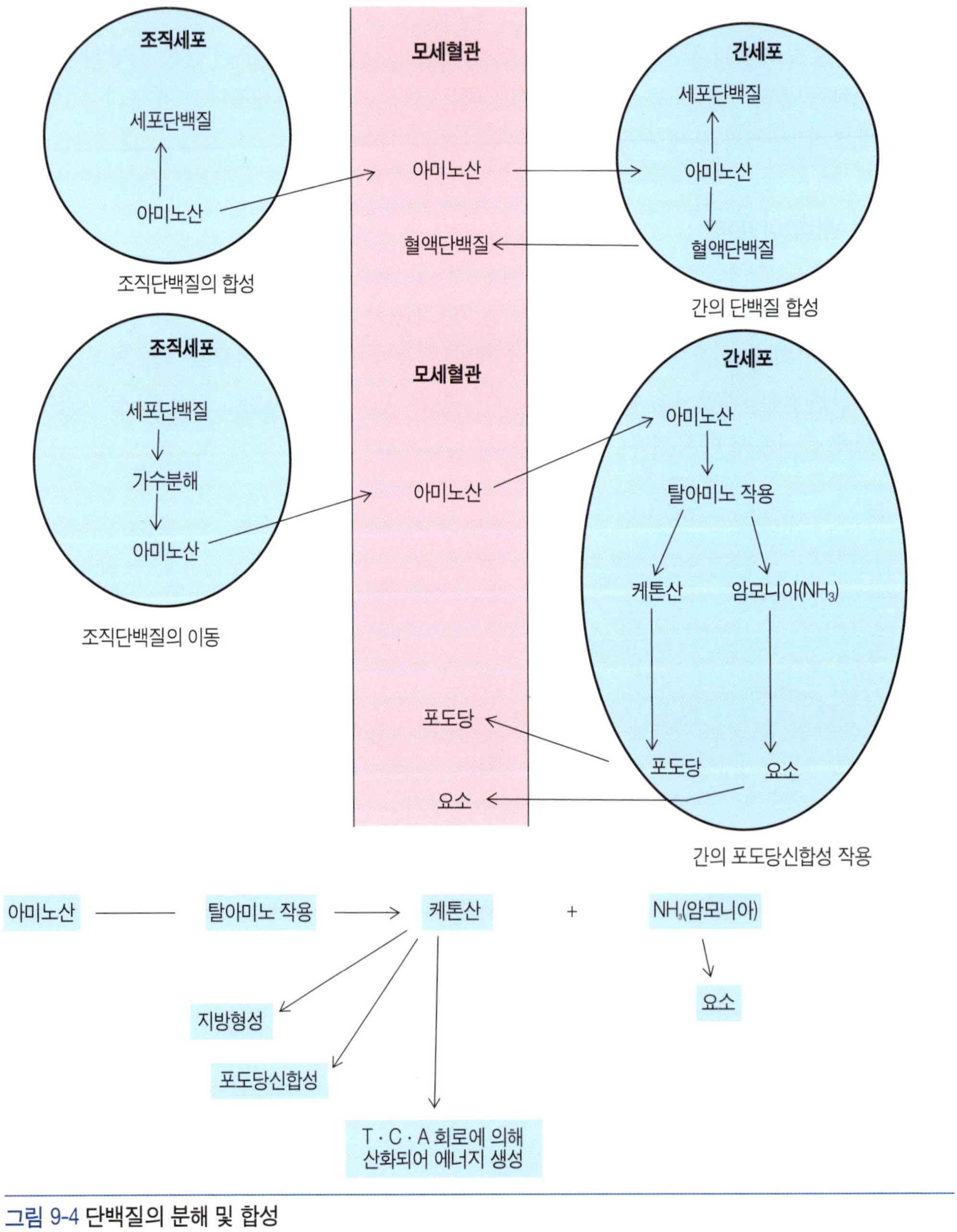

그림 9-4 단백질의 분해 및 합성

기 그룹이 서로 연결되어 펩티드를 형성하여 연쇄적으로 연결된다. 다수의 아미노산이 결합된 것을 폴리펩티드(polypeptide)라 하고, 하나 이상의 폴리펩티드가 모여 독특한 입체구조를 갖는 단백질을 형성한다.

단백질은 인체의 모든 세포 조직을 구성하는 중요 성분으로 인체를 구성하는 고형성분의 54%가 단백질로 체내 유기화합물 중에서 가장 많은 양을 차지한다. 단백질은 체내에서 효소에 의한 화학반응, 호르몬에 의한 대사조절 기능, 혈색소에 의한 산소 운반, 항체에 의한 면역반응, 운반체에 의한 기질의 이동, 완충제에 의한 체액의 pH 조절, 알부민에 의한 삼투압 유지 같은 생명에 필수적인 기능을 수행한다.

단백질은 탄수화물과 같이 체내에서 산화되어 1g에 대해서 4.1kcal의 열량을 내는 열량소로서 작용한다.

1. 단백질 대사

단백질은 소화관에서 아미노산으로까지 소화분해된 다음 흡수된다. 아미노산 대사는 주로 간에서 조절되며, 아미노산은 amination, deamination, transamination 반응을 통해 전환된다. 단백질 대사는 간에서 아미노산의 탈아미노 반응(deamination reaction)에 의해 생성된 한 분자의 암모니아와 한 분자의 케톤산으로 분해된다. 대부분의 암모니아는 주로 간에서 수행되는 요소회로(urea cycle, ornithine cycle)로 들어간 후 citruline, argininosuccinate, arginine, ornithine을 거쳐 요소로 변환된 다음 요중으로 배설된다(그림 9-4).

IV 무기질(Mineral)

무기질은 무기염류 또는 광물질이라고도 하며, 인체를 구성하는 원소인 탄소(C), 수소(H), 산소(O), 질소(N)를 제외한 다른 원소를 총칭하여 말한다. 무기질은 에너지를 유리하지 못하지만 효소를 활성화시키며 혈색소, 호르몬, 보조효소(조효소) 등의 물질을 구성하는 성분으로 생체의 발육과 대사를 조절하여 생리적 기능을 유지하는 인자이다.

무기질의 생체 내 분포는 체중의 약 4%이고, 칼슘(Ca)과 인(P)이 체내 무기질의 3/4을 차지하고, 나머지 1/4은 칼륨(K), 황(S), 나트륨(Na), 염소(Cl), 마그네슘(Mg)이 차지하며 그 외 미량으로 철(Fe), 구리(Cu), 요오드(I), 아연(Zn) 등이 있다.

1. 칼슘(Calcium ; Ca)

칼슘은 체내에 1.5~2.0%가 있으며 칼슘의 대부분은 뼈나 치아 같은 경조직에 있으며 그 중 인산칼슘이 85%, 탄산칼슘이 10%로 대부분을 차지하고 1% 정도는 혈액과 세포외액, 신경, 연조직에서 대사조절에 관여한다.

뼈대(골격)에서 Ca과 P의 비율은 2 : 1이고, 비타민 D와 결합되어 뼈되기(골화)를 촉진한다.

Ca은 뼈대와 치아와 혈청 내에 있으면서 다음과 같은 중요한 기능을 한다.

① 뼈대와 치아의 구성

② 혈액 응고작용

③ 근육의 수축과 이완작용

어린이 성장 시 칼슘이 결핍되면 구루병(rickets)이 발생하고, 성인은 골연화증(osteomalacia)이 유발되며, 이 두 질환은 비타민 D의 부족과 Ca : P의 섭취가 고르지 않았을 때 생긴다.

2. 인(Phosphate ; P)

인(P)은 체중의 약 1%를 차지하며 대부분은 칼슘(Ca)과 불용성 결절을 이루어 뼈와 치아를 단단하게 하고 나머지는 뇌, 신경, 근육, 간, 혈액, 체액 등에 들어 있어 신경자극의 전도, 효소작용의 증감, 삼투압 조절, 흡수작용, 분비작용 등 생리작용에 관여한다.

V 비타민(Vitamin)

생체의 대사를 조절하고 생리기능을 지배하는 미량의 유기 화합물을 비타민(vitamin)이라고 한다. 비타민은 영양소이지만 무기물처럼 에너지를 유리하지 못하며, 다만 신진대사를 조절하는 보조인자로 생체 내에서는 합성되지 않으므로 반드시 체외로부터 섭취해야 한다. 성인에서 매일 필요로 하는 비타민의 양은 표 9-1과 같다.

1. 비타민의 종류

1) 지용성 비타민(fat soluble vitamin)

기름과 유지용매에 용해되며 섭취량이 포화상태를 넘게 되면 체내에 저장되는 비타민으

표 9-1 성인에서 매일 필요로 하는 비타민의 양

비타민 A	5,000 IU
티아민(Thiamine, 비타민 B_1)	1.5 mg
리보플라빈(Riboflavin, 비타민 B_2)	1.8 mg
니아신(Niacin, 비타민 B_3)	20 mg
아스코르빈산(Ascorbic acid, 비타민 C)	45 mg
비타민 D	400 IU
비타민 E	15 IU
비타민 K	70 ㎍
엽산(Folic acid, 비타민 B_9)	0.4 mg
비타민 B_{12}	3 ㎍
피리독신(Pyridoxine, 비타민 B_6)	2 mg
판토텐산(Pantothenic acid)	Unknown

로, 결핍 시 결핍증세가 서서히 나타난다.

(1) 비타민 A

비타민 A는 눈, 코, 위, 큰장자(대장)의 점액분비를 촉신하고 피부, 모발, 치아의 성장발육을 촉진하며, 망막의 시홍체(로돕신, rhodopsin) 형성에 관여한다.

결핍증상은 야맹증과 눈의 건조, 피부가 각화되어 거칠고 건조해진다.

(2) 비타민 D

비타민 D는 칼슘 흡수를 촉진하고 체내 칼슘을 운반하여 뼈나 치아형성에 관여한다.

결핍 시에는 Ca과 P의 대사장애가 오고 뼈나 치아의 형성장애로 성인에서는 골연화증이 유발되고 어린이에서는 구루병이 나타난다.

(3) 비타민 E(tocopherol)

비타민 E는 신체 조직에서 항산화작용, 노화 방지, 세포의 호흡 대사를 촉진한다.

결핍 시에는 생식기능의 장애가 생기며, 여성에서는 습관성 유산을 볼 수 있다.

(4) 비타민 K

비타민 K는 간에서 프로트롬빈(prothrombin) 생성에 절대적으로 필요하며 혈액응고에 주요 기능을 담당한다.

결핍 시에는 지혈이 되지 않아 장기 조직에 출혈을 일으킨다.

2) 수용성 비타민(water soluble vitamin)

물에 용해되고, 필요량 이상을 과다 섭취하면 적절한 양을 체내에서 이용하고 나머지 부분은 체외로 배출되며, 체내 필요량을 매일 공급하지 못하면 결핍증상이 나타난다.

(1) 비타민 C(ascorbic acid)

비타민 C는 주로 부신겉질(부신피질)에 저장되고 모든 조직에 운반되어 생화학적 대사를 촉진하며, 주기능은 모든 세포의 정상적인 기능을 유지하는 데 관여한다.

결핍 시에는 괴혈병, 잇몸(치은)출혈 등이 발생한다.

(2) 비타민 B_1(thiamin)

비타민 B_1은 간에서 피로인산염(pyrophosphate)으로 되어 심장, 간, 근육에 운반되어 탄수화물 대사에 보조효소로서 관여한다.

결핍 시에는 각기병, 신경마비, 근육실조증 등이 나타난다.

(3) 비타민 B_2(riboflavin)

비타민 B_2는 세포의 호흡작용에 관여하며, 효소와 보조효소의 구성요소가 되고, 부신겉질에서 당류 코르티코이드(glucocorticoid) 합성에 관여하며 적혈구 조혈과 글리코겐 합성을 촉진한다.

결핍 시에는 백내장과 신경의 변성이 온다.

(4) 비타민 B_3(nicotinic acid)

비타민 B_3는 단백질과 결합하여 에너지 생산에 관여하고 20여 종의 pyridine enzyme을 형성한다.

결핍 시에는 펠라그라(pellagra)병, 신경정신실조가 나타난다.

(5) 비타민 B_6(pyridoxine)

비타민 B_6는 단백질 대사 촉진과 헤모글로빈 합성을 촉진한다.

결핍 시에는 안근염, 구각염, 결막염을 볼 수 있다.

(6) 비타민 B_9(folic acid)

비타민 B_9은 엽산이라고 하며 세포 증식과 재생에 필요하며 빈혈을 예방한다.

결핍 시에는 식욕부진과 악성빈혈이 나타난다.

(7) 비타민 B_{12}(cyanocobalamine)

비타민 B_{12}는 작은창자(소장)에서 내적인자(intrinsic factor)에 의해 흡수되어 헤모글로빈 합성에 관여하여 빈혈을 막아주고 신경기능을 정상화시킨다.

결핍 시에는 피로가 오며, 악성빈혈, 뇌신경장애가 온다.

VI 대사율(Metabolic rate)

음식물로 섭취된 영양물질을 체내에서 여러 가지 화학적 변화를 거쳐 에너지를 유리한다. 유리된 에너지는 궁극적으로 모두 열 에너지로 변화하게 되므로 신체에서 발생되는 열량을 측정해 보면 어떤 규모의 에너지 소모가 일어나고 있는지를 간접적으로 알 수가 있다. 일정한 시간에 인체에서 발생하는 열량을 대사율이라 하고, 단위는 칼로리로서 1cal는 1g의 물을 15℃에서 16℃로 끌어 올리는 데 필요한 열량에 해당되며 보통 kcal를 사용한다.

1. 기초 대사율(Basal metabolic rate ; BMR)

기초 상태에서 측정한 대사율을 기초 대사율이라 하며, 기초 대사는 각성하고 있는 상태에서 생명을 유지하기 위해 필요한 최소한의 에너지 대사를 말한다. 수면 시에는 일반적으로

표 9-2 우리나라 사람의 기초 대사율

연령(세)	기초 대사율(kcal/m²/hr)	
	남 사	여 자
5	53.4	51.1
6	53.7	51.3
7	50.7	49.5
8	50.9	48.7
9	48.3	47.3
10	45.2	45.1
11	47.3	45.2
12	45.2	41.8
13	41.8	40.3
14	41.8	38.6
15	41.1	37.3
16	40.6	35.1
17	39.3	35.6
18	38.8	35.7
19	37.6	36.4
20	37.0	36.5
21~24	37.0	34.7
25~34	38.1	36.4
35~44	39.3	43.4
45~54	37.9	36.2
55~	33.6	32.7

이 기초 대사율보다 10% 정도 낮다.

기초 대사율의 측정 시의 일정한 조건은 다음과 같다.

① 운동을 한 후 적어도 1~2시간 이상 휴식을 취한 상태에 있어야 한다.
② 식사 후 12시간 이상 경과한 이후라야 한다.
③ 정신적 긴장상태에 있지 않아야 한다.
④ 실내온도가 20℃ 내외가 되어 있어야 한다.
⑤ 정상적 체온을 유지하고 있는 상태이어야 한다.
⑥ 전날의 저녁 식사에서 다량의 육식, 포식을 피해야 한다.

기초 대사율은 $1m^2$의 체표면으로 환산하여 1시간 동안 발생된 열량, 즉 $kcal/m^2/hr$로 표시한다. 우리나라 사람의 표준치는 표 9-2와 같다.

체표면적(BSA; body surface area)은 신장(H)과 체중(W)으로부터 다음과 같이 계산할 수 있다.

$$BSA(m^2) = H^{0.752}(cm) \times W^{0.425}(kg) \times 0.007184$$

기초 대사율은 연령과 성별에 따라 차이가 있으므로 측정한 BMR은 표준치와의 비교를 위하여 % BMR으로 계산하며,

$$\% BMR = \frac{\text{측정한 BMR} - \text{표준치}}{\text{표준치}} \times 100\text{이 되며,}$$

±10%를 정상범위로 하고 있다.

2. 대사량(대사율)에 영향을 주는 요인

① 신체 운동은 대사량을 크게 증가시키며, 격심한 운동을 할 경우에는 안정상태의 대사량의 20~40배까지도 증가할 수 있다.
② 운동 또는 정신적 긴장상태에서 교감신경이 흥분하면 다량의 에피네프린(epinephrine)이 분비된다. 에피네프린은 전신 세포의 대사량을 증가시키며, 다시 말해서 에피네프린이 대사량을 250%까지 증가시킬 수 있다.
③ 갑상샘 호르몬인 티록신(thyroxine)의 작용이다. 갑상샘 호르몬이 최대로 분비되는 때에는 대사량이 2배까지 되고, 갑상샘저하증 환자에서는 대사량이 40~50% 낮아진다.
④ 뇌하수체 앞엽(뇌하수체 전엽)에서 분비되는 성장 호르몬은 세포의 대사과정을 촉진시키며 15~20%의 대사량 증가를 나타내고, 인슐린과 성 호르몬도 대사량을 증가시킨다.

⑤ 체온 자체이다. 신체 내에서 체온이 1℃ 높아지면 대사량이 약 10% 정도 증가되고, 고열 환자는 정상 체온의 사람보다 대사량이 현저하게 증가한다.

⑥ 음식물의 특이동적 작용(specific dynamic action ; SDA)이다. 체내에서 음식물이 산화될 때 유리되는 에너지보다 과잉으로 생성된 에너지를 음식물의 특이동적 작용이라고 하고, 이것은 음식물을 섭취한 직후에 체내에서 동화작용으로 일어나는 필수적인 에너지 소모이다. 음식물의 특이동적 작용은 단백질인 경우 가장 높아서 섭취한 열량가의 30%에 해당되고 지방질과 탄수화물(당질)은 각각 6%, 4%에 해당된다. 식사 후에는 식사 전보다 대사량이 증가하며 그 상태는 2~10시간 정도 계속된다. 예를 들면, 탄수화물과 지방질로 된 식사 후에는 대사량이 10~25% 정도 증가되고, 그 상태가 2~4시간 동안 계속되며, 단백질로 된 식사 후에는 대사량이 30~60% 정도 증가되고 그 상태가 7~10시간 동안 계속된다.

⑦ 대사율은 체표 면적에 비례한다.

⑧ 출생 후 몇 주만에 대사율이 급속히 증가하여 최고에 이르고 그 후에 서서히 일생동안 감소되고, 여자의 대사율은 같은 연령의 남자보다 10% 가량 작다. 이것은 여성의 피부밑지방층(피하지방층)이 남성보다 많기 때문이다(그림 9-5).

⑨ 연중 기초 대사율의 변동을 보면 겨울에는 여름보다 높고, 적도 부근에 사는 주민은 한대지방에서 생활하는 주민보다 대사율이 낮다.

⑩ 임신 시에나 월경 중에는 대사율이 증가한다.

⑪ 영양공급 부족 시에는 세포가 필요로 하는 영양소의 부족으로 대사율이 150% 상승을 나타낸다.

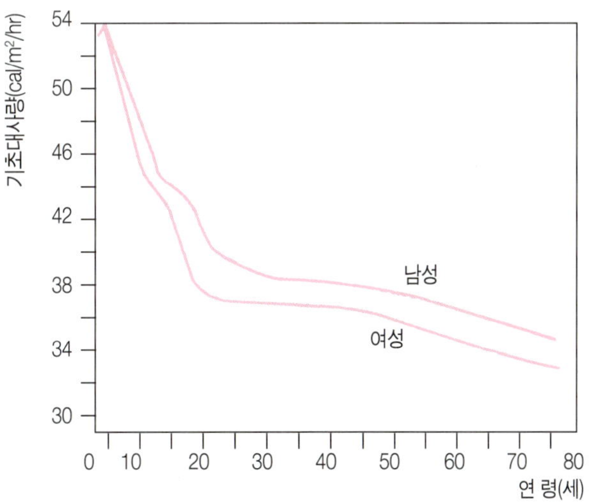

그림 9-5 성별 연령에 따른 기초 대사율

3. 에너지 균형(Energy balance)

에너지 균형은 음식물을 통해 섭취한 칼로리와 인체가 소모하는 에너지 방출과의 균형이다. 만약, 섭취한 음식물의 칼로리 양이 에너지 소모량보다 적은 경우에는 몸무게가 감소하고, 반대로 섭취한 음식물의 칼로리 양이 에너지 소모량보다 많은 경우에는 몸무게가 증가한다. 그러므로 에너지 균형이 맞으면 몸무게가 일정하게 유지된다. 칼로리 요구도는 개개인의 활동 정도에 따라 다르며, 예를 들어 주로 앉아서 일을 하든지 또는 학생인 경우에는 기초 대사율 이외에 1,000kcal/일이 요구되지만 육체 노동자는 3,000kcal/일이 필요하며, 성장기 아동은 체표 면적이 적지만 성장을 촉진하기 위해 높은 칼로리가 필요하다.

VII 체온조절

인간은 주위 환경의 온도가 변화해도 체온이 비교적 일정하게 유지되는 항온동물이다. 인간은 심부 온도를 37℃±0.2℃로 일정하게 유지함으로써 광범위한 기후 조건에서도 삶을 영위할 수 있게 되며, 심부 온도가 33℃ 미만으로 떨어지거나 41℃ 이상으로 올라가면 신체의 조절능력에 과중한 부담을 주기 때문에 생명에 위협을 받는다.

체온은 항온동물이라 하더라도 인체의 부위에 따라 다소 다르다. 부위별 체온은 귓바퀴가 22~24℃, 표피가 29~33℃, 샅부위(서혜부) 36~37℃, 입안(구강) 37~37.2℃, 곧창자

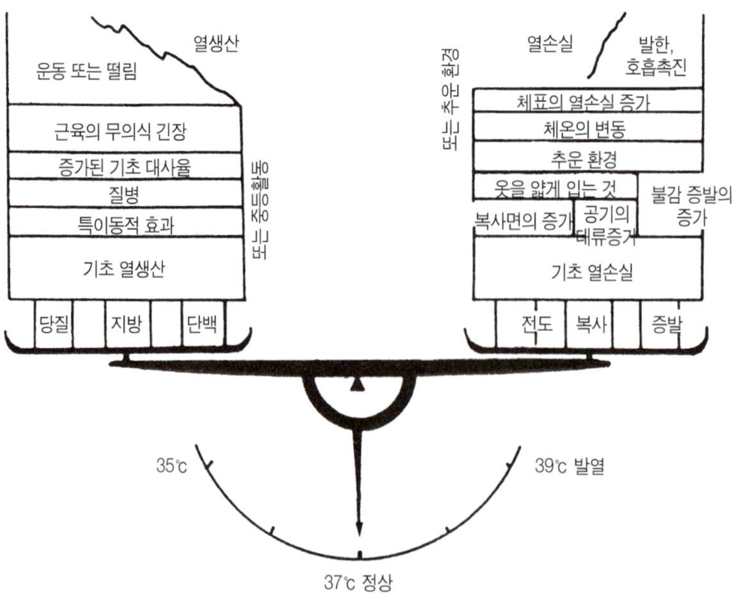

그림 9-6 **열의 평형** 열 생산과 손실을 증가시키는 인자.

(직장) 및 질 37.5℃, 자궁 38℃, 혈액 39℃, 간, 운동 시 근육 39~40℃이다. 이와 같이 다소의 변동은 있지만 체온이 거의 일정하게 유지되는 것은 체내에서 형성되는 열 생산(heat production)과 체외로 방출되는 열 손실(heat loss)이 항상 같게 유지되기 때문이다(그림 9-6).

1. 열 생산(Heat production)

신체의 모든 세포들은 대사를 계속하므로 열을 생산한다. 그 중에서 주된 열 생산 기관은 간, 심장, 뇌, 콩팥, 내분비샘 등이며, 이들 기관들은 안정 시에도 비교적 활발하게 화학적 변화를 일으켜 열을 생산하며 체열의 50%를 담당한다. 뼈대근육의 부피는 몸 전체의 약 1/2이기 때문에 총 체열 생산의 40%를 담당한다.

① 기초대사 : 안정상태에서 체온은 주로 기초대사 결과 생긴 열에 의해 유지된다.

② 음식물 섭취에 의한 열 생산 : 음식물을 섭취하면 열 생산이 증가되며, 그 이유는 소화관의 운동성 증가, 소화샘 활동의 증가, 음식물 대사에 의한 특이동적 작용에 의한 것이다.

③ 수의석인 뼈내근육 수축(운동)에 의한 열 생산 : 뼈대근육 대사에 의한 열 생산량은 안정상태에 비해 가벼운 운동 시에도 급격히 증가하고 과격한 운동에서는 전체 열 생산량의 대부분을 차지한다.

④ 불수의적인 뼈대근육 수축(떨림)에 의한 열 생산 : 추위에 노출되는 경우 불수의적으로 뼈대근육이 불규칙하게 수축과 이완을 반복하는 것을 떨림(shivering)이라 하며, 이때의 에너지는 100% 모두 열로 발산되어 열 생산에 중요한 역할을 한다.

2. 열 손실(Heat loss)

체열의 방출은 복사, 전도, 대류, 증발에 기인한다(그림 9-7).

1) 복사(radiation)

복사는 신체와 그 주위 물체 사이에서 적외선을 서로 주고 받는 현상으로 대개는 신체 표면의 온도가 그 주위의 온도보다 높기 때문에 신체 표면의 열이 그 주위로 나가므로 열의 손실을 가져 온다. 따라서 21℃의 실내온도에서는 복사에 의한 체열 방출량은 전체 체열 손실의 60% 정도가 된다.

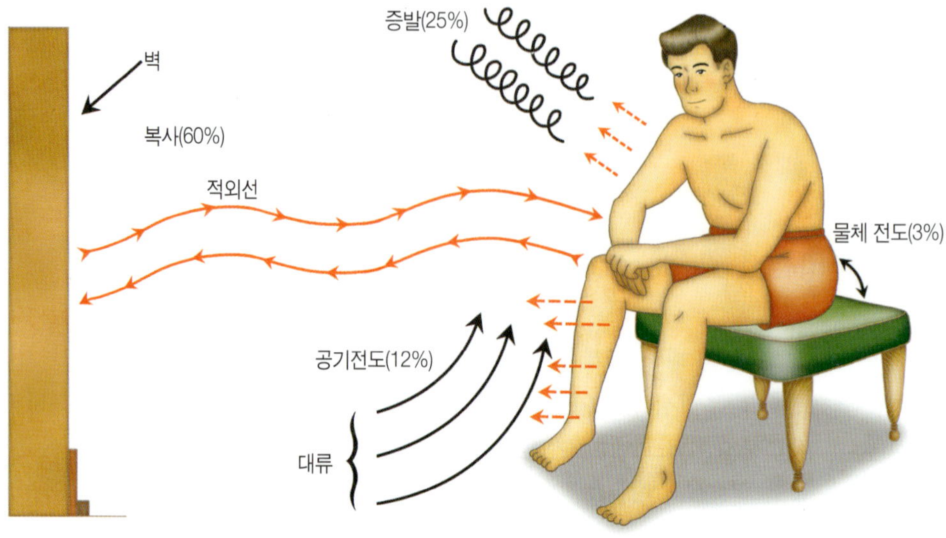

그림 9-7 인체에서의 열 손실(실온 21℃에서)

2) 전도(conduction)

전도는 신체 표면과 접촉하고 있는 물체(옷, 보석, 차가운 음식 등)로 열이 이동하여 체열이 손실되는 것을 말하며, 사람이 마룻바닥에 앉아 있다면 열은 마룻바닥으로 전도된다.

3) 대류(convection)

대류는 피부에 접하는 공기가 체열에 의해 가열되면 가벼워진 공기는 위로 상승하고 대신 찬 공기가 그 자리를 메우는 것을 말한다. 바람이 있으면 시원하게 느끼는 것은 공기의 대류를 크게 해 주기 때문이다. 추운 곳에 노출되면 열 손실은 주로 복사나 전도 그리고 대류에 의해서 일어난다.

4) 증발(evaporation)

신체 표면에서 수분이 기화되어 날아갈 때에 많은 열 손실을 동반하며, 이와 같은 현상으로 체열을 잃을 때를 증발에 의한 열 손실이라고 한다. 일반적으로 바깥 온도가 피부 온도보다 높을 때에 땀(발한, sweating)으로 열 방출을 크게 한다. 인체 표면에는 언제나 약간의 수분이 있으며, 이것은 우리가 느끼지 못하는 중에 증발하고 있고 그 양은 하루에 600~700mL가 되고, 허파를 통해서는 하루에 150~450mL 정도 증발한다. 땀은 교감신경의 지배를 받는 땀샘(한선, sweat gland)에 의한 능동적인 수분의 이동이며, 하루의 분비량은 안정 시

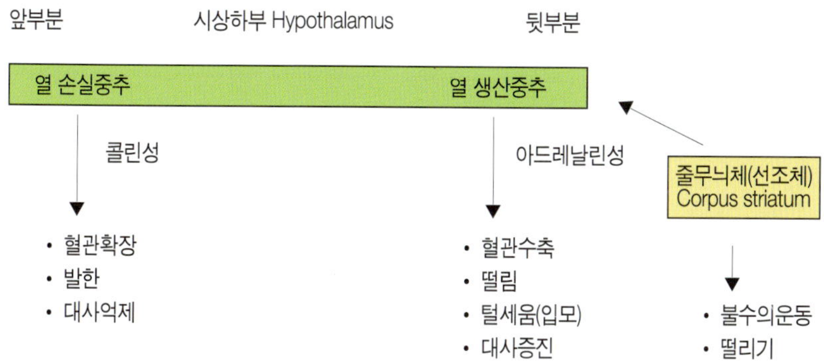

그림 9-8 체온조절 기전

600~700mL이고, 여름철이나 운동 시에는 4~10L까지도 된다.

이와 같이 열 손실은 복사, 전도, 대류, 증발에 의해서 이루어지며, 그 비율은 주위 온도에 따라 달라진다. 예를 들어, 21℃의 평온인 실내온도에서는 복사가 60%, 증발이 25% , 전도가 15%의 비율로 열 방출을 하고, 하절기인 31℃에서는 복사가 15%, 증발이 75%, 전도가 5% 등의 비율로 열 방출은 주로 증발에 의해서만 이루어진다.

3. 체온조절

사람은 체온이 비교적 잘 유지되는 동물로서 이것은 열 생산과 열 손실이 언제나 같아지도록 잘 조절되고 있기 때문이다. 이와 같이 체온조절을 하는 중추는 뇌의 시상하부에 있다. 체온이 올라가는 경우에는 시상하부를 관류하는 혈액의 온도 상승이 자극이 되어 시상하부 앞부분의 신경세포들이 흥분하여 피부 혈관을 확장시키고, 땀을 나오게 하여 열의 방출을 증가시킨다. 체온이 내려가는 경우에는 피부에 있는 온도 감각의 수용기로부터의 구심성 흥분이 시상하부에 전도되어 시상하부의 뒷부분에 있는 신경세포를 흥분시켜 피부의 혈관을 수축하여 따뜻한 혈액이 피부 표면에 흐르는 것을 막고 땀의 분비를 감소시켜 열 방출을 감소시킨다(그림 9-8).

이상을 정리해 보면, 사람이 더운 환경에 노출되면 열 생산이 감소하고 열 손실이 증가 되며, 반대로 추운 환경에 노출되면 열 생산이 증가되고 열 손실이 감소하는 조절기전이 동원되고, 이 같은 작용의 중추는 시상하부에 있다. 그러므로 시상하부는 흔히 냉장고나 배양기에 부착되어 있는 항온 조절기(thermostat)와 같은 구실을 하고, 조절온도는 37℃에 맞추어져 있다고 볼 수 있다.

제 10 장

호흡생리

호흡은 외계로부터 산소를 체내로 흡입하여 세포로 운반하고 세포가 산소를 소비하여 대사를 한 결과 발생한 이산화탄소를 몸 밖으로 배설하는 과정을 말한다.

호흡의 첫 번째 단계를 외호흡이라 하고 ① 외기와 허파꽈리(폐포) 사이의 공기가 교환되는 환기(ventilation), ② 허파꽈리 공기(폐포공기)와 허파꽈리모세혈관(폐포모세혈관) 사이에서의 O_2와 CO_2의 확산에 의한 교환의 두 가지 과정을 거친다.

호흡의 두 번째 단계를 내호흡이라 하고, 모세혈관을 통해서 혈액과 조직 사이의 확산에 의한 O_2와 CO_2가 교환되는 것을 말한다.

I 호흡계통의 구조와 기능

호흡기는 체외에서 허파꽈리까지 외부 공기를 받아들이는 통로인 기도와 가스교환이 이루어지는 허파로 구분된다.

코안(비강), 인두, 후두를 상기도라 하고 기관, 기관지를 하기도라 하며 공기의 출입과 발성에 관여한다.

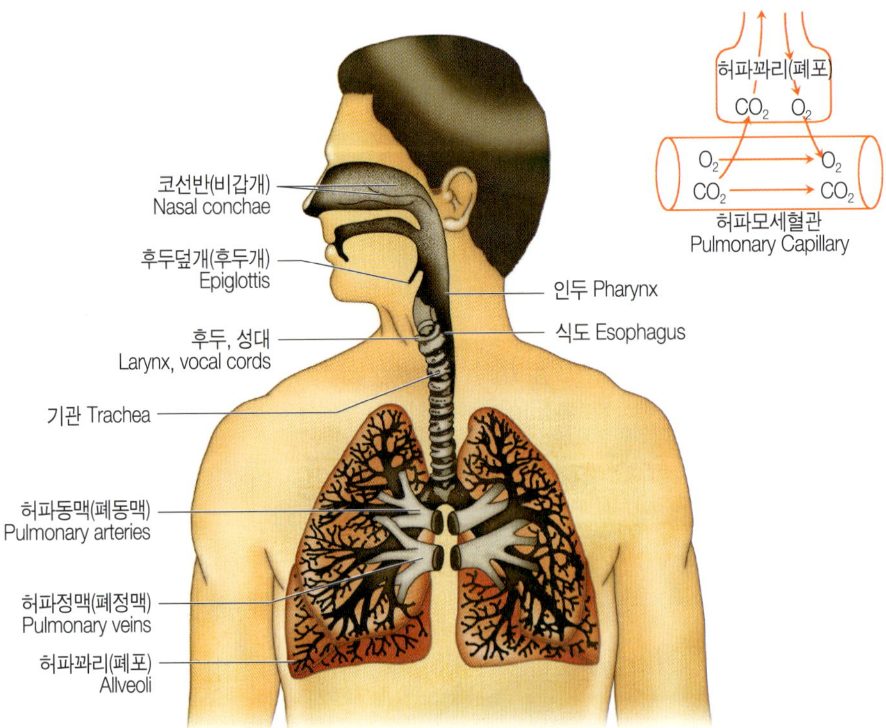

그림 10-1 호흡계통

허파는 세기관지, 종말세기관지, 호흡세기관지, 허파꽈리관(폐포관), 허파꽈리낭(폐포낭), 허파꽈리(폐포)로 구성되며 가스교환에 관여한다(그림 10-1).

전도영역은 상기도로부터 종말세기관지까지이고, 공기의 통로로서의 역할만 하고 가스교환이 일어나지 않으므로 해부학적 사강(무효공간, dead space)이라 한다.

호흡영역은 가스교환이 가능한 호흡세기관지 이후의 부위를 말한다.

1. 코안(비강, Nasal cavity)

코안은 코중격(비중격)에 의해 좌우 코안으로 나누어지고, 코중격은 왼쪽으로 굽은 형태를 이루고 인두에 개구한다.

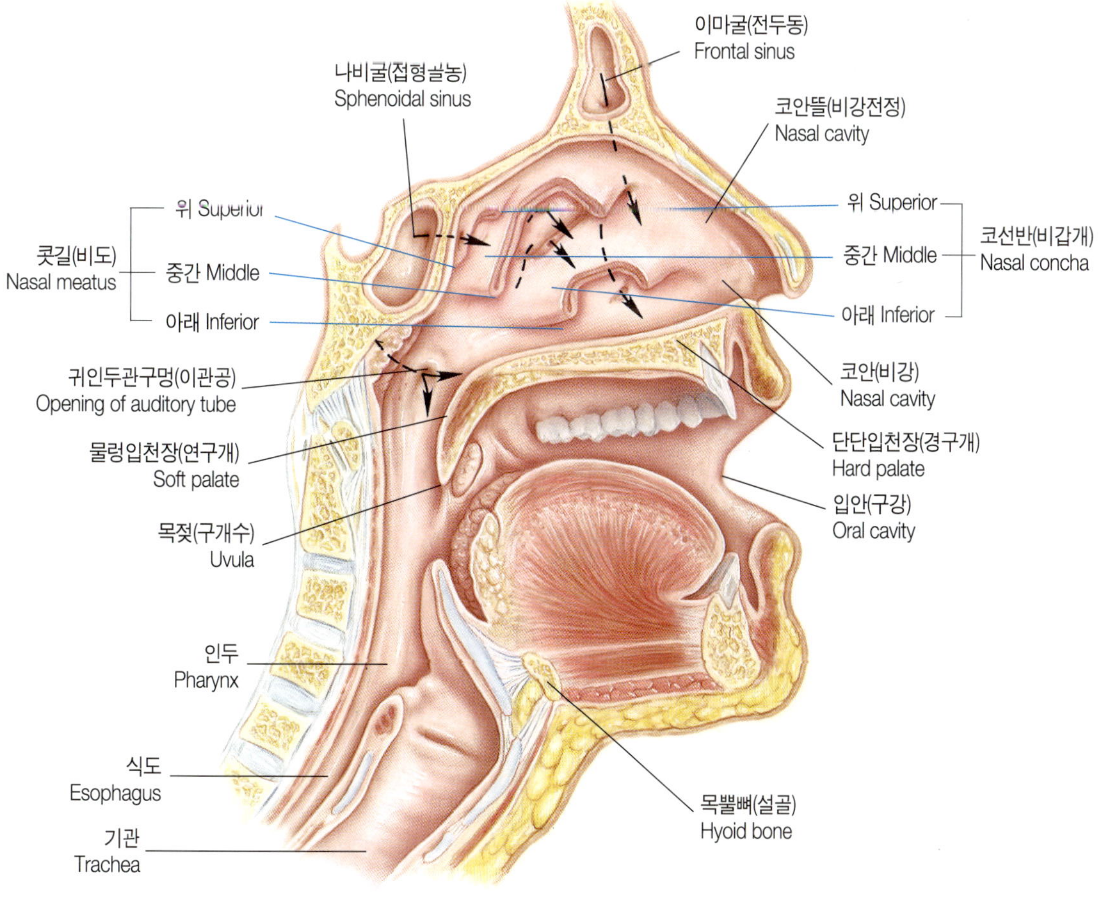

그림 10-2 코안(비강)의 단면

코안의 가쪽벽(외측벽)으로부터 3쌍의 위・중간・아래코선반(상・중・하비갑개)이 나와 있고, 그 하단에는 3쌍의 위・중간・아래콧길(상・중・하비도)이 있다(그림 10-2).

코안은 공기를 가온・가습하여 먼지를 제거하고, 공명작용이 있으며, 위코선반(상비갑개)의 점막에는 후각의 수용기가 분포되어 있어 냄새를 감지한다.

2. 인두(Pharynx)

인두는 코안에 계속되는 기도로 소화기와 호흡기의 교차점으로 코인두(비인두, nasopharynx), 입인두(구인두, oropharynx), 후두인두(laryngopharynx)로 구분된다.

인두 밑에는 후두덮개(후두개, epiglottis)가 있어 음식물이 통과할 때 후두를 막아 음식물이 후두로 들어가는 것을 막는다.

인두에는 귀인두관(이관, auditory tube)이 있어 가운데귀(중이)와 서로 교통하고 있다.

3. 후두(Larynx)

후두는 인두의 후두부에서 시작되어 기관 이행부까지이며 기도 및 발성기로서 작용한다. 후두연골로서는 후두융기연골인 갑상연골, 반지연골(윤상연골), 성대돌기가 있어 발성에 관여하는 모뿔연골(피열연골)이 있다(그림 10-3).

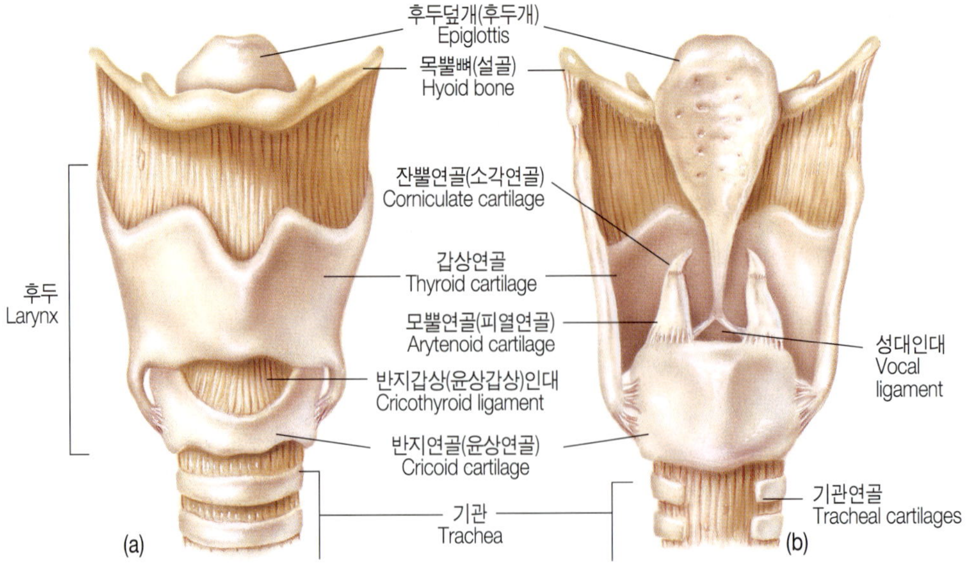

그림 10-3 후두의 구조 (a) 앞면. (b) 뒷면.

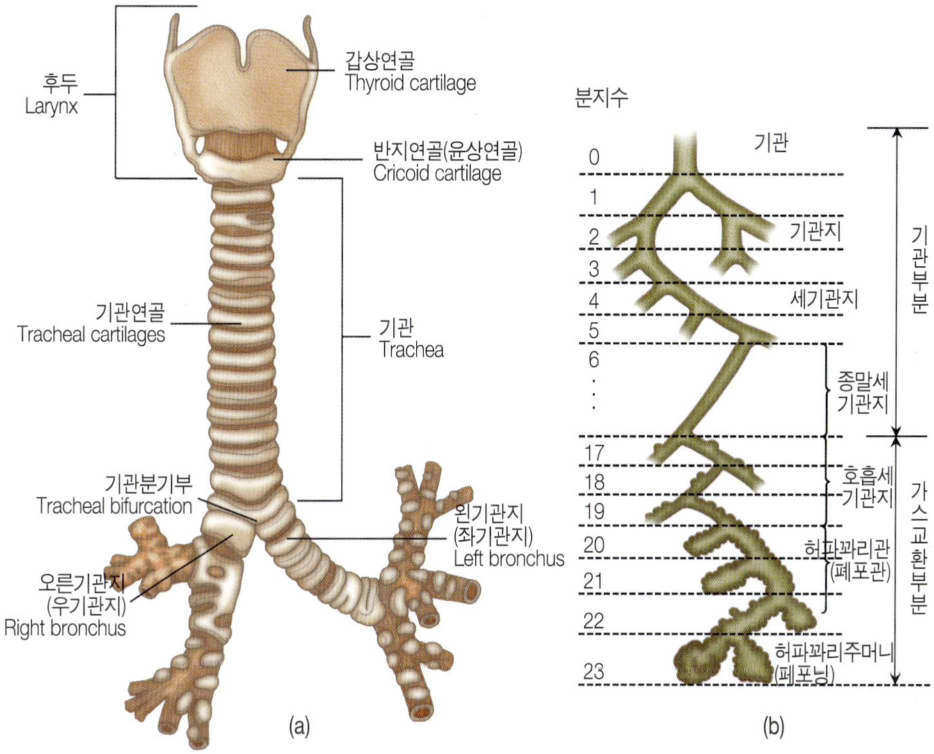

그림 10-4 **기도** (a) 기관과 기관지. (b) 기도의 분지.

4. 기관과 기관지(Trachea and bronchus)

기관은 여섯째목뼈(제6경추)에서 시작하여 식도의 앞을 하행하여 다섯째등뼈(제5흉추)에서 오른・왼기관지로 갈라진다. 기관은 길이가 10cm이고, 15~20개의 C자형 기관연골로 구성된다.

기관은 오른・왼기관지로 나누어지고 기관에서 허파꽈리까지 도달하는 사이에 기도는 23회나 분지한다(그림 10-4).

기관의 섬모원주상피는 점액을 후두 쪽으로 밀어내며, 기침과 함께 허파에서 불순물이나 흡입된 먼지 등을 내보는데 중요한 역할을 한다. 기관지 중 오른기관지(우기관지)는 세 가지이고 굵고 짧은 데 비해, 왼기관지(좌기관지)는 두 가지이고 길고 가늘다.

5. 허파(폐, Lung)

허파의 무게는 오른허파(우측폐)가 630g, 왼허파(좌측폐)가 570g으로 체중의 1/40이다.

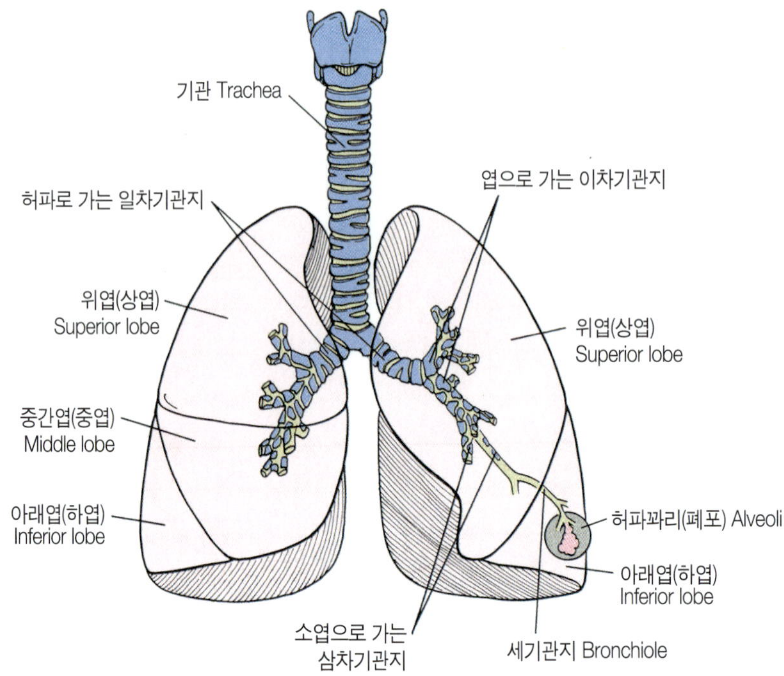

그림 10-5 기관과 허파의 구조

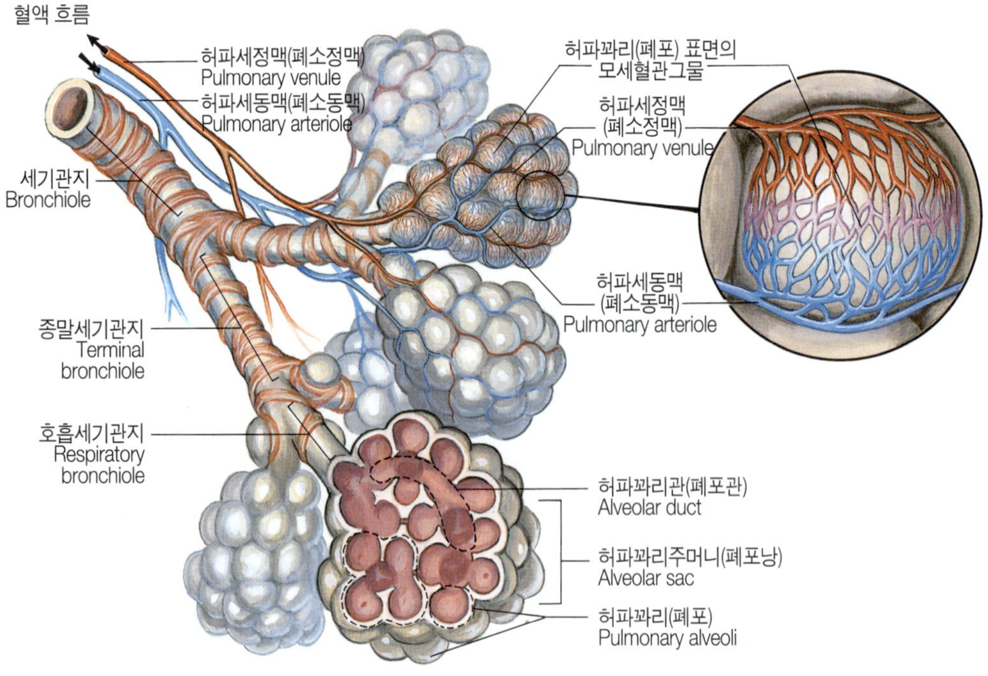

그림 10-6 허파꽈리의 미세구조

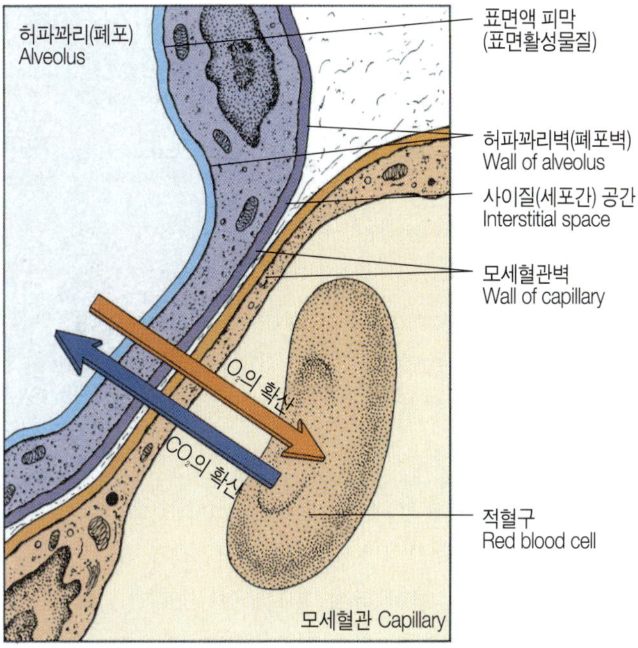

그림 10-7 허파꽈리-모세혈관 사이의 가스 교환

허파는 2겹의 가슴막(흉막)으로 싸여 있고, 오른허파는 위 · 중간 · 아래엽(상 · 중 · 하엽)의 3엽으로 되어 있고, 왼허파는 위 · 아래엽(상 · 하엽)의 2엽으로 되어 있다(그림 10-5).

허파꽈리 표면적은 40~100m²이고(그림 10-6), 허파꽈리벽의 두께가 얇아서 허파꽈리 내의 공기와 모세혈관 내의 혈액 사이에서 가스교환이 용이하다(그림 10-7). 허파꽈리 표면활성 물질은 인지질로 되어 있어 허파꽈리의 표면장력을 줄여 준다.

II 폐 환 기

허파에 공기가 출입하는 것이 호흡운동이고 환기를 반복해서 행하는 것이다. 호흡운동은 외부의 공기를 허파꽈리 내로 들여 보내는 들숨운동(흡식운동)과 허파꽈리 내에 있는 공기를 외부로 내보내는 날숨운동(호식운동)이 있다.

1. 들숨(흡식, Inspiration)

가슴우리(흉곽)를 확장시키면 허파도 확장되어 허파꽈리내압(폐포내압)이 대기압보다 낮

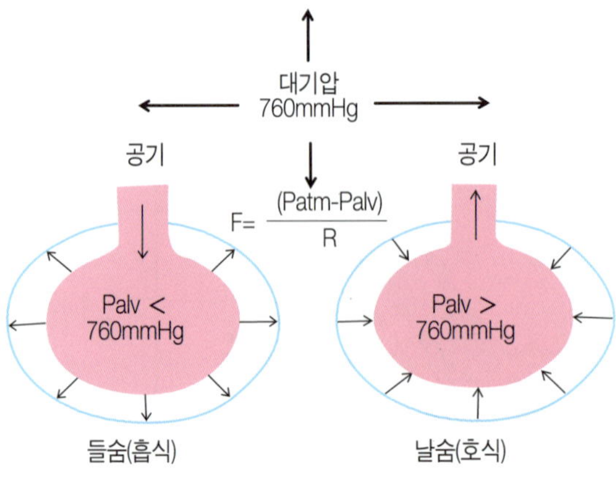

그림 10-8 호흡 시 허파꽈리압(폐포압)과 대기압의 관계 허파꽈리압(폐포압, palv)이 대기압(patm)보다 작을 경우 공기는 허파로 들어간다. 공기 이동량(F)은 압력차에 비례하며 기도저항(R)에 반비례한다.

아져 허파 내로 공기가 들어오는 것이 들숨(흡식)이다(그림 10-8a). 들숨운동(흡식운동)은 능동적으로 일어나며 에너지를 필요로 한다. 들숨운동의 과정은 다음과 같다.

① 가로막(횡격막)이 수축하여 가슴우리(흉곽)부분이 배안(복강) 쪽으로 내려가면서 가슴우리를 확장시킨다. 가로막의 수축에 의한 호흡을 배호흡(복식호흡)이라고 한다.
② 바깥갈비사이근(외늑간근)이 수축하여 갈비뼈(늑골)을 위쪽으로 올려 가슴안(흉강)의 좌우 상하의 용적이 증가되어 가슴안(흉강) 내압이 낮아져 허파꽈리가 확장된다(그림 10-9).
③ 배근육(복부근육)의 이완이 일어난다.
④ 허파꽈리의 표면장력 약화가 일어난다.

가슴우리가 확장되고 허파가 확장되면 허파내압(폐내압)이 1~2mmHg 정도 음압이 되어 공기는 대기에서 피동적으로 압력이 낮은 허파꽈리 내로 이동되어 들숨이 일어난다. 들숨은 허파꽈리 내압과 대기압이 같아질 때까지 일어난다.

2. 날숨(호식, Expiration)

가슴우리의 크기가 작아져 허파 내 압력이 증가하므로 허파 내의 공기가 밖으로 나가는 것이 날숨(호식)이다(그림 10-8b). 날숨운동(호식운동)은 에너지를 필요로 하지 않는 수동적 운동으로 들숨운동의 역작용이다.

날숨운동의 과정은 다음과 같다.

① 들숨 시 수축되었던 가로막과 바깥갈비사이근의 이완으로 갈비뼈와 가로막이 원래의

위치로 되돌아와서 가슴우리의 크기가 줄고 허파 내 압력이 증가한다(그림 10-9).

② 갈비뼈를 아래로 당기는 속갈비사이근(내늑간근)의 수축으로 가슴우리 용적을 더 줄게 하며, 속갈비사이근은 날숨운동을 주관하는 날숨근(호식근)이다.

③ 배근육(복부근)의 긴장과 가로막의 원상복귀는 날숨을 용이하게 한다.

3. 표면장력과 표면활성 물질

허파꽈리를 싸고 있는 액체의 표면장력은 허파꽈리의 크기를 줄이고 허파 확장을 방해한다. 허파꽈리세포(폐포세포)의 허파 표면활성 물질인 계면활성제(surfactant)는 허파꽈리를 둘러싼 액체의 표면장력을 줄여 들숨운동(흡식운동)이 일어나는 동안 허파꽈리를 쉽게 확장시킴으로써 들숨운동(흡식운동)을 돕는다.

4. 허파용적(폐용적)과 허파용량(폐용량)

1) 허파용적(lung volume)

허파 환기의 규모는 허파용적에 의해 결정된다.

① **일회호흡량(일호흡용적, tidal volume; TV)**

안정상태에서 1회 호흡하는 동안 들이마쉬거나 내쉬는 공기의 양을 일회호흡량이라 하며 정상 성인에서는 약 500mL이다.

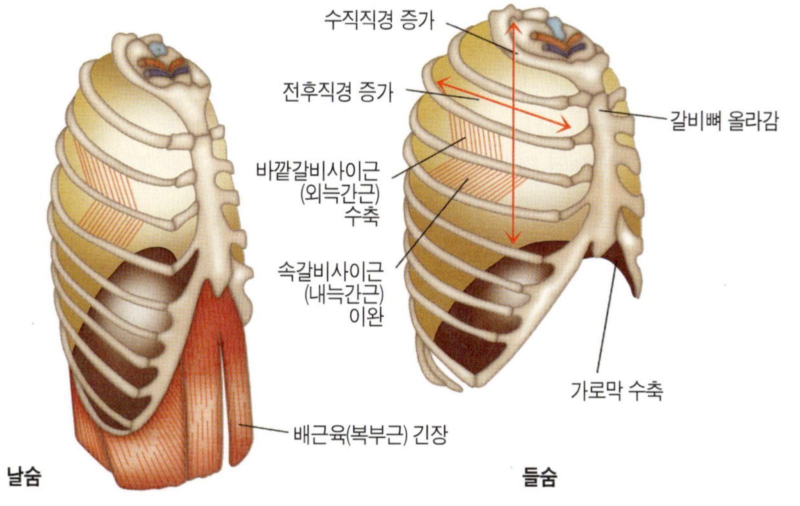

그림 10-9 날숨(호식)과 들숨(흡식) 시의 가슴우리(흉곽) 모양의 변화

② **들숨예비량(흡식 예비용적**, inspiratory reserve volume; IRV)

일회 호흡량을 들숨(흡식)한 후 최대로 더 들이마실 수 있는 공기량을 들숨예비량이라 하며 약 3,100mL이다.

③ **날숨예비량(호식 예비용적**, expiratory reserve volume; ERV)

안정날숨(호식) 후에도 허파는 아직 많은 양의 공기를 가지고 있는데, 이 중 날숨근육(호식근)의 수축으로 최대로 내쉴 수 있는 공기량을 날숨예비량이라 하며 약 1,200mL이다.

④ **남은공기량(잔기용적**, residual volume; RV)

최대로 노력하여 날숨한 후 허파 속에 남아 있는 공기량을 남은공기량이라 하며 약 1,200mL이다.

2) 허파용량(lung capacity)

허파용량은 허파용적 중 두 가지 이상의 합으로 구성된다.

① **들숨용량(흡식용량**, inspiratory capacity; IC)

일회호흡량과 들숨예비량을 합한 것이며, 정상 날숨상태에서 최대로 들숨할 수 있는 공기량을 들숨용량이라 하며 약 3,600mL이다.

② **기능적 잔기용량**(functional residual capacity; FRC)

날숨예비량과 남은공기량을 합한 것이며 정상 날숨 후 허파 내에 남아 있는 공기량을 기능적 잔기용량이라 하며 약 2,400mL이다.

③ **폐활량**(vital capacity; VC)

일회호흡량과 들숨예비량 및 날숨예비량을 모두 합친 것이며, 공기를 최대로 들숨한 후 최대로 날숨하는 공기량을 폐활량이라 하며, 허파기능 척도에 중요한 인자가 되며 약 4,800mL이다(그림 10-10).

④ **총폐용량**(total lung capacity; TLC)

폐활량과 남은공기량을 합한 것이며 최대의 들숨으로 허파 내에 수용할 수 있는 공기량을 총폐용량이라 하며 약 6,000mL이다.

이들 사이의 관련성을 요약하면 다음과 같다.

$$VC = IRV + V_T + ERV$$

$$VC = IC + ERV$$

$$TLC = VC + RV$$

$$TLC = IC + FRC$$

$$FRC = ERV + RV$$

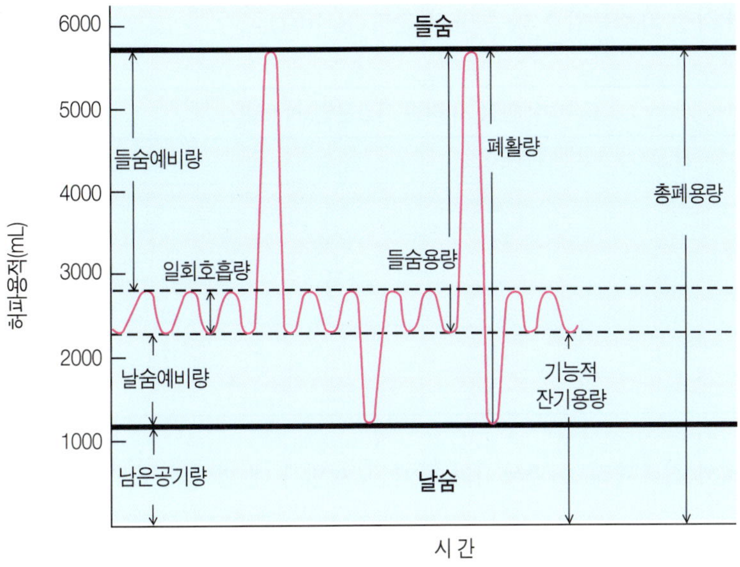

그림 10-10 호흡곡선

3) 허파꽈리 환기량(폐포 환기량)

허파꽈리에서의 가스교환에 의하지 않고 기도 내에 남아 있는 공기량을 사강(dead space)이라 하고 약 150mL의 용적이 있다.

허파꽈리로 들어오는 공기의 양을 허파꽈리 환기량이라 한다. 실제로 1회의 호흡운동에 의해 허파꽈리에서 환기되는 양은 일회호흡량(1회 환기량)에서 사강을 뺀 양이다.

허파꽈리 환기량 = 일회호흡량−사강

= 500mL−150mL = 350mL

III 가스교환

1. 가스분압

전신의 조직이 1분간에 소비하는 O_2 양은 250mL/분이고, 생산되는 CO_2 양은 200mL/분이다.

대기는 총 대기압이 760mmHg이고 질소, 산소, 이산화탄소 등을 포함한 몇 가지 가스들의 혼합체로 구성된다. 각 가스들은 혼합된 상태에서 총 압력에 대한 각 가스의 비율에 해당하는 분압을 나타낸다.

안정상태에서의 각종 가스분압은 다음 표와 같다(표 10-1).

표 10-1 안정 시 각종 가스분압(mmHg)

	산 소	탄산가스	질 소	수증기	합 계
들숨 공기	158	0.3	596	5.7	760
날숨 공기	116	32	565	47	760
허파꽈리 공기	100	40	573	47	760
동맥혈	100	40	573	47	760
정맥혈	40	46	573	47	706
조직	30	50	573	47	700

가스교환은 외계와 허파꽈리, 허파꽈리와 혈액, 모세혈관 내 혈액과 조직세포 사이 등 3곳에서 확산된다.

2. 허파꽈리(폐포)와 혈액 사이의 가스교환

허파꽈리의 가스교환은 가스의 분압차에 의한 확산으로 일어나고 분압이 높은 곳에서 낮은 곳으로 이동한다.

허파꽈리 내에서의 산소교환은 허파꽈리 공기(폐포 공기)의 산소분압은 100mmHg이고,

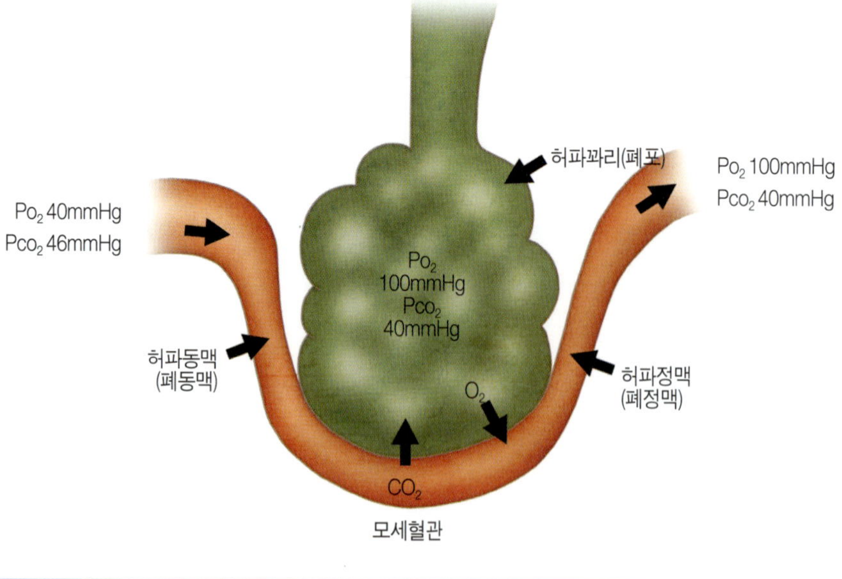

그림 10-11 허파꽈리 모세혈관(폐포 모세혈관)과 허파꽈리(폐포) 사이의 가스교환

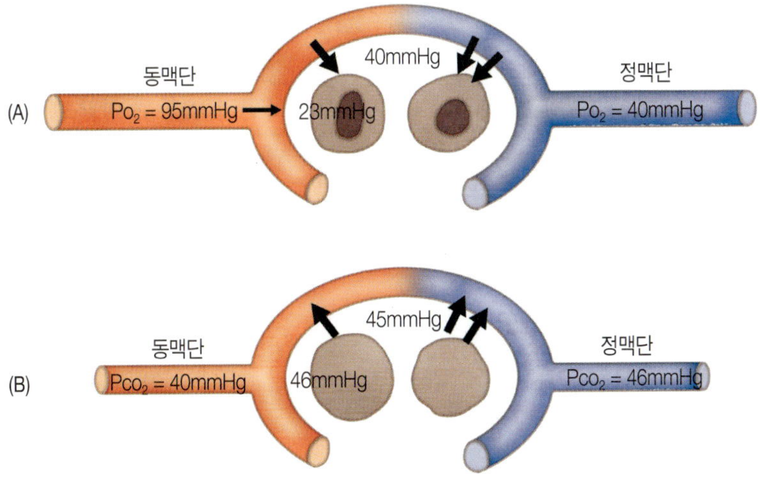

그림 10-12 혈액과 조직세포 사이의 가스교환 (A) O_2 확산(혈액→조직), (B) CO_2 확산(조직→혈액)

허파꽈리 모세혈관(폐포 모세혈관) 혈액의 산소분압이 40mmHg이므로 60mmHg의 분압차가 생겨 허파꽈리 공기 중의 산소가 모세혈관 혈액 속으로 확산되어 들어간다. 허파꽈리 내에서의 CO_2 교환은 허파꽈리 공기의 CO_2 분압은 40mmHg이고, 허파꽈리 모세혈관 혈액의 CO_2 분압이 46mmHg이므로 6mmHg의 분압차가 생겨 모세혈관 혈액에서 허파꽈리로 확산된다(그림 10-11).

3. 혈액과 조직세포 사이의 가스교환

말초 모세혈관의 O_2 분압은 100mmHg이고, 조직세포에서의 O_2 분압은 40mmHg이기 때문에 60mmHg의 분압차에 의해 O_2가 모세혈관 혈액에서 조직세포 내로 확산된다.

말초 모세혈관의 CO_2 분압은 40mmHg이고, 조직세포에서의 CO_2 분압은 46mmHg이기 때문에 6mmHg의 분압차에 의해 CO_2가 조직세포에서 모세혈관 혈액 내로 확산되어 이동한다(그림 10-12).

Ⅳ 혈액 중의 가스운반

허파에서 가스교환으로 혈액 중으로 이동된 O_2는 혈액에 의해 조직으로 운반되고, 조직에서 생성된 CO_2는 혈액에 의해 허파꽈리 내로 운반되어 공기 중으로 배출된다.

1. 혈액 중의 산소운반

혈액 내에서 산소의 운반은 주로 적혈구 내의 헤모글로빈과 결합된 상태로 99%가 운반되고 1%만이 물리적으로 용해된 상태로 운반된다.

1) 용해된 상태로 운반되는 산소

혈액 중에서 산소용해는 산소분압에 비례하며 산소분압이 100mmHg일 때의 용해산소량은 혈장 100mL당 0.3mL이다.

2) 헤모글로빈에 의한 산소운반

1개의 헤모글로빈은 4개의 산소분자와 결합하며 산소와 결합되어 있는 헤모글로빈을 산화 헤모글로빈(oxyhemoglobin; HbO_2)이라고 하고 산소와 결합되어 있지 않은 헤모글로빈을 환원 헤모글로빈(reduced hemoglobin)이라고 한다.

산소해리곡선은 온도 상승, Pco_2 증가, pH 감소, DPG의 농도가 증가하면 해리곡선이 오른쪽으로 이동하여 산소해리가 촉진되고, 온도하강, Pco_2 감소, pH 상승, DPG의 농도가 감소하면 해리곡선을 왼쪽으로 이동시킨다(그림 10-13).

3) 일산화탄소 중독

일산화탄소는 헤모글로빈에 대해 산소보다 200배 이상이나 강한 친화성을 가지고 있어

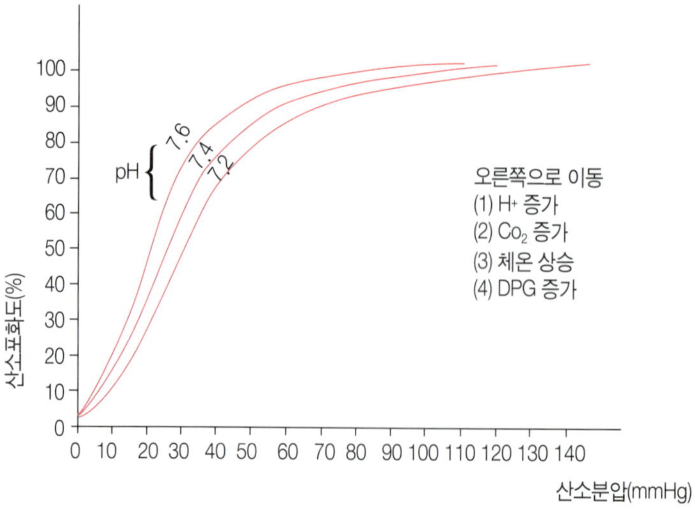

그림 10-13 산화 헤모글로빈 해리곡선에 미치는 pH, Pco_2, 온도, DPG의 영향

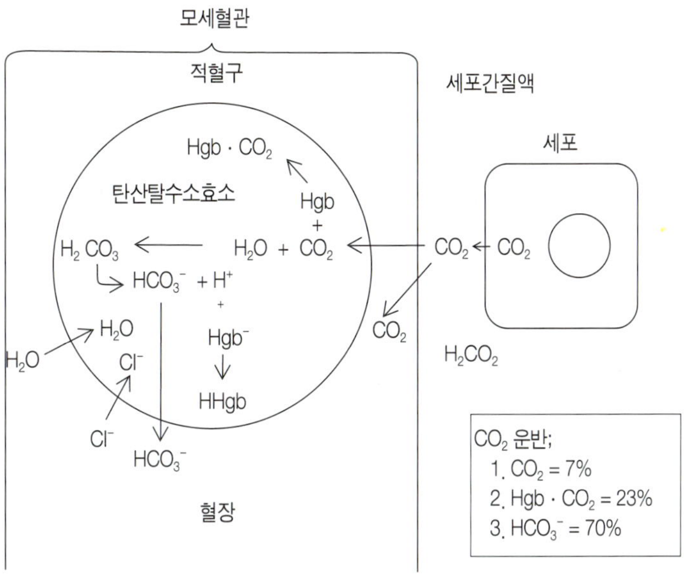

그림 10 14 혈액 내의 CO_2의 운반

대부분의 헤모글로빈이 일산화탄소와 결합하므로 산소는 헤모글로빈과 결합할 수 없게 되고 조직에 산소를 공급할 수 없게 되어 생명이 위험에 빠진다. 특히 중추신경, 심장근육 등 산소 소비가 많은 기관에 영향이 가장 크다.

2. 혈액 중의 이산화탄소의 운반

CO_2는 혈액에서 세 가지 형태로 운반되는데, 70%의 CO_2는 중탄산이온(HCO_3^-)의 형태로, 25%는 Carbamino 화합물의 형태로, 5%는 용해 CO_2로 운반된다(그림 10-14).

1) 용해 CO_2

혈액에 물리적으로 용해되어 운반되는 양은 소량이다.

2) 중탄산이온(HCO_3^-)로서의 CO_2

혈액 중으로 들어온 CO_2는 물과 결합하여 탄산(H_2CO_3)이 된다. 탄산이 포화상태가 되면 탄산은 수소이온(H^+)과 중탄산이온(HCO_3^-)으로 해리되어, 중탄산이온의 형태로 총 CO_2의 70%가 운반된다.

$$CO_2 + H_2O \rightleftharpoons H_2CO_3 \rightleftharpoons H^+ + HCO_3^-$$

3) Carbamino 형태의 CO_2

헤모글로빈이나 혈장단백질의 아미노기($-NH_2$)는 CO_2와 결합하여 carbamino CO_2를 형성한다.

$$HbNH_2 + CO_2 \longrightarrow HbNHCOO^- + H^+$$
$$\text{protein-}NH_2 + CO_2 \longrightarrow \text{protein-}NHCOO^- + H^+$$

V 호흡의 조절

호흡운동은 언제나 일정치 않고 활동에 맞추어 호흡을 조절해야 한다. 산소의 요구량이 많을 때에는 호흡의 빈도와 깊이가 증가하여 허파 환기량(폐 환기량)이 많아지고, 산소의 요구량이 작을 때에는 허파 환기량이 감소하는 것을 볼 수 있으며 이와 같은 현상을 호흡조절이라고 한다.

호흡조절의 기전은 뇌의 호흡중추의 활동을 통하여 율동적이고 규칙적인 환기가 되게 하는 신경성 조절과 순환혈액 및 체액의 화학적 조성의 변화를 통해서 신경성 조절을 보완하는 화학적 조절이 있다.

1. 신경성 조절(Neural control)

호흡중추는 숨뇌(연수)와 다리뇌(뇌교)에 있다. 숨뇌에 있는 호흡중추는 들숨중추(흡식중추)와 날숨중추(호식중추)로 되어 있고, 들숨중추는 들숨근육(흡식근)을 지배하는 운동뉴런에 흥분성을 보내는 들숨 뉴런의 무리이고, 날숨중추는 날숨근육(호식근)을 지배하는 운동뉴런에 흥분성을 보내는 날숨 뉴런의 무리로서 이 두 중추는 서로 대항적으로 작용한다. 다리뇌에도 지속성 들숨중추(지속성 흡식중추)와 날숨조절 중추(호식조절 중추)의 두 개의 호흡조절 중추가 있다. 지속성 들숨중추는 다리뇌의 하부 2/3에 위치하고 지속적인 들숨운동을 일으키고, 날숨조절 중추는 다리뇌의 상부 1/3에 위치하고 날숨운동을 조절한다. 들숨이 진행하여 허파가 확장되면 허파의 폄 수용기(신전 수용기)가 흥분되어 들신경(구심신경)인 미주신경에 의해 들숨중추(흡식중추)에 전달되어 들숨중추를 억제하여 날숨이 나타나게 하는 반사를 헤링-브로이어 반사(Hering-Breuer reflex)라 한다(그림 10-15).

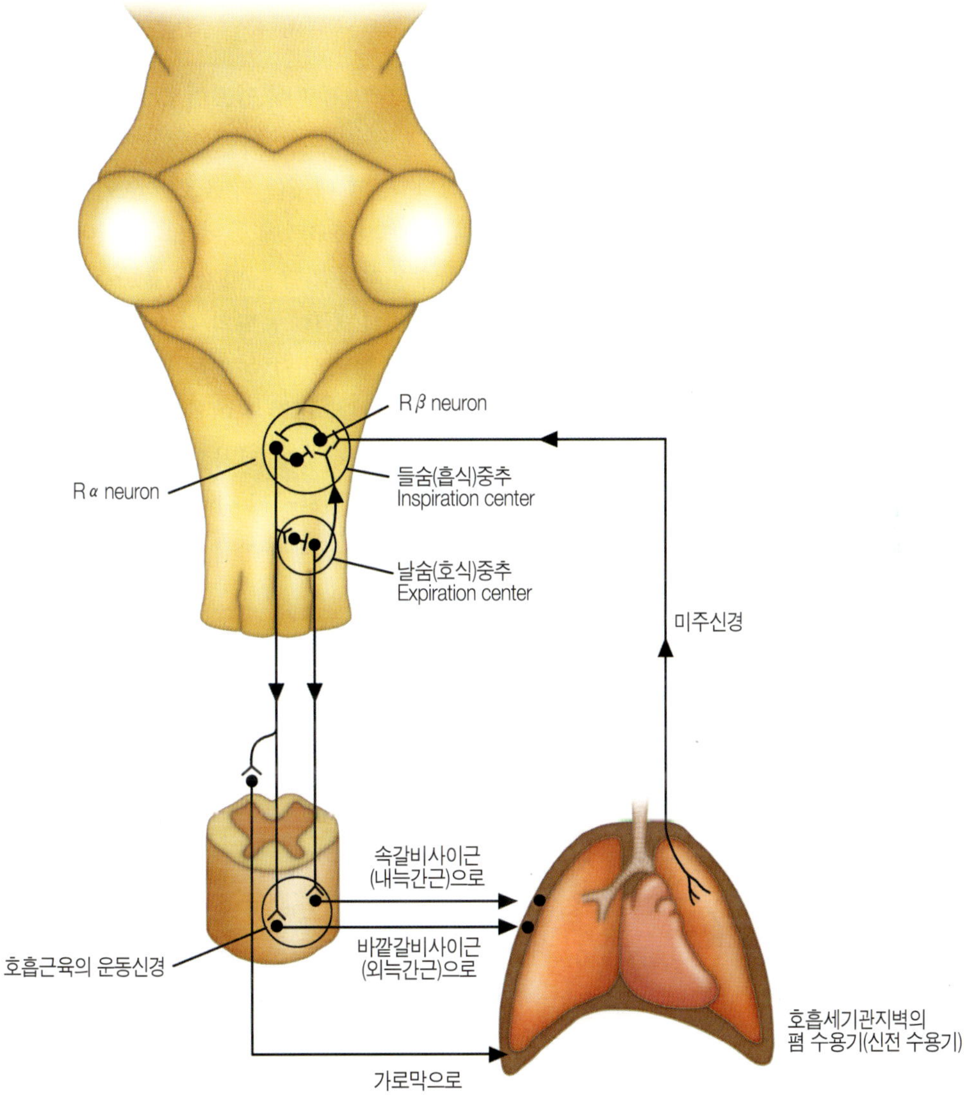

그림 10-15 허파의 폄 수용기로부터의 되먹임을 포함한 들숨과 날숨의 신경조절계 회로

2. 화학적 조절(Chemical control)

혈액 내에 있는 Po_2, Pco_2, H^+(pH) 등의 변동에 의하여 호흡의 주기성이 조절되는 것을 화학적 조절이라 하고, 이때 혈액 내의 화학적 환경변화 상태를 알아 낼 수 있는 장치를 화학수용기라 하며, 중추 화학수용기와 말초 화학수용기가 있다.

1) 중추 화학수용기

중추 화학수용기는 숨뇌의 배쪽면 가쪽(복측면 외측) 표면에 있으며 CO_2나 H^+에 예민하게 반응하는 화학수용기이다.

호흡은 CO_2 분압과 H^+ 농도에 비교적 예민하다. 혈액 내 CO_2의 농도가 높아지면 H_2CO_3이 많아지고, 그 중 CO_2는 빠른 속도로 혈액을 통해 뇌척수액에 들어가므로 H^+과 HCO_3^-로 해리되면 뇌척수액 H^+ 농도가 높아져 중추 화학수용기에 영향을 미쳐 호흡중추가 흥분하면서 호흡이 촉진된다. H^+ 농도의 증가는 환기를 촉진하고 H^+ 농도의 감소는 환기를 억제한다. 혈액의 CO_2 분압 상승은 H_2CO_3 농도를 증가시켜 혈액의 H^+ 농도를 증가시킨다. 혈액 중의 H^+은 혈액뇌장벽을 통과하지 못하여 중추화학수용기에 영향을 미치지 못하나, 혈액 중의 CO_2는 혈액뇌장벽을 통과할 수 있으므로, H_2CO_3를 형성하여 뇌척수액의 pH를 저하시킬 수 있다. 혈액 중 CO_2 분압의 증가는 뇌척수액의 pH를 저하시켜 숨뇌의 중추화학수용기를 자극한다. 한편, 정상상태에서는 산소분압이 화학수용기를 흥분시킬 만큼 감소하는 일이 없으나 위급한 저산소증 시에는 볼 수 있다.

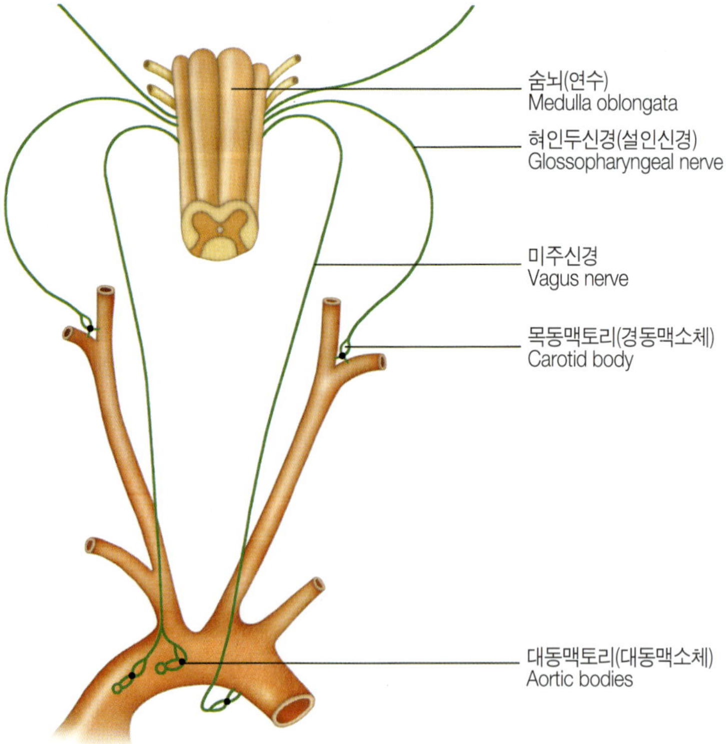

그림 10-16 목동맥토리와 대동맥토리에 의한 호흡조절

2) 말초 화학수용기

말초 화학수용기는 온목동맥(총경동맥)의 분지부위에 있는 목동맥토리(경동맥소체)와 대동맥활(대동맥궁)에 있는 대동맥토리(대동맥소체)이다(그림 10-16). 동맥혈액의 O_2분압 감소, pH 감소, CO_2 분압 증가 시에 말초 화학수용기가 자극을 받아 호흡중추의 흥분성을 높여 호흡이 촉진된다. 목동맥토리와 대동맥토리는 저산소증에 예민하고, 동맥혈액의 CO_2 분압에 대한 반응은 중추화학수용기에 비해 훨씬 약하다.

VI 호흡의 이상

안정 시의 정상 호흡에서는 성인의 경우 1분에 13~22회의 빈도이다. 호흡빈도가 증가하는 경우를 빠른호흡(빈호흡)이라 하고, 호흡빈도가 감소하는 경우를 느린호흡(서호흡)이라 한다.

과호흡(hyperpnea)은 호흡의 깊이가 증가하는 경우로 심호흡을 과도하게 하는 것을 말한다. 호흡곤란(dyspnea)은 노력하지 않으면 호흡운동을 하기가 매우 힘든 상태를 말하며, 주원인은 혈액 속의 CO_2 농도가 높아져 호흡중추가 지나치게 자극되기 때문이다. 무호흡(apnea)은 일시적으로 호흡운동이 정지되는 경우를 말한다.

체인-스토크스 호흡(Cheyne-Stokes respiration)은 호흡곤란과 무호흡이 교대로 되풀이되면서 나타나는 상태를 말하며, 이 호흡은 호흡중추의 흥분성이 매우 낮아짐으로써 일어난다. 체인-스토크스 호흡은 뇌질환, 마약과 일산화탄소 중독 시, 심장기능상실(심부전), 요독증, 사망 직전에 나타난다.

호흡은 호흡중추에 의해 조절되나 병적으로 과환기나 환기부족이 발생할 수 있다. 호흡성 알칼리증은 과환기로 CO_2를 지나치게 잃게 되는 과도호흡 시에 나타나고, 호흡성 산증은 환기 부족상태로 호흡곤란 시에 나타난다.

제 11 장

배설생리

비뇨계통은 소변을 만들어 체외로 배설하는 기관으로 콩팥(신장), 요관, 방광, 요도로 이루어진다.

콩팥의 중요한 기능은 체내의 노폐물을 배설, 체내의 수분 및 전해질의 양과 삼투압 농도를 조절, 산염기평형 등의 조절기능, 즉 생체 항상성에 중요한 역할을 한다.

I 콩팥의 구조

콩팥(신장)은 복막후 장기로서 열한째 및 열두째등뼈(흉추)~셋째허리뼈(요추) 사이에 위치하고, 좌우 1쌍이며, 왼쪽 콩팥(좌신)이 오른쪽 콩팥(우신)보다 높게 위치하고 무게는 150g이다. 콩팥은 심장에서 박출되는 혈액량의 약 25% 가량인 1,300mL를 공급받고 있다.

콩팥은 겉질(피질), 속질(수질), 콩팥깔때기(신우)로 되어 있다. 겉질은 콩팥소체(신소체)가 밀집된 부분이고, 속질은 콩팥세관(세뇨관)의 집합이며 그 전체적인 모양 때문에 콩팥피라밋(신추체)이라 하며 콩팥깔때기, 요관으로 연결된다(그림 11-1). 콩팥의 구조적, 기능적 최소단위는 콩팥단위(네프론, nephron)이다. 콩팥단위는 콩팥소체(신소체, renal corpuscle, Malpighian body)와 콩팥세관(세뇨관, renal tubule)으로 되어 있다(그림 11-2). 콩팥소체는 토리(사구체, glomerulus)와 토리주머니(보우만낭, Bowman's capsule)로 형성된다(그림 11-3).

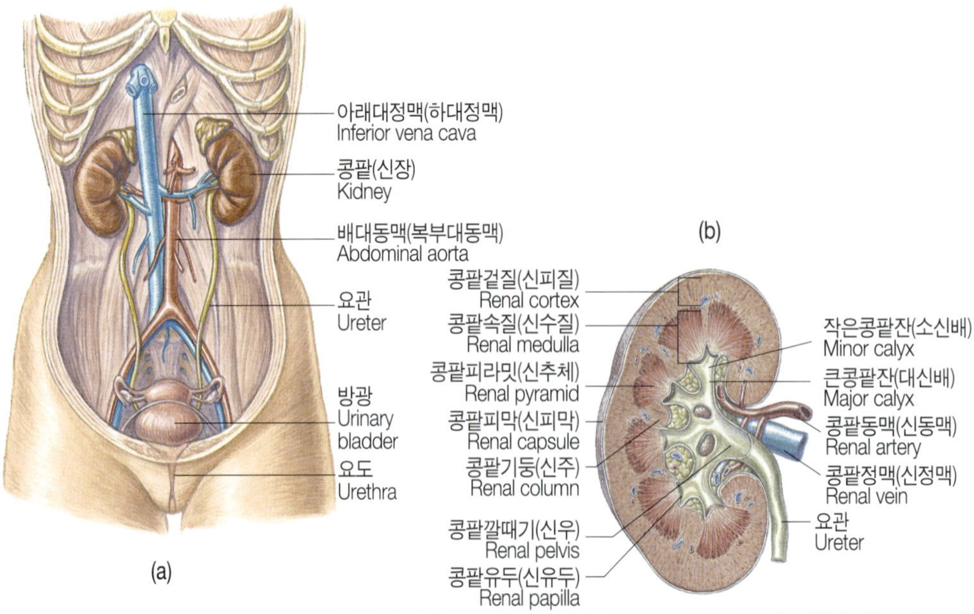

그림 11-1 비뇨계통(a)과 콩팥(b)의 구조

들세동맥(수입소동맥)이 토리주머니(보우만낭) 내에서 50개의 모세혈관으로 분지되어 모세혈관 덩어리를 이룬 것이 토리이며, 토리를 둘러싸고 있는 주머니를 토리주머니라고 한다. 콩팥세관은 토리쪽곱슬세관(근위세뇨관, proximal convoluted tubule), 콩팥세관고리(헨레고리, Henle' s loop), 먼쪽곱슬세관(원위세뇨관, distal convoluted tubule), 집합세관(집합관, collecting duct)으로 구성되어 있다. 토리주머니에 연결된 부위를 토리쪽곱슬세관

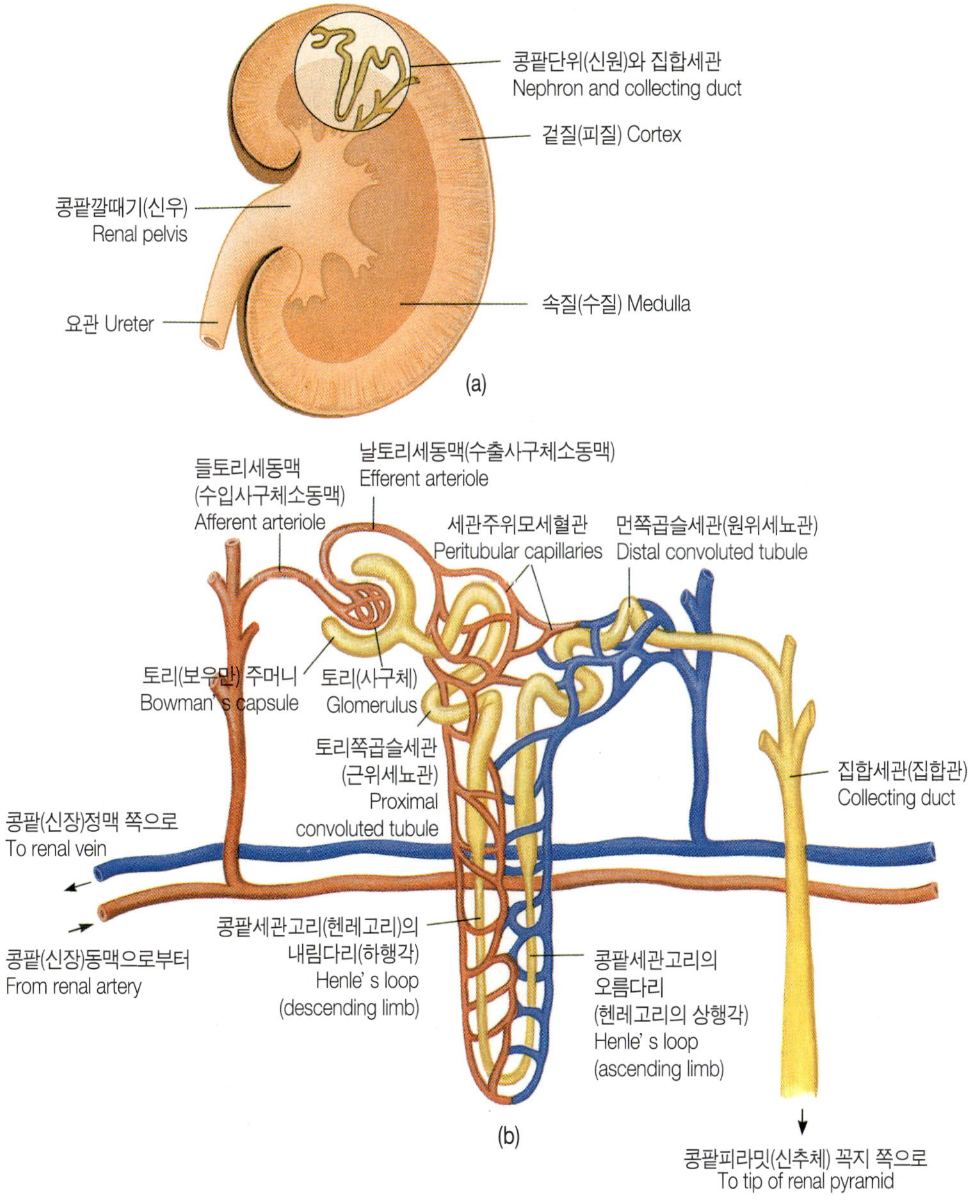

그림 11-2 콩팥단위(네프론, nephron) (a) 콩팥의 세로절단면으로 콩팥단위과 집합세관을 보여준다. (b) 각 콩팥단위는 토리주머니, 토리쪽곱슬세관, 콩팥세관고리, 먼쪽곱슬세관으로 구성되어 있다. 먼쪽곱슬세관은 집합세관에 연결되어 콩팥피라밋으로 뻗어 있다. 들토리세동맥은 혈액를 토리로 보낸다. 날토리세동맥은 토리로부터 혈액을 세관주위모세혈관으로 보낸다.

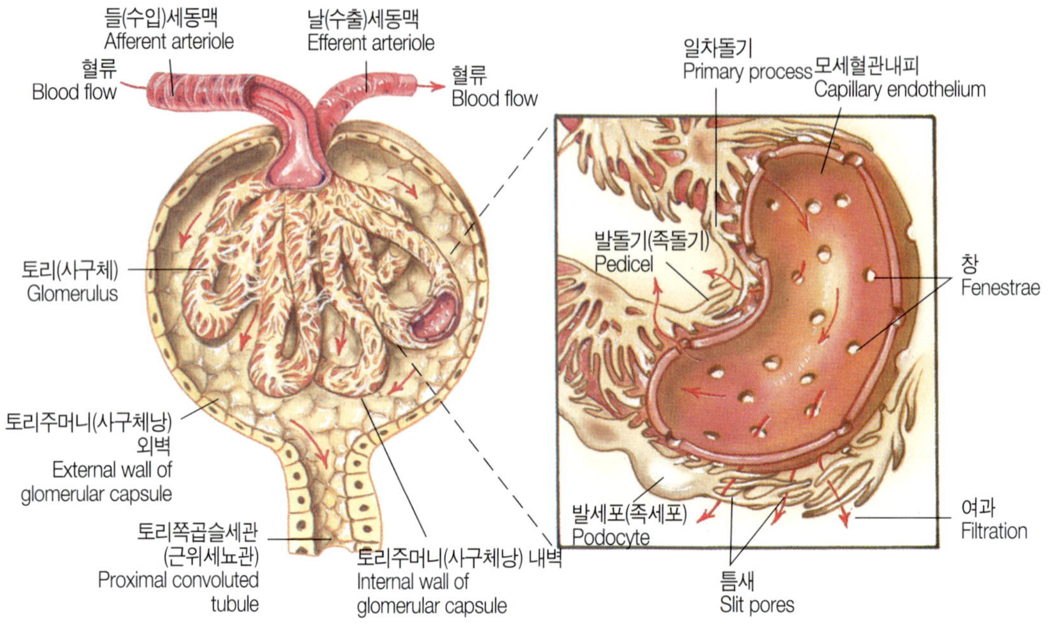

그림 11-3 콩팥소체(신소체, renal corpuscle)의 구조

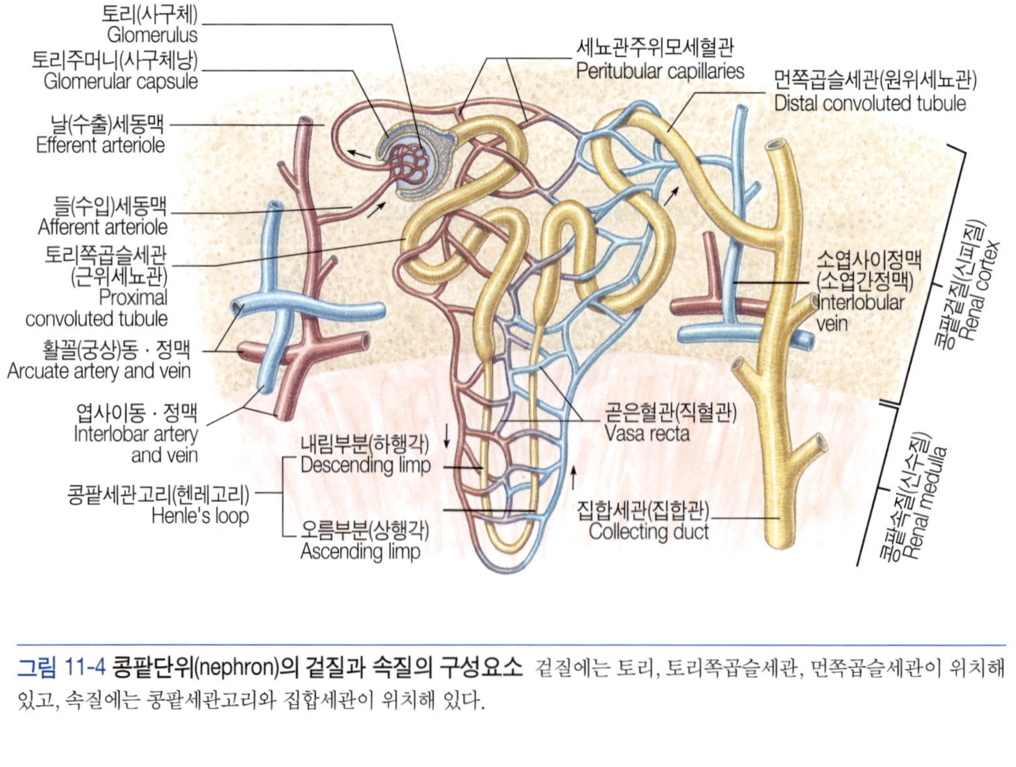

그림 11-4 **콩팥단위(nephron)의 겉질과 속질의 구성요소** 겉질에는 토리, 토리쪽곱슬세관, 먼쪽곱슬세관이 위치해 있고, 속질에는 콩팥세관고리와 집합세관이 위치해 있다.

이라 하고, 토리쪽곱슬세관은 콩팥세관고리에 연결된다. 콩팥세관고리는 머리핀 모양을 하고 있으며 내림 콩팥세관고리(하행성 헨레고리)와 오름 콩팥세관고리(상행성 헨레고리)로 구성되어 있다. 먼쪽곱슬세관은 오름 콩팥세관고리에서 시작하여 집합세관(집합관)에 이어지고, 집합세관은 작은콩팥잔(소신배)과 큰콩팥잔(대신배)을 지나 콩팥깔때기(신우)에 연결된 후 요관을 지나 방광에 연결된다.

콩팥의 겉질에는 토리, 토리쪽곱슬세관, 먼쪽곱슬세관이 있고, 속질에는 콩팥세관고리와 집합세관이 있다(그림 11-4).

II 콩팥의 기능(요의 형성과정)

1일 배뇨량은 1~1.5L, 요의 비중은 1.015~1.030, pH는 4.8~7.5이다.

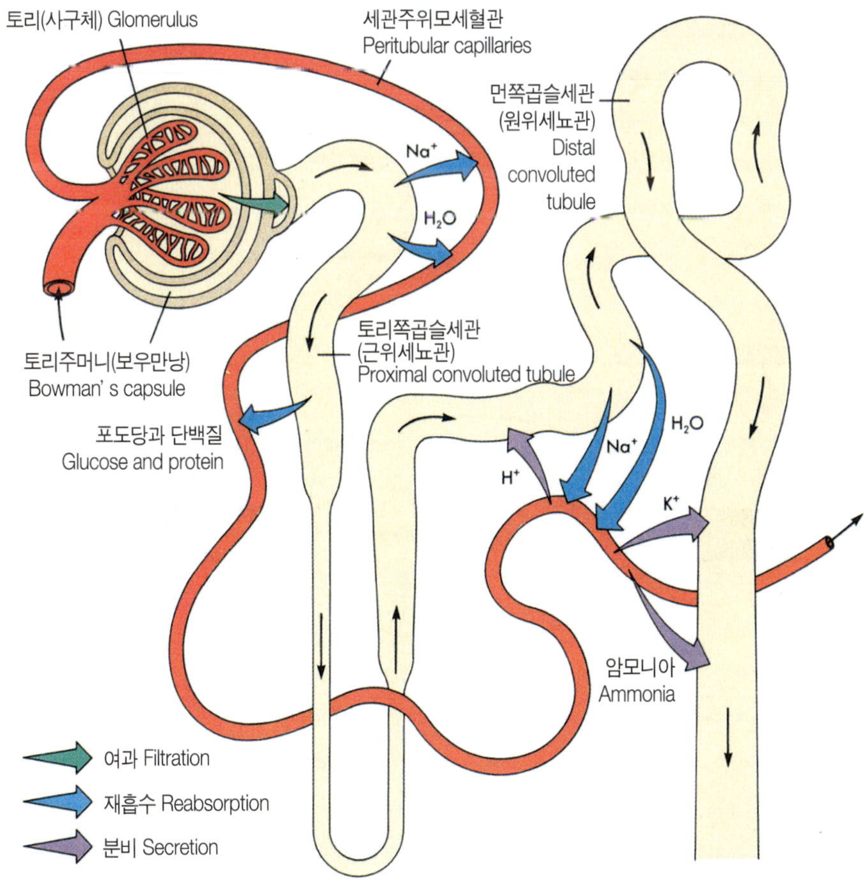

그림 11-5 요의 형성과정 요는 여과, 재흡수, 분비의 3과정을 거쳐 생성된다. 여과는 토리로부터 토리주머니로 물질의 이동이 일어나는 것이다. 재흡수는 콩팥단위로부터 세관주위모세혈관으로 물질의 이동이 일어나는 것이다. 분비는 세관주위모세혈관으로부터 콩팥단위로 물질의 이동이 일어나는 것을 일컫는다.

콩팥은 수분과 전해질의 균형을 맞추고, 단백질의 이화작용으로 나오는 요소, 요산, 크레아티닌(creatinine), 빌리루빈(bilirubin)과 혈색소 분해산물 및 각종 호르몬의 대사산물이 콩팥으로 배설된다.

콩팥은 레닌(renin)을 분비하여 혈액 중으로 유리하여 레닌이 효소로 작용하여 동맥혈압과 순환혈액량을 유지하여 혈류량을 조절한다. 콩팥에 산소공급이 줄게 되면 적혈구 생성인자인 에리트로포이에틴(erythropoietin) 분비가 자극된다.

요는 토리 여과, 콩팥세관 재흡수, 콩팥세관의 분비의 세 과정을 거쳐 형성된다(그림 11-5)

1. 토리 여과(사구체 여과, Glomerular filtration)

토리(사구체)는 들세동맥(수입소동맥)과 날세동맥(수출소동맥) 사이에 끼어 있는 모세혈관 덩어리로 되어 있고, 단백질과 혈구를 제외한 물질을 혈장에서 토리주머니(사구체낭)로 통과시킨다(표 11-1).

표 11-1 물질들의 분자량이 증가함에 따라 토리여과율이 감소한다.

물질 Substance	분자량 Molecular weight	여과율 Filterability
Water	18	1.0
Sodium	23	1.0
Glucose	180	1.0
Inulin	5,500	1.0
Myoglobin	17,000	0.75
Albumin	69,000	0.005

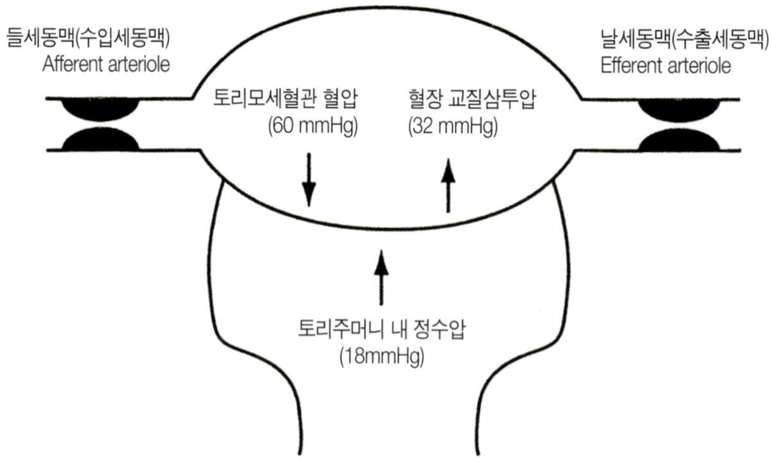

토리여과압 (10mmHg) = 토리모세혈관 혈압 (60mmHg) − 토리주머니 내 정수압 (18mmHg) − 혈장 교질삼투압 (32mmHg)

그림 11-6 여과기전

토리 여과는 여과압에 의하여 결정되는데, 토리 모세혈관의 혈압은 약 60mmHg이고, 혈장의 교질 삼투압은 약 32mmHg이며, 토리주머니의 내압은 18mmHg이므로 토리여과압 = 토리 모세혈관 혈압−(혈장 교질삼투압 + 토리주머니 내 정수압) = 60−(18 + 32) = 10mmHg이다(그림 11-6).

토리여과율(사구체여과율, glomerular filtration rate; GFR)은 콩팥에서 1분 동안에 만들어지는 토리여과액량(사구체여과액량)을 말하며, 남자는 125mL/min이고, 여자는 110mL/min이다. 1일 토리여과량(사구체여과량)은 GFR을 평균 125mL/min라고 볼 때 하루 24시간으로 환산하면 180L이다. 토리여과율은 직접 측정할 수 없고 이눌린(inulin)의 청소율(clearance)을 이용하여 간접적으로 측정한다(표 11-2). 토리여과율의 측정에 쓰이는 물질은 이눌린 이외에 만니톨(mannitol), 크레아티닌(creatinine), 내인성 크레아틴(endogenous creatine)이 있다. 혈장 청소의 개념은 콩팥 기능을 표시하는 우수한 방법으로, 어떤 물질이 토리에서 자유로이 오줌으로 여과되지만 콩팥세관에서 재흡수나 분비되지 않는다면 그 물질의 청소율은 토리여과율과 동일하고 이눌린이 이같은 성질을 가지고 있어서 토리여과율 측정에 사용된다.

요중의 이눌린 양만 측정하면 그때의 혈장 이눌린 농도로부터 토리가 걸러 낸 혈장량을 계산할 수 있다.

$$\text{GFR(mL/min)} = \frac{\text{요중의 이눌린 농도(mg/mL)} \times \text{요량(mL/min)}}{\text{혈장 내 이눌린 농도(mg/mL)}}$$

이눌린 정맥 주입한 후 요와 혈장내의 농도가 각각 30mg/mL와 0.5mg/mL라고 가정하고, 요량이 2mL/min이면 GFR은 다음과 같다.

$$\text{GFR} = \frac{30\text{mg/mL} \times 2\text{mL/min}}{0.5\text{mg/mL}} = 120\text{mL/min}$$

표 11-2 각종 물질의 Clearance 비율

물질 Substance	청소율 Clearance Rate(mL/min)
Glucose	0
Sodium	0.9
Chloride	1.3
Potassium	12.0
Phosphate	25.0
Inulin	125
Creatinine	140

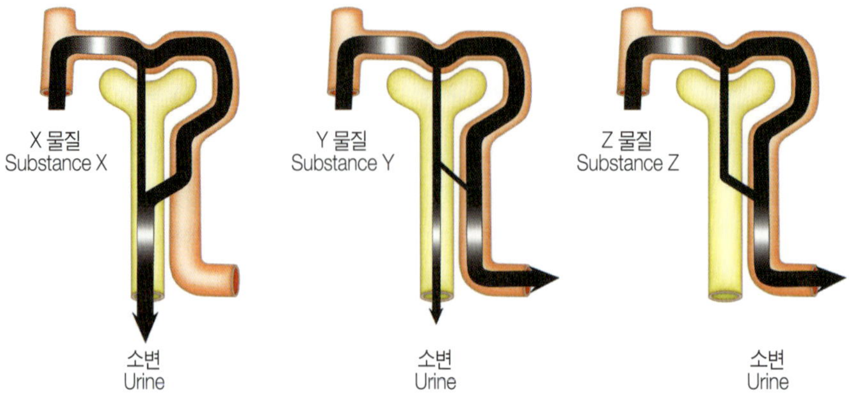

그림 11-7 **콩팥단위(nephron)에서 물질의 이동 특성** X 물질은 여과되고 분비되지만 재흡수되지 않는다. Y 물질은 여과된 후 일부분이 재흡수된다. Z 물질은 여과된 후 완전히 재흡수된다.

이것은 요에 나타난 이눌린의 양을 배설하기 위해 1분당 120mL의 혈장이 여과되어야 한다는 뜻이다. 이눌린 클리어랜스에 대한 어떤 물질의 clearance의 비율을 clearance 비율이라 하며, 이 비율이 1보다 적으면 이물질이 콩팥세관에서 재흡수되었음을 나타내고, 이 비율이 1보다 크면 이물질은 콩팥세관에서 분비되었음을 의미한다(그림 11-7).

콩팥혈장유통량(신혈장유통량, renal plasma flow; RPF)을 측정할 수 있는 대표적인 물질은 파라아미노마뇨산(paraaminohippuric acid; PAH)이고, 어떤 물질이 콩팥을 한 번 순환함에 따라 토리와 콩팥세관에서 완전히 혈액으로부터 제거되어 그 물질의 정맥혈액 내 농도가 0이 되는 것을 말한다.

PAH를 혈관 내에 주사하여 혈장 내의 PAH 농도를 6mg/100mL 이내의 저농도로 하면 콩팥의 토리에서 20%가 여과되고, 콩팥세관공간(세뇨관강) 내로 80%가 분비되어 100%가 요중으로 배설되므로, PAH의 제거율을 측정함으로써 매분 콩팥으로 들어오는 콩팥혈장유통량을 알 수 있다.

2. 콩팥세관 재흡수(세뇨관 재흡수, Tubular reabsorption)

콩팥세관(세뇨관)에서는 막대한 양의 재흡수가 일어난다. 토리 여과속도는 매분 125mL인데 요량은 매분 1mL이다. 토리에서 대량으로 여과되고 여과량의 99%가 콩팥세관에서 재흡수되고 1%만이 소변으로 배설된다.

콩팥세관에서의 여러 물질이 재흡수되는 기전은 선택적으로 흡수하고, 능동적 재흡수와 수동적 재흡수에 의해 이루어진다.

① 능동적 재흡수

능동적 재흡수는 세포막에서의 물질의 능동적 이동으로 대사 에너지의 공급을 요하는 과정으로 포도당, 아미노산, 대부분의 전해질이 이에 속하고, 포도당과 아미노산은 토리쪽곱슬세관에서 완전히 흡수되고, 전해질은 콩팥세관의 어느 곳에서나 흡수되지만, Na^+은 토리쪽곱슬세관에서 전체의 80%가 재흡수되고, 나머지 20%는 먼쪽곱슬세관에서 재흡수된다. 반면에 K^+은 토리쪽곱슬세관에서 완전히 재흡수되고 먼쪽곱슬세관에서 다시 분비된다.

② **수동적 재흡수**

수동적 재흡수는 확산과 삼투작용의 두 가지이며, Cl^-, H_2O, HCO_3^-이 수동적으로 흡수되는 물질이다.

능동적 또는 수동적으로 재흡수되는 물질은 인체에 모두 유용한 물질이며 크레아틴(creatine), 요산염(urate), 요소(urea)같은 불필요한 물질은 재흡수가 일어나지 않는다.

1) 포도당의 재흡수

정상인의 경우 혈액 100mL당 혈장 포도당 농도가 100mg인 경우에는 토리에서 여과된 포도당 전부가 토리쪽곱슬세관에서 완전히 포도당 운반체에 의해 재흡수 되기 때문에 요중에는 포도당이 전혀 배설되지 않는다. 그러나 혈장 포도당 농도가 높아져서 180~200mg로 상승하면 콩팥세관에서 재흡수 기능을 나타내어 재흡수하고도 남은 것은 소변으로 포도당이 나오는데 이 농도를 포도당의 콩팥역치(신장역치, renal threshold)이라 한다. 혈당농도가 콩

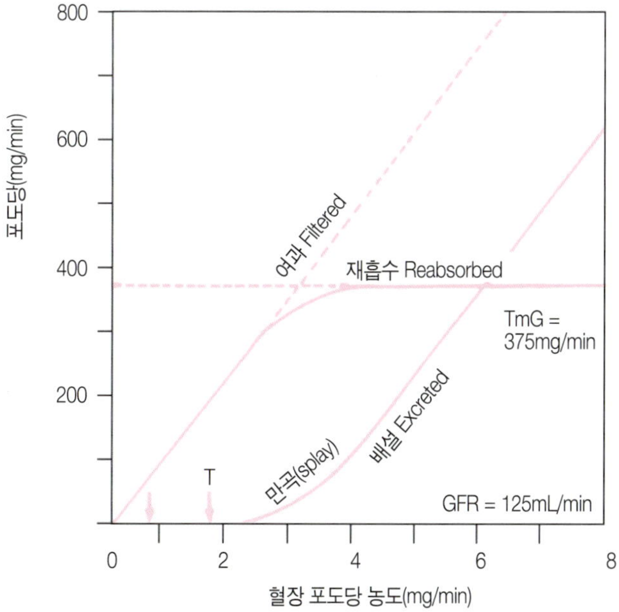

그림 11-8 혈장 내 포도당 농도의 변화에 따른 여과량, 재흡수량 및 배뇨량의 변화(포도당 적정곡선) 포도당 분비는 역치농도 T에서 시작되며, 포도당 재흡수율은 콩팥세관의 최고 이동치(TmG)에 의해 제한된다. 포도당 최고 이동치 이상으로 여과된 양이 소변으로 배설된다.

팔역치보다 높아져서 375mg을 지나면서부터는 더 이상 재흡수되지 않고 포도당이 소변으로 배설되고, 배설되는 포도당의 양은 혈장 포도당 농도와 정비례한다. 혈장 포도당 농도가 375mg부터는 재흡수가 포화되어 더 이상 증가하지 못하고 일정하게 되며, 이는 포도당 재흡수 능력의 한계로서 운반체가 포화된 상태이며, 이를 포도당 최대 흡수치 또는 포도당 최대 이동률(glucose transport maximum ; TMG)이라 하며 성인 남자의 포도당 최대 흡수치는 375mg/min/1.73m^{2}이며, 여자의 경우는 303mg/min/1.73m^{2}이다. 당뇨는 인슐린의 부족으로 혈당 농도가 높아져 소변으로 포도당이 나오는 경우를 말한다(그림 11-8).

2) Na^+의 재흡수

토리에서 여과된 Na^+은 능동적 수송에 의하여 토리쪽곱슬세관에서 80%가 재흡수되고, 20%는 먼쪽곱슬세관에서 재흡수된다. 먼쪽곱슬세관에서의 Na^+ 재흡수는 부신겉질호르몬인 알도스테론(aldosterone)의 작용에 영향을 받아서 일어난다. 알도스테론은 Na^+을 재흡수하는 호르몬인 동시에 K^+의 재흡수를 억제하는 호르몬이다. 알도스테론의 분비는 (1) 혈장 내의 Na^+의 농도가 낮을 때와 (2) 혈장 내의 K^+ 농도가 높아졌을 때, (3) 세포외액량이 감소되었을 때, (4) 출혈과 외상 시, (5) 간경화증과 콩팥염(신장염)의 경우에 촉진된다.

3) 물의 재흡수

토리에서 여과된 물의 80%가 토리쪽곱슬세관에서 수동적으로 재흡수되고, 20%는 먼쪽곱슬세관에서 신체에서의 물의 요구에 따라 재흡수량이 결정된다. 물의 재흡수과정은 토리쪽곱슬세관의 강제적 재흡수와 먼쪽곱슬세관의 임의적 재흡수가 있다. 물의 임의적 재흡수는 뇌하수체 뒤엽에서 분비되는 항이뇨호르몬(antidiuretic hormone ; ADH)에 의하여 이루어진다.

3. 콩팥세관의 분비(세뇨관의 분비, Tubular secretion)

콩팥세관(세뇨관) 분비는 극히 선택적 과정으로서 혈액 내에 있는 불필요한 물질들을 간질액 쪽에서 콩팥세관강(세뇨관강) 내로 배설시키는 과정을 말한다.

콩팥세관 분비에도 재흡수과정과 같이 능동적 분비와 수동적 분비가 있다. 능동적 분비과정에는 파라아미노마뇨산(para aminohippuric acid; PAH), diodrast, 페니실린(penicilline), 크레아티닌(creatinine), H^+, NH_3 등이 토리쪽곱슬세관에서 분비되고, 먼쪽곱슬세관에서는 K^+, H^+, NH_3 등이 분비된다. 요중에 배설되는 K^+은 대부분이 먼쪽곱슬세관과 집합세관(집합관)에서 분비된다. 먼쪽곱슬세관과 집합세관에서의 K^+의 분비는 Na-K 교환펌프에 의해서 분비되며, 부신겉질에서의 알도스테론의 분비항진 시 Na-K 교환과정을 촉진시켜 Na^+ 재흡수와 K^+ 분비를 촉진시킨다. H^+은 Na-H 교환펌프에 의하여 분비되므로 K^+과 H^+는 분비과정에서 상경적 억제를 한다. 수동적 분비과정에는 ammonia, quinine 등의 약염기와 salicylic acid, pentobarbital 등의 약산이 확산에 의하여 분비된다.

Ⅲ 요의 농축

Hargitay와 Kuhn은 콩팥에서 요를 농축시키는 과정에 반류교환의 원리가 이용된다고 하였다. 포유동물과 조류만이 콩팥세관고리(Henle 고리)를 갖고 있어 오줌을 농축시킬 수 있다.

토리에서 여과된 물의 80% 이상이 토리쪽곱슬세관에서 등장성으로 재흡수되고, 남아 있는 혈장과 등장성인 액체가 어떻게 농축되어 혈장보다 약 4배나 진한 요로 농축이 가능한가를 설명한 것이 반류설(counter-current theory)이다. 토리쪽곱슬세관에 연결된 겉질부위

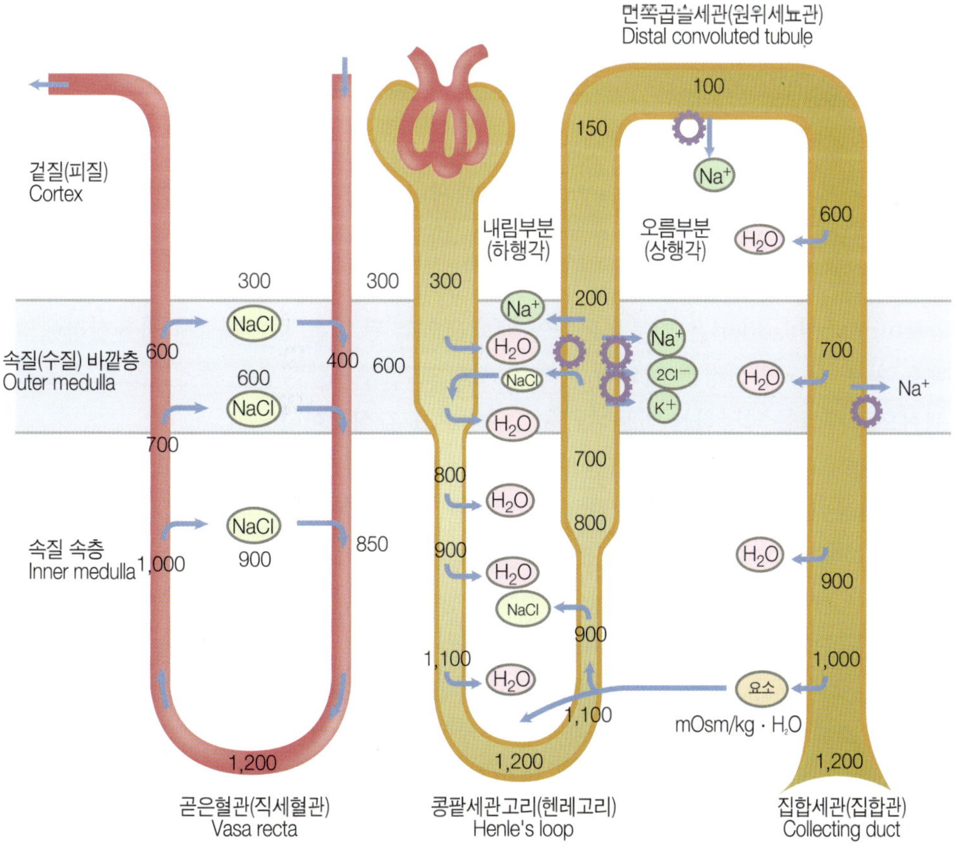

그림 11-9 요농축 기전

(피질부)의 콩팥세관고리(Henle 고리) 부위의 삼투질 농도는 300mOsm/L이나, 겉질에서 콩팥깔때기(신우)에 가까운 유두로 들어가면서 조직의 삼투질 농도가 점점 높아져서 곧은혈관(직행혈관)의 끝과 콩팥세관고리의 회전부위가 있는 유두에서는 혈장 삼투압의 4배가 되는 1,200mOsm/L에 이르고, 콩팥세관고리 오름부분(상행각)에서는 삼투질 농도가 다시 낮아진 후, 집합세관(집합관)에서 요의 삼투압 농도는 다시 점점 증가되어 최고조인 1,200mOsm/L인 고장성이 된다. 이러한 콩팥의 요 농축을 위한 과정이 반류설이다(그림 11-9).

이때 항이뇨 호르몬(ADH)은 먼쪽곱슬세관과 집합세관의 상피세포막의 수분 투과도를 높여 수분의 재흡수를 촉진함으로써 요량을 조절한다. 요농축능은 뇌하수체 뒤엽에서 분비되는 ADH, 콩팥세관고리의 오름부분에서의 NaCl의 재흡수, 속질 내의 삼투물질인 요소의 분비에 의하여 좌우된다.

요 산성화 과정은 토리에서 여과된 HCO_3^-의 약 90%가 토리쪽곱슬세관에서 재흡수되고, 먼쪽곱슬세관 및 집합세관에서 H^+이 분비되는, 즉 콩팥에서의 HCO_3^- 재흡수로 산성화된다.

IV 배 뇨

토리에서 여과된 여과액은 콩팥세관에서 재흡수, 분비 등을 거쳐 콩팥을 떠난다. 콩팥을 떠난 소변은 방광으로 운반되며, 운반 통로가 요관(ureter)이다. 콩팥에서 형성된 소변은 매초 20~30mm의 속도로 일어나는 요관벽에 있는 민무늬근육의 수축파로 인하여 방광으로 보낸다.

방광(urinary bladder)은 민무늬근육인 배뇨근으로 된 얇은 주머니로서 자율신경에 의해 지배를 받으며, 교감신경은 배뇨에 대해 억제적으로, 부교감신경은 촉진적으로 작용하며, 실제적으로 배뇨를 담당하는 민무늬근육 수축은 부교감신경이다.

소변이 점차적으로 방광에 모이면 방광벽이 확장되면서 장력이 발생하고, 방광내압이 어떤 수준 이상이 되면 배뇨반사와 함께 방광의 율동적 수축이 일어나고, 방광내압을 높이는 동시에 의지에 의하여 방광의 바깥요도조임근(외괄약근)이 이완되면서 소변이 밖으로 배출되는 과정을 배뇨(micturition)라 한다. 평상시 방광 출구인 요도(urethra)는 뼈대근육(골격근)으로 된 바깥요도조임근(외괄약근)이 긴장을 유지하고 있어 방광으로부터 소변이 새어나오지 않는다. 그러나 방광내압이 상승하고 바깥요도조임근의 긴장을 풀어주면 배뇨반사가 일어나 때와 장소를 가려 배뇨를 하게 된다.

방광은 배뇨근과 요도가 열리고 있는 방광삼각(trigone)으로 되어 있다. 부교감신경은 척수의 엉치척수(천수; S_2~S_4)에서 나오는 골반신경을 따라 배뇨근과 속요도조임근(내괄약근)에, 교감신경은 가슴허리척수(흉요수)에서 나오는 아랫배신경(하복신경)을 거쳐 방광에 이

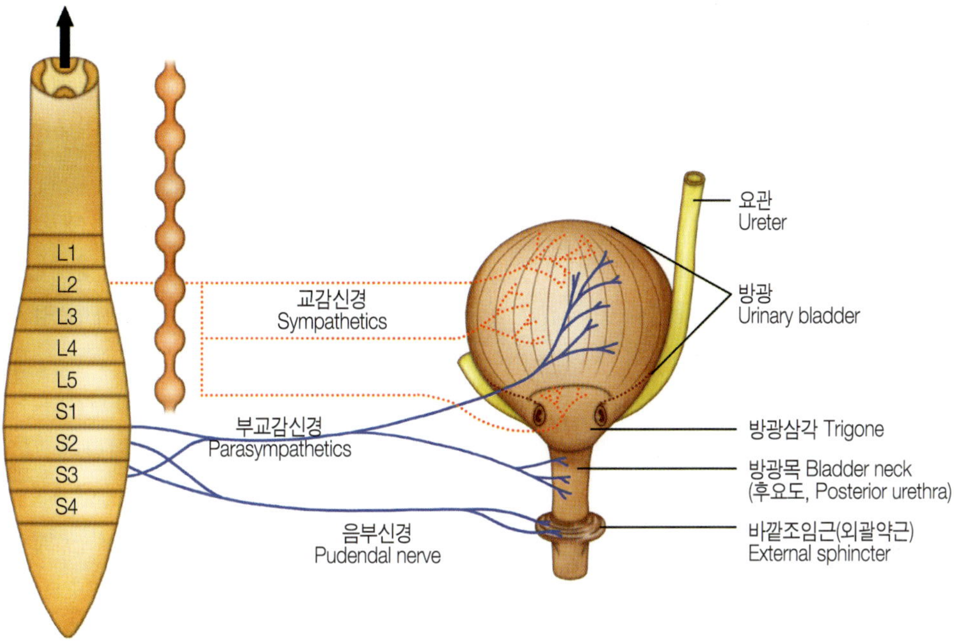

그림 11-10 방광의 신경분포

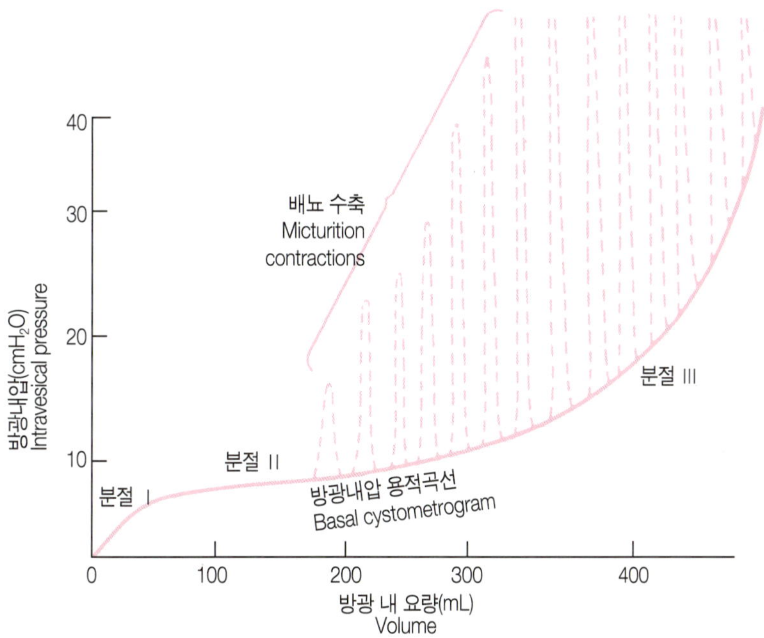

그림 11-11 정상인의 방광내압-용적곡선

르므로 배뇨의 들신경(구심신경) 흥분은 부교감신경인 골반신경을 경유하여 전도되어 배뇨가 일어난다(그림 11-10).

방광이 점차 소변으로 충만되면 방광이 팽창하면서 방광내압이 상승하게 되는데, 이것을 곡선으로 나타낸 것을 방광내압-용적곡선(cystometrogram)이라 하며 처음 압력이 올라가는 부분을 분절 I, 그 다음 10~15cmH_2O에 압력을 유지하는 수평부를 분절 II, 급격하게 압력이 증가하는 마지막 부위를 분절 III이라 한다(그림 11-11). 배뇨는 분절 III이 시작되는 부위, 즉 방광내압이 15~20cmH_2O 이상, 방광의 내용물이 400mL에 이르면 방광벽에 있는 폄수용기(신전수용기, stretch receptor)가 자극을 받고, 이것은 골반신경을 통하여 엉치척수(천수)에 들어가서 척수반사와 동시에 척수반사를 일으키는 수준보다 높은 중추로 올라가 그곳에 있는 촉진중추와 억제중추에 영향을 미친다. 촉진중추는 배뇨반사를 촉진하는 중추로서 시상하부와 다리뇌(뇌교)에 있고, 억제중추는 대뇌겉질과 중간뇌에 위치한다. 즉 소변을 누어도 좋은 장소와 시기가 되었다고 판단되면, 대뇌겉질이 엉치척수(천수)에 있는 배뇨중추를 촉진시켜 배뇨하게 하고, 시기와 장소가 적당하지 않으면 어느 한계까지는 억제하여 배뇨를 하지 않게 한다.

제 12 장

내분비생리

내분비샘(내분비선)은 샘세포에서 분비된 물질들이 도관을 통하지 않고 혈액 중으로 방출되는 것을 의미하며, 이때 분비되는 물질이 호르몬(hormone)이다. 외분비샘(외분비선)은 샘세포에서 생산된 물질들이 도관을 통해 신체 표면이나 소화관으로 방출된다.

호르몬의 주요 작용은

① 발육과 성장의 조절

② 자율운동 및 본능적 행동(성행동, 모성행동)의 조절

③ 생체의 내부환경을 일정하게 조절

④ 물질대사의 조절이다.

내분비계통은 신경계통과 더불어 생체기능을 조절하는 생체조절계를 이룬다. 신경계통이 정보 전달법으로 신경전달물질을 사용하는 데 비해서, 내분비계통은 혈액 중의 호르몬을 사

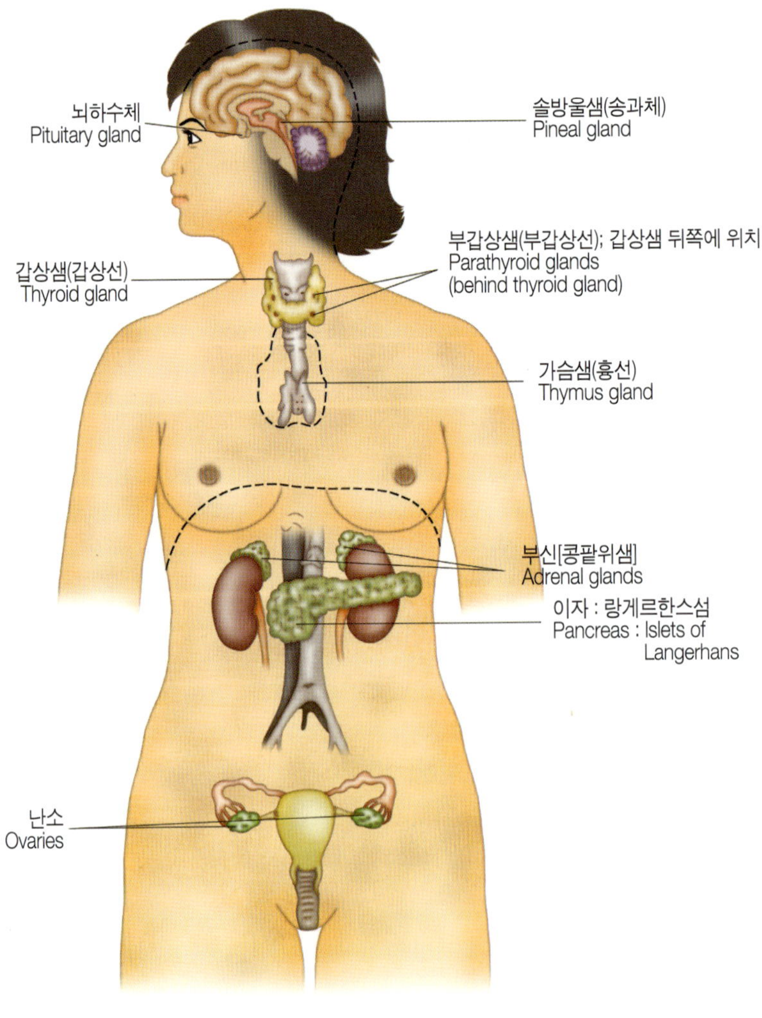

그림 12-1 주요 내분비기관

용한다. 호르몬은 화학적 구조에 따라 스테로이드 호르몬(steroid hormone), 단백질과 펩티드 호르몬(peptide hormone), 아민 호르몬(amine hormone)으로 구별할 수 있고, 부신겉질과 생식샘은 스테로이드 호르몬을 생산하고, 뇌하수체앞엽 및 중간부분, 부갑상샘, 이자의 랑게르한스섬, 소화관의 내분비세포는 단백질과 펩티드 호르몬을 분비하며, 갑상샘, 부신속질, 솔방울샘은 아민 호르몬을 분비한다.

주요 내분비기관으로는 뇌하수체, 갑상샘(갑상선), 부갑상샘(부갑상선), 부신, 생식샘(성선), 이자(췌장), 태반, 장점막 등이 있다(그림 12-1). 호르몬의 수용기(receptor)에 따라서 분류해 보면 펩티드 호르몬과 카테콜아민(catecholamine)은 표적세포의 세포막에 있는 수용기와 결합하여 호르몬-수용기 복합체를 형성하고, 스테로이드 호르몬은 표적세포에 도달하면 세포 내로 확산하여 들어가서 세포질에 있는 특정 수용기와 결합한다. 호르몬은 혈중의 호르몬 농도가 신호가 되어 호르몬의 분비량이 조절되며 이 조절기전을 음성 되먹임 기전이라 하며, 혈중의 호르몬 농도가 높으면 분비샘의 호르몬 분비는 제한되고 호르몬 농도가 낮으면 호르몬 분비가 촉진되어 호르몬의 작용에 과부족이 없도록 호르몬 분비가 조절된다. 내분비샘은 항상 일정한 양의 호르몬을 체내의 필요에 따라 생산하여야 한다.

I 뇌하수체

뇌하수체는 머리뼈바닥(두개저)의 나비뼈(접형골) 몸통의 윗면에 있는 말안장(터어키안)에 위치하고 0.5~0.6g의 작은 내분비샘으로 시상하부와는 깔때기부분(누두부)에 의해 연결되어 있다(그림 12-2).

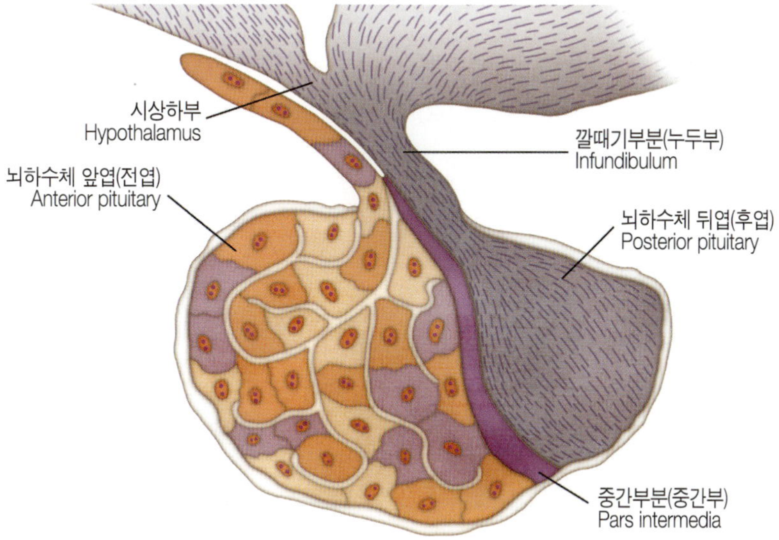

그림 12-2 뇌하수체

뇌하수체는 8종 이상의 호르몬을 분비하는 인체의 주 내분비샘으로 발생학적으로 두 개의 다른 부분으로 나누어지는데, 하나는 샘조직인 앞엽과 다른 하나는 신경조직으로 된 뒤엽이다.

뇌하수체 앞엽(뇌하수체 전엽)을 샘뇌하수체(선하수체)라고 부르고, 뇌하수체 뒤엽(뇌하수체 후엽)을 신경하수체라 부르며, 샘뇌하수체의 호르몬 분비는 시상하부에서 생성된 다음 미세혈관을 통해 샘뇌하수체에 도달하는 유리 호르몬이나 억제 호르몬에 의하여 조절되나, 신경하수체의 호르몬 분비는 시상하부에서 이는곳을 형성하여 신경하수체에 종말하는 신경섬유의 흥분에 의해 일어난다.

1. 뇌하수체 앞엽(뇌하수체 전엽, 샘뇌하수체) 호르몬

샘뇌하수체는 모세혈관얼기(모세혈관총)가 잘 발달되어 있고, 시상하부와 샘뇌하수체 사이는 모세혈관으로 교통되어 있어 이것을 시상하부-뇌하수체 문맥계라 한다(그림 12-3). 샘뇌하수체는 시상하부의 호르몬들에 의해 호르몬 분비를 조절하며, 샘뇌하수체는 시상하부의 호르몬 중에서도 주로 유리 호르몬에 의해 호르몬 분비를 조절하나, 프로락틴은 주로 억제 호르몬에 의해 분비가 조절된다. 샘뇌하수체에서 분비되는 6종의 호르몬 중 4종은 다른 내분비샘의 활동을 지배하는 자극 호르몬이고 2종만이 종말 호르몬의 작용을 한다. 자극 호

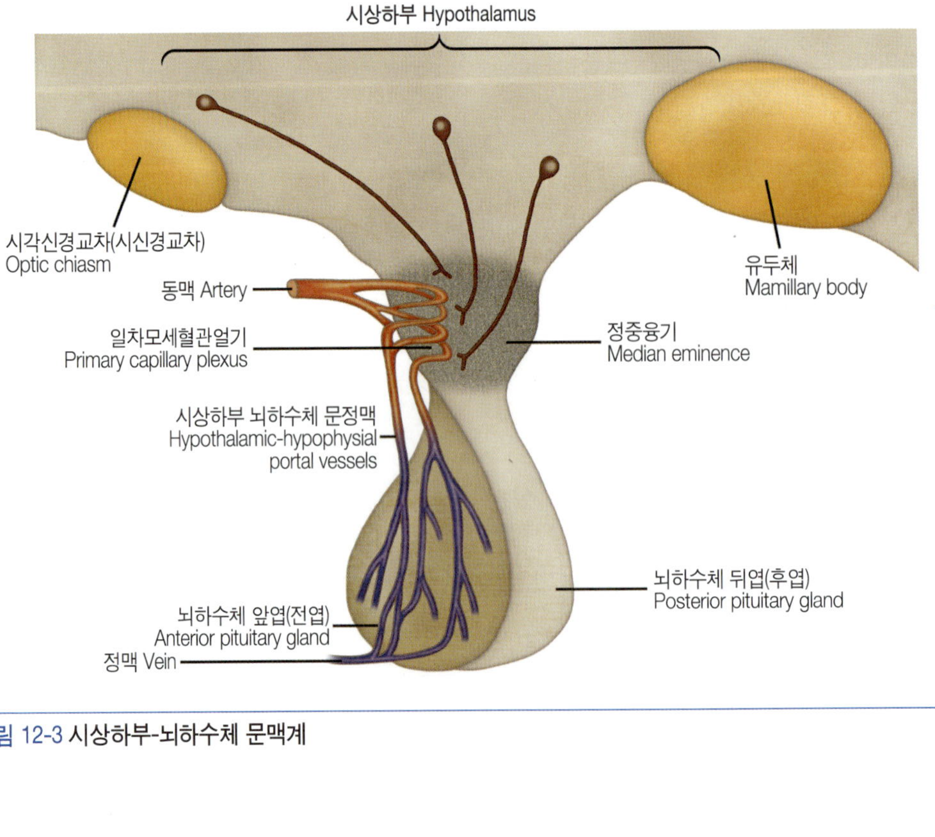

그림 12-3 시상하부-뇌하수체 문맥계

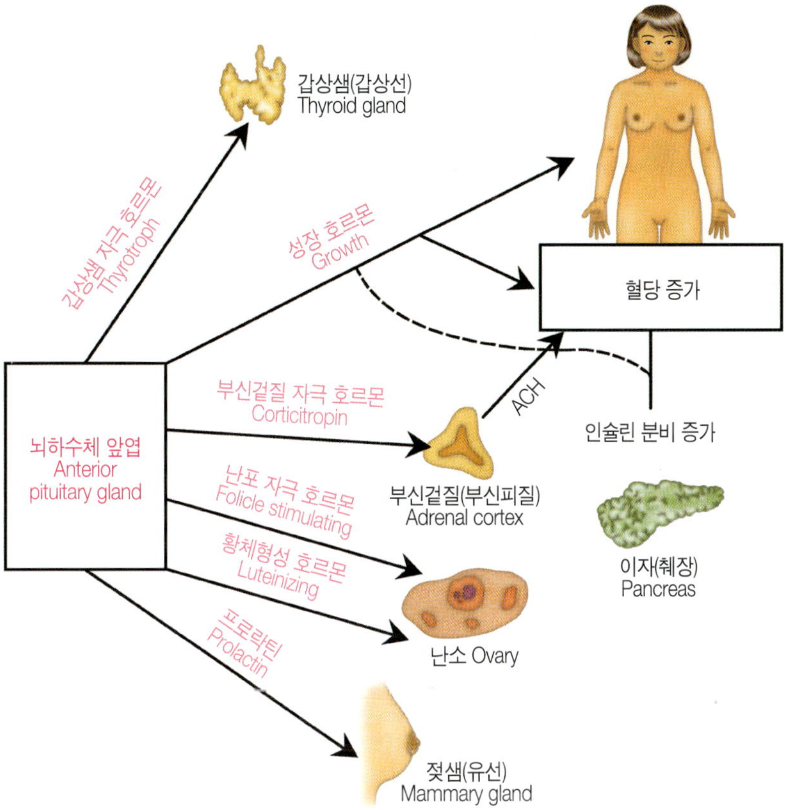

그림 12-4 뇌하수체 앞엽 호르몬

르몬은 갑상샘 자극 호르몬(갑상선 자극 호르몬, TSH), 부신겉질 자극 호르몬(부신피질 자극 호르몬, ACTH), 황체형성 호르몬(LH), 난포 자극 호르몬(FSH)이 있으며, 종말 호르몬으로서는 성장 호르몬(GH), 프로락틴(prolactin)이 있다(그림 12-4).

1) 성장 호르몬(growth hormone; GH)

성장 호르몬은 몸의 발육과 성장을 촉진시키며 세포의 크기, 세포수, 유사분열을 증가시킨다. 성장 호르몬은 긴뼈(장골)의 뼈끝(골단)에 있는 연골의 증식을 촉진하는 작용을 하므로 긴뼈가 점점 길어진다. 성장 호르몬은 체내 단백질의 동화를 촉진하는 작용이 있어 체중을 증가시키며, 탄수화물 대사에도 관여하여 혈당을 상승시키는 작용을 한다.

성장하는 초기에 성장 호르몬의 분비가 억제되면 난쟁이가 되고 성장이 끝난 후에 분비가 감소하면 허약 체질이 되는 시몬스병(Simmond' s disease)이 일어난다.

성장 호르몬이 성장기에 과다하게 분비되면 거인증이 되고 성인이 된 후에도 성장 호르몬이 과잉 분비되면 신체의 말단이 굵어져서 말단비대증이 된다(그림 12-5).

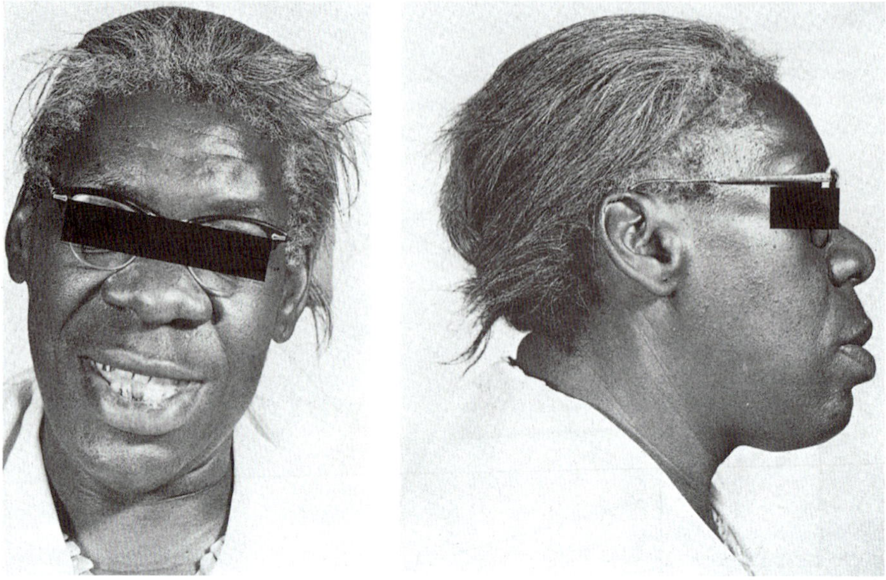

그림 12-5 말단비대증 환자

2) 최유 호르몬(prolactin)

최유 호르몬은 젖샘(유선)에 작용하여 젖(유즙)의 생성과 분비를 촉진한다.

프로락틴(prolactin)은 임신 5주부터 분비가 시작되어 임신말기에 최고조에 달하며, 임신 중 프로락틴 분비가 현저하게 큰데도 젖분비가 일어나지 않는 것은 에스트로겐(estrogen)과 프로게스테론(progesterone)이 젖분비를 억제하기 때문이고, 분만 후에는 에스트로겐과 프로게스테론 농도가 현저하게 저하되어 프로락틴 기능이 살아나 젖을 분비하게 된다. 프로락틴의 분비는 옥시토신(oxytocin)에 의해 촉진되고, 아기가 젖을 계속 빨게 되면 이에 반응하여 프로락틴의 분비가 증가되면서 젖분비를 촉진하게 된다.

동물 중에는 이 호르몬이 황체를 형성, 유지하는 작용이 있으므로 황체 자극 호르몬(luteotropic hormone; LTH)이라고도 한다.

3) 갑상샘 자극 호르몬(갑상선 자극 호르몬, thyroid stimulating hormone; TSH)

갑상샘 자극 호르몬은 갑상샘에 작용하여 갑상샘 호르몬의 합성과 분비를 촉진시키고 갑상샘 상피세포를 증식·비대시킨다. 갑상샘 호르몬의 분비는 갑상샘 자극 호르몬의 합성과 분비를 증가시키는 시상하부에 위치한 갑상샘 자극 호르몬 유리 호르몬(thyrotropin releasing hormone; TRH)의 분비에 따라 조절된다. 혈중의 갑상샘 호르몬의 농도가 높을 때에는 뇌하수체 앞엽에 작용하여 갑상샘 자극 호르몬의 분비를 억제시키며, 고온이나 티록신(thyroxine; T_4)이나 삼요오드티로닌(triiodothyronine; T_3)의 혈중농도가 높아지면 TSH와 TRH의 분비는 억제되고, 추운 환경에서는 TRH와 TSH의 분비가 증가한다.

4) 부신겉질 자극 호르몬(부신피질 자극 호르몬, adrenocorticotrophic hormone; ACTH)

부신겉질 자극 호르몬은 부신의 다발층(속상대)과 그물층(망상대)을 자극하여, 여기서 분비되는 글루코코르티코이드(당질코르티코이드, glucocorticoid)와 부신성 안드로겐(androgen)의 생성 및 분비를 촉진시킨다. glucocorticoid는 시상하부의 부신겉질 자극 호르몬 방출 호르몬(corticotropin releasing hormone; CRH)과 부신겉질 자극 호르몬의 분비를 음성 되먹임 기전으로 억제한다. 스트레스를 받게 되면 ACTH의 분비량이 뚜렷하게 증가한다.

5) 생식샘 자극 호르몬(성선 자극 호르몬, gonadotrophic hormone)

생식샘 자극 호르몬에는 난포 자극 호르몬(follicle stimulating hormone; FSH)과 황체형성 호르몬(luteinizing hormone; LH)이 있다.

(1) 난포 자극 호르몬(follicle stimulating hormone; FSH)

난포 자극 호르몬은 난소 내 원시난포를 자극하여 발육과 성장을 촉진하여 배란 시까지 성숙을 지속시키고 난포에서 여성 호르몬인 난포 호르몬, 즉 에스트로겐(estrogen)의 분비를 촉진시킨다. 남성에서는 정세관의 세르톨리세포(Sertoli cell)에 작용하여 정자의 형성, 발육과 성숙을 촉진시킨다.

(2) 황체형성 호르몬(luteinizing hormone; LH)

황체형성 호르몬은 성숙 난포에 작용하여 배란을 유발하고, 배란 후 난포의 황체형성을 유발한다. 그 결과로 형성된 황체에서는 황체 호르몬인 프로게스테론(progesterone)의 분비가 증가한다. 남성에서는 고환의 사이질세포(간질세포, Leydig cell, interstitial cell)를 자극하여 남성 호르몬인 테스토스테론(testosterone)의 분비를 촉진하기 때문에 사이질세포 자극 호르몬(간질세포 자극 호르몬, interstitial cell stimulating hormone; ICSH)이라고도 한다.

2. 뇌하수체 중간엽(뇌하수체 중엽)

뇌하수체 중간엽에서는 멜라닌세포 자극 호르몬(melanocyte stimulating hormone; MSH)을 분비하고 있으며, 이 호르몬은 피부의 표피에 있는 멜라닌 색소를 형성하는 멜라닌

세포(melanocyte)에 작용하여 멜라닌 형성을 촉진시킨다. MSH의 작용은 멜라닌 과립을 확산시키며 그 결과로 흑색이 된다.

3. 뇌하수체 뒤엽(뇌하수체 후엽, 신경하수체) 호르몬

신경하수체의 호르몬은 시상하부의 신경핵인 시각로위핵(시삭상핵, supraoptic nuclei)과 뇌실결핵(뇌실방핵, paraventricular nuclei)에서 합성된 후 시상하부-뇌하수체로(hypothalamic hypophyseal tract)를 따라 뇌하수체 뒤엽에 도달하여 저장되고, 시상하부의 신경핵이 흥분하여 흥분파가 신경종말에 도달하면 저장된 뒤엽 호르몬이 혈액 내로 방출되어 표적기관에 도달하여 기능을 나타낸다(그림 12-6).

뇌하수체 뒤엽에서는 항이뇨 호르몬(antidiuretic hormone; ADH)과 옥시토신(oxytocin)이라는 두 종류의 호르몬이 분비된다(그림 12-7).

1) 항이뇨 호르몬(antidiuretic hormone; ADH)

항이뇨 호르몬은 콩팥의 먼쪽곱슬세관(원위세뇨관)과 집합세관(집합관)에 작용하여 수분 재흡수를 촉진시키는 호르몬이다. ADH의 분비가 증가되면 콩팥에서 수분 재흡수가 증가되어 소량의 농축된 요가 배설되고, ADH의 분비가 감소되면 콩팥에서 수분 재흡수가 저하되어 다량의 희석뇨가 배설되며 이 현상을 요붕증(diabetes insipidus)이라 하며 대량의 요배

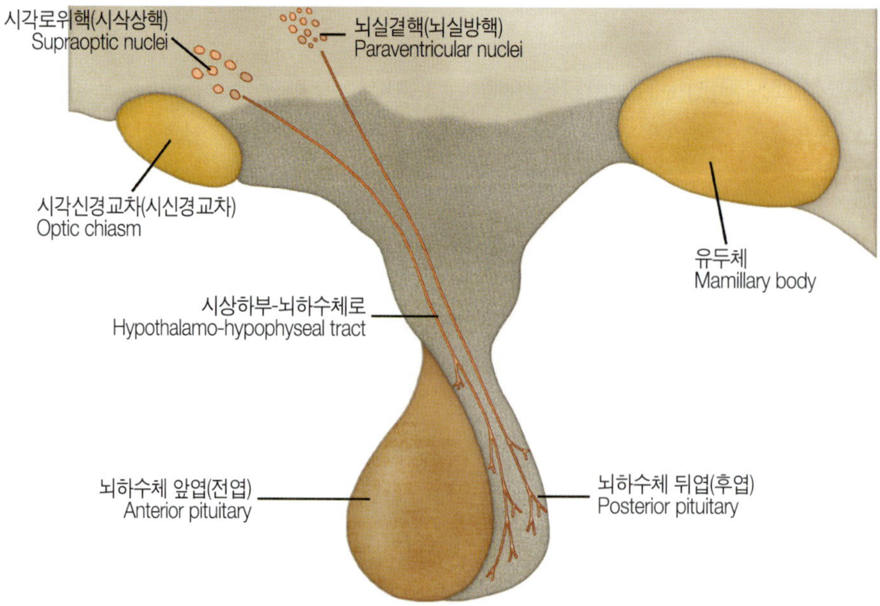

그림 12-6 시상하부의 뇌하수체 뒤엽 조절

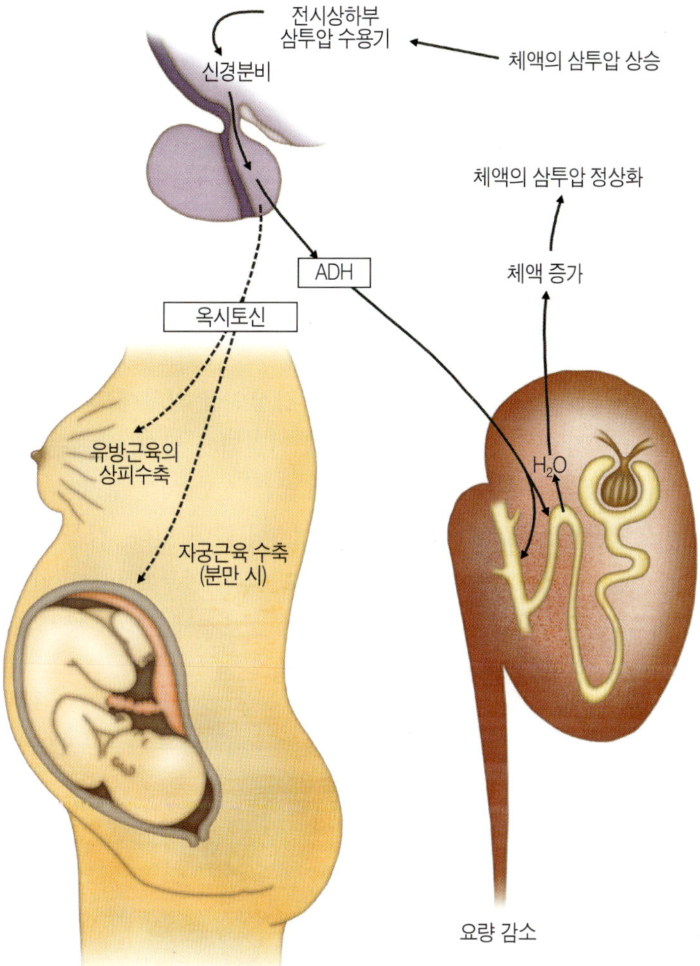

그림 12-7 뇌하수체 뒤엽 호르몬

출과 다갈증(polydipsia)이 나타난다. 이와 같이 ADH는 체액량을 증가시키고 체액을 희석시키는 기능이 있다.

ADH의 분비가 촉진되면, 소동맥의 민무늬근육을 수축시켜 혈압을 상승시키므로 일명 바소프레신(vasopressin)이라고도 하며 출혈, 탈수 등으로 체액량이 감소되면 바소프레신이 대량 분비되어 혈관을 수축시키므로 혈액량 부족에 의한 순환기능상실(순환부전)을 방지한다.

2) 옥시토신(oxytocin)

옥시토신은 자궁근을 수축시켜 분만을 촉진시키므로 일명 pituitrin이라고 한다. 특히 임신 말기의 자궁근은 옥시토신에 대한 감수성이 증가하므로, 옥시토신은 임신 자궁근을 강하게 수축시켜 분만을 촉진시키므로 분만촉진제로 사용된다. 또 유방에 있는 젖샘에 작용하여 젖의 외부 분출을 촉진시킨다. 어린아이가 엄마의 젖꼭지를 빨면 젖이 배출되는 것은 흡인 자극이 들신경(구심신경)을 통해서 뇌하수체 뒤엽에 도달하고, 뇌하수체 뒤엽으로부터 반사적으로 옥시토신이 분비되기 때문이다.

II 갑상샘

갑상샘(갑상선, thyroid gland)은 목 앞에 있는 갑상연골 외부에 좌우 2엽으로 나비 모양을 하고 있으며, 2엽은 갑상샘 잘룩(협부)에 의해 연결되어 있고, 무게는 20~30g이다(그림 12-8). 많은 수의 소엽으로 구분되고 그 속에서는 많은 소포(여포, follicle)들로 구성되어 있고, 소포 속에는 교질물질(colloid)인 thyroglobulin이 들어 있다. 갑상샘에서 분비되는 호르몬(thyroid hormone)은 주로 thyroxine(T_4)이고, 극히 일부가 triiodothyronine(T_3)이며 둘다 요오드가 함유된 물질이며, 이 밖에 갑상샘의 소포곁세포(여포방세포, parafollicular cell)에서 분비되는 호르몬이 칼시토닌(calcitonin)이다.

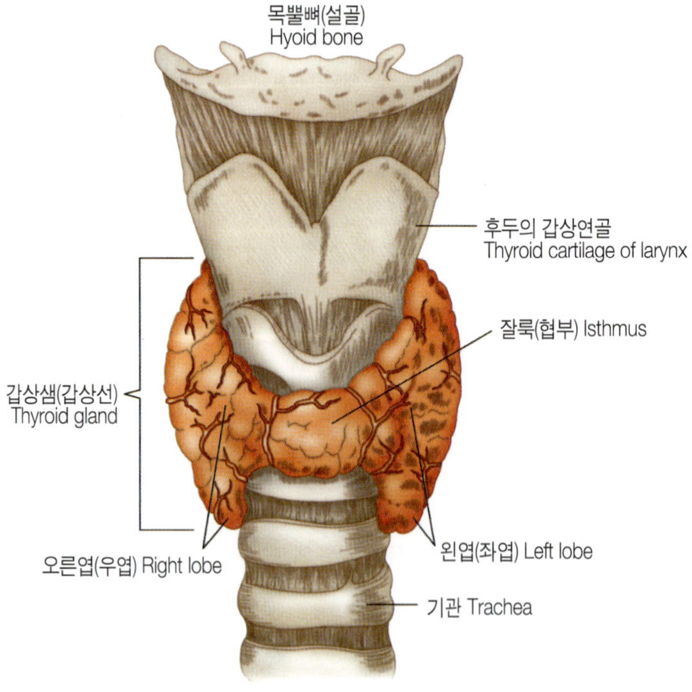

그림 12-8 갑상샘(앞면)

1. 갑상샘 호르몬의 생성과 분비

음식물에 함유된 요오드(iodine; I, 옥소)는 소화관으로 흡수되어 혈액을 통하여 갑상샘에 도달하면 갑상샘소포의 샘세포에 의하여 흡수되어 갑상샘 호르몬을 만든다. 생성된 갑상샘 호르몬은 단백질과 결합되어 콜로이드 상태로 저장된 후 분비할 때는 갑상샘세포 내의 단백질 분해효소에 의하여 티로글로불린(thyroglobulin)으로부터 T_3 또는 T_4가 분리되어 혈액 속으로 방출된다.

정상적인 갑상샘 기능을 가지고 있는 사람의 단백질 결합 요오드(protein bound iodine)의 값은 4~8㎍/100mL이며, 이 값보다 많을 때에는 갑상샘 기능항진을 나타내고, 이 값보다 적을 때에는 갑상샘 기능상실(갑상선 기능부전)을 나타낸다.

2. 갑상샘 호르몬의 생리작용

갑상샘 호르몬의 주요 작용은 다음과 같다.

① 탄수화물, 단백질, 지방대사의 항진

갑상샘 호르몬은 소화관으로부터의 포도당의 흡수를 증가시켜 세포에서의 포도당 이용률을 증가시키고, 단백질의 동화작용과 이화작용을 증가시켜 세포 구성에 필요한 단백질 합성에 관계하며, 지방대사도 촉진시켜 쓸개즙(담즙) 중으로 콜레스테롤의 배출을 촉진시킨다.

② 대사 촉진작용

갑상샘 호르몬은 심장, 간, 민무늬근육, 콩팥과 같은 대사가 왕성한 조직에서 O_2 소비량과 열 생산을 증가시키는 열량 생산작용을 한다.

③ 신체의 발육 촉진

신체의 발육, 성장에 필수적이며 특히 뼈, 치아, 뼈대근육의 발육을 촉진한다. 갑상샘 호르몬은 정상적인 성장과 뼈대근육의 성숙에 필수적이므로 유년기에 갑상샘을 적출하면 왜소증이 된다. 갑상샘 호르몬은 조직의 성장을 조절하며 뼈의 발육을 촉진한다.

④ 지능발달을 촉진하고 정신기능을 자극한다.

갑상샘 호르몬은 중추신경계의 발달과 기능에 관여하므로, 갑상샘 기능저하 환자의 경우 중추신경계의 발달이 늦고 불완전하여 기억력이 감퇴된다.

⑤ 교감신경계의 활동을 항진시켜 심박동수를 증가시킨다.

갑상샘 호르몬은 심박출량, 혈관의 확장, 혈류량의 증가 등 산소 소비량 증가에 의해서 순환계를 촉진시킨다.

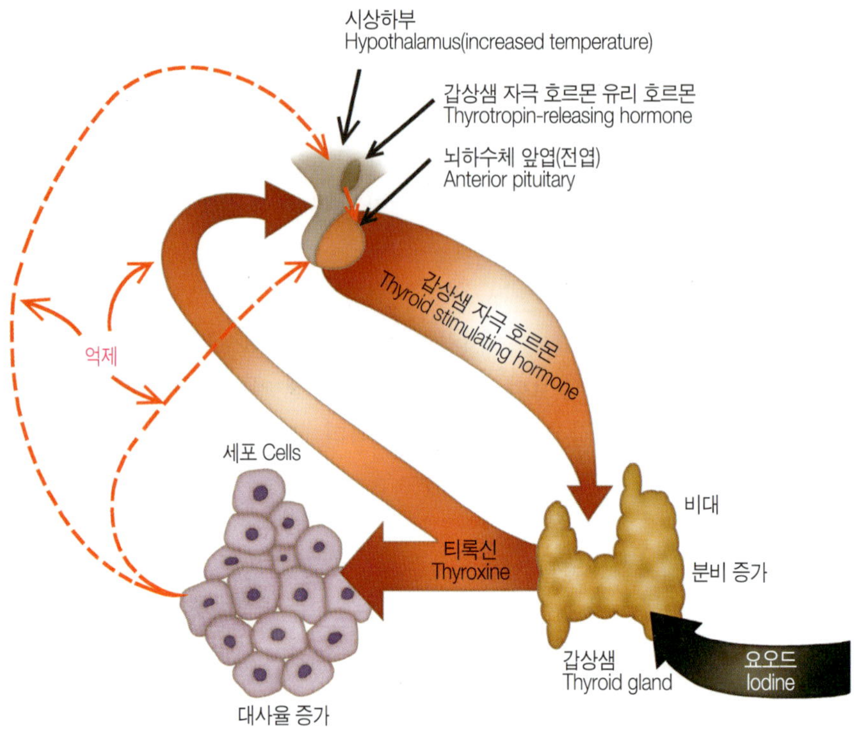

그림 12-9 갑상샘 분비 조절

3. 갑상샘 호르몬의 분비조절

갑상샘 호르몬의 분비는 뇌하수체 앞엽에서 분비되는 갑상샘 자극 호르몬(갑상선 자극 호르몬, thyroid stimulating hormone; TSH)에 의해서 조절된다. TSH의 분비는 시상하부에서 유리되는 TSH 유리 호르몬(TRH)에 의하여 조절된다(그림 12-9). 혈중 T_3나 T_4의 농도가 낮아지면 TSH와 TRH의 분비가 증가되어 갑상샘 호르몬의 분비가 증가되고, 혈중 T_3나 T_4의 농도가 높아지면 TSH와 TRH의 분비가 감소되어 갑상샘 호르몬의 분비가 저하하는 음성되먹임 기전(negative feedback mechanism)에 의하여 분비가 조절된다.

4. 갑상샘 호르몬 분비의 이상

(1) 갑상샘저하증

소아기에 갑상샘 호르몬의 분비가 부족하면 난쟁이가 될 뿐만 아니라 중추신경계의 발달이 부진하여 지능발달의 지연을 볼 수 있는데 이것을 크레틴병(cretinism)이라 한다. 성인이 된 이후에 갑상샘 호르몬이 저하되면 갑상샘저하증(갑상선기능저하증, hypothyroidism)이 발생하게 된다. 갑상샘저하증의 증상으로는 정신기능 저하, 기초 대사율의 감소, 심박동수

감소, 피부 건조, 탈모 등이 나타난다. 특히 피부밑(피하)에 점액성 물질이 저류하여 전신적인 부종(edema)현상이 나타나는데, 이것을 점액부종(점액수종, myxedema)이라 한다(그림 12-10).

(2) 갑상샘항진증

갑상샘 호르몬이 과잉 분비되어 발생하는 갑상샘항진증(갑상선기능항진증, hypothyroidism)은 기초 대사율의 증가(+30~+60%), 체중감소, 땀분비의 증가, 심장박동 촉진, 맥압의 증가, 감정이 불안정하여 정신적으로 흥분하기 쉽고, 가장 특징적인 증상은 안구돌출증(exophthalmus)이고(그림 12-11), 빠른맥(빈맥), 갑상샘 비대가 나타나며 이를 바세도

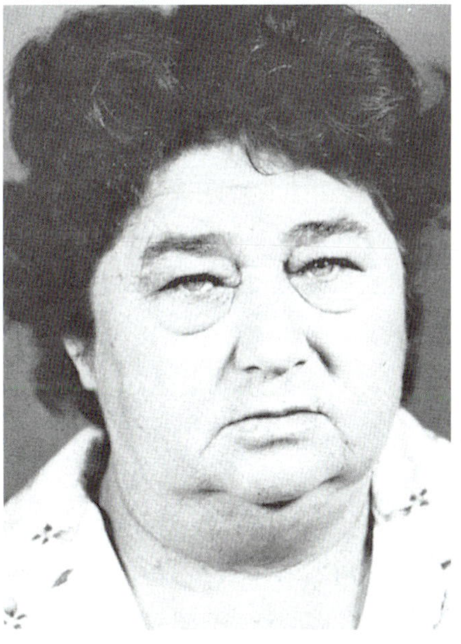

그림 12-10 점액수종 환자

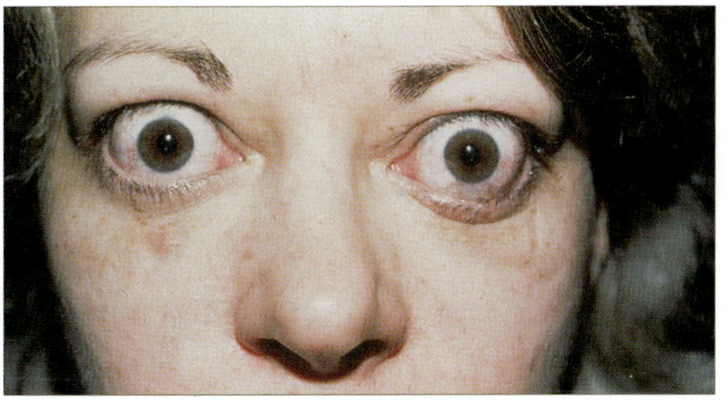

그림 12-11 갑상샘항진증에 의한 안구돌출증 환자

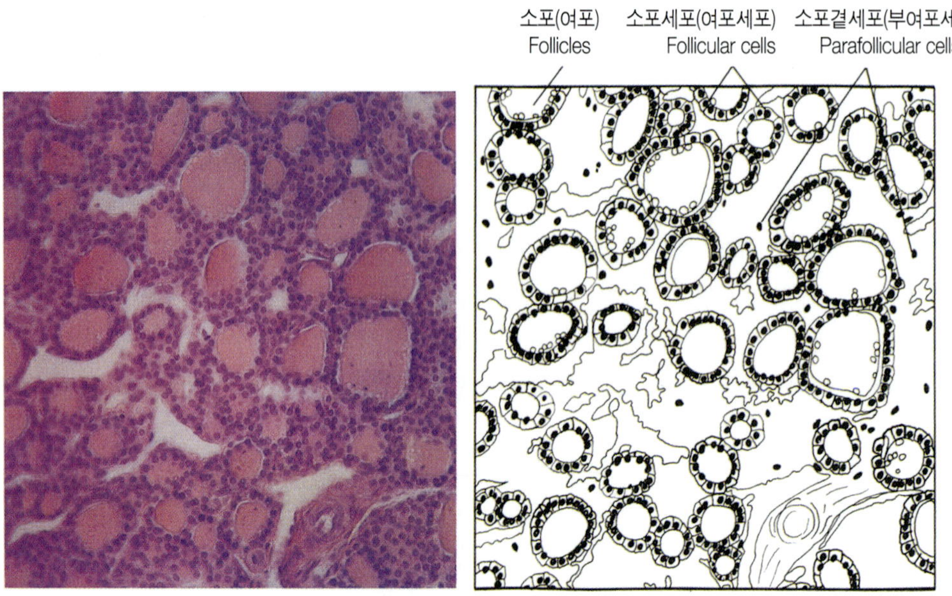

그림 12-12 갑상샘 소포와 소포곁세포의 광학현미경 사진과 모식도

우병(Basedow disease; 그레이브스병, Graves disease)이라고 한다. 바세도우병은 여성이 남성보다 많이 나타난다.

5. 칼시토닌

칼시토닌(calcitonin)은 갑상샘의 소포곁세포(부여포세포, 여포방세포, parafollicular cells)에서 분비되며 혈액 중의 Ca^{2+} 농도를 낮추는 작용을 한다(그림 12-12). 혈중 Ca^{2+} 농도가 증가되면 칼시토닌 분비작용이 신속히 나타나서 혈중 Ca^{2+} 농도를 낮추고, 혈중 Ca^{2+} 농도가 낮아지면 부갑상샘 호르몬이 분비되어 혈중 Ca^{2+} 농도를 정상치까지 올린다. 즉 칼시토닌은 혈액 중의 Ca^{2+} 농도를 높이는 부갑상샘 호르몬과는 반대로 작용하는 호르몬이다.

III 부갑상샘

부갑상샘(부갑상선, parathyroid gland)은 갑상샘 뒤쪽의 상하에 각각 한 쌍씩 모두 4개가 있고, 무게는 0.2~0.4g 정도의 쌀알 크기로 여기에서 분비되는 호르몬을 파라트 호르몬(parathormone; 부갑상샘 호르몬)이라 하며, 화학적으로 폴리펩티드로 구성되어 있다(그림 12-13). 파라트 호르몬은 혈장 중의 Ca^{2+} 농도를 높이고 인산염(phosphate)의 농도를 낮추는 작용을 한다. 혈장 중의 Ca^{2+} 농도는 항상 일정하게 조절되며, 정상치는 10mg/100mL로 이것을 유지하기 위해서 부갑상샘 호르몬과 칼시토닌의 분비가 필요하다. 부갑상샘의 기능이 저하되면 파라트 호르몬의 분비가 감소하여 혈중의 칼슘 농도가 정상치보다 내려가서 50%까지 저하되는 저칼슘증(hypocalcemia) 현상이 나타나서 근육의 경련과 강직이 일어나는데 이런 증상을 부갑상샘 테타니(tetany)라 하며, 특히 임신 후반기와 수유기 때의 임산부에서 일어나기 쉽다. 경련증상이 심해지면 질식을 일으켜 사망할 수도 있다.

한편, 부갑상샘 기능이 항진하면 파라트 호르몬의 분비과다로 뼈 속의 칼슘이 탈출하여 혈장 내로 나옴으로써 혈장 중의 칼슘 농도가 증가하고, 뼈가 물러지고 구부러진다거나 쉽게 골절되는 낭포성 섬유성 골염(osteitis fibrosa cystica)을 볼 수 있다.

작은창자에서의 칼슘 흡수에는 비타민 D_3(1,25-dihydroxycholecalciferol)가 필요하므로 비타민 D 결핍 시에는 창자에서 칼슘 흡수가 감소하므로 구루병(rickets)이 된다(그림 12-14). 부갑상샘 호르몬은 간에서 비타민 D_2를 비타민 D_3로 전환시킨다.

요약해 보면, 비타민 D는 부갑상샘 호르몬과 협동하여 창자에서 칼슘 흡수를 촉진시켜 칼슘 농도를 높이는 작용을 하며, 이것은 혈장중 칼슘의 농도를 일정하게 유지하는 작용이다.

체액 중 칼슘 농도를 일정하게 유지, 조절하는 것은 부갑상샘 호르몬, 칼시토닌, 비타민 D 등이다.

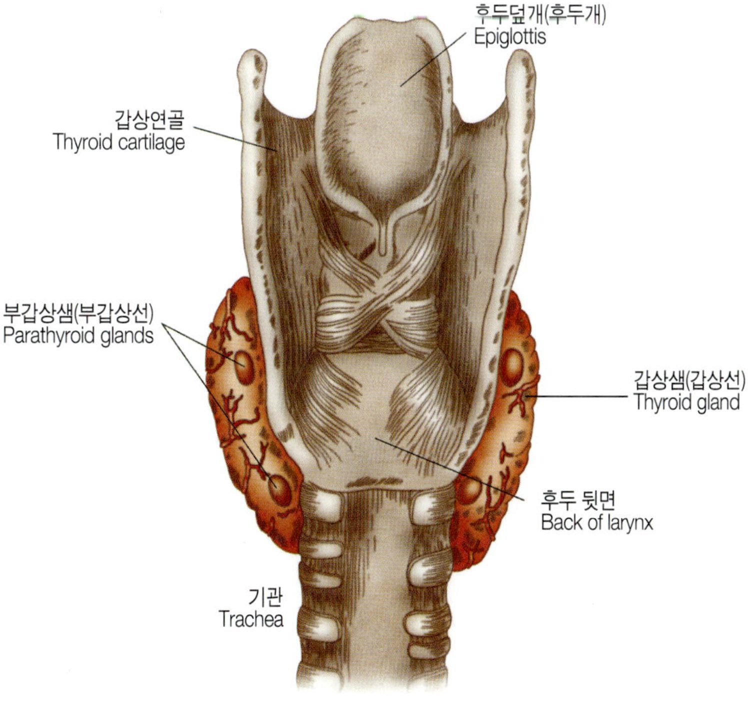

그림 12-13 부갑상샘

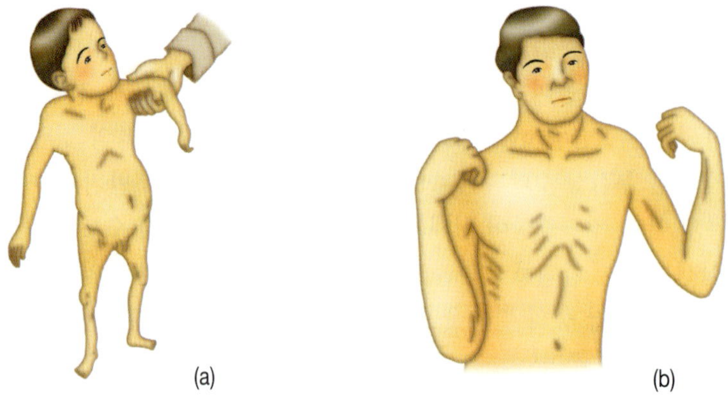

그림 12-14 **부갑상샘의 기능 이상** (a) 구루병. (b) 테타니병.

IV 부 신

부신(콩팥위샘, adrenal gland)은 콩팥의 윗머리를 덮고 있는 삼각형의 한 쌍의 내분비샘(내분비선)으로, 무게는 10g 정도이다. 부신은 겉질(피질, cortex)과 속질(수질, medulla) 두 개의 내분비샘이 하나로 합해져 있고, 발생학적으로 중배엽성인 겉질과 외배엽성인 속질로 구분된다.

1. 부신겉질(부신피질)

부신겉질에서 분비되는 호르몬은 여러 가지 있으나 화학구조는 모두 스테로이드(steroid)이다. 부신겉질은 바깥층으로부터 토리층(사구대, glomerulosa), 다발층(속상대, fasciculata), 그물층(망상대, reticularis)이라고 하는 3층의 배열을 이루며, 이들 3층에서는 각기 다른 성질의 호르몬을 분비한다. 토리층은 전해질 및 수분대사에 관여하는 염류코르티코이드(mineralocorticoids)를 분비하며, 다발층은 당질대사에 관여하는 당류코르티코이드(glucocorticoids)를 분비하고, 그물층은 성 호르몬인 안드로겐(androgen)을 분비한다(그림 12-15).

1) 염류코르티코이드(mineralocorticoids)

염류코르티코이드는 콩팥의 먼쪽곱슬세관에서 Na^+ 재흡수를 촉진시키고 K^+의 분비를 촉진시켜, 혈장 중의 Na^+ 농도와 K^+ 농도를 일정하게 조절한다. 염류코르티코이드의 대표적인

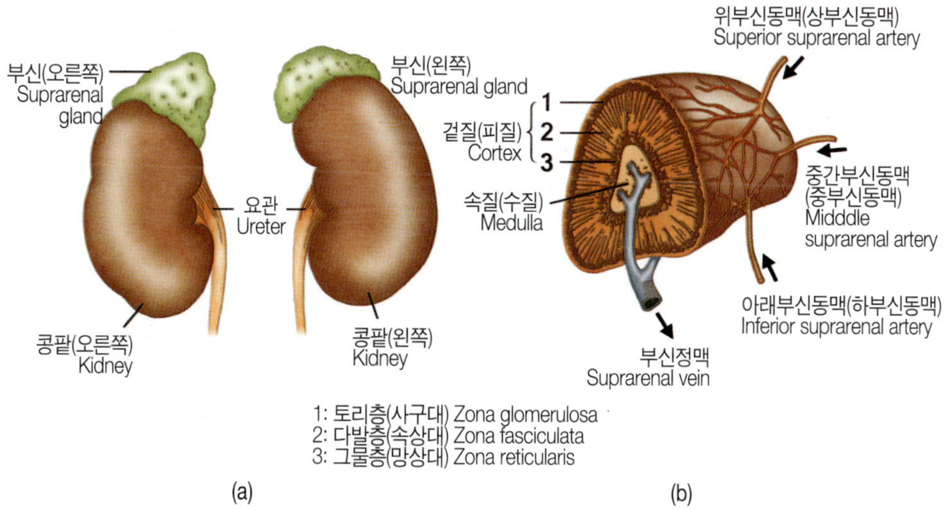

그림 12-15 **부신(신상체)** (a) 콩팥의 부신. (b) 부신의 절단면.

것은 알도스테론(aldosterone)이며 그 밖에 코르티코스테론(corticosterone)과 디옥시코르티코스테론(desoxycorticosterone) 등이 있다. 염류코르티코이드는 생명유지에 꼭 필요한 호르몬이다.

알도스테론 분비의 주요 조절인자는 레닌-안지오텐신(renin-angiotensin)계에 의한 것으로 알도스테론은 혈액 중 안지오텐신 II에 의해 분비가 촉진된다. 즉 혈액 중의 Na^+ 농도가 정상 이하로 내려가면, 그것이 콩팥을 자극하여 콩팥에서 레닌이라는 물질이 분비된다. 레닌은 간에서 합성된 안지오텐시노겐(angiotensinogen)과 반응해서 안지오텐신 I을 생성하며, 안지오텐신 I은 혈중 전환효소에 의해 안지오텐신 II가 된다. 이것이 부신겉질의 세포에 작용하여 알도스테론의 분비를 증가시킨다. 그 결과 콩팥의 먼쪽곱슬세관에서 Na^+ 재흡수가 촉진되어 혈장 Na^+ 농도가 정상치로 높아지고, 반대로 혈장 Na^+ 농도가 정상치 이상일 때는 알도스테론의 분비가 억제되어 Na^+ 재흡수가 저하되므로 혈장 Na^+ 농도는 정상으로 되돌아온다. 알도스테론의 기능은 콩팥의 먼쪽곱슬세관과 집합세관의 상피세포에 작용해서 Na^+ 재흡수와 K^+ 분비를 촉진시켜 세포외액과 혈장량을 적절하게 유지시키는 역할과 알도스테론 분비가 증가되면 부종을 일으키고, 반대로 적으면 혈액량이 감소되어 심박출량 감소로 혈압이 낮아진다.

2) 당류코르티코이드(glucocorticoids)

당류코르티코이드(glucocorticoids)의 대표적인 것은 코티손(cortisone)과 코티솔(cortisol)이며, 주요 작용으로는 지방과 단백질을 당질로 전환하는 작용을 하며 이 작용을 포도당신합성(당신생, gluconeogenesis)이라 한다. 또한 당류코르티코이드는 염증반응을

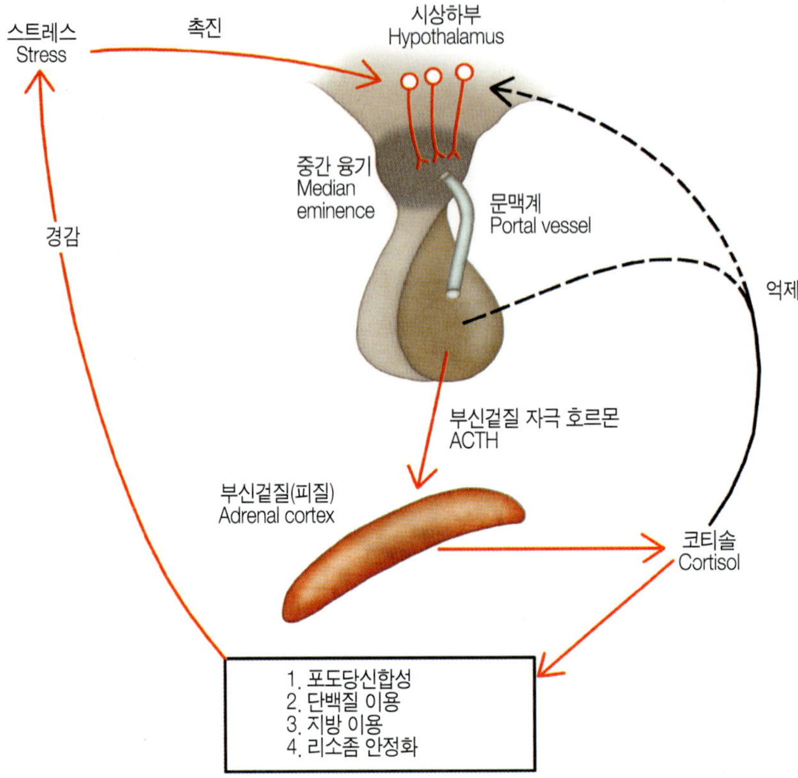

그림 12-16 당류코르티코이드 분비조절 기전

억제하는 항염작용이 있으므로 여러 가지 염증, 특히 류마티스성 질환 치료에 사용된다. 신체에 가해진 정신적 또는 육체적 스트레스가 뇌하수체 앞엽에 작용하여 부신겉질 자극 호르몬(부신피질 자극 호르몬)의 분비를 촉진시켜 당류코르티코이드가 분비된다. 스트레스 시에 대부분의 호르몬 분비가 증가되지만 가장 많이 증가되는 호르몬이 코티솔이므로 코티솔을 일명 스트레스 호르몬이라 한다(그림 12-16). 당류코르티코이드의 과다분비 시에는 쿠싱증후군(Cushing' s syndrome)이 발생하고(그림 12-17), 과소분비시에는 애디슨병(Addison' s disease)이 발생한다(그림 12-18).

3) 안드로겐(adrenal androgens)

안드로겐은 부신겉질에서 분비되는 남성 호르몬이다.

안드로겐이 여성에서 다량으로 분비되면 체형이 남성화된다. 고환에서 분비되는 테스토스테론(testosterone)이 가장 활성화된 형태의 안드로겐이고, 부신겉질에서 분비되는 안드로겐은 테스토스테론 작용의 20%이다. 부신겉질에서 분비되는 안드로겐은 부신겉질 자극 호르몬(부신피질 자극 호르몬)에 의해 조절된다.

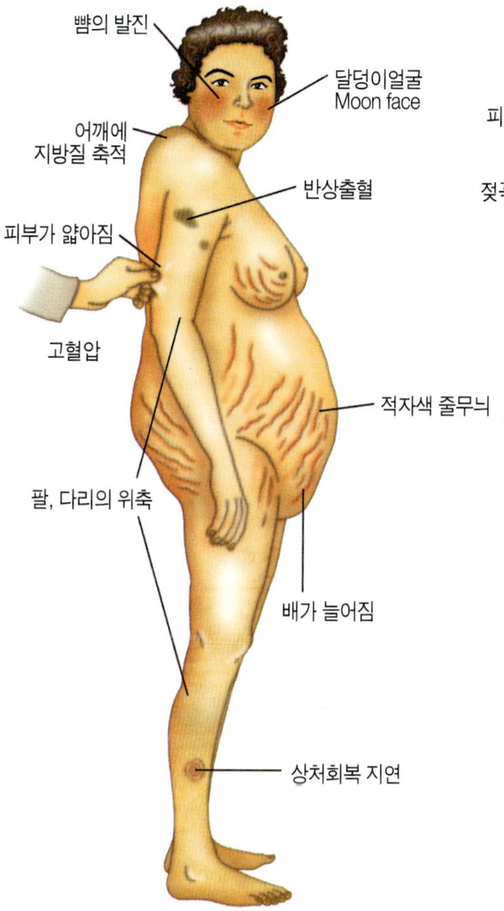

그림 12-17 쿠싱증후군

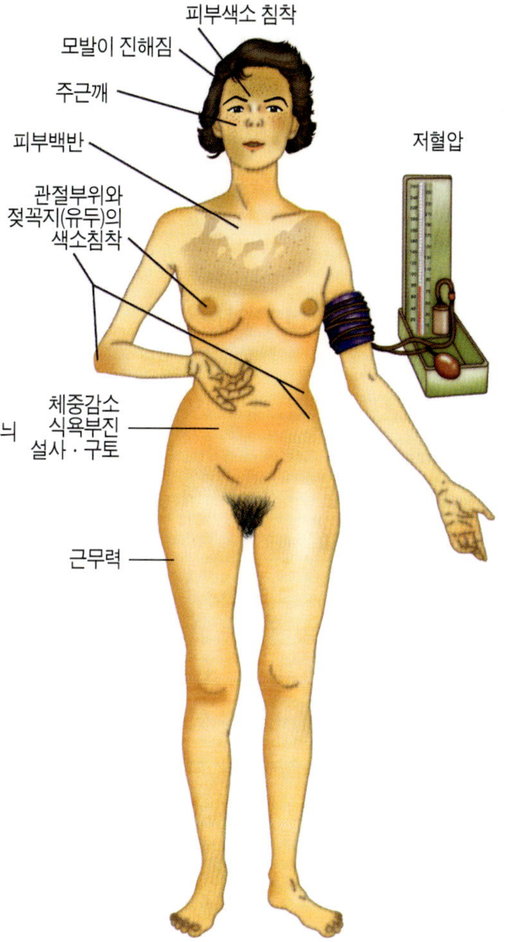

그림 12-18 애디슨병

4) 부신겉질 호르몬의 분비 이상

① 부신겉질의 기능항진

쿠싱증후군(Cushing' s syndrome)은 당류코르티코이드의 과다분비로 발생하며, 시상하부나 뇌하수체 앞엽에 종양이 생기면 부신겉질 자극 호르몬의 분비가 항진되므로 당류코르티코이드의 과다분비가 초래된다. 이때에는 근력의 저하와 피부 및 피부밑조직(피하조직)이 얇아지며 달덩이얼굴(만월상얼굴, moon face), 굵은 목, 고혈압, 당뇨, 골다공증, 정신이상, 아랫배부위에 적자색 줄무늬가 피부에 생긴다.

② 부신겉질의 기능저하

애디슨병(Addison' s disease)은 부신겉질이 침범되어 부신겉질 호르몬 분비가 현저하게 저하된 상태이며, 저혈압, 체력저하, 피부의 색소침착, 혈액 내의 전해질 농도 변화, 콩팥의 기능저하로 혈중에 요소 등의 노폐물 축적, 탄수화물 대사 저하로 혈당 농도가 떨어진다.

③ 콘증후군

콘증후군(Conn' s syndrome)은 알도스테론의 분비가 이상적으로 증가되는 것이 원인이 되어 고혈압으로 되는 질환을 말한다.

2. 부신속질(부신수질)

부신속질(부신수질)에서 분비되는 호르몬은 75%의 에피네프린(epinephrine)과 25%의 노르에피네프린(norepinephrine)을 분비한다. 이 두 호르몬은 화학구조가 비슷하며 카테콜(catechol) 그룹을 가진 아민(amine)을 통틀어서 카테콜아민(catecholamine)이라 한다. 부신속질에서 분비되는 카테콜아민은 교감신경 말단과 부신속질의 과립에서 분비되며 신경에 의해서 지배된다. 노르에피네프린은 카테콜아민 α 수용기와 결합하고, 에피네프린은 카테콜아민 α, β 수용기에 결합한다. 에피네프린과 노르에피네프린의 작용은 매우 비슷하며 자율신경 중에서 교감신경이 작용했을 때와 동일한 작용을 한다. 에피네프린의 주작용은 글리코겐 분해를 촉진하여 혈당을 증가시키는 작용과 심장에 대한 심박동수를 증가시키는 작용을 하며, 노르에피네프린은 말초혈관 수축에 의한 혈압상승 작용이 뚜렷하며 혈관수축, 동공확대, 심박동수 증가, 심박출량 증가, 소화관의 운동억제, 소화액의 분비억제 등이 있다(표 12-1).

호르몬 분비의 주요 자극은 운동이나 여러 종류의 스트레스(추위, 불안, 동통, 흥분, 저혈당과 혈압저하 등)인데, 자극의 종류에 따라 에피네프린과 노르에피네프린의 분비 비율이

표 12-1 에피네프린과 노르에피네프린에 대한 생리적 반응

	에피네프린	노르에피네프린
심박동수	↑	↓
심박출량	↑	다양함
말초혈관 저항	↓	↑
혈 압	↑	↑↑
호 흡	↑	↑
피부혈관	수 축	수 축
근육혈관	이 완	수 축
기관지	이 완	조금 이완
대 사	↑	조금 ↑
산소 소모	↑	효과 없음
혈 당	↑	조금 ↑
콩팥혈관	수 축	수 축

달라지며 한냉한 주위 환경에 처해 있는 동물이나 저혈당일 경우에는 에피네프린을 분비케 하며, 출혈 등의 이유로 혈압이 떨어지면 주로 노르에피네프린을 분비케 한다.

V 이 자

이자(췌장, pancreas)는 이자액을 분비하는 외분비샘과 호르몬을 분비하는 내분비샘으로 구성된다. 내분비 기능을 하는 랑게르한스섬(췌도, Langerhan' s island)에는 α, β, δ 3종류의 세포가 있고, α세포는 약 20%를 차지하며 글루카곤(glucagon)을 분비하고, β세포는 약 75%를 차지하고 인슐린(insulin)을 분비하며, δ세포는 5%를 차지하며 소마토스타틴(somatostatin)을 분비한다(그림 12-19). 이들 호르몬은 서로 상반되는 작용을 일으키고 있으나 상호 협조하여 기질대사를 원활하게 조절한다.

1. 인슐린

인슐린(insulin)은 β세포의 세포질그물(내형질세망)에서 생성되며 탄수화물, 단백질, 지방이 모두 인슐린 분비에 영향을 미치지만 가장 중요한 조절인자는 포도당이다. 인슐린의 주작용은 포도당, 아미노산, 지방산 등의 세포막 이동을 촉진하여 세포 내에서 당질형성

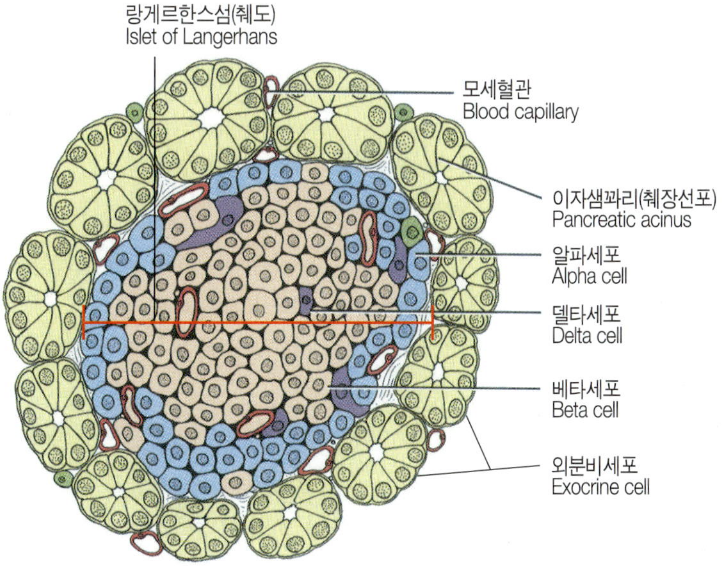

그림 12-19 이자세포

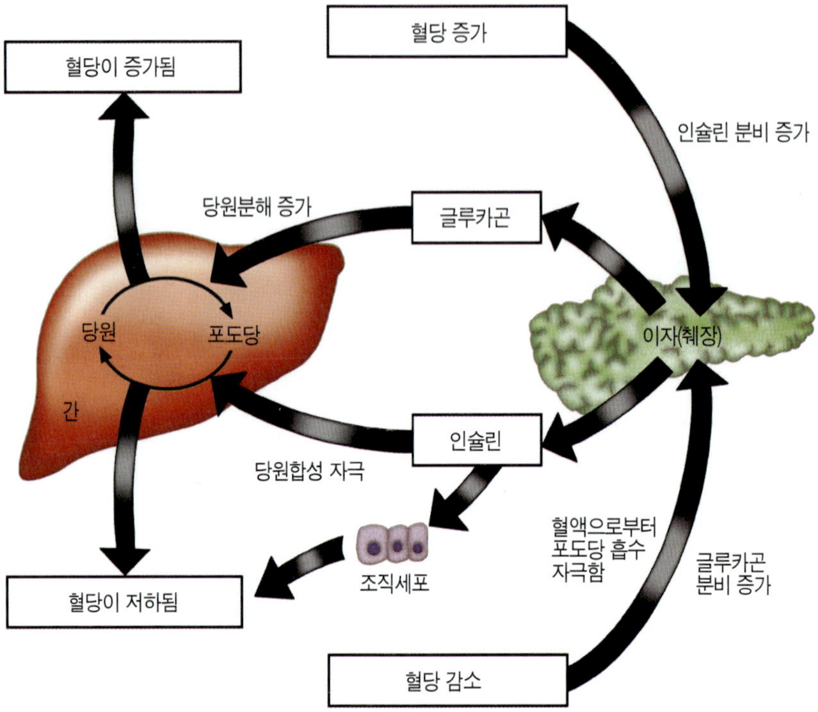

그림 12-20 인슐린과 글루카곤에 의한 혈당조절 기전

(glycogenesis)과 단백질 합성, 지방형성 등을 촉진함으로써 혈당치를 감소시킨다(그림 12-20).

1) 인슐린의 작용

① 탄수화물 대사

인슐린은 간에서 포도당 대사율을 촉진시키고 포도당을 글리코겐(glycogen)으로 합성하게 한다. 탄수화물 대사에서 인슐린의 주작용은 포도당의 이용률을 증가시키는 것이며, 순환혈액 내 포도당이 이용되지 않을 때에는 포도당이 혈액 내에 축적되어 고혈당증을 일으킨다.

② 지방 대사

인슐린(insulin)은 유리지방산의 세포 내 이동과 저장을 증가시킴으로써 지방 합성과 저장을 증가시킨다. 인슐린이 결핍되면 코티솔(cortisol)이 증가되어 지방 이용이 증가되고, 지방산의 대사분해 산물이 포도당 이용을 억제하여 지방의 분해 증가를 초래한다. 지방 이용의 증가에 따른 부작용으로 죽상동맥경화증(atherosclerosis)과 케톤혈증(ketonemia)을 유발시킨다.

③ 단백질 대사

인슐린은 아미노산의 세포내 이동을 촉진시켜 단백질을 합성하므로 근육 내 단백질이 축적된다. 인슐린이 부족하면 단백질 합성이 감소하고 저장 단백질이 분해되어 어린이에서 성장 지연을 초래한다.

2) 당뇨병

당뇨병(diabetes mellitus)은 이자(췌장)에서 분비되는 인슐린의 결핍에 의해 나타나는 현상을 말하며 고혈당(hyperglycemia), 당뇨(glucosuria), 다뇨(polyuria), 다음(polydipsia), 다식(polyphagia), 체중감소의 증상을 나타낸다. 정상인의 공복 시 혈당 농도는 80~120㎎/dL인데 당뇨병 환자의 혈당 농도는 300~400㎎/dL까지 상승하며, 이는 세포막을 통한 포도당 이동의 저하, 혈액으로부터의 포도당 흡수 저하, 간과 근육에서의 당원분해(glycogenolysis) 작용이 촉진되어 고혈당이 된다. 혈당 농도가 높은 상태에서는 토리(사구체)에서 여과되는 포도당의 농도가 높아져 세뇨관에서 흡수할 수 있는 포도당 최대흡수치(TMG)보다 많아 포도당이 소변으로 배설되어 당뇨가 나타나며, 포도당은 곱슬세관(세뇨관)의 수분의 재흡수를 막아 수분 배실이 증가되이 다뇨가 나타난다. 요 배설량의 증가로 물의 양을 보충하기 위해 다량의 물을 마시고 요로 배설된 포도당을 보충하기 위해 식욕이 왕성해져 다식을 한다. 단백질은 이화작용이 증가되어 체중이 감소되고 지방의 이용과 이동이 증가되어 지질혈증(lipemia) 상태가 된다.

2. 글루카곤

글루카곤(glucagon)은 이자의 α-세포에서 분비되는 단백질 호르몬으로 주로 간 내에서 작용하며 혈당치가 감소될 때 분비되어 혈당치를 상승시킨다(그림 12-21).

글루카곤은 간세포에서 글리코겐을 분해시켜 혈당치를 상승시키고 아미노산으로부터의 포도당신합성(당신생, gluconeogenesis)이 촉진되어 혈액 내 포도당 농도를 더욱 높이고 지방세포에서 지방분해를 증가시키며, 주작용은 부신속질에서 분비되는 에피네프린(epinephrine)과 같이 혈당치를 상승시킨다. 글루카곤의 분비는 인슐린 분비와 상반되고 혈당량이 낮아지면 글루카곤의 분비는 증가한다. 혈당치가 높을 때 인슐린이 분비되어 세포 내로 혈당 이동을 증진시키고 간에서 당질형성을 자극해서 혈당치를 낮추며, 혈당치가 낮을 때에는 글루카곤이 분비되어 당원분해를 자극하여 혈당치를 높인다.

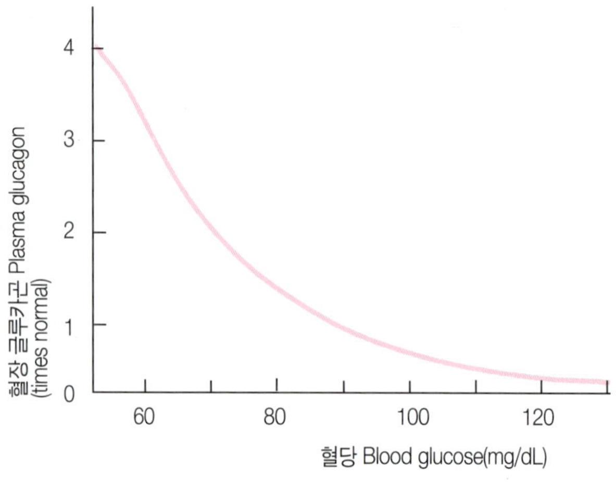

그림 12-21 혈당농도에 따른 혈장 글루카곤 농도

3. 소마토스타틴

소마토스타틴(somatostatin)은 이자의 δ세포에서 분비되고 다량의 포도당과 단백질이 있을 때 분비가 촉진되며, 소마토스타틴은 일단 분비된 후에 인슐린과 글루카곤 분비를 모두 억제한다.

VI 솔방울샘

솔방울샘(송과체, pineal body)은 셋째뇌실(제3뇌실)의 뒤쪽 천장(후상방)에 위치하는 1개의 원뿔모양의 소체(원추상소체)로서 무게는 0.1~0.2g이다. 솔방울샘은 빛에 반응해서 24시간 율동적인 일중 변동을 보이는 광 수용체가 있다. 솔방울샘에서 분비되는 호르몬으로는 멜라토닌(melatonin)이 있으며, 빛에 의해 그 분비가 억제되어 낮에는 분비가 안 되고, 밤에 분비되어 최대치를 나타내며 수면을 잘 이루게 한다. 멜라토닌은 생식샘 자극 호르몬의 분비를 억제하고 생식샘(성선) 활성도를 억제한다. 솔방울샘에 종양이 생기면 생식샘의 조숙을 유발한다.

VII 가슴샘

가슴샘(흉선, thymus)은 복장뼈(흉골)의 뒤쪽(후방)에 위치해 있는 편평하고 연분홍 빛을 띤 2개의 엽으로 된 기관으로, 출생 시 12~15g이고 사춘기까지 점차 크기가 커져서 30~40g이 된 이후 사춘기 이후에는 다시 위축되어 점차 퇴화한다. 가슴샘에서는 백혈구 중의 T 림프구가 분화 성숙하고 림프기능에 필수적인 역할을 한다. 가슴샘에서 분비되는 호르몬으로는 티모신(thymosin)과 티민(thymin)이 있다.

제 13 장

생식생리

생식은 모든 생물체가 종족을 유지하려는 생물의 특성이다.

생식기관은 남성의 고환(정소)과 여성의 난소가 해당되는 생식샘(성선)과 부속기관이 있다. 고환에서는 남성 호르몬인 테스토스테론(testosterone)을 분비하는 동시에 생식세포인 정자를 생산하고, 난소에서는 여성 호르몬인 에스트로겐(estrogen)과 프로게스테론(progesterone)을 분비하는 동시에 생식세포인 난자를 생산한다. 사람 체세포의 염색체는 46개로서 44개(22쌍)의 상염색체와 2개(1쌍)의 성염색체로 이루어져 있고, 남성에서는 성염색체가 XY이고, 여성에서는 성염색체가 XX이다. 배세포(germ cell)는 감수분열을 하여 염색체 수가 46개에서 23개로 되며, 성숙된 정자와 난자가 자궁관팽대부(난관팽대부)에서 수정하여 수정란으로 46개의 염색체를 갖게 되며, 수정란은 여성의 자궁속막(자궁내막)에 착상되어 임신기간을 거친 후 분만을 통하여 생명체가 탄생된다.

생식기능은 호르몬에 의해 조절되며, 시상하부에서 분비되는 생식샘 자극 호르몬 유리 호르몬(gonadotropin releasing hormone; GnRH)은 뇌하수체의 난포 자극 호르몬(FSH)과 황체형성 호르몬(LH)의 분비를 자극하고, FSH와 LH는 생식샘을 자극하여 정자와 난자를 생산하고 성 호르몬을 분비시킨다(그림 13-1).

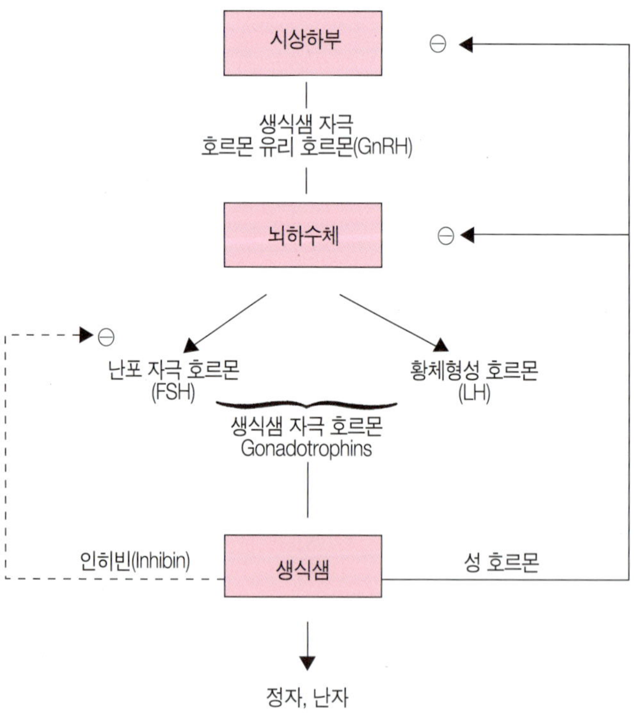

그림 13-1 시상하부, 뇌하수체, 생식샘의 상호작용 생식샘에서 분비된 성 호르몬은 GnRH와 FSH, LH 분비에 음성 되먹임 효과가 있다. 생식샘은 또한 인히빈(inhibin)이라고 하는 폴리펩티드 호르몬을 분비하여 FSH 분비에 음성 되먹임을 일으킨다.

I 남성 생식

1. 남성 생식기(Male reproductive organ)

1) 고환(testis)

남성 생식샘인 고환은 음낭 속에 위치한다(그림 13-2).

정자(sperm)는 남성의 고환에서 생산되는 생식세포로서 정세관(seminiferous tubule)에서 만들어지고 성숙된다. 정세관은 정자발생세포(spermatogenic cell)와 그를 받치는 버팀세포(지주세포)인 세르톨리세포(Sertoli cell)로 구성되어 있다. 정세관 사이에는 사이질세포(간질세포, Leydig cell)가 있고 여기에서 남성 호르몬인 테스토스테론(testosterone)을 생산한다.

2) 부고환(epididymis)

정자가 고환으로부터 관을 통해 인체 외부로 이동되는 관의 첫번째 부위가 부고환이며 고환상체(정소상체)라고도 한다(그림 13-2). 부고환을 지나는 동안 정자는 성숙과정을 거쳐 운동성을 가지며 수정이 가능한 상태로 된다.

3) 정관(ductus deferens)

정관은 부고환에서 이어지는 관으로 정낭과 합쳐져서 사정관이 되고 전립샘(전립선)을 관통하여 요도에 이어진다. 정관벽은 성적 자극 시 수축하여 정자를 사정관으로 이동시키고, 사정관 수축으로 정자와 분비물이 정낭에서 요도로 배출된다.

정액은 정자와 정낭, 전립샘, 망울요도샘(요도구선)의 분비물이 혼합된 것이다.

4) 정낭(seminal vesicle)

정낭은 방광 뒤에 위치한 한 쌍의 막으로 된 주머니이며 과당과 프로스타글란딘(prostaglandin)를 가진 점도가 높은 액체를 분비하고, 이 액체가 정액의 60%를 차지하는 정액을 저장 분비하는 기관이다(그림 13-2). 과당은 정자의 에너지원으로 이용되고 프로스타글란딘은 수정과정을 용이하게 한다.

5) 사정관(ejaculatory duct)

사정관은 길이가 2cm이며, 전립샘을 관통하여 요도와 연결되고 사정 시에는 전립샘이 수축하여 요도내강을 폐쇄한다(그림 13-2).

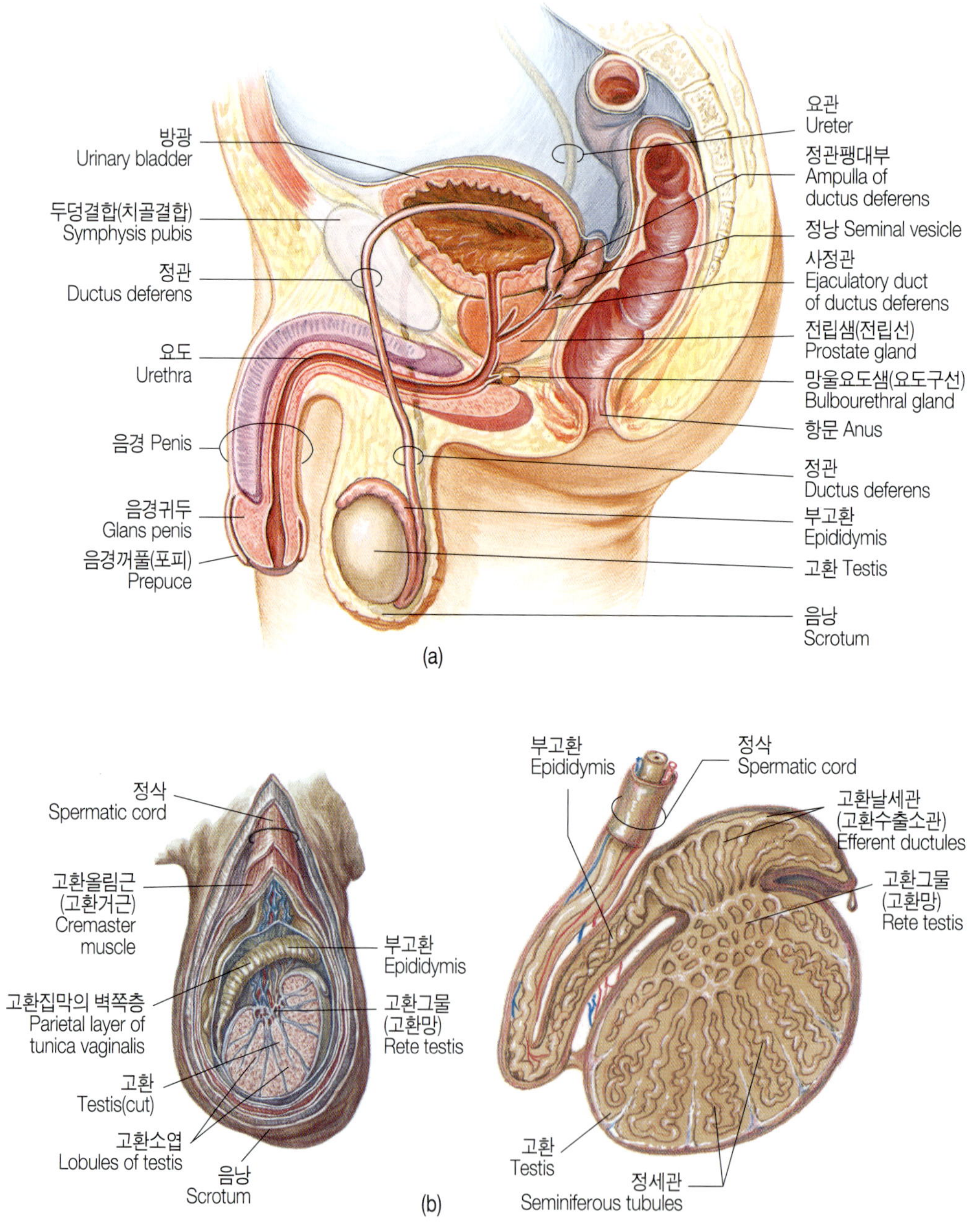

그림 13-2 남성 생식기(a)와 고환 및 부고환의 내부구조(b)

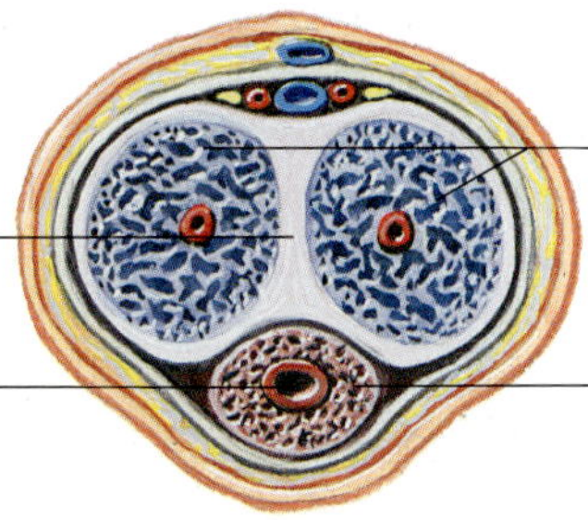

그림 13-3 음경의 가로단면

6) 전립샘(전립선, prostate gland)

전립샘은 무게가 15g이며 일명 섭호선이라고 불리며, 방광 아래에서 요도와 사정관을 싸고 있으며, 여러 개의 작은 관을 통해 우유빛 알칼리성 액체를 요도로 분비한다(그림 13-2). 이 액체는 다른 부위에서 온 분비물과 합해져 정액이 약알칼리가 되도록 하여 여성의 질내 산성 분비물을 중화시킨다.

7) 망울요도샘(요도구선, bulbourethral gland)

망울요도샘은 전립샘 아래 요도의 양쪽에 위치한 한 쌍의 분비샘으로 점도가 높은 알칼리성 액체를 분비하여 요도로 보낸다(그림 13-2).

8) 음경(penis)

음경은 정자가 함유된 정액(semen)을 여성 생식기관으로 보내주는 교접기관으로 한 쌍의 음경해면체와 1개의 요도해면체로 구성된다(그림 13-3).

2. 남성의 사춘기

사춘기(puberty)는 생식이 가능해지는 시기이며 보통 10~15세이다. 남성 사춘기의 특징은 정자를 함유한 정액이 사정되고 음경, 음낭, 고환의 크기가 커지고, 얼굴과 겨드랑이에 각각 수염과 액모가 자라며, 음성이 굵어지고 뼈대근육이 발달한다. 이러한 사춘기에서의 변화는 시상하부에서 GnRH 분비가 증가되어 고환의 사이질세포(간질세포, Leydig cell)에서 테스토스테론 생산이 증가되어 생긴다.

3. 정자발생(Spermatogenesis)

고환에서 정자(spermatozoa)를 생산하는 것을 정자발생이라 하고, 이때에 정자의 염색체 수는 감수분열이 일어나 반으로 감소한다. 정자발생은 고환의 정세관에서 이루어지고, 정세관의 바닥부위에 위치한 정조세포는 46개의 염색체(44 상염색체 + XX 또는 XY)를 가지고 사춘기가 되면 정조세포는 유사분열하여 일차정모세포가 되고, 일차정모세포는 감수분열을 하여 2개의 이차정모세포가 되며, 1개의 이차정모세포(22 상염색체 + X 또는 Y)는 유사분열을 하여 2개의 정자세포가 된다(그림 13-4). 정자세포는 핵 내의 유전자가 재배치되고 세포질의 일부가 없어지며, 일부는 모여서 긴 꼬리를 형성하는 과정을 거쳐 정자가 된다(그림 13-5). 버팀세포(지주세포)인 세르톨리세포(Sertoli cell)는 정자에 영양분, 호르몬 등의 화

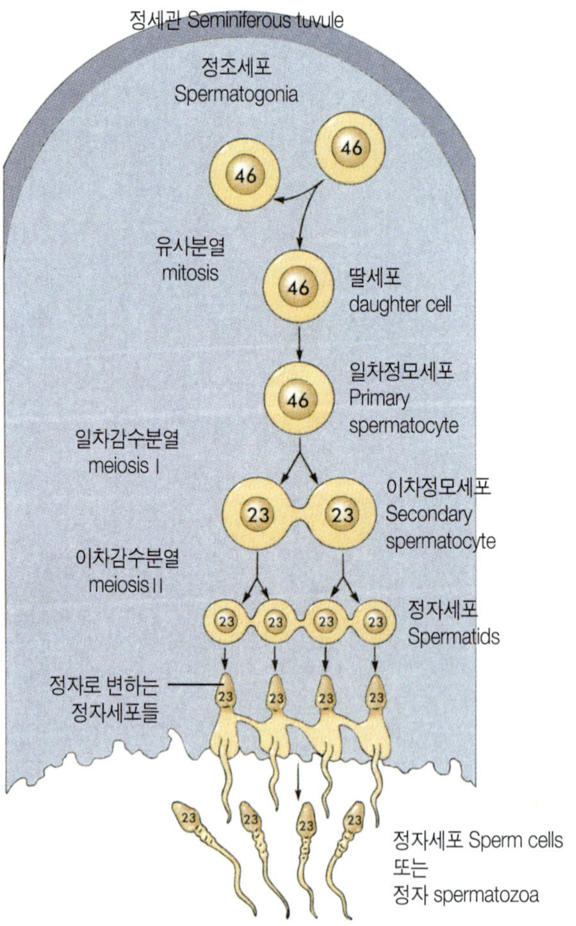

그림 13-4 정자발생의 과정 사춘기 이후 남성의 정세관에서는 지속적으로 감수분열이 일어난다. 각각의 일차정모세포는 감수분열이 시작되어 4개의 정자가 만들어진다. 일차정모세포는 46개의 염색체(23쌍)를 가지며, 정자는 23개의 염색체를 가진다.

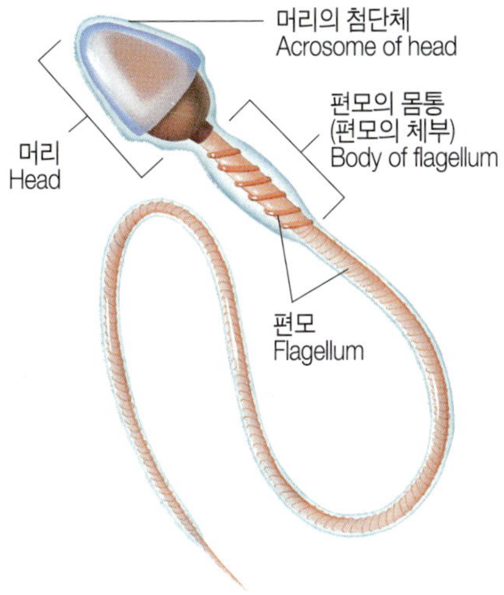

그림 13-5 정자의 구조

학물질을 공급해 주어 정자형성에 중요한 역할을 한다.

정조세포에서 정자가 형성되는 기간은 72일이 소요된다.

4. 호르몬에 의한 남성 생식기능의 조절

남성 생식기능은 다음과 같은 호르몬에 의해 조절된다.

시상하부에서 분비되는 GnRH는 뇌하수체에서 생식샘 자극 호르몬인 FSH와 LH 분비를 자극한다.

FSH는 정세관의 세르톨리세포에 작용하여 정자발생을 촉진하고, LH는 사이질세포에 작용하여 테스토스테론(testosterone)의 합성 분비를 촉진한다. 안드로겐(androgen)은 테스토스테론과 유사한 기능을 가진 다른 스테로이드(steroid; 부신겉질에서 분비되는 호르몬)와 테스토스테론을 합친 것을 말한다. 테스토스테론은 남성의 이차성징의 발현을 촉진하고, 정자형성을 촉진하며, 남성 생식기관에 작용하므로 성인이 되어 고환을 제거하면 부속 생식기관의 크기가 감소한다.

5. 남성의 성적 반응

1) 발기(erection)

남성의 정자가 여성의 질 내에 삽입되기 위해서는 음경이 커지고 단단해져야만 하고 이 과정을 발기라 하며, 이것은 음경해면체와 요도해면체 내의 공간이 혈액으로 충만되는 혈관에서 일어나는 현상이다.

2) 사정(ejaculation)

사정은 척수반사에 의해 교감신경 흥분에 의해 정관, 정낭, 전립샘의 민무늬근육이 수축하여 정액을 요도로 보내고, 음경바닥부위, 요도조임근의 짧은 수축으로 정액이 요도로부터 배출되는 2단계로 일어난다. 1회의 사정에 의한 평균 사정량은 2.5~3.5mL이고, 정액 1mL에는 약 1억 개의 정자가 들어 있다.

II 여성 생식

1. 여성 생식기(Female reproductive organ)

여성의 내부 생식기는 난소(ovary), 자궁관(난관, uterine tube), 자궁(uterus), 질(vagina)로서 골반 내에 위치한다(그림 13-6, 7).

난소는 남성 생식기의 고환과 마찬가지로 생식세포인 난자(ovum)를 생산하고 여성 호르몬인 에스트로겐(estrogen)과 프로게스테론(progesterone)을 분비한다. 자궁관(난관, oviduct, fallopian tube, uterine tube)은 난소와 자궁을 연결하는 약 12cm의 관이다.

자궁은 속이 비고 벽이 두꺼운 근육성 기관으로, 방광과 곧창자(직장) 사이에 위치하며, 수정된 수정란이 착상되어 임신을 유지하며 그 속에서 태아가 발육하게 되고, 일정 시기가 되면 태아가 자궁으로부터 밖으로 분만된다. 외부 생식기는 대음순, 소음순, 음핵, 질어귀(질전정), 어귀샘(전정선)으로 구성되고, 대음순은 남성의 음낭에 해당되며, 음핵은 남성의 음경에 해당된다(그림 13-8).

2. 여성의 사춘기

여성은 평균적으로 남성보다 1년 일찍 사춘기가 시작되고, 뇌하수체 앞엽에서 분비되는 난포 자극 호르몬에 의하여 에스트로겐의 분비가 시작되면서 자궁, 자궁관(난관), 질, 음핵 등이 급격하게 발달하게 되고, 주기적 배란과 이에 수반되는 월경이 시작되며 이 시기가 여성의 사춘기가 된다. 이 시기에 유방과 엉덩이(둔부)에 지방질이 침착되어 돌출하게 되며 음모가 자라고 겨드랑이에 액모가 발생한다.

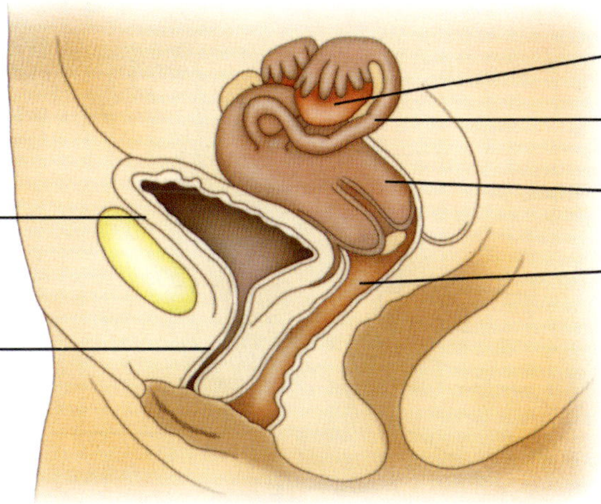

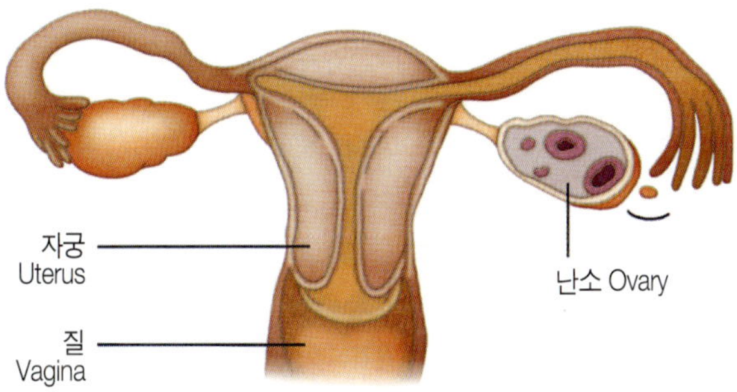

그림 13-6 여성 생식기

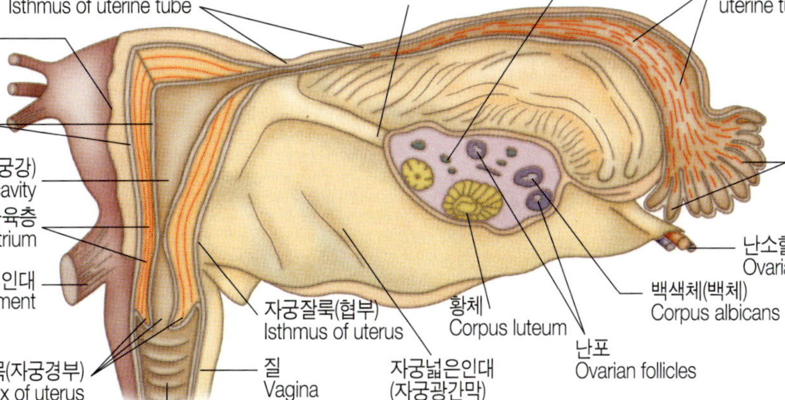

그림 13-7 자궁, 난소, 자궁관의 내부구조

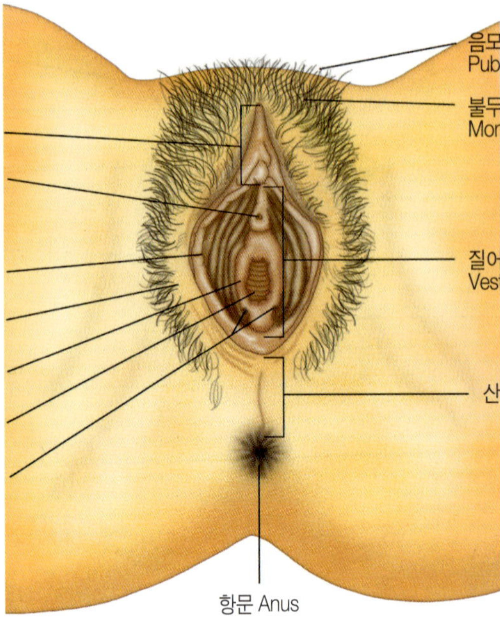

그림 13-8 여성의 바깥생식기

3. 난자발생(Oogenesis)

난소 내에서 난자발생 시 전구세포는 난조세포라 하며 유사분열을 하고, 난조세포는 44개의 상염색체와 2개의 X 성염색체를 갖는다. 수십만 개의 난조세포는 성장기를 거쳐 일차난모세포가 되며, 난소 내에 있는 과립세포로 둘러싸여 원시난포(primary follicle)를 형성한다. 사춘기가 되면 일차난모세포는 일차감수분열을 통하여 이차난모세포와 제1극체가 되며, 이어서 이차감수분열이 일어나서 이차난모세포는 난자와 제2극체가 된다. 제1극체 역시 이차감수분열을 하여 2개의 극체를 만들므로, 일차난모세포가 감수분열을 끝내고 나면 1개의 난자와 3개의 극체가 된다(그림 13-9). 극체는 얼마 후 없어지고 난자 내의 염색체 수는 반감된 상태로 22개의 상염색체와 하나의 X 성염색체인 23개가 된다.

4. 난소주기(Ovarian cycle)

난소주기는 여성에서의 난자 성숙과 배란이 주기적으로 이루어지는 것을 말하며 평균 약 28일이다. 난소주기는 난포기, 배란기, 황체기로 분류되며 월경주기와 밀접한 관계가 있다(그림 13-10).

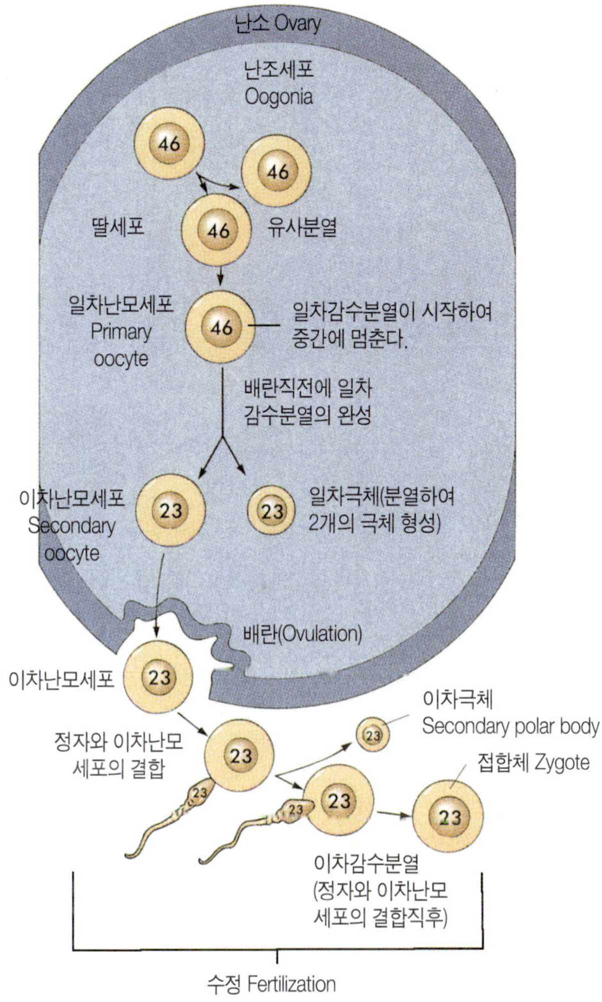

그림 13-9 난자 발생의 과정 여성은 출생 전 감수분열이 시작되지만 일차감수분열 상태에서 중지되어 있다. 각각의 일차난모세포는 감수분열이 시작되어 4개의 세포로 만들어진다. 그러나 세포질의 분할이 균등하게 이루어지지 않기 때문에 1개의 세포만이 수정능력을 갖는다. 각각의 일차난모세포는 46개의 염색체(23쌍)를 가지며, 각각의 이차난모세포는 23개의 염색체를 가진다. 수정에 의하여 남성으로부터 23개의 염색체와 여성으로부터의 23개의 염색체가 합해져서 46개의 염색체(23쌍)를 가진 접합체를 만든다.

1) 난포 성숙

여성에서는 태아 시기에 난소 바깥벽의 배아상피에서 난조세포가 생성, 성숙되어 일차난모세포가 된다. 일차난모세포가 과립세포로 덮여 있는 것을 원시난포라 하고, 사춘기가 되면 FSH의 자극으로 400~500개의 원시난포가 성숙되어 난자가 된다.

난소주기 1일부터 뇌하수체에서 FSH와 LH가 분비되고, 난소의 난포가 FSH 작용을 받으

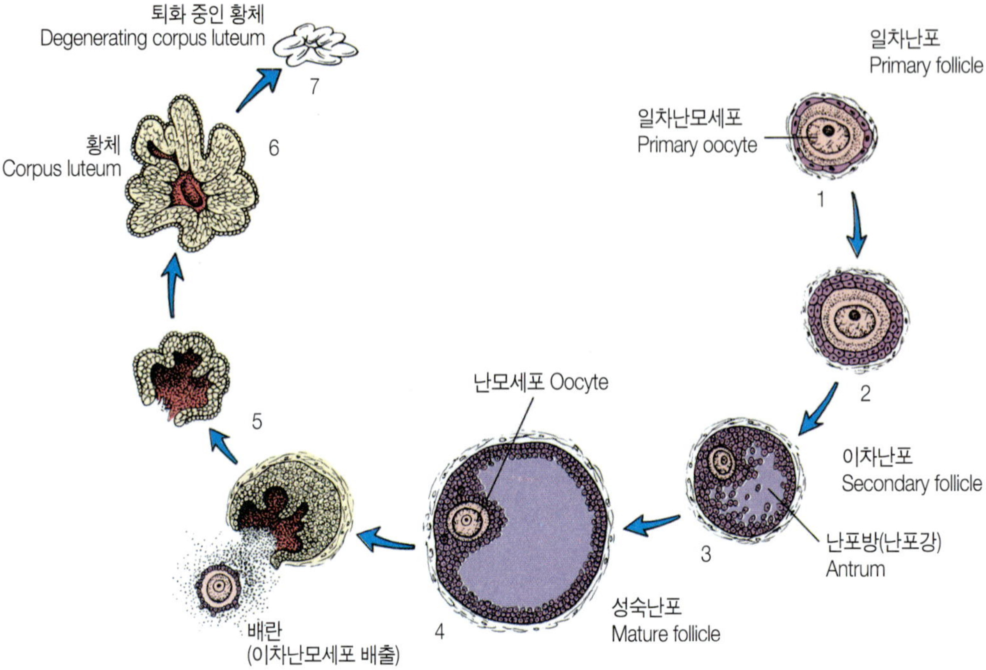

그림 13-10 난자의 생성과정과 배란 1. 일차난모세포는 배란되기 전에 1 또는 2회의 월경주기를 거친다. 동시에 몇 개의 난포가 성숙하지만 오직 1개만이 마지막 발달 달계를 거쳐 배란된다. 2. 일차난포의 발달 3. 난포방이 형성되고 그 안에 액체가 고이게 되면 이차난포라 한다. 4. 난포가 성숙되어 최대치에 이르면 커다란 난포방이 형성된다(성숙난포). 5. 배란 시 난모세포는 주위를 둘러싼 세포들과 함께 난포로부터 방출된다. 6. 그 후 난포의 세포들은 빠르게 분열하여 황체를 형성한다. 7. 수정이 되지 않으면 황체는 퇴화하여 소실된다.

면 과립세포가 증식되고 난자가 발육하는 등 난포가 성숙되어 성숙난포(Graafian follicle)를 형성한다. 처음에는 여러 개의 난포가 성숙하기 시작하다 그 중 1개만 배란될 때까지 성숙을 계속하고 나머지는 위축된다.

난소주기 1일부터 난포 발육이 시작되어 성숙난포가 형성되는 14일까지를 난포기(follicular phase)라 하고 배란에 의해서 난포기는 끝난다.

2) 배 란

월경주기 14일경 에스트로겐(estrogen) 분비가 최대를 나타내고, 분비된 에스트로겐은 시상하부와 뇌하수체 앞엽을 자극하여 황체형성 호르몬 분비를 증가시켜 일차난모세포가 감수분열하여 이차난모세포를 생성한 다음 난포막을 파열시키고, 이때 이차난모세포인 난자가 복강 내로 배출되는 것을 배란(ovulation)이라 한다(그림 13-11). 복강 내의 난자는 자궁관으로 들어가 자궁관팽대부(난관팽대부)로 이동하게 되고 자궁관 상피층의 섬모운동에 의해 자궁으로 이동된다. 배란에 의해 파열된 난포는 혈액으로 채워지고, 난포에서 복강 내로 소량 출혈하는 것에 의해 복막이 자극을 받아 일과성인 아랫배(하복부) 통증을 일으키는 경우가 있으며, 배란일을 배란기(ovulatory phase)라 한다.

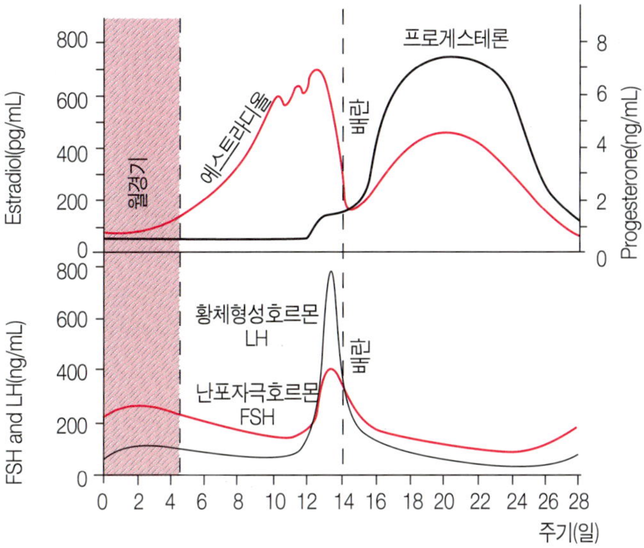

그림 13-11 정상 여성의 성주기 동안 생식샘 자극 호르몬과 난소 호르몬의 혈장농도

3) 황체형성

배란 후 파열된 난포 내에 황체형성 호르몬에 의해 황색의 지방과립들이 침착한 것을 황체(corpus luteum)라 한다. 황체로부터 프로게스테론(progesterone)이 분비되고, 임신이 되면 황체가 계속 유지되며 월경은 일어나지 않는다. 임신하지 않은 경우에는 황체는 배란 후 8~10일 후에 최대로 발달하고 퇴화하기 시작하여 황체의 수명은 약 14일간 계속되며 이 시기를 황체기(luteal phase)라 하며, 황체가 위축되어감에 따라 퇴화하고 반흔화하여 백색체(백체, corpus albicans)가 된다.

5. 월경주기(Menstrual cycle)

월경주기는 자궁속막(자궁내막)에서 주기적으로 일어나는 변화로 월경기, 증식기, 분비기, 월경전기로 분류되고 난소주기와 밀접한 관계가 있다(그림 13-12). 월경주기는 약 28일을 주기로 반복되며 월경 시작일이 월경주기 제1일이다. 증식기는 월경주기의 제6일에서 14일에 해당되며, 난소주기의 난포기 동안 분비되는 에스트로겐에 의해 자궁내막의 두께가 두꺼워지고 혈관 분포가 증가한다.

분비기는 월경주기의 제15~26일에 해당되며, 배란과 황체형성 후에 에스트로겐과 프로게스테론의 영향으로 자궁속막의 분비샘이 더욱 발달되고 증식되어 분비가 왕성해지고, 자궁속막의 동맥이 비대해지며, 자궁속막은 수정란이 착상할 수 있도록 준비된다. 월경전기는

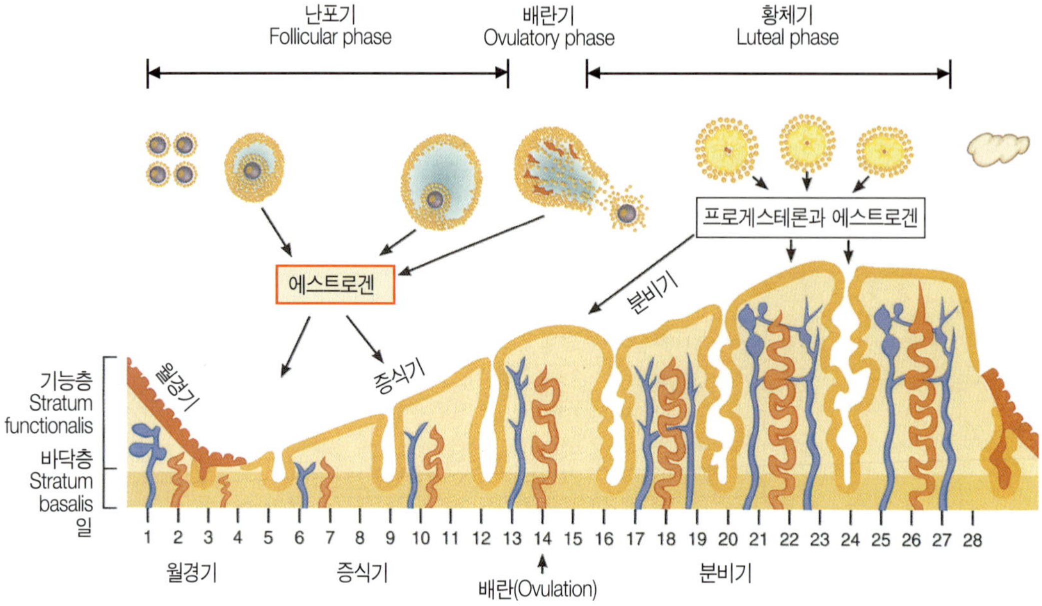

그림 13-12 월경주기 중인 난소의 난포와 자궁속막의 변화

월경주기의 제27~28일에 해당되며, 자궁속막에 독특한 국소 빈혈이 생겨 혈관이 파열되고 출혈이 생기며 괴사현상이 일어나나, 수정이 되면 분비기에 이어 수정란은 착상을 완료하고 임신이 유지된다.

월경기(탈락기)는 월경주기의 제1~5일에 해당되며, 괴사된 혈관벽이 파열되어 나오는 혈액과 탈락된 자궁속막 조직이 자궁에서 질강 밖으로 배출된다. 시기적으로는 배란 후 14일 경이다.

6. 여성 호르몬

난소는 난자를 형성하는 생식샘으로 외분비샘인 동시에 난포 호르몬(estrogen)과 황체 호르몬(progesterone)을 분비하는 내분비샘이며 이 두 호르몬을 여성 호르몬 또는 난소 호르몬이라 한다.

1) 에스트로겐(estrogen)

에스트로겐(estrogen)은 주로 성숙된 난포의 난포막에서 분비되고, 황체형성 후에는 황체에서 합성 분비되며, 임신부에서는 태반에서 합성된다. 에스트로겐의 작용은 사춘기가 되면, 에스트로겐의 분비가 증가하여 여성 생식기의 발육을 촉진하여 유방, 체형 등 여성의 성징이 발현되고, 성인 여자에서는 젖샘(유선) 발달, 자궁근육의 비대, 자궁점막의 증식을 촉진한다. 에스트로겐은 난포 및 난자성숙에 필요하며 사춘기에 분비가 증가하고 배란과 월경주기의 시작에 필요하다. 에스트로겐은 월경주기 중에서 증식기와 분비기에 분비되며 월경기에는 분비가 저하된다. 난포 호르몬은 화학적으로 스테로이드 구조의 물질이며 에스트라디올(estradiol), 에스트론(estrone), 에스트리올(estriol)이 있다(그림 13-13).

에스트로겐의 생성과 분비는 뇌하수체 앞엽의 FSH에 의해서 조절되고 있으며 FSH의 분비가 증가하면 에스트로겐의 생성과 분비도 증가한다.

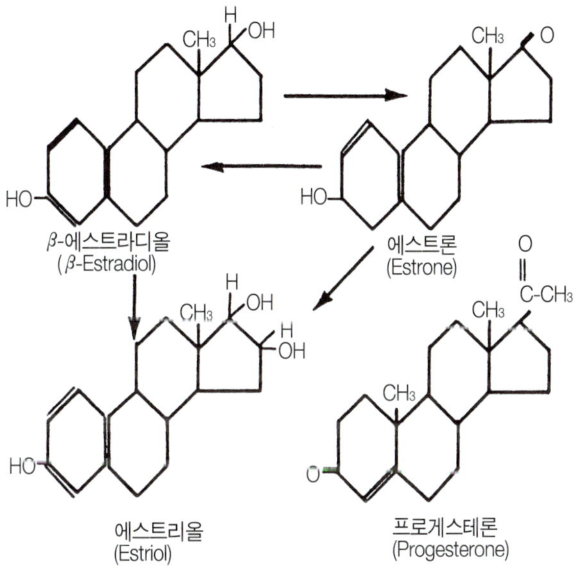

그림 13-13 여성 호르몬의 화학구조

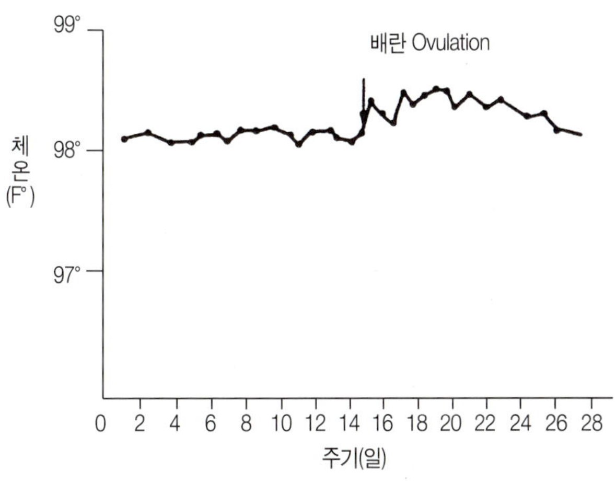

그림 13-14 배란 직후 체온의 상승곡선

2) 프로게스테론(progesterone)

프로게스테론(progesterone)은 난소의 황체와 임신부의 태반에서 분비된다. 프로게스테론의 작용은 자궁점막에 작용하여 점액분비를 증가시켜 수정란이 착상할 수 있는 상태로 만들고, 배란을 억제하고 또 자궁근육의 수축을 억제시킴으로써 수정란의 탈락을 방지하여 임신을 유지하는 작용이 있으며, 배란 직후에 기초 체온을 상승시킨다(그림 13-14). 황체 호르몬은 화학적으로 스테로이드(steroid) 구조의 물질이며 체내에서 대사에 의해 프레그난디올(pregnandiol)이 되어 요중으로 나온다. 프로게스테론의 생성과 분비는 뇌하수체 앞엽의 LH에 의해서 조절되며, LH의 분비가 증가하면 프로게스테론의 생성과 분비도 증가한다.

7. 임신(Pregnancy)

1) 수정(fertilization)

배란된 난자의 생존기간은 12~24시간이며 여성 생식기 내에서의 정자의 생존기간은 24~72시간이다. 따라서 월경주기 중에 수정이 가능한 기간은 배란 전 72시간 이내, 배란 후 24시간 이내에 정자가 여성 생식계통 내에 있어야 한다.

복강 내로 배란되고 자궁관술(난관채)을 거쳐 자궁관에 흡수된 난자는 자궁관팽대부에서 1개의 정자와 결합하고 수정이 일어난다(그림 13-15). 수정란은 46개의 염색체를 가지고, 성은 수정 시에 결정되며, 난자가 X 성염색체를 가진 정자와 수정되면 여성(XX)이 되고, Y 성염색체를 가진 정자와 수정하면 남성(XY)이 된다.

2) 착상(implantation)

수정란은 수정 직후 분열되기 시작하여 자궁관을 통하여 자궁강으로 이동하는데 약 3~4일이 소요된다. 세포분열이 충분히 일어나서 자궁에 도달될 때에는 액체로 가득 찬 세포구로 되며 이를 주머니배(포배, 배낭, blastocyst)라 하고, 세포의 바깥쪽 구는 영양막(trophoblast)이라 하고 주머니배에서 배아가 발달된다. 수정 후 7일경에 주머니배는 자궁속막에 착상한다(그림 13-15).

3) 태반(placenta)

태반은 태아 쪽의 융모막과 모체 쪽의 자궁속막의 일부가 합쳐져서 형성되며, 태반에서는 O_2, 영양소 등이 모체로부터 태아에게 공급되고 노폐물과 CO_2가 모체 쪽으로 배출되는 기

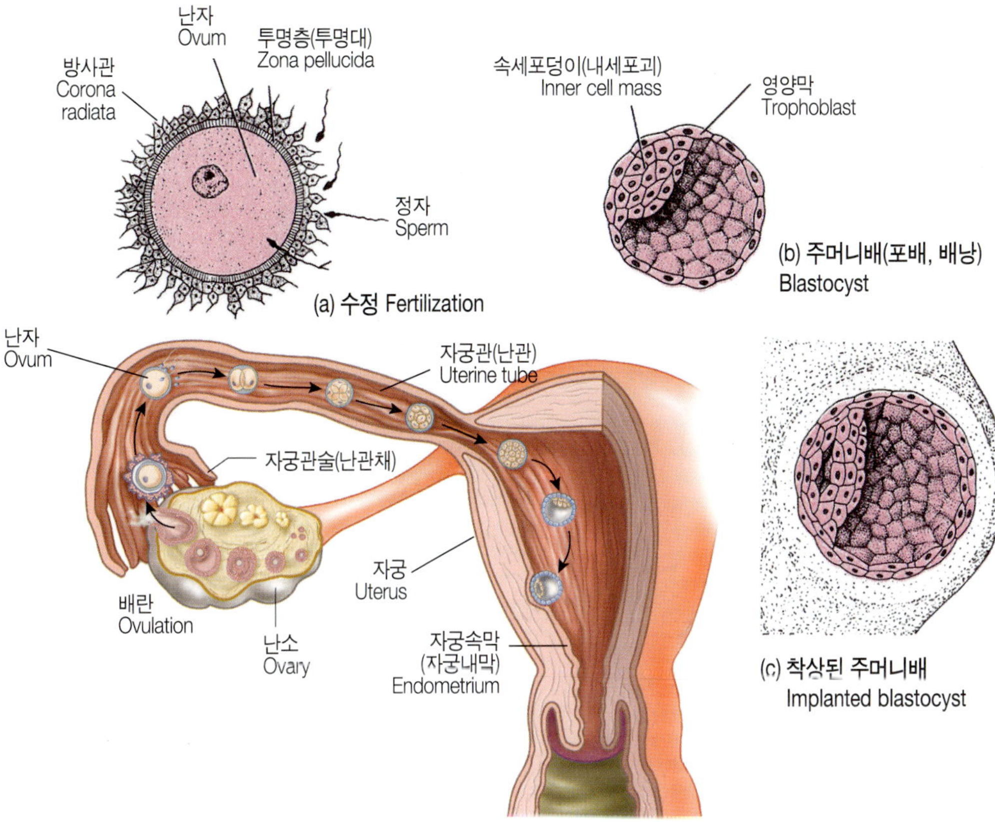

그림 13-15 수정 및 착상

관으로 많은 호르몬을 생산하는 내분비샘이다(그림 13-16).

4) 임신 중의 호르몬 분비

태반에서는 사람 융모성 생식샘 자극 호르몬(human chorionic gonadotropin; HCG), 에스트로겐, 프로게스테론, 태반성 락토겐(human placental lactogen)을 분비한다. HCG 분비는 임신 초기에 급격히 증가하고 마지막 월경 60~80일에 최고에 달하며, 그 후 급격히 감소되어 3개월 말에 낮아진 채로 임신기간 동안 비교적 일정하게 유지된다(그림 13-17). 임신반응이라고 하는 요의 검사법은 임신 초기에 임신 여부를 진단하기 위해 요중의 HCG 유무를 조사하는 것이다.

HCG는 임신 초기에는 난소의 임신 황체에 작용하여 에스트로겐과 프로게스테론을 분비하게 하며, 임신 마지막 6개월 동안 혈액 내 에스트로겐과 프로게스테론의 현저한 증가는 거의 태반 분비에 의존한다.

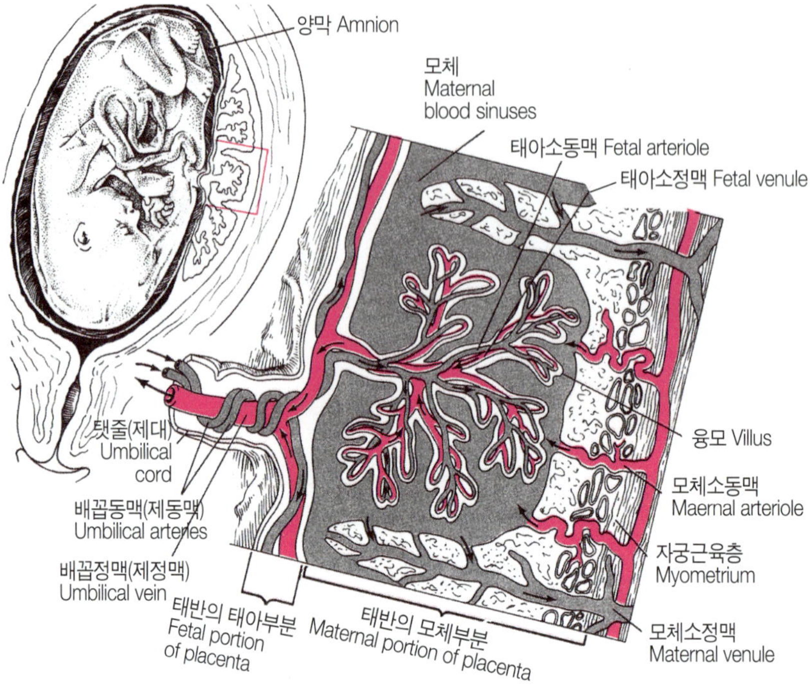

그림 13-16 태반의 혈관분포 화살표는 혈류의 방향을 나타낸다.

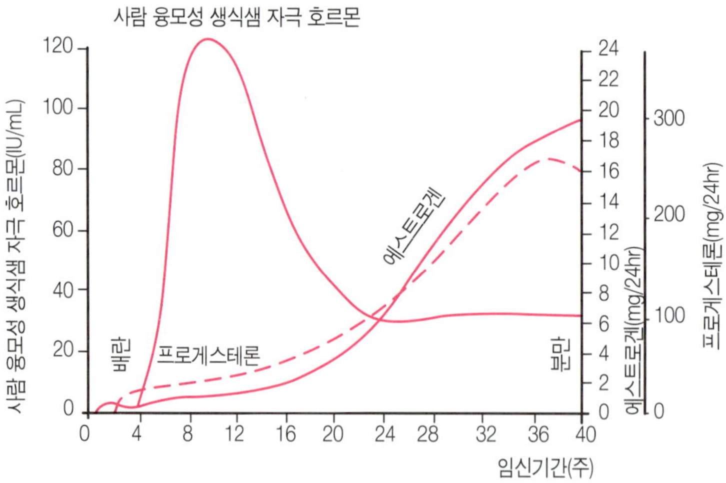

그림 13-17 임신기간에 따른 호르몬 분비

5) 분만(parturition)

수태 전의 최종 월경 1일째부터 세어서 평균 280일이 경과한 후에 비대한 자궁이 돌연히 격심한 율동적 수축을 개시한 후 태아가 자궁 밖으로 배출되는 과정을 분만이라 한다.

임신 말기에 이르면 자궁목(자궁경부)이 열리고 자궁의 규칙적인 수축인 진통이 있다. 분만을 일으키는 요인은 뇌하수체 뒤엽에서 분비되며, 임신 후반기에 자궁수축을 자극하는 옥시토신(oxytocin)과 태반에서 합성되며 분만 초기에 분비가 증가되어 자궁의 민무늬근육을 수축시키는 프로스타글란딘(prostaglandin) $F_{2\alpha}$가 있다.

6) 젖분비(lactation)

여자가 사춘기에 이르면 성 호르몬인 에스트로겐과 프로게스테론에 의하여 유방이 발육하게 되고, 에스트로겐은 주로 젖샘관(유선관)을, 프로게스테론은 젖샘세포(유선세포)의 발육을 촉진시킨다. 젖샘은 젖을 분비하는 샘포(선포)와 분비된 젖을 저장하였다가 배출하는 도관으로 구성된다(그림 13-18).

프로락틴(prolactin)은 젖생산에 있어서 중요한 호르몬이며, 임신기간 동안 비교적 높은 농도에도 불구하고 젖생산이 일어나지 않는 것은 태반에서 분비되는 높은 농도의 에스트로겐과 프로게스테론이 프로락틴의 기능을 억제하기 때문이다. 그러나 출산 후에는 태반 소실로 혈중의 에스트로겐과 프로게스테론의 농도가 감소하여 프로락틴이 젖생산을 자극할 수 있게 된다.

분만 후 젖분비를 자극하는 데는 반사작용이 중요하며, 아기가 엄마의 젖꼭지를 빨아 자극하면 시상하부로 신경전달이 되어 뇌하수체 앞엽에서 프로락틴이 분비된다. 젖배출 반사는 젖꼭지를 빠는 것으로 시작되며 젖샘관벽(유관벽)의 근육상피세포를 수축시켜 빨기 시작한

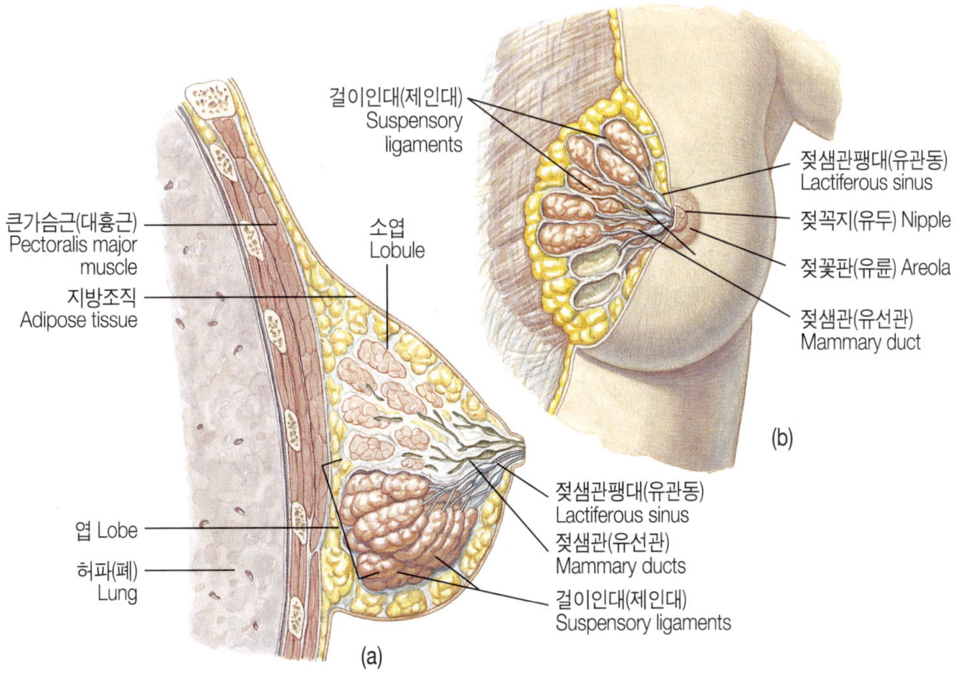

그림 13-18 유방(젖)과 젖샘의 구조 (a) 시상면. (b) 부분적으로 절단된 앞면.

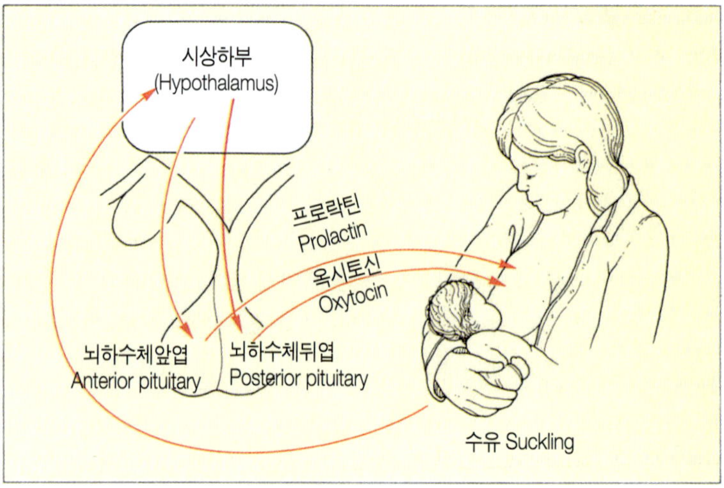

그림 13-19 젖분비와 호르몬 젖을 빨리게 되면 활동전압이 신경섬유를 따라 엄마의 뇌로 전달된다. 뇌하수체 앞엽에서 프로락틴을, 뇌하수체 뒤엽에서 옥시토신을 방출하게 된다.

지 1분 내에 젖을 배출하게 한다. 이 반사에서 젖꼭지를 빨아서 자극하면 신경자극이 시상하부로 보내지고 뇌하수체 뒤엽에서 옥시토신(oxytocin)을 분비하게 함으로써 수유를 유지한다(그림 13-19).

제 14 장

운동생리

인체를 대상으로 그 구조와 기능을 파악하고 신체 운동을 통한 물리적, 화학적 변화에 따른 생체기능을 분석하여 생체가 생명현상을 영위할 수 있도록 적응시키는 학문을 운동생리학(exercise physiology)이라 한다. 생체가 운동을 하면 산소를 많이 소모하고 대사산물인 이산화탄소를 많이 발생시키며, 생체의 운동은 신경계통, 순환계통 등 여러 기관이 협력함으로써 이루어진다.

운동은 뼈대근육의 수축에 의해 이루어지며, 에너지의 대량 소비를 수반하기 때문에 그것을 가능하게 하기 위해서는 호흡계통과 순환계통의 기능이 항진한다.

I 운동과 근육수축

근육의 활동에서는 필요 시에 어느 정도의 강도를 발휘하고 작업을 시행할 때 어느 정도의 힘을 내며, 어느 만큼의 시간, 어떤 일을 계속할 수 있는가 등의 지구력이 문제가 된다.

1. 근력(Muscle power)

근력이란 근육이 최대 노력을 하고 있는 상태에서 발휘하는 힘의 크기를 말하고, 근력계라는 계기에 대항하는 힘을 기계적으로 측정하고 그 측정값을 kg으로 표시한다. 인간의 최대 근력은 20~30세경까지 연령과 함께 증가하고, 65세에서는 20~30세의 약 80%로 저하한다(그림 14-1). 단시간 내에 길러진 근력은 연습이나 훈련을 중지하면 곧 원상으로 되돌아가며, 오랜 기간동안 지속적으로 길러진 근력은 연습이나 훈련을 중단하더라도 지속기간이 길어지므로 근력을 지속적으로 유지하려면 지속적인 운동이 필요하다.

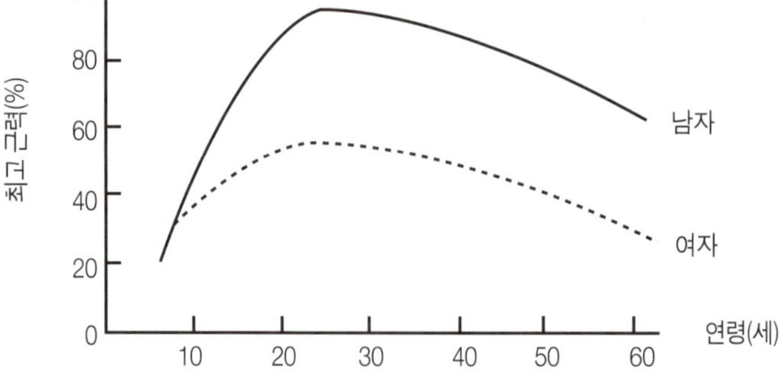

그림 14-1 근력의 성별 및 연령의 변화

2. 지구력(Endurance)

운동을 함으로써 얻어지는 또 하나의 효과는 심폐기능의 지구력이다. 운동을 하면 허파 내 기포가 많아지고, 가로막이 튼튼해지며, 근육 내에 모세혈관의 수가 증가하고, 필요에 따라서는 조직에 더 많은 산소를 공급하여야 하므로 그 조직이 발달하게 된다. 심장기능이 촉진되어 심박출량도 증가시킨다. 운동으로 다져진 근육은 피로도가 낮고 산성에 견디는 힘이 강하다.

II 운동 시의 인체 기능

1. 호 흡

운동을 하면 근육에서 화학 변화가 일어나 산소의 소모량이 증가되고 이산화탄소가 많이 발생한다. 일반적으로 운동을 하면 호흡수의 증가와 1회 환기량의 증가를 볼 수 있다.

운동 시 최대 환기량은 남자의 경우 80~100L/분, 여자의 경우 50~70L/분이고, 안정 시 환기량은 5~7L/분으로 상호 비교하여 볼 때 운동 시 환기량은 안정 시 환기량의 15~20배가 된다.

2. 근육혈류

운동을 하는 근육은 어느 조직이나 기관보다도 많은 산소의 공급을 필요로 하므로 활동하

표 14-1 운동 정도별 혈액 유통량

순환영역	혈액 유통량(mL/min)			
	안 정	가벼운 운동	고된 운동	최대 운동
내장신경영역	1,400	1,100	600	300
콩팥	1,100	900	600	250
뇌	750	750	750	750
심장순환	250	350	750	1,000
뼈대근육	1,200	4,500	12,500	22,000
피부	500	1,500	1,900	600
기타 장기	600	400	400	100
심박출량	5,800	9,500	17,500	25,000
산소섭취량(mL/min/m²)	140	400	1,200	2,000

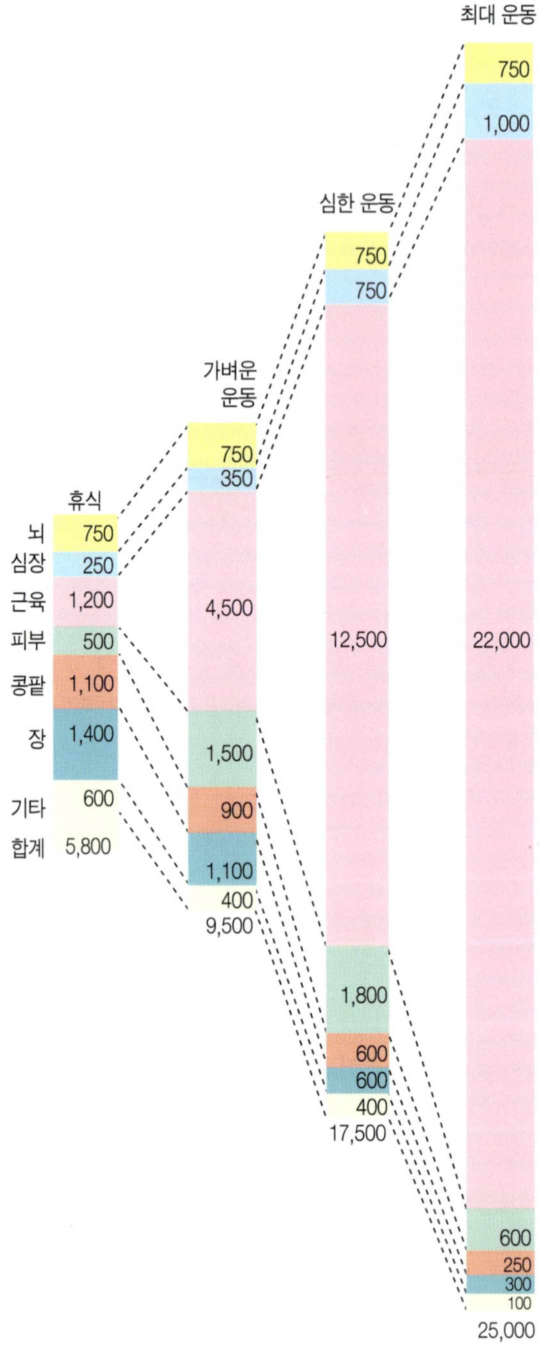

그림 14-2 운동 시 각 장기 혈류량

는 근육에는 더 많은 혈액이 공급되어야 한다. 휴식 시 근육에서 소모되는 산소량은 신체 총 산소 소모량의 20%이고, 나머지 80%의 산소는 뇌, 심장, 피부, 콩팥, 내장 등에서 사용한다(표 14-1). 휴식 시 심박출량이 5,800mL/분으로 근육으로 들어가는 혈류량은 1,200mL이고,

심한 운동 시에는 12,500mL로 휴식 시의 10배 증가하고, 최대 운동 시에는 22,000mL로 휴식 시의 18배 이상 증가한다(그림 14-2). 이 같은 활동 근육의 산소 소모와 혈류량 증가는 운동으로 소모되는 에너지를 충당하고 신진대사를 원활하게 한다.

3. 심박출량

심박출량도 운동에 의해 증가한다. 운동에 의해 산소 소비가 증가하는 데 따라 혈관이 확장하고 정맥환류량이 증가함으로써 심박출량도 증가한다. 정상의 젊은 남성의 경우에 안정시의 심박출량은 5.5L/분이며, 운동에 의해 약 4배의 최대 심박출량 23L/분으로 증가하고, 이같은 증가율은 운동 강도에 비례하여 1회 심박출량(stroke volume)이 70mL에서 150mL로 증가하고 심박동수도 70회/분에서 120~180회/분로 증가한다. 마라톤 선수에서는 심박출량이 6배인 35~40L/분으로 증가한다. 이때 심박출량의 증가는 허파꽈리(폐포)와 모세혈관을 통과하는 혈류량을 증대시키고, 허파꽈리에서 산소의 확산을 촉진시키며 조직으로 산소의 운반을 용이하게 한다.

4. 땀(발한)

무덥고 습도가 높은 환경에서 1시간 운동을 계속하면 2.5~5kg의 체중 감소가 일어나는 경우가 있고, 이것은 거의 모두가 땀에 기인한다. 땀에 의해 체중이 3% 감소되면 운동능력이 현저히 감소되고, 체중의 5~10%가 급속히 감소되면 근육의 경련과 구토가 일어난다. 땀에 의한 수분상실이 있으면 수분을 보충하는 것이 중요하고, 이런 경우 땀에 함유되는 염류의 상실, 특히 NaCl의 보급을 포함해서 균형이 취해진 수액을 투여하여 체액을 정상화시켜야 한다.

INDEX 찾아보기

한글 찾아보기

ㄱ

ㅅ

ㅇ

ㅈ

ㅊ

영문 찾아보기

A

B

C

D

E

F

G

H

N

O

P

Q, R

S

T

U

V

W

X

저자 소개

김 종 규 안산대학교 임상병리과
도 성 탁 대구보건대학교 임상병리과
이 옥 경 대전보건대학교 임상병리과

저자와의
협의로
인지생략

| 인체생리학 |

발행일 2014년 2월 10일 초판 인쇄
2014년 2월 25일 초판 발행

저 자 김종규 · 도성탁 · 이옥경

발행인 김 재 민
발행처 J M K
서울특별시 마포구 백범로 104, 봉화빌딩 401호
출판등록 2011년 1월 19일 제313-2011-35호
전 화 02) 713-0421~3
팩 스 02) 704-6265
전자우편 jungmunk@unitel.co.kr
홈페이지 www.jungmunkag.co.kr

정 가 **30,000원**

ISBN 978-89-85210-16-4 93510